临床小儿外科进展

主　　编　祝益民　周小渔

副主编　孙　宁　王维林　郑　珊　李　龙　魏光辉　夏慧敏　王爱莲

编　　者　（按姓氏笔画排序）

于　有	王忠荣	王练英	王　莹	王晓晔	王继孟	王维林	王燕霞
文建国	吉士俊	任德胜	刘利君	刘　宏	刘贵麟	刘胜勇	刘婷婷
关　勇	汤庆娅	汤绍涛	孙　宁	孙　岩	孙柏平	孙　琳	李　龙
李旭良	李连永	李　凯	李晓峰	李索林	杨体泉	杨建平	杨　黎
吴荣德	吴晔明	吴清玉	谷继卿	汪　健	沈品泉	张立军	张金哲
张泽伟	张树成	张钦明	张雪溪	张敏刚	张　斌	张潍平	陈永卫
陈雨历	陈绍基	陈博昌	金先庆	周小渔	周　欣	周德凯	郑　珊
郑振耀	赵祥文	赵斯君	赵　黎	胡月光	胡廷泽	钟浩宇	施诚仁
祝秀丹	祝益民	莫绪明	夏慧敏	顾章平	郭宗远	唐盛平	陶文芳
黄格元	黄澄如	曹国庆	崔华雷	彭明惺	葛　莉	董　蒨	游洁玉
雷忆华	鲍　南	赫荣国	蔡　威	潘少川	魏光辉		

编写秘书　贾佩君

人民卫生出版社

图书在版编目（CIP）数据

临床小儿外科进展 / 祝益民，周小渔主编 . —北京：人民卫生出版社，2013

ISBN 978-7-117-18687-2

Ⅰ. ①临… Ⅱ. ①祝… ②周… Ⅲ. ①儿科学 – 外科学 – 研究进展 Ⅳ. ① R726

中国版本图书馆 CIP 数据核字（2014）第 028377 号

| 人卫社官网 | www.pmph.com | 出版物查询，在线购书 |
| 人卫医学网 | www.ipmph.com | 医学考试辅导，医学数据库服务，医学教育资源，大众健康资讯 |

临床小儿外科进展

主　　编：祝益民　周小渔

出版发行：人民卫生出版社（中继线 010-59780011）

地　　址：北京市朝阳区潘家园南里 19 号

邮　　编：100021

E - mail: pmph @ pmph.com

购书热线：010-59787592　010-59787584　010-65264830

印　　刷：北京铭成印刷有限公司

经　　销：新华书店

开　　本：787×1092　1/16　　印张：21　　插页：4

字　　数：511 千字

版　　次：2014 年 7 月第 1 版　2014 年 7 月第 1 版第 1 次印刷

标准书号：ISBN 978-7-117-18687-2/R · 18688

定　　价：69.00 元

打击盗版举报电话：010-59787491　E-mail: WQ @ pmph.com

（凡属印装质量问题请与本社市场营销中心联系退换）

主编简介

祝益民 （1964— ），男，儿童急救专家，主任医师，医学博士，二级教授，湖南省人民医院院长，《临床小儿外科杂志》总编辑，享受国务院政府特殊津贴专家，人事部百千万人才工程国家级人选，卫生部有突出贡献的中青年专家，国家十二五科技支撑项目首席专家，中华医学会急诊分会常委，中华医学会儿科分会委员兼儿科急救学组副组长，中国医师协会儿科医师分会副会长。《中华急诊医学》、《中华儿科杂志》等 15 家医学期刊编委。湖南省医学会副会长，湖南省医学会儿科专业委员会主任委员。长期从事儿科临床医疗与科研工作，专业特长为儿科危重症急救。

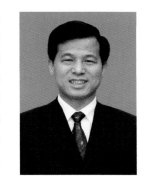

周小渔 （1956— ），男，儿童外科专家，主任医师，医学硕士，教授，湖南省儿童医院外科主任，《临床小儿外科杂志》主编，中华医学会小儿外科学分会常务委员兼肛肠学组副组长，湖南省医学会理事，湖南省医学会肿瘤外科学专业委员会副主任委员，中国抗癌协会小儿肿瘤学专业委员会委员，中华医学会小儿外科学专业委员会内镜外科学组委员，湖南省医学会小儿外科学专业委员会委员，肛肠专业委员会委员，湖南省腹腔镜质量控制专家委员会委员。长期从事小儿外科临床工作，积累了丰富的临床经验。

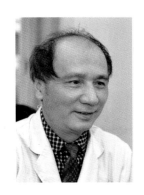

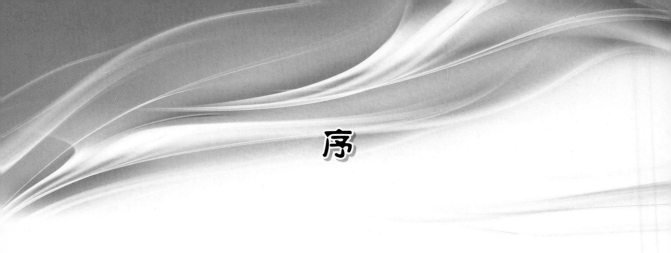

序

随着医疗卫生事业不断向纵深发展，我国小儿外科经历 60 余年的发展历程，已日渐成熟，建立起自己独特的理论与知识体系，形成了分支细、学科全、新技术不断涌现、与传统方法互补融合提升的良好局面。目前，小儿外科专业队伍稳步扩大，小儿外科疾病的诊治不仅在观念上有了重大转变，更在疗效、科研以及诊疗技术上有了不少的突破。

近年来，《临床小儿外科杂志》坚持立足临床、面向基层、理论与实践相结合、普及与提高相结合的办刊宗旨，通过杂志和举办"中国小儿外科临床论坛"，发布了大量小儿外科临床经验、理论、技术与成果，特别是其述评和讲座栏目，邀请国内外著名专家、学科带头人撰稿，对小儿外科各专业理论、临床与科研工作的研究与进展进行评述，反映和代表了主流学术观点，也在一定程度上记录着我国小儿外科的发展进程。

基于期刊的"一次性"特性，这些散见于各期杂志的重要文献常常时过境迁，被淹没在医学信息的浩海中，对于工作繁忙的临床医师来说，如果他们想要快速获取某个领域的最新观点、技术、理论或进展，往往存在一些查找和整理上的麻烦。因此，我们将杂志的述评、讲座重新提炼、编撰，整理成书，得到人民卫生出版社的大力支持而顺利出版。对小儿外科领域复杂的、热点的、有争议的或者新兴的技术、当前治疗遇到的问题进行讨论，汇集全国知名儿外科专家的智慧和心血，一定会为中国的小儿外科事业发展起到积极的推动作用。

张金哲

中国工程院院士

北京儿童医院教授

目　　录

第一章 总 论

第 1 节 中国小儿外科发展历程

国际上现代小儿外科自 1922 年 Ramstedt 成功实施幽门狭窄手术后开始，至 20 世纪 40 年代已成为外科的一个分专业。我国尽管早在 16 世纪前中医文献中就有治疗唇裂和肛门闭锁的记载，20 世纪初也有肠套叠和嵌顿疝手术复位的个案报道，但"小儿外科"一词的出现只是在新中国成立以后。1950 年 7 月，新中国第一届全国卫生代表大会上制定了加强妇幼保健工作的政策，强调各省均应建立儿童医院，创办儿科系。此后，儿科专家诸福棠教授提出"现代儿科"至少要有"小儿外科"，张金哲、马安权、佘亚雄及童尔昌等一批成人外科医生开始自学小儿外科，拉开了我国小儿外科发展的序幕。

一、启蒙

设立小儿外科，培养小儿外科医生。1950 年，张金哲在北京大学第一医院创建了小儿外科门诊和病房，将当时严重的新生儿皮下感染命名为"皮下坏疽"，并创造"早开刀"疗法，使该病得到控制。1954 年，在原卫生部的直接领导下，张金哲及佘亚雄拟定小儿外科教学大纲。1955 年，张金哲创建了北京儿童医院外科——我国最大的小儿外科疾病诊疗中心；同时，马安权、佘亚雄及王赞尧在上海，童尔昌在武汉创建了小儿外科专业。1956 年，赖炳耀、李正、王修忠、季海萍及叶蓁蓁等被派往东欧学习小儿外科。回国后，他们分别在广州、沈阳、西安和济南等各大城市医学院建立了小儿外科专业。为了解决小儿外科医生短缺的问题，1957 年，原卫生部在上海组织马安权、佘亚雄、王赞尧、过邦甫及张金哲编写小儿外科教科书。1958 年，原卫生部分别在北京和上海设立两个全国小儿外科医师进修班，最初几期学员均为成人外科医生，他们接受 1 年的小儿外科训练后，回到各地开展小儿外科事业，他们中绝大多数人成为各地小儿外科的先驱和带头人。

二、发展

成立小儿外科学会，创办小儿外科杂志。我国现代小儿外科的发展大致可分为 4 个时期：①创始时期，即自建国开始至文化大革命的 17 年；②混乱时期，即文化大革命期间，业务发展基本停顿；③改革开放时期，即 20 世纪 70 年代初至 20 世纪末的 20 余年；④新世纪，即全民进入小康，实践三个代表精神的 21 世纪。

1964 年 6 月，第 6 届全国儿科大会在北京召开，全国各地 20 多位小儿外科医生代表首次相聚在一起。以马安权为首提出了成立小儿外科学会及创办小儿外科杂志的设想。1962——1964 年，《小儿外科通讯》油印本在全国几家医院小儿外科之间内部发行，为双月刊，由各单位自行负责组稿和印刷，每单位负责 1 期。1964 年秋季，童尔昌在武汉正式出版《武汉医学杂志小儿外科附刊》，为双月刊。1978 年，第七届全国儿科大会在桂林召开，会上通过了成立小儿外科专业学组的决定。1980 年，何应龙和张世恩在哈尔滨承办首届全国小儿外科学术交流大会，会上正式成立了中华儿科学会小儿外科学组，张金哲、佘亚雄及童尔昌分别担任正副组长(时马安权已故)；同时正式出版《中华小儿外科杂志》，由童尔昌任主编；佘亚雄担任《小儿外科学》教科书主编。1983 年济南张学衡承办第二届全国小儿外科学术交流大会，并提出成立独立学会；1987 年朱锦祥在苏州承办第三届全国小儿外科学术交流大会，会上正式成立了中华小儿外科学会(现更名为中华医学会小儿外科分会)，张金哲任主任委员，佘亚雄及童尔昌任副主任委员，潘少川及马承宣为秘书。

三、壮大

医生队伍扩大，学术地位提升。20 世纪 80 年代以后，高学历、高职称人才以及出国留学人员逐渐成为各单位小儿外科的主力。1990 年，中华医学会小儿外科分会登记专职小儿外科医生 3 000 余人。90 年代后高科技专业及科研人员迅速成长，高等医科学校及科研单位都有小儿外科人员。改革开放后国际交流日益频繁，来华访问的著名小儿外科外籍专家有 Kiesewetter、Gans、Bronsther、Koop、Hendren、Grosfeld、Lister、Lloyd、Young、Spitz、葛西及骏河等。张金哲也先后多次组织出国访问、留学以及参加国际会议，包括亚洲、太平洋、美、英、日等国学术会议。我国也组织了相应国际会议，如 1984 年、1988 年在天津，1991 年、1993 年在北京组织了国际小儿外科学术会议；1998 年在苏州组织了亚洲小儿外科学术会议，1999 年在北京组织了太平洋小儿外科学术会，2001 年在北京世界儿科大会中组织了世界小儿外科专业组学术交流活动。近年来，各类小儿外科国际学术交流活动更加频繁，我国小儿外科向世界开放。

回顾我国小儿外科发展史，其综合学术地位的变化包括 4 个阶段：①1964 年要求成立学会，标志着小儿外科界的自我承认；②1987 年成立小儿外科学会，代表着中国医学界对小儿外科的认可；③1997 年张金哲入选院士，代表中国科学界对小儿外科的认可；④2000 年张金哲获英国皇家学会小儿外科布朗金奖，名列 Gross、Swenson 及葛西等 30 余位国际大家之内，说明国际同行对中国小儿外科的认可。

四、转变

技术换代，理念升级。半个世纪以来，我国小儿外科从无到有，技术不断升级换代。20 世纪 50 年代以普外病种、快速手术抢救生命为主；60 年代发展了以泌尿科为代表的精细手术技术，以提高功能为主；80 年代以心血管外科为代表的多科技术协作体系建立；90 年代器官移植建立了基础临床大协作。此外，骨科的升级也从创伤到 60 年代四肢矫形、80 年代脊柱手术，不断向高难方向发展。腹部切口的变化从腹直肌直口，发展为大横口、胸腹联合切口，至目前的腹腔镜小切口。麻醉换代在我国更具特点，从初期的基础麻醉加局部麻醉，到气管插管全身麻醉，到中国特色的复合半身麻醉，再到目前的选择性分解麻醉。

自 20 世纪以来,国际小儿外科发展迅速,突出表现为围绕医学模式的转变,即从生物医学模式转为人文医学模式,医学的任务从单纯治病转为防治结合;行医方式从医生治病转向医患双方共同参与。过去生物医学时代把患儿当成无自觉意识的小动物,任凭医生处理;把妈妈当成局外人,参与意见被视为多余。现在人文医学时代强调尊重患儿人格;把妈妈当成主要的服务对象。生物医学强调由医生治病和防病、接种疫苗等;人文医学要求发展自我保健,要求家长与患儿共同参与防病治病。这是一个空前巨变,很多工作均无前例可循,都需要创新。现将与小儿外科有直接关系的转变略举如下:

1. **医学模式要求的转变**　过去生物医学模式下治病只要求符合医学原则,可以称为"一满意",即医生满意。现在人文医学时代强调"四满意",即医生满意、患儿满意、社会满意与经济满意。首先,医生满意仍然符合医学原则,但必须符合人文医学的原则,患儿是人,要以人为本,不能硬套自然科学规律。其次,患儿满意的对象应是妈妈满意,尽管妈妈不懂医学,但医生必须实行透明行医,使妈妈满意,从而主动配合并参与治疗。再次,社会满意体现在小儿外科,主要是转变某些疾病患儿的社会地位和印象,特别是目前社会对先天性畸形与恶性肿瘤患儿,即使治愈也不免受到歧视,升学、择业及找对象均有困难;而社会偏见的形成主要是医疗效果不满意,特别是远期效果不肯定,人们对"治愈"不放心。过去结核患儿也曾被社会拒绝,现在仍有结核病,但社会态度已经转变。当然这需要宣传,更重要的是提高疗效,两者都是医生责无旁贷的事。最后,经济满意尤为突出,现在在我国,孩子是特殊群体,患者父母给孩子治病常常不惜倾家荡产,如何缩短治疗时间、节约费用,急需创新之路。

2. **3P 医学的转变**　20 世纪末的 3P 医学已经体现出医学内容的不断发展。从预测医学 (predictive, 包括临床诊断、治疗和预后)、预防医学 (preventive) 到个性医学 (personalized),已经形成现代医学体系。现在人文医学时代又增加了参与医学 (participatory medicine),实行透明行医。体现在小儿外科就是要求家长及孩子参与诊疗及创新。

3. **3R 外科的转变**　医学发展到 20 世纪末,外科技术达到所谓的"3R 外科"。即从最初的切除外科 (resection),发展到各种病变无处不能根绝切除;继而增加了修复外科 (repair),能把各种解剖缺陷和外科的破坏修复到基本正常;然而,这仍属于拆东墙补西墙就地取材的技术。到 20 世纪末又发展了代替外科 (replacement),不但发展了人体器官移植,而且还出现了人工器官植入。破坏性外科转变为建设性外科。21 世纪开始已见到新增"4R 外科"的光辉,即"再生外科" (regeneration),各种干细胞移植工程已开始应用于临床。例如小儿遗传性进行性肌萎缩,利用干细胞移植改变基因的疗法已有报道;器官的克隆试验也都在研究中,为严重缺陷性畸形的治疗开辟了新的天地。

4. **外科创伤的转变**　外科的根本缺点是创伤性。20 世纪末微创外科的兴起揭开了根本性改革的新篇。腹腔镜的推广给小儿外科创造了彻底改革的途径。消灭了腹部切口,妈妈就可以抱着手术后的孩子活动。内脏骚扰少,就可以不必让患儿术后禁食、胃肠减压和长期静脉输液。新世纪开始,又给微创外科提出新的任务,即开发遥控外科 (remote surgery),彻底切割病变。目前临床技术已有一定的基础,例如与腹腔镜配套的遥控机器人手术,完全可以进一步向无切口遥控手术方向发展。此外,现代正在发展的三维聚焦技术,包括三维重建诊断、螺旋断层造影和 PET 造影;三维聚焦治疗,聚焦 X 线、超声刀及伽马刀;导向介入诊疗,超声引导下穿刺定位检查及各种介入治疗与纳米机器人的靶向治疗等,在小儿外科都很有发展前途。

5. **中医的发掘** 多年来西医治疗路线偏向于对抗疗法（allopathy），包括手术切除、抗菌药及抗瘤化疗等。对调动人的自身抗病与调整作用即所谓顺势疗法（homeopathy）有所忽视。中医的扶正祛邪路线，积累了丰富的顺势治疗经验。20世纪末很多国外单位研究中医中药，希望以此充实顺势疗法。20世纪60年代，我国小儿外科曾一度风行西方的顺势疗法包括睡眠疗法、冬眠疗法以及微循环疗法（其中654-2源于中草药山莨菪碱）。后来由于西方偏重发展对抗疗法而销声匿迹。"三分治七分养"是中医的战略性路线。顺势疗法与对抗疗法如何相辅相成需要研究。小儿手术、抗菌及抗瘤疗法以后，常见不良反应有发热、口腔炎、腹胀、便秘、食欲缺乏及烦躁等，西医只待自然恢复。然而常见偶尔用一些中药或针灸等中医疗法能减轻症状，有时家长自己使用一些中药、偏方，这至少说明家长不满意现在医生的"等待自消"。现时市场上所谓中医中药，固然有鱼目混珠，但仍有必要研究整理。

五、展望

进入21世纪，我国小儿外科面临两个新的挑战：国际上医疗工作正从生物医学转向人文医学；国内党中央提出全民进入小康。目前，我们国家基本是2个家庭才会有1个孙子，小儿肯定要"提前"进入小康。近年来，小儿外科门诊已经看到病种上的变化。首先是孩子出生的少了，门诊患儿多了。过去因经济、技术困难而放弃治疗的疾病现在也来求医，过去可治可不治的小畸形现在也要求十全十美，特别要求"小病"要早治。此外"三态"患儿迅速增多，小儿外科医生尚无认识。近年来，人们称健康无病为"第一态"，疾病有症状有病理改变为"第二态"，自称有病而查无病理改变为"第三态"。外科以手术治病，查无器质性病变，则手术无目标对象，因此，传统小儿外科一概拒绝手术。然而始终杜绝不了患儿屡来就医，必须引起关注。进入21世纪以后，人们对破坏性外科切口日益反感，微创外科的扩大应用已呈不可阻挡之势。另外，小儿外科历史不长，但受旧的生物医学观念影响至深，提高小儿外科人文医学水平是一个思想意识革命的问题。小儿手术更要求现时疗效满意、远期效果满意，对新生儿也不能忽视感情、食欲与疼痛。小儿外科当前期待发展的领域包括：

1. **先天性畸形** 应开展先天性畸形的早期筛查与干预系列工作。包括从基因水平研究畸形的防治；配合产前检查，开展胎儿镜手术；产房外科，不出产房即刻纠正某些外显畸形（如唇裂、尿道下裂的初期手术）；扩大新生儿外科，尽早纠正畸形，保证正常生长发育，减少家长长期的精神与经济负担。

2. **青春期外科** 包括性器官疾病，如创伤、感染、畸形及肿瘤；第二性器官疾病，如乳腺疾病及畸形；发育性疾病，如巨人、侏儒、肥胖及早熟等。特别是青春期运动医学，应针对少年时期急性损伤与慢性劳损的特点，保护少儿运动员的长远健康。

3. **儿童实体瘤的治疗** 从基因干预到外科技术都应改进。首先是实体瘤切除的安全性，应消灭术中大出血与播散。实体瘤手术发展的前景应为微创镜下切除技术，减少周边干扰损伤。靶向化疗的外科技术（如局部供血管及淋巴管置管）以及定期随诊活检与二期切除的简化、简易安全技术的开发等。

4. **儿外科新技术研究** 生物工程、机器人等的制造与改进等，均需临床医生提供信息与要求。已有的设备使用必须熟练与改进。如达芬奇三维变焦内镜下立体重建与显微手术技术；模拟手腕式操作柄操作技术；基本操作软件与专用手术程序软件的开发等。有的都已进入市场，尽快掌握刻不容缓。纳米载体的程序软件影像介入操作技术也已见于文献。

5. **重视第三态问题** 重视孩子们"有症状无病理"的所谓第三态问题。目前在小儿外科界中第三态问题尚有很多争论。三态问题类似外科病的症状，但无具体病理改变，如局部痛、腹痛及腿痛等，内外科诊疗无序。伴随三态问题而发展的第四医学（即自我保健医学）与配合手术的顺势疗法（倡导全身与局部休息、营养及健康运动）在外科患儿的应用，都是当前小儿外科医生较为生疏但又必须掌握的技术。

6. **人文医学** 行医模式由旧的神秘医学、经验医学转为透明行医、循证医学，诊疗过程向患儿展示，按合情、合理、合法的顺序考虑治疗，否定严守成规、谅情一二的老方法。传统临床医院内外科的分科按医生技术而分，其实应以患儿的病来分科，如心脏科、脑系科、呼吸科、消化科、肿瘤科及创伤科。这样便于患儿就医与诊疗的系统性。目前状态是内科为诊疗主体，外科只是一种治疗技术。

展望未来，小儿外科临床应关注医学前沿，如基因与分子生物学；开启转化医学，把试验成果迅速推广到临床；关注再生医学，人造器官，为根治肿瘤、矫治畸形提供重要手段；将数字医学用于人体档案、病例以及医学教研，以便于人类疾病控制与健康水平的提高。

（张金哲）

第 2 节 小儿外科的多学科临床协作
——以胰腺损害为例

胰腺损害的原因十分复杂，许多继发的原因可导致胰腺损害，近年来发现危重病患儿救治过程中可观察到原发非胰腺疾病胰腺损害的生物学征象。儿童急性胰腺炎、继发原因或危重病导致的胰腺损害更不典型，需结合临床表现、实验室检查及影像学检查结果综合判断原发病因及病情严重程度，以便及时明确诊断，为临床提供可靠依据。由于胰腺损害的复杂性和危害性，需要多学科共同协作探讨其临床特征和有效处理，降低其发病率和死亡率。

一、内外科医师之间的合作

胰腺损害的原因很多，小儿急性胰腺炎临床上并不少见，患儿可出现腹部压痛体征，可伴腹肌紧张、腹膜刺激征、腹胀、肝大、黄疸及肠鸣音减弱等，严重者出现休克、抽搐及昏迷等多脏器损害的表现。故对不明原因的急性腹痛和呕吐患儿，应考虑急性胰腺炎的可能。

1. **感染** 腮腺炎病毒、腺病毒、甲型肝炎病毒及细菌性肺炎等感染时，病毒或细菌通过血液或淋巴进入胰腺组织而引起胰腺损害。近年来流行的甲型流感（H_1N_1）和重症手足口病均发现存在胰腺损害。肾脏移植术后巨细胞病毒（HCMV）感染，1~6 个月内约有 2.3% 的患儿并发急性胰腺炎。除细菌感染和病毒感染外，真菌感染也可诱发胰腺炎。肺炎支原体与人体某些组织存在部分共同抗原，感染后可形成相应组织的自身抗体，导致多系统的免疫损害，继而出现多种肺外并发症，如心肌炎、溶血性贫血、脑膜炎、肝炎及肾炎等，胰腺虽受累较少见，但以胰腺受累为首发表现的肺炎支原体感染病例也有报告。

2. **外伤** 胰腺外伤使胰腺管破裂，胰液外溢以及外伤后血液供应不足，导致急性重型胰腺炎的发生。腹部闭合性损伤是儿童胰腺损伤最常见原因,发生率为 3%~12%。胰腺损伤常合并其他脏器损伤,症状易被掩盖,单纯胰腺损伤早期症状往往不典型,加之 B 超、CT 等影像学检查对早期胰腺损伤的分辨率低,给诊断带来很大困难。胃切除可导致胰腺炎,对于怀疑重症急性胰腺炎的患儿,如腹腔穿刺抽出血性液体,血、尿淀粉酶显著增高,则有很大诊断意义。手术并未波及胰腺,而发生手术后胰腺炎,多因胰腺邻近器官手术引起,可能是因 Oddi 括约肌水肿,使胰液引流不畅,胰腺血运障碍,各种原因刺激迷走神经使胰液分泌过多等。

3. **过敏性紫癜(HSP)** 属于Ⅲ型变态反应,首发症状以皮肤紫癜最多见,偶可累及胰腺,引起急性胰腺炎。以急性胰腺炎为首发症状的 HSP 国内外均有发现,有报道 1 例患儿以腹痛伴呕吐 3 天入院,血尿淀粉酶升高,B 超检查提示急性胰腺炎,入院后第 10 天才出现 HSP 典型紫癜,入院后予乌司他汀、抗感染及解痉治疗,效果并不显著,诊断为 HSP,给予抗组胺、抗感染及激素特异治疗,患儿症状消失。对于伴有腹痛的 HSP 患儿,应常规进行血、尿淀粉酶及胰腺超声检查,必要时进行胰腺增强 CT 检查,明确是否有胰腺受累,以利于全面、准确判断病情,进而采取有效、恰当的治疗方法。

4. **内分泌疾病** 糖尿病酮症酸中毒(DKA)诱发的急性胰腺炎也有增多趋势。文献报道 10%~15% 的 DKA 患儿可合并不同程度急性胰腺损伤。儿童糖尿病 DKA 患儿的非特异性血淀粉酶、脂肪酶升高的程度和高脂血症的发生率明显高于无 DKA 的糖尿病患儿。发生急性胰腺炎的病例中约 1/4 的患儿有高脂血症,当血中甘油三酯达到 5~12mmol/L 时可出现胰腺炎,高脂血症引起急性胰腺炎的病理机制目前已明确,但 DKA 患儿发生一过性高脂血症也能诱发急性胰腺炎的机制尚无定论。高钙血症和甲状旁腺功能亢进可诱发急性胰腺炎,其原因可能是血清钙升高,导致钙在碱性胰液中沉淀形成结石,甲状旁腺激素直接影响胰腺或钙的代谢,可促使胰蛋白酶原转变为胰蛋白酶。

5. **药物相关性胰腺损害** 临床用药时,因药物本身或药物间相互作用,使胰腺组织发生功能性或器质性损害,出现充血、水肿,甚至出血、坏死现象。能引起胰腺损害的药物有维生素 D、苯乙双胍、四环素、甲硝唑、利尿药、磺胺类、雌激素及硫唑嘌呤等。丙戊酸药物毒性引起的临床表现繁多,最主要的毒性反应是抑制中枢神经系统,导致昏迷和呼吸抑制,过量时引起的肝脏毒性不常见,但临床上也有发现丙戊酸导致胰腺炎和高氨血症的发生。左旋门冬酰胺酶(L-asparaginase,L-asp)是治疗急性淋巴细胞性白血病(ALL)的重要药物,胰腺功能障碍是其严重毒副作用之一,与 L-天冬酰胺酶诱导有关。儿童、艾滋病和肿瘤患儿等特殊人群为药源性胰腺炎的高危因素。神经性畏食症患儿滥用泻药也会出现胰岛素分泌逐步升高和降低,考虑胰岛素反应变化与泻药对肠胰岛轴的长期慢性损害有关。

二、外科与急救及 ICU 的合作

胰腺损害的形态学改变虽然十分轻微,但危重患儿可因严重并发症而导致死亡率增高。近年来,通过对感染性休克、全身炎症反应综合征(SIRS)、败血症(sepsis)和多器官功能衰竭(MOF)等大量危重病和死亡病例的实验室检查、影像学检查及尸检病理切片发现,胰腺损害的发生率呈逐年上升趋势。有资料显示,80% 的 ICU 危重症患儿在原发疾病基础上出现胰腺受累,如胰酶水平升高、胰腺分泌功能不全及胰腺损伤等生物学征象。

1. **休克**　危重患儿内脏缺血性损伤,如循环障碍导致低血容量性休克、败血症休克及出血性疾病,是造成血淀粉酶和脂肪酶升高的一个因素,有使用化妆品导致过敏性休克,并引起血尿淀粉酶升高、腹部 B 超及 CT 均提示急性胰腺炎存在的报告。内毒素所致感染性休克可通过内源性介质对靶细胞的活化作用和损伤作用,引起休克的各种脏器损伤。败血症和长期使用抗生素、糖皮质激素类药物可导致胰腺组织损伤,引起急性胰腺炎,从发病时间上,患儿先有败血症,后患重症胰腺炎。早期由中性粒细胞介导的白细胞浸润致胰腺损害是坏死性胰腺炎的重要因素。

2. **急性中毒**　有机磷中毒并发神经、心脏及呼吸系统损害的报道较多,合并消化系统尤其是急性胰腺炎的报道却不多,通过建立急性倍硫磷中毒的大鼠模型,发现在暴露有机磷 30 分钟和 180 分钟后使用 IL-10 可有效阻止胰腺组织细胞损伤发生。氨气对呼吸道的损害较常见,氨中毒对胰腺的损害可致上腹部疼痛、腹胀、恶心及呕吐,后期可出现中毒性肝炎或黄疸。急性一氧化碳中毒所致急性胰腺炎可能以细胞和间质水肿及胰液渗出改变为主,故血、尿淀粉酶升高及 CT 显示胰腺肿胀明显。国外学者研究认为酒精可能通过不同的途径造成胰腺损害,长期摄入酒精的结果是胰腺外分泌组织被纤维瘢痕所代替,导致慢性胰腺炎疼痛反复发作,患儿可以在一次豪饮后导致急性胰腺炎发作。胰淀粉酶的量与酒精量不存在浓度依赖关系,但过量酗酒引起的急性酒精中毒可能对胰腺有一定的损害作用。鱼胆中毒及刺尾蝎属毒素等引起急性胰腺炎也有报道。

3. **其他**　严重创伤和危重患儿早期肠内营养易出现腹胀、腹泻,提示外伤性胰腺功能障碍的存在。

三、临床与检验部门的合作

胰腺损害的诊断与评价主要依靠临床表现和实验室酶学检查,对伴有腹痛的急性患儿应常规进行血、尿淀粉酶及胰腺超声检查,明确是否有胰腺受累,以利于全面、准确地判断病情,进而采取有效、恰当的治疗方法。实验诊断的方法甚多,均有其不足,必须与临床紧密结合,方能提高其诊断价值。如何提高其阳性率和特异性,尚需进一步探索。

1. **血清、尿液酶学检查**　血清淀粉酶正常值为 0~125U/L,在急性胰腺炎发病后 2~12 小时后开始升高,2~3 天后恢复正常,仍是目前国内外诊断急性胰腺炎最常用的指标。尿淀粉酶在血淀粉酶升高 2 小时后尿中排泄增加,持续时间较长,但尿淀粉酶的检测结果受尿液稀释或浓缩的影响而波动较大。血清脂肪酶(LPS)正常值为 0~268U/L,升高较淀粉酶晚,一般在发病后 24~48 小时开始上升,4 天达高峰,此后则下降,早期诊断急性胰腺炎明显优于传统的淀粉酶。血淀粉酶、脂肪酶升高水平与测量时间相关,延迟(伤后 >2 小时)测量淀粉酶和脂肪酶有助于发现胰腺损伤。血清淀粉酶、脂肪酶活性高低与病情无相关性,但血清淀粉酶持续增高应注意病情反复、并发假性囊肿或脓肿、结石或肿瘤、肾功能不全及巨淀粉酶血症等。

2. **血液检查**　周围白细胞 >20×10⁹/L,C- 反应蛋白 (CRP) 在发病后 72 小时 >150mg/L,血钙 <2mmol/L,血糖 >11.2mmol/L(无糖尿病史),血细胞比容(Hct)>44,提示胰腺可能坏死。血清乳酸脱氢酶(LDH)是一种糖酵解酶,广泛存在于机体各种组织中,血 LDH 升高反映细胞损害,认为血 LDH 是胰腺坏死的敏感性标志物。CRP 升高程度与炎症、组织损伤程度呈正相关,是伤后 48 小时最为可靠的评价预后的指标。降钙素原(PCT)在健康人血中不能被检测到 (<0.1μg/L),血浆浓度明显升高表示存在严重细菌感染,在急性水肿型胰腺炎(AEP)、无菌性胰腺坏死(SPN)和感染性胰腺坏死(IPN)的大鼠实验模型中显著升高,应作为高危急性胰腺炎患儿常规检查项目。目前认为与胰腺损害有关的细胞因子有白介素 -1(IL-1)、白介素 -6(IL-6)、白介素 -8(IL-8)及肿瘤坏死因子 (TNF) 等。急性胰腺炎发作 >72 小时,若 IL-6 水平 >122pg/mL,其预测发生多器官功能衰竭的敏感性和特异性分别为 81.8% 和 77.7%。白介素 -18(IL-18)在急性胰腺炎早期可诱导一氧化氮(NO)产生,从而引起胰腺病理生理学改变,并最终导致胰腺损害,其在血清中浓度的升高预示疾病的严重程度。

3. **其他** 胰蛋白酶原(Tpg)是较 Hct 更精确的检测急性胰腺炎严重程度的新指标,由胰腺腺泡细胞产生分泌入胰腺,有 Tpg-1 和 Tpg-2 两种形式,胰腺组织受损时大量释放入血液,从肾小球滤过时 Tpg-2 的重吸收率低于 Tpg-1,故尿中的 Tpg-2 浓度升高,诊断急性胰腺炎的敏感性和特异性均优于淀粉酶和脂肪酶,尤其用单克隆抗体和金标记等先进技术已有检验试剂条出现,只需用此试剂条加上患儿的尿液,在 10 分钟内即可判定。尿胰蛋白酶原激活肽(TAP)预测重型急性胰腺炎的敏感性、特异性及准确度分别为 100%、75% 和 83%。粪弹性蛋白酶(E1)作为一种非侵入性检测胰腺外分泌功能的方法,具有高度的敏感性和特异性,在诊断胰腺分泌功能障碍上具有潜在的临床意义,是近年来应用于临床的简单易行、重复性好、敏感性及特异性较高的胰腺外分泌功能间接试验方法。白细胞弹性蛋白酶 (PMN-E) 是白细胞的一种激活产物,对细胞外基质有降解作用,其血清浓度在急性胰腺炎发作早期明显升高,发病后 24 小时达高峰,敏感度和特异度分别是 93% 和 99%。

四、临床与影像学部门的合作

1. **超声** B 超具有简便、经济、无创、无痛的特点,是首选的方法。B 超可作筛选检查,对诊断重症急性胰腺炎并发症有帮助。由于危重症患儿常因肠胀气而影响超声诊断,故其使用有一定局限性,有 1/3 的胰腺损伤患儿 B 超检查未发现异常结果,其敏感性仅为 67%。内镜超声和增强超声则大大提高了检测胰腺损伤的阳性率,超声造影能灵敏反映组织及肿瘤的血管、微血管,对病变的性质诊断已取得了较好的结果。

2. **CT** CT 扫描是结合血清淀粉酶的非侵入性的诊断胰腺炎、胰腺外伤比较可靠的方法,可以了解胰腺炎症的程度及有无坏死,还可以观察胰周受累情况及有无并发症。增强CT 扫描是近年来被广泛接受的敏感的确诊急性胰腺炎的方法。增强 CT 扫描在急性水肿型胰腺炎中,由于血管扩张、血流再增加以及血管通透性增加,故在增强 CT 扫描时胰腺组织明显强化,当急性坏死性胰腺炎由于本身供血不足,强化效应降低,坏死区更无强化,表现为增强后扫描呈低密度区,边界欠清晰。由于其受到扫描速度、部分容积效应以及不能多平面立体重建图像的限制,某些胰腺疾病的显示仍不够理想。多层螺旋 CT 检查问世以来,因扫描速度快、覆盖范围大、层厚薄、图像分辨率高及 X 线剂量低等优点,使得一些胰腺检查在常规 CT 不能很好完成的情况下得以实现,其优越性与先进性已得到临床医生的广泛关注和认同。

3. **MRI** CT 对急性胰腺炎的诊断效果较好,但常需要使用对比剂,而急性胰腺炎尤其是重症胰腺炎使用对比剂,有时会增加胰腺组织坏死而加重病情,此时 MRI 远比 CT 优越,特别 T2WI 相能够清楚显示胰腺正常坏死组织、胰管及周围组织变化,对急性胰腺炎的分型诊断准确。内镜逆行胰胆管造影(ERCP)是持续腹部疼痛、血清淀粉酶升高、腹部 CT 结果异常而病情稳定患儿胰管损伤的早期诊断标准,ERCP 有 CT 不具备的胰管直接可视化特性而作为胰腺损伤的金标准,但由于是侵入性检查,在 3%~5% 的患儿中发生或加重胰腺炎,不如磁共振逆行胰胆管造影(MRCP),MRCP 作为非侵入性检测在假性囊肿的诊治方面具有多层面的能力,且能起到补充传统 MRI 对胰腺实质损伤评估的作用。

(祝益民)

第 3 节　不做墨守成规的手术匠
——创新来自实验

外科技术的进步有赖于实验研究。一个新手术的设计必须有充分的实验证明安全有效,才允许施用于人。如果没有实验,一名医生只能做一名墨守成规的手术匠,只能学做别人已经成熟的手术,做二手医生。

临床外科实验必须由临床外科医生自己做,因为只有他才有实际经验,才能发现实际问题,想出切合实际的办法。然而,临床医生忙于应答和解决患儿的一切现实问题,难于抽出时间做实验。再者,工作中发现的问题都是"人"的问题,又不能在人身上做实验,这就妨碍了临床外科实验的开展。但事实上外科技术一直在不断进步,外科医生始终未停止过实验研究。因为每天的工作总有不尽人意之处,想要改进,自然就要进行一定的实验研究。

1. 临床需要发现问题、改进,进而上升到理论。我经历的膀胱潮式引流研究的过程,使我懂得了培养科研意识的重要性。在这个实验中,我懂得了临床科研就是要在日常工作中发现问题,改进工作,并上升到理论。

1946 年我在北京中和医院(现北京大学人民医院)做低年资住院医生时,我国泌尿科前辈谢元甫教授要我为截瘫患儿做"潮式引流装置"。他查房时表扬我装得很好,充满与排空效果达标。但我经过 48 小时观察,发现他介绍的装置起不到潮式训练作用,而是由我按时手工灌入与抽空,并建议他改医嘱。他严肃地说:"你发现常规工作中的问题应该嘉奖,但是遇到问题退却决不允许。我的医嘱要改为限你 1 周,把它改造成为有效的潮式装置"。于是我做了一个模型实验,用于临床成功。他又要我讲出成功的道理,并继续实验观察其稳定性与可能出现的问题,督促我写成论文发表在《中华新医学报》(解放前北医自办杂志)。使我体会到临床医生要有科研意识,要做科研有心人,同时科研还需要实践数据,并提高到理论,写出论文,才算完成科研(图 1-3-1 和图 1-3-2)。

膀胱潮式引流装置图解:图 1-3-1 与图 1-3-2 中潮式装置的点滴瓶中水按时滴入膀胱,引起虹吸作用,将膀胱内液体全部吸空。空气随之进入而中断虹吸。如果点滴瓶调液面的排气孔封闭,空气不得进入,虹吸不断,点滴瓶中水按时滴入膀胱立即吸出膀胱永不能涨满更无压力(图 1-3-1)。开放排气孔立刻恢复定压启动虹吸(图 1-3-2)。继续实验又发现任何影响膀胱内压的因素都能改变潮式引流的稳定性。咳嗽、翻动患儿等都对压力有影响。

2. 我们往往习惯于引进、发展,而不习惯于创新。我经历的关于张氏膜的故事,使我认

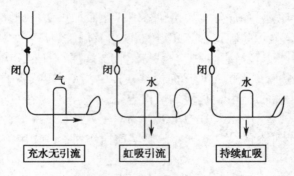

图 1-3-1 错误虹吸引流

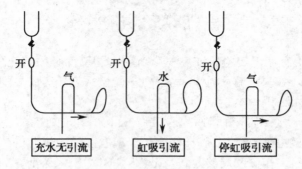

图 1-3-2 改良虹吸引流

识到自己的科研意识落后于西方很远,我们往往习惯于引进、发展,而不习惯于创新。

多年来高位无肛手术盲端拖出不到位而需开腹松解直肠。20 世纪 60 年代,我试行 Levaditis(食管)肌层环切延长法,发现直肠有一层纤维束,松解后不需切开肌层即可以延长盲端到位。1988 年我访问苏黎士,Stauffer 教授称引用我的方法基本上避免了开腹,并提出愿与我合作研究"Zhang sheet"(张氏膜)。这首先说明了我的科研意识落后。回国后立刻给研究生改了课题。设计研究如下:

目的:阐明直肠外膜层的大体解剖、组织结构、生理功能及临床应用。方法:查阅新旧解剖学书;研究对比小儿各部肠管标本的组织结构及物理性能;动物实验(兔)模拟直肠外膜模型,研究物理性能与生物再生能力;尸体实验证明手术步骤的可行性;病例回顾分析临床记录中松解外膜后延长的比例,观察比较 Swenson、Duhamel、Soave 术后钡灌肠直肠图像变化及 Pena 直肠裁剪与张氏膜松解 1 年后钡灌肠影像变化。结果:查书有此膜的存在,未见系统的解剖与功能描述,也无明确的解剖名称。标本研究此膜为直肠所特有,系结肠带的延续,电镜观察以纵行胶原纤维为主,呈集束状分散排列,全面覆盖于直肠外层,与直肠最外层纵肌纤维交错。功能是限制直肠容积与直筒形状,定形定量才能保证粪便定时排出,使腹压定向传导至肛门(图 1-3-3)。动物实验证明此纤维膜被切断松解后可以再生。结论:张氏膜的松解使绝大多数肛门闭锁可以避免开腹,同时认识到在治疗巨结肠时尽量保留部分直肠外层有利于恢复正常排便(图 1-3-4)。

3. 一些已经成熟并且公认满意的工作中同样有进一步研究的余地。20 世纪 50 年代上海余亚雄提出开展气灌肠治疗小儿肠套叠。我曾警告他,半个世纪前欧洲学者的失败主要是因为高压气体的爆炸性与快速充气过程的盲目性。他设计了自动控压的灌肠器,总结了

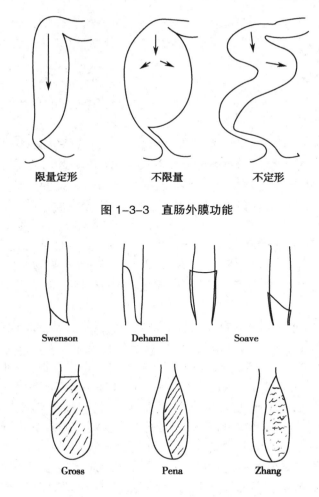

限量定形　　　　不限量　　　　不定形

图 1-3-3　直肠外膜功能

Swenson　　　Dehamel　　　Soave

Gross　　　　Pena　　　　Zhang

图 1-3-4　巨结肠与肛门闭锁手术，
常见直肠修剪手术对比

X 线下肠套叠复位过程的系统图形与经验,成功创出了佘氏气灌肠疗法,取得喜人的成效。迅速推广至全国,引起国际上的瞩目。然而美中不足是,仍有很少数患儿在病理上应该可以复位而未能复位;也有极少数患儿发生灌肠穿孔。我在动物实验中证实了"痉挛"是复位失败的主要因素,并且提出肠套叠的痉挛学说,提高了复位率。又通过动物实验及患儿切除的标本进行研究,发现套入部与鞘部坏死的病理不同,理解了鞘部痉挛、缺血、坏死及穿孔的发生规律,控制了痉挛,减少了穿孔的发生。虽然疗效提高很少(因为本来疗效已经很高),但仍然是一个进步。20 世纪 80 年代后,沈阳王光大又创造了 B 超监视盐水灌肠疗法,既解决了高压气体的爆炸危险,又避免了接受 X 线的损害,把灌肠疗法又提高一步。以上说明,在已经成熟并且公认满意的工作中同样有进一步研究的余地。

　　4. 临床外科常用的研究模式　现代临床外科实验研究是医学发展的需要。临床外科常用的研究模式大致包括以下四个部分。

　　(1) 选题:临床工作中发现效果不满意、不安全、不顺手及不合理等,人人都想改进。但是对待这些问题有三种态度：①符合常规，只能认可，维持现实水平；②查阅文献，请教别人，是否有新的解决方法？即使仍不满意也安于现状；③别人未能解决，我能否提高一步？

临床研究的目的是改进工作，提高水平。为了明确和肯定问题的存在、性质、普遍性及其严重性，临床病历总结与分析是主要的依据。据此评定研究的重要性和价值，在设计研究方法时借以估计投入多少人力、物力。

（2）方法设计：临床研究主要依靠临床经验总结。临床研究必须有客观标准、统计及对照，保证结果的"可重复性"。涉及创新性质时，不能用人试用，必须有实验研究。常用实验对象为动物、尸体与非生物模型。动物模型主要用于验证新方法在生命机体上的反应，属于"生理实验"。因此选择动物必须能代表人的部分生理活动。例如研究肛门排便控制问题，要考虑到"人"是"直立位直肠型"排便，而鼠兔（乙状结肠型）与猫狗（爬行位直肠型）排便与人的不同之处及其可利用之处。尸体实验主要用于验证新方法在人体的可行性，属于"解剖实验"，最好用同龄尸体，必要时要用软（新鲜）尸体。非生物模型主要用于方法的设计与器械的制造等，用于生物模型以前的实验，属于"物理实验"或机械实验。

一般说来，一个新方法的设计要先用非生物模型以制订方法、步骤与工具；在尸体上确定实施的方法、步骤，证明可行；再经过动物实验证明有效而无害，才能试用于人。最后在试用以前还要经过尸体以熟练操作技术，特别是大型复杂手术的设计（如器官移植）常需通过动物模拟手术，训练手术组工作的配合与协调。通过这些研究才有条件申请在人体使用。当然使用以后还要随时总结、研究及改进，逐渐完善。另外，查阅文献非常重要。因为一个问题的存在，肯定不止是你一个人的发现。文献中可以发现别人是否研究过、有无可借鉴的经验与教训、有无新的理论与新的研究方法可以利用等。

（3）结果评定：评定结果时，实验方法应尽量稳定一致，结果的评定标准应明确和严格（最好是量化、数字化，需用合理的统计方法）。需要对比时必须列出可比性、（相同的）可比项目、（不同的）应比项目与对比条件。差别最好也要量化、数字化。从实验结果到临床效果还要经过逻辑推论评价，包括直接效果与间接效果、全面与部分效果、不足之处与潜在危害性。

（4）结论：临床研究的结论必须落在与研究目的相符的临床实效上。对病情有何改进？对患儿有何效益？全面评价应该包含四个方面内容，即：①是否符合医学科学（生理、解剖）原则；②患儿是否满意；③社会是否认可；④费用是否经济。单项评价提高是可取的成绩，然而只有符合全面要求，才能推广和持久。

最后，科研成果要争取公开发表，宣传推广，获得同行的肯定与批评，使研究内容更趋完善。一般科研论文刊登常常以新颖性、实用性、科学性和通顺性为评定标准。这是杂志发表的要求，以读者为对象，与临床研究的目标并不矛盾。

总之，临床医师要改进工作开展科研，不限于技术改良，同样应深入到理论研究。成果的价值在于解决现实问题的需要。应尽快写出论文公开发表，争取推广与获得同道的认同和改进。科研成功与评奖以后就成为历史，意味着淘汰，要欢迎新的代替。至于有时得到国内外的知名，那是条件与机遇的问题，不是追求的目标。

（张金哲）

第4节　精准微创是现代小儿外科发展的方向

进入21世纪,借助高科技的飞速发展,小儿外科发展的两大趋势愈发明显,其一是外科手术的微创化,即传统的手术采用微创技术来完成,使创伤小,切口不明显,甚至无瘢痕;另一趋势是向难度发展,突破过去人们认为的禁区,采用高难度手术治疗不可切除的病变或者不可治疗的畸形。这两个发展趋势的动力和支撑是小儿外科的精准微创(precision and mini-trauma)技术。精准包括彻底根除病变、彻底矫正畸形,而机体正常的解剖复原、组织功能无损;根据手术要求,观察全面、立体,在更微观层次辨别病变与正常组织的界限;微创手术的操作技术必须稳定、准确、精细和轻柔,少异物,去除不必要的操作,避免正常组织的人为损伤。微创包括皮肤切口小、正常组织分离少及器官移动少;身心破坏小、出血少及炎症反应轻;手术打击小及手术时间短;术后身心后遗症降到最低。精准与微创是一个事物的两个方面,互相依托,互相关联,精准必然会达到微创的目的,微创是以精准为前提,是达到精准的手段。小儿不是成人的等比例缩影,身体器官脆弱,尚待生长成熟,机体解剖和生理功能不成熟,精准微创手术技术更为必要,也是小儿外科发展的必然要求。

精准微创小儿外科技术的理念是以最小的创伤和最小的痛苦,来获得最佳的治疗效果。是医生和患儿梦寐以求的目标,是传统手术发展成熟和科技发展创新的必然趋势。它并非一门专业,而是小儿外科工作中必须遵循的一个基本理念,和无菌观念一样,贯穿于整个临床外科的实践当中,是对现代小儿外科医生的时代要求。众所周知,外科是创伤性治疗疾病的方式,以祛除病理为目的,以机体损伤为代价。20世纪80年代以前,受当时条件和技术的限制,认为大前提是治病,曾一度流行大切口,使患儿承受较大的创伤,以求充分暴露,彻底矫治病变。进入21世纪,人文医学时代开始推崇治病的前提是以人为本,加以发达的高科技,使小儿外科进入了微创精准的新时代。

一、腔镜是微创精准技术的手段之一

腔镜手术通过以下3个方面改变了传统开腹手术的内涵:①视野:以很小的空间,通过高科技成像系统,将放大数倍的清晰术野图像显示在电视显示器屏幕上,图像的放大倍数(最大18倍)和清晰程度可以超过人类肉眼的极限。医生看着屏幕,在更微观的层次进行手术,提高了外科手术操作的精准度,减少了周围正常组织不必要的移动与损伤。②途径:传统手术从皮肤开始,逐层切开达到需要的范围,充分牵开暴露病变,便于医生的手自由伸入操作。而腹腔镜通过自然通道或穿刺孔道直接到达病变区域,更容易显露某些直接视线与照明不能达到的部位,如尿道、膀胱、食管、胃及结直肠等自然腔道以及病变的下方和后方等。特别有利于探查盆腔、膈下和肝门区域以及巨大肿瘤的背后。③操作:打破了传统手工操作的随意和不规范性,而代之以稳定的电脑程序控制和精细的器械操作,特别是机器人系统操作,为大多数常规手术提供了精准保证。

小儿腹腔镜技术是1981年Gans初步传入我国,过去20年来经过几代小儿外科医生的不断探索实践,大宗病例实践结果显示,腔镜在诊断疾病方面有明显优势,同时,胃十二指肠镜治疗食管静脉出血及幽门十二指肠瓣膜等；结肠镜治疗结肠息肉等；膀胱镜开窗治疗输尿管囊肿、注射治疗膀胱输尿管反流以及切开治疗后尿道瓣膜等已经取代了传统开放手术。而胸腹腔镜技术治疗疝气、阑尾炎、幽门肌肥厚狭窄、精索静脉曲张、隐睾、胃食管反流、膈疝、漏斗胸、巨结肠、腹痛和便血等也较开放手术切口小，手术时间短，损伤轻，恢复快，被广为接受和开展，在国内外部分医疗中心已经取代开放手术。腔镜外科技术与传统外科技术相结合，给小儿带来了蓬勃发展的生机，使小儿外科发展进入了一个全新的时代，甚至改变了传统的技术方法和观念。如关于先天性巨结肠的治疗，传统的 Swensons 手术、Duhamel 手术及 Soave 手术在国内大多数小儿外科中心已经让位于腹腔镜辅助巨结肠根治术和其演变而来的单纯经肛门直肠内拖出术，传统腹部大切口游离切除结肠的途径被废弃。

　　由于小儿腹腔操作空间小，组织器官小而娇嫩，特别是矫正畸形的重建性手术为主，所以小儿腔镜外科技术比成人难，学习曲线长，对于小儿外科医生来讲技术成熟时间也要长。通过镜管进行微创手术的操作技术与开放手术操作技术的根本不同特点是：切口小，手术视野限制不同，医生面对屏幕在二维影像视野下进行手术，缺乏直视和手感，完全以器械代替手的技巧。因此必须经过专门的训练，才能做到得心应手。从 10 多年来的发展经验看，腔镜手术的困难和并发症主要发生在开展腔镜临床治疗的初期，也就是学习曲线的最初技术探索阶段，结果也无法与同时期成熟的开放手术相比。但是进入学习曲线的成熟阶段，腔镜手术效果稳定，显现出超出开放手术的明显优势。遗憾的是一些医生参加培训不足或者对困难准备不足，在开展腹腔镜治疗的初期遇到困难后畏惧不前，甚至怀疑和放弃腔镜外科技术，使该技术在一些单位半途而废，或者停滞不前。其实任何一项新技术在开始阶段遇到的困难都是相似的，回顾我国小儿外科的发展历史，开展小儿外科初期同样经历了高死亡率、高并发症阶段，只是当时没有其他替代治疗手段，我国小儿外科的开创者们坚韧不拔，经过艰辛努力和不断经验总结，成功探索出今天我们看到的具有中国特色的成熟小儿外科技术。小儿外科医生只有通过正规和严格的、比成人腔镜外科医生更多的训练，提高自身的能力和水平，才能缩短学习曲线的不成熟期限，真正熟练掌握小儿腔镜外科手术技术，造福于患儿。受现有科技发展水平的限制，目前腔镜外科技术尚不完美，处于发展的初级阶段，很多手工操作技术尚不能用现有器械代替。特别是术中意外大出血的控制，需快速手指按压，尚难做到立即清除积血、血块等。不得不迅速改行开放手术。此外模拟触觉的器械与随意的无创牵开器械均不成熟，有待进一步解决。目前腹腔镜只是腹腔手术的一种可选用的微创技术，尚不能代替或满足所有开腹手术的微创精准化改进。腔镜手术有其适应证，手术者同样需要扎实的手术基本功和轻巧细致的手术技巧。如果手术者能力不足或适应证选择不当，使手术难度过大，拖延手术时间过长，反而成为有创或巨创手术。

　　精准微创外科是划时代的外科技术改革，其对外科基本功如局部解剖、无菌与麻醉等基础技术，要求更高，不能有所忽视。因为大前提是精准，微创只是结果。腔镜手术者同样必须有清晰的解剖观念，细致的手术技巧。因此有人强调必须具备良好的传统开放手术基础和丰富的临床经验，具有准确分析、判断和应变的能力，才能开展腔镜手术，才能在术前准确判断哪些患儿的病情适合采用腔镜手术，才能在手术中遇到意想不到情况时能及时改变手术方式，圆满完成手术。目前这种训练要求是完全必要的，随着微创镜下技术的普及熟练,将来有望代替开放手术,不可能再有很多机会训练开放手术,自然就只能在镜下直接培养熟练的腔镜专家。有朝一日镜下的三维视觉问题、手指触觉问题及快速清理术野问题相继解决之后,目前的二维镜下判断距离的特殊操作技术也会全部改变或废除,自然也无必要再强调先学旧方法,再改做新方法。

二、微创与切口

大而明显的切口瘢痕意味着手术中造成较大的损伤,且在以后的生长过程中会给患儿及亲人留下心理阴影。小儿外科过去几年来的发展趋势已经是切口变小,并且留在自然皱折或通道内。如下腹横纹切口用于腹股沟区手术;脐窝切口用于腹腔镜手术及幽门肌切开等手术;直肠内切口用于巨结肠根治手术;腹腔镜多孔操作也在向单孔方向发展等。固然切口过大,创伤也大。在高中位先天性肛门闭锁治疗中,后矢状入路手术(Pena 手术)曾广为流行,为了游离直肠、修补尿道直肠瘘和确定横纹肌中心,从尾骨至会阴体之间的整个皮肤和盆底肌及肛门外括约肌被纵形劈开,手术后重新缝合的肌肉难免瘢痕愈合,影响肌肉的弹性和功能,可能是该术式后便秘高发的重要因素。而腹腔镜可以在避免肌肉损伤的情况下,通过腹腔镜途径游离直肠和修补瘘管,与会阴联合途径成形盆底肌和肛门外括约肌隧道,在盆底神经和横纹肌复合体受到最小干扰和损伤的情况下成形肛门,让患儿获得更好的排便功能。

然而切口的大小及其位置应根据具体情况而定,例如完成巨大肝脏肿瘤切除、肾母细胞瘤切除、腹膜后神经母细胞瘤切除,甚至肝脏移植手术中采用的大切口,同样可以通过微创精准手术理念和技术,做到最大限度地保护周围正常组织的结构,最小损伤和干扰周围器官的功能,达到微创治疗的目的。

腔镜手术切口很小,一般可以代表微创。但切口小不等于微创。有时由于切口太小致内部操作困难,增加损伤,延长手术时间与出血,反而扩大了创伤。总之,切口应该越小越好,但大前提必须是精准微创。

三、手术微创与心理微创

手术对小儿的心理创伤不只是对患儿有损,同时牵扯了很多亲人,首先是母亲,从决定手术开始,妈妈常常很担忧,对患儿有很深的怜爱,甚至溺爱。受家人的影响,患儿自己也会认为手术后元气大伤,在同伴中产生自卑感。不少儿童因为手术后妈妈不允许随便和同伴乱跑,限制运动,避免吃苦,发展为脱离群体、脾气特殊。手术损伤越重,问题越多。一个大疤就成了母亲和孩子终身的心理负担。因此,在治疗过程中,使患儿和家属在精神上和生理心理上不受到创伤或仅仅受到微创,是人文医学时代现代小儿外科临床工作的重要组成部分,不但要做到切口小、瘢痕小,同时必须在言语行为上随时体现关爱与信心,争取患儿与家长的信赖,也都属于实现微创观念的范畴。

四、精准与解剖

一般来讲,外科医生手术能力或"手技"是衡量外科医生水平高低的一个重要方面,而手术能力取决于手术操作的精准度,即将病变组织与正常组织分离或组织重建对合的准确程度,病变与重要正常组织器官越紧密,界限越小,手术难度越高,风险也越大。精准度高,则正常组织和器官丝毫无损而去除病变,或修复组织的层次对合准确,手术中及手术后机体功能良好,无并发症。精准度不高,则一方面正常组织损伤,如血管损伤,造成出血,术中危及生命;正常组织切除或损伤过多;器官破裂;组织缝合层次不准确,伤口愈合瘢痕大,甚至吻合管腔出现渗漏和感染等;手术打击随之增大,术后恢复慢,并发症增多。另一方面,病变组织损伤,可造成如肿瘤组织或细胞残留,伤口污染,术后出现病变复发和感染等并发症。以小儿肝母细胞瘤为例,因为肿瘤体积相对大,且与肝内重要血管关系密切,另外肝内血管和胆管存在很多变异,肝实质离断时常引起难以控制的大出血,手术死亡率过去曾高达 20% 左右。微创精准肝切除技术通过精细的术前准备和评估(身体状态和影像学评估等),根据肿瘤与周围肝静脉、下腔静脉、门静脉,特别是胆管的关系,制订完善的个体化手术方案,术中以最精准的操作,解剖性、根治性切除病灶,避免术中胆道损伤,使术中出血最少,最大限度保留残余肝功能,减少患儿的创伤,达到最佳的预后。在这样理念的指导下部分医疗中心手术死亡率下降到 1% 以下,生存率大大提高。同样小儿腹膜后巨大神经母细胞瘤常常包绕腹腔大血管生长,其手术切除对小儿外科医生来说同样具有挑战性。微创精准切除包括手术前患儿的精心化疗准备,使肿瘤体积缩小,与血管间隙最大化;精确的影像学图像可以明确肿瘤与腹主动脉、下腔静脉、腹腔干及其分支、肠系膜上下动静脉及其分支和肾动静脉的关系;手术中肿瘤组织与重要血管的精准彻底分离,重要血管无损;周围正常组织的精心保护;配合手术后精心的护理和化疗,最后必然达到最佳的治疗效果。精准包括解剖的复原,疾病造成的破坏,要通过外科手术使其恢复原状;先天性畸形更需手术改造为正常解剖。然而,医疗的目的应是恢复正常生活,也就是恢复正常功能。恢复正常功能不一定必需正常解剖;正常解剖也不一定能保证正常功能。因此手术须与药物或其他疗法综合运用,但正常解剖毕竟是人的物质基础,特别在手术过程中,解剖正常是唯一的可视标准。因此对外科的精准要求首先是解剖复原的精准。以肠吻合技术为例:人们最早了解到浆膜面互相贴紧可以发生粘连愈合,而黏膜面相贴则不能粘连愈合。于是设计了肠壁断端切缘的双层内翻缝合,保证浆膜愈合。以后遗留的两端切缘各层组织由肉芽填充二期愈合(healing by second intension)结痂,难免狭窄通过不畅。后来人们发现黏膜下层对愈合很重要,在精准观点指导下发展了黏膜下层对合的单层缝合方法,使黏膜层及浆肌层各自切缘准确对接,尽量争取一期愈合(healing by first intension)。显微外科的出现使这种对接缝合技术得到推广,并且从肉眼操作到双目手术放大镜下操作,发展到显微镜、腹腔镜下操作,让我们在放大到 2.5~40 倍的更微观层次进行手术,历史已证实了精准理念的发展趋势。腔镜手术从镜管下手工器械操作到屏幕下电脑程序操作,把解剖复原精准度又推进了一大步。然而功能复原的精准度的检测与矫正,尚处于落后状态,多需要等待自然发展而无可奈何。应该可以把一些功能检测仪器用到手术野及手术镜中,藉以指导功能复原的精准措施。虽然是器械制造工程问题,但儿外科医生的建议责无旁贷。无论如何解剖复原的精准是疗效的物质基础,但也要时刻意识到死人与活人的器官解剖常无差异。外科医生的目标是要恢复一个正常活动的器官,而小儿外科医生的目标是恢复一个正常活动和正常生长的器官。

五、微创精准与局部病理

外科是以手术治疗为主的医学,手术必须有物质目标,因此强调了局部病理学说。"从症状分析追溯到病理,再以清除或纠正病理治疗疾病"。此处精准的要求就是准确完整地把病理组织全部清除,同时保证非病理组织丝毫无损,并且恢复原来的解剖与功能。门静脉海绵样变是小儿门脉高压的常见病因,其病理改变是门静脉梗阻导致门静脉系统的高压状态,继而导致食管静脉曲张出血和脾功能亢进贫血等病理改变。在我国目前针对其继发病变的断流手术(如脾切除和食管胃底贲门静脉结扎术等)和门体分流手术(如门腔分流术和脾肾分流术等)还是主要应用术式。由于门静脉梗阻的病因没有彻底根除,术后门静脉高压和肝脏供血减少状态仍然存在,症状复发在所难免。而肠系膜上静脉–肝内门静脉矢状部分流手术(Rex 分流手术)跨过门静脉梗阻的病变部位,通过精准的解剖和血管吻合技术搭建一个静脉桥梁,将肠系膜静脉的血流引入肝内门静脉的左支内,恢复门静脉入肝血流。此术式彻底解除门静脉梗阻的病因,更符合生理,初步的临床应用已经显示出明显的优点,手术后肝脏体积变大,肝内门静脉系统增粗,食管静脉曲张和脾功能亢进症状缓解,远期效果可靠。

在解除病因的同时,微创精准的理念要求我们必须最大限度保护和最小限度干扰正常组织器官的结构和生理功能,不能因为治疗的需要,而忽视患儿术后生长发育的需要,进行不必要的过多的切除或旷置正常的器官。如胆道重建中的肝管空肠 Roux-Y 吻合术中,过去在小儿空肠肝支长度的选择上一直沿用成人的 35cm 标准,在胆道闭锁治疗中,为了防止反流性胆管炎,有人甚至用 60cm,对于一个新生儿来说,相当于旷置了总空肠的 1/5~1/3,必然会影响到日后患儿的营养吸收和生长发育,特别是空肠肝支随着患儿的生长相应延长,导致胆汁淤积、胆石形成和细菌过度等问题。而个体化采用肝门至脐窝短空肠肝支长度(一般 14~20cm),用于小儿胆总管囊肿切除、胆道重建手术,手术后患儿的消化道功能恢复快,并没有发生人们想象的肠内容物向胆道反流的情况,特别是与传统长空肠肝支比较,对患儿的生理功能特别是营养吸收功能影响小,并发症明显减少,充分显示出精准微创的理念。

小儿肛肠手术后,每条有关括约肌束都恢复原位,收缩灵敏度与力度试验正常,肛周各部肌电图也正常。然而有的患儿仍不能正常控制排便,已成为小儿外科医生的难题。其实,控制排便功能并不只限于肛门,更不只限于括约肌。能准确辨别干便、稀便或排气,并且能分别操纵,需一定的年龄才能学会。认为复原了括约肌就能完成排便的治疗,是错误的局部观点。事实上,局部病理学说仍然是外科诊疗的准则,Virchow 本人也不是"局部观点"。然而,随着医学的深入发展,分科越来越细,难免偏离整体。如果把微创误解为缩小视野,再进一步误解为缩小思路范围,则将重蹈批判 Virchow 的错误。关于小儿肛门手术后排便不良,肛肠科医生可能认为应属于康复科的工作。然而,分科过细的时代,谁是患儿疾病的总负责人? 所以,我们提出微创精准理念的同时,必须强调以人为本、全局责任的观念,多科综合共同治疗,不是各自分割、各管一段。

微创精准小儿外科技术是 21 世纪外科发展的总趋势。任何一项新的微创技术都有其特殊优点和局限性,选用与评价标准要考虑四个方面,包括手术效果与安全性、经济性、家庭接受性及社会影响性(社会、伦理和法律);其追求最佳的内环境稳定状态、最小的手术切口和损伤、最轻的全身炎症反应和最少的瘢痕愈合。

(李龙　张金哲)

第5节 小儿外科临床中的医学伦理问题

我国 1999 年 5 月 1 日起实施《中华人民共和国执业医师法》,2002 年 9 月 1 日起实施《医疗事故处理条例》,标志着我国的医疗工作进入了法制时代,这是我国医疗事业的一大进步。法律在道德基础上产生,而道德又在伦理基础上产生。我国医学教育长期以来忽视医学伦理课程,因此没有接受法律的思想基础。西方医学伦理学是一门主课,而我国只是选修辅课。1990 年吴咸中著《现代临床医学伦理学》(天津人民出版社),1995 年曾昭著著《做一个好医生》,2001 年美国小儿外科杂志的专题讨论副刊 (Seminar) 出了一本小儿外科伦理专号,有很多专家参与讨论。但目前临床医师对医学伦理问题仍然关心较少。

医学是一门古老的科学。考古研究表明,在人类的早期即会使用夹板治疗骨折。医学与伦理学的关系早在希波克拉底时代就存在了,汉谟拉比法典概括了医生对患儿以及社会的责任。著名的希波克拉底誓言是当时医生的行为准则,至今仍是某些医学院校作为教育医生行为规范和责任的指导,虽然环境及科学不断发展,但其 3 个核心原则即自主权、有益、无害是指导医生行为永恒不变的真理。

一、现代医学伦理的发展过程

随着时代的发展,旧的医生行为准则已不足以适应时代的要求,现代生物医学伦理学逐渐产生,并迅速发展起来。在美国,1914 年第一次出现了知情同意书,这就是 Scloendofff 宣言,它指出:每一个意识正常的成人对自己的身体应做什么拥有决定权,任何一个外科医生没经授权即做手术,如果患儿受到伤害,则视为谋杀。此宣言打破了以往医患关系中医生占主导地位的格局,给予患儿充分的自主权。但当时医生始终不能接受此宣言,直到 20 世纪 60 年代,此宣言才广泛实施。

20 世纪 60 年代以前,医学研究同样缺乏知情同意书。1964 年世界医学联盟发表 Helsinki 宣言,要求所有研究要取得知情同意书。1966 年哈佛大学教授揭发 22 项已发表的研究违反了道德准则,包括缺乏知情同意书,此揭发促使研究监督机构的建立。20 世纪 70 年代,讨论医学伦理问题的文章及书籍大量涌现,并成为浪潮。70 年代最重要的生物伦理事件就是使伦理这一问题本身成为临床医学上的真正问题。

目前生物伦理学已成为医学院学生必修课程,并且是职业医师考试必考科目。在美国,对伦理问题是否关注已成为医院等级考核标准之一。大部分医院设有由内科医生、外科医生、护士长、部门领导以及社会工作者组成的伦理委员会,部分还包括神职人员。近 10 年来,克隆、机器人、可视内镜、胎儿外科、基因工程及新的生育繁殖技术不断涌现,使医学伦理学面临许多新的、前所未有的问题。

小儿外科的发展伴随着现代医学伦理的发展。1941 年,小儿外科的名词被第一次提出,Ladd 教授指出,如果一名外科医生未接受如何诊治婴儿及儿童的培训,而单纯只管做手术是错误的。1953 年,随着 Gross《小儿及婴儿外科》一书的出版,小儿外科技术迅速发展,不断引发新的更复杂的伦理学问题出现。

二、现代生物伦理基本原则与小儿外科的不适应性

生物伦理学是近40年才从医学分离出来,成为专业领域。在最初,生物伦理学是寻找如何评价医学上的新技术以及此技术对患儿的影响。目前,生物伦理学更侧重于人权以及人的自主性。现代生物伦理学的四个基本原则:自主性、有益、无害及公正性成了生物伦理学的基本框架,但现在自主权被提到很高地位。这种强调自主权以及个人决定权,反映了社会公共道德观念的转变,但在处理儿科患儿时就带来了问题。在儿童,自主权完全由成人来代替实行,这就降低了自主权的意义。

现代生物伦理学强调患儿的最佳利益标准,但如何决定最佳利益标准成为难题。应用最佳利益标准的目的是达到一个清楚的、公认的一致标准。它的制定原则建立在一般道德基础上,然而,由于不同社会的文化、宗教、道德观念以及价值取向的不同,很难取得一个单一的标准。这就使如何才能作出代表患儿最佳利益标准治疗的选择变得复杂化。

三、小儿外科中的现代生物伦理与文化的冲突

在不断变动的当代世界里,医生与患儿拥有相同的价值观念、文化体系、相似的个人经历与经验的日子一去不复返了。虽然不同文化之间对于价值观念、生命的意义、个人经历与经验会有某些相同之处,但当不同文化碰撞时,医生仍会感到巨大的挑战,因此了解不同文化对医患关系之间的影响是非常重要的。

由于小儿外科手术可能会对患儿的一生产生影响,因此一定要与患儿及其家庭进行充分的信息交流,确保他们作出代表患儿最佳利益的选择。首先应判断患儿父母或监护人是否有能力进行信息选择。当文化背景不同时,如何进行评价很困难。当医生仅仅应用主流文化典型价值观念及文化模式评价时,对非主流文化的人们就会产生偏见,医生会质疑父母对患儿治疗所做的决定。如果患儿父母被医生认为没能力做选择而他们又确实有能力时,患儿的自主权就不会被尊重,对患儿治疗的选择就可能没有达到最佳利益标准。因为所做出的决定也许不是当事人的愿望、最佳利益以及幸福的概念。

其次,如何决定什么治疗代表患儿最佳利益。作为专业人士,医生的行为遵循他们的专业标准,专业标准非常明确地确定患儿的利益和好处是优先考虑的。然而,不同文化背景下,医生如何评价患儿的利益和好处是个挑战,因为利益是受多因素影响的。医生应避免将患儿的利益和好处仅仅局限在患儿的生理健康上。生活中不仅仅包括健康,患儿的利益应从生理、心理、社会、精神以及其他方面综合评价。医生给患儿的治疗选择不应仅仅是符合主流文化的专业标准,适当地降低或调整一些专业标准以适应其他文化价值或意义体系,也许可以更好地代表患儿的利益。

四、现代生物伦理与临床道德冲突

临床工作中发生道德冲突是不可避免的,特别是当不确定、模棱两可、复杂以及变化的情况出现时,冲突就可能发生。在小儿外科,由于许多疾病缺乏绝对正确的治疗方案,从而使医生常常面对复杂的医疗情况,更容易引起道德冲突。

冲突可发生在持不同治疗观念的医生之间;医生与护士、社会工作者、政策制定部门之间;医生与患儿家庭之间,甚至患儿家庭成员之间。目前,教育和经历的不同可能是冲突产

生的根源,宗教也会影响医生和患儿家庭的观念。不同观念总是存在的,为避免不同点升级为冲突,在真诚和相互尊重的基础上,早期及足够的沟通是避免冲突的第一步(通常也是唯一需要的解决办法),沟通与信任可以避免不同意见上升至冲突。医生为了避免冲突而仅简单表述各种治疗的技术特点,然后按照家长的愿望去做,并不是好的医疗行为,家长应从医生的临床判断及道德智慧中得到有益帮助,而不仅仅是医生的专业技术。

当冲突产生时,也许伦理道德顾问会被要求加入解决问题。伦理专家的观念也许有助于澄清沟通中的问题或提供不同观点,但最重要的是,伦理专家应为医生、护士、家长以及所有有关患儿治疗的人员提供一个开放的、无限制的讨论论坛,帮助达成一致意见。

如果努力达成一致意见的目的失败,医生应寻找另一位愿意承担患儿治疗,而又能坚持家长愿望的医生。为了患儿的最佳利益,我们应该记住自己的脆弱与不可靠性,尊重别人的意见,寻找一个最佳的解决办法。

五、现代生物伦理与小儿外科研究

医疗及外科的进展依赖于新的治疗方法和新技术的产生。为了保护患儿免受不成熟或有缺陷的治疗方法和技术的影响,这些新方法和新技术在常规应用于临床前要先进行试验,以证明它们是有益的和无害的。有些外科医生认为,由于每个人解剖及疾病表现的不同,每个手术都会有些技术改变,这种改变削弱了建立充足一致性以达到有意义的归纳总结的可能性。然而,同其他治疗一样,有充足统计数据的外科手术对照试验也能进行系统评价,个体对药物反应也是不一样。

目前认为最科学、有力的临床研究是前瞻性随机双盲对照研究。然而在应用他们评价手术效果时有一些特殊的障碍,特别是小儿外科领域。第一,安慰剂或假手术引起的争议,一些人认为这是伦理上的不公正。虽然一些成人志愿者在充分了解情况后能承担手术及麻醉的风险,但目前还没有在儿童应用假手术试验的报道。可能因为父母或患儿监护人缺乏法律道德赋予的权力,不能使儿童进入承担危险又可能不能带来益处的试验。第二,前瞻性随机双盲对照研究最好是研究者与被研究者均不了解试验情况,一旦不能使外科医生不知情,试验结果的客观性就很难保证。所以目前人们更愿意设计单盲试验来比较不同的手术方式。第三,由于儿童各种疾病手术人数较成人手术人数少很多,一些试验很难找到足够的试验对象,从而影响试验结果的准确性。

前瞻性随机双盲对照研究目前在小儿外科试验领域应用非常少。Hardin回顾核心小儿外科杂志上刊登的9300余篇文章,其中仅0.3%应用了前瞻性随机双盲对照研究。虽然近30年来,小儿外科领域前瞻性随机双盲对照研究文章有所增加,但多是有关药物抗感染或化疗方面的研究。毫无疑问,现代小儿外科操作和设备的改革会有很大提高。然而,没有好的临床试验设计就无法评价新治疗的效果,也缺乏足够的证据支持新治疗是有益的。同其他医生一样,小儿外科医生有科学及伦理的责任进行正确的评价治疗。好的研究不仅使患儿免受危险的、未经证实的治疗,而且也增强和确保了医疗与外科技术的科学性。

六、现代生物伦理与小儿外科疾病

(一)产前诊断与胎儿外科

近10年来,随着医学影像学技术的发展,胎儿产前检查已成为常规。胎儿手术、基因技术的出现既是人类技术发展的财富,也可看作是打开了一个经济、社会以及伦理的潘多拉魔盒。妊娠期应用B超的增加,使在胎儿期诊断的严重畸形数量明显增加。面对畸形,家长有4种选择:①终止妊娠,例如双侧肾发育不良,胎儿出生后无法生存;②胎儿外科治疗,例如后尿道瓣膜或梅干腹综合征等;③早期剖宫产手术,例如先天性膈疝;④出生后早期手术,例如先天性膈疝或后尿道瓣膜。近20年来,胎儿外科修补解剖异常已在有限的一些医疗中心进行,胎儿手术的伦理框架逐渐发展。考虑进行胎儿手术的先决条件包括:①准确的孕期诊断;②胎儿没有其他异常(单独的缺陷);③畸形的自然发展规律已比较明确;④畸形可导致胎儿死亡或出生前不可避免的器官功能障碍;⑤修补技术已成熟。

胎儿手术一定要有合适的知情同意过程。首先,由于媒体、网络的不恰当宣传,使畸形胎儿父母对胎儿外科的治疗有过高的期望。因此,在知情同意信息交流过程中,最基本的任务是提供正确的、非指导性信息,并且判断和纠正父母以前存在的错误信息;其次,由于社会常鼓励母亲为他们的胎儿做任何可以做的事情,拒绝胎儿治疗可能会引起母亲的内疚感或配偶及家庭成员的责备,这种影响可能会迫使母亲接受胎儿手术,对治疗抱有虚幻的希望。所以在术前一定要告知目前胎儿手术对母亲的长期影响还不明确,母亲的自主权要受到充分的尊重。

目前开展胎儿外科的基本原则是矫正致命性畸形以挽救患儿生命。然而最近,在部分国家,胎儿外科的应用已扩展到预防一些非致命性畸形的发生。这种应用是否合适,引发了新的伦理争议。

(二)多发畸形新生儿的处理

近10年来,医学技术的发展使新生儿围术期的治疗及护理水平不断提高,畸形新生儿死亡率下降。但也使儿科医生面对新的伦理问题。问题已经不是我们能为患儿治疗什么,而是我们应不应该治疗;患儿今后的生活质量是否可以作为判定继续治疗、放弃治疗(指开始即不治疗)以及放弃继续治疗(指放弃生命支持治疗,如呼吸机等)的决定因素呢?

何种畸形的患儿应放弃治疗,目前尚无统一的标准。普遍接受的观点是患儿经治疗后的生存、生活质量是是否治疗的重要判断指标。生活质量应考虑以下几点:①患儿今后生活负担与生活乐趣相比(生活负担包括身体和心理以及家人照顾患儿的负担);②患儿是否有能力与其周围环境相互影响(即患儿将来能否表达思想和理解他人表达的思想);③患儿今后能否独立生活或依靠他人生活;④患儿今后是否继续需要医疗照顾;⑤患儿治疗后的生命有多长。对于生存时负担大而且生命周期短的患儿,可考虑放弃治疗。

(三)两性畸形的治疗

两性畸形的伦理问题是复杂的问题。包括医学、社会以及其他情感因素。不同的两性畸形有不同的治疗方式。

1. 女性假两性畸形　适当治疗后可以达到正常女性的生理功能,亦有生育的可能。

2. 男性假两性畸形　包括完全雄性激素不敏感和部分雄性激素不敏感。

(1) 完全雄性激素不敏感:此类患儿最适合的治疗是在乳房发育后切除性腺,并进行阴道成形。阴道成形可使患儿成人后具有性生活能力,但不能生育也无月经。患儿及家长很难接受这种情况,所以需要一个包括妇科及心理医生在内的多学科治疗小组与家长共同交流。

(2) 部分雄性激素不敏感:决定此类患儿治疗为男性或女性的关键主要依赖于患儿阴

茎大小以及对睾酮治疗的反应。如果对睾酮治疗反应好,且阴茎不小,则可按男性抚养长大。但此类患儿最好转换为女性,矫形手术可在婴儿期进行,但一般父母很难接受转换成女性的决定。

3. 真两性畸形　此类患儿的治疗主要取决于外生殖器的自然发育。如果为男性(很罕见),则治疗为男性,否则治疗为女性。

目前对于两性畸形的治疗选择主要基于目前的手术治疗技术。或许随着技术的发展,现在被迫转为女性的两性畸形患者可以按照他们自己的意愿治疗。

4. 绝症患儿的手术选择　每年都有一些绝症患儿需考虑手术治疗。对一个绝症患儿进行手术治疗,不论家长,还是医护人员,在情感上都很难接受。而且目前对绝症患儿手术并无确切、科学、合适的治疗规范。因此,此类手术要面对更多的道德和伦理问题。

对此类患儿手术,医生应考虑以下几点:①手术指征;②疾病预后;③手术得到的益处是否大于危险;④麻醉危险;⑤哪种情况下不进行复苏抢救。绝症本身的自然进程(即患儿寿命长短)是决定外科手术的指征之一。

对绝症患儿手术分三类:①治标手术,目的是减轻患儿临终前的痛苦,而不是延长生命,在合适情况下应用此类手术无伦理争议。②选择性(根治)手术,对此类手术许多专家有不同观点。判断是否手术,可应用冒险比收益来进行分析。绝症本身的预后及自然进程在决定是否手术中起到重要的作用。例如对1个进行性肌营养不良患儿可以进行的手术,对于1个13-三体综合征患儿(呆傻及五官心脑畸形)来说,可能就会遭到强烈反对。对于预后不明的患儿(如癌症或艾滋病)进行手术可以积极一些,因为手术也许可以改善预后。③标本兼治的手术。对于绝症患儿的治疗,患儿身心的舒适是最重要的。一个包括心理医生、精神医生、社会工作者、神职人员以及其他医护人员的治疗小组,对此类患儿的治疗最有利。

前文所述多为国外现代生物伦理的一些观点和看法。由于文化的差异与国情的不同,所以并不十分适用于我国。如今,新技术越来越难以使非专业人士理解,而民众越来越重视他们的自我判断,并要控制他们自己的诊疗方案。医患关系的两极分化,导致了患儿对医生不信任,医患关系日益紧张,医疗矛盾不断涌现。迫切需要制定符合本国医学伦理指导体系的相关医疗法律,它必将在指导医生诊治、缓解医患矛盾以及监督医院规范化服务方面起到重要作用。

(刘婷婷　张金哲)

第6节　人文医学时代推崇小儿无痛外科

小儿怕医生,怕打针,怕手术。妈妈也同样担心因此而对孩子完全失去保护。归根结底主要是怕痛、怕危险、怕外科。这已经是多年来难以改变的普遍现象。其实不只小儿怕痛,成人包括医生自己也都怕痛。近百年来医学进步神速,特别是麻醉学发展很快,为什么怕痛的问题不能解决?进入人文医学时代,才认识到主要原因是在长期的生物医学观念影响下,未把患儿当"人"看待,甚至把孩子视为小动物,从未认真考虑过他们的痛与怕。小儿无痛外科的提出,难免有人认为是医学幻想。

下面两幅漫画曾在20世纪40年代伦敦晤士报上刊登,说明人们早已不满意医生对

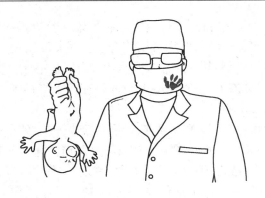

图 1-6-1　产科医生清理新生儿口腔
Good slap！（嘴巴打得好！）

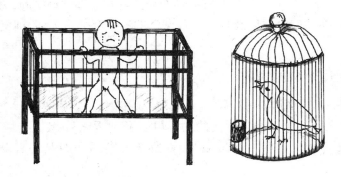

图 1-6-2　典型儿科病房
Child crying! Lark singing!
（护栏高床内小儿哭，笼内百灵鸟唱）

待患儿的态度。第1幅（图1-6-1）是产科医生清理婴儿口腔污血，图注为 Good slap!（嘴巴打得好）。第2幅（图1-6-2）是典型儿科病房，图注为 Child crying! Lark singing!（护栏高床内小儿哭，笼内百灵鸟唱）。漫画讽刺医生心中的患儿就像小动物。而医生在小儿心中是何印象？过去婴儿夜啼，妈妈常说"别哭！麻猴来了！"；现在医疗普及时代，妈妈却说"别哭！大夫来了！"。

人文医学要求把患儿当作"人"来对待，做到患儿无痛无恐，妈妈安心。长期以来受生物医学思想的影响，人们普遍认为打针、手术岂能无痛，患儿就是需要忍耐。个别医务人员司空见惯、麻木不仁；妈妈也习惯于暗自流泪。这种现象主要是生物医学时代对儿科的误解。首先认为婴儿不会说话无要求（中医称儿科为哑科），此外孩子小，不懂感情，痛与不痛，反正也只会哭，治病只能任凭医生处理。事实果真如此？看看初生1个多月的婴儿，你对他笑，他也对你笑，你怒视他，他就要哭。患儿是否也懂得要求饮食色香味？事实上婴儿只吃自己妈妈的奶，人工喂养婴儿换奶瓶就不吃。生物医学时代儿科医生借口患儿是服务对象，而把妈妈视为第三者。妈妈的意见只是主观臆想，她也不懂医，多说多道只能添乱。试想患儿是妈妈送来，回家后还要靠妈妈喂药护理。没有妈妈参与就不可能有儿科的存在。人文医学时代，治病要求四满意，即：第一为医生满意，符合医学标准（原生物医学时代只重视符合医学标准);第二为患儿满意,儿科应强调满足患儿及妈妈的要求;第三为社会满意,社会舆论应认可;第四为经济满意,医疗费用应合理。对儿科来说,要考虑到孩子的远期预后与前途发展。成人接诊强调:讲礼貌、讲听诉、讲检查、讲病情。儿科接诊必须对妈妈完全做到上述四讲。此外,对孩子,不管年龄大小都要和孩子打招呼,通过妈妈和孩子对话商量,争取和孩子在感情上的沟通。

传统小儿外科常规医嘱中,除衰弱及神志迟钝者外,一般外科患儿精神食欲正常。患儿手术后都要求"四要",即:要妈妈、要玩、要吃及要无痛治疗。而现时外科术后常规医嘱正是患儿的"四怕",即:怕隔离、怕固定、怕禁食、怕现行从无不痛的治疗。根本的改革有赖于微创外科的发展。切口小,内部损伤少,术后反应轻。术后应立时恢复正常生活护理。即使现时的开放外科,仍然也有很大的改进余地。转变妈妈在医疗中的地位后,即使需要隔离也可把妈妈隔离在内;改进局部制动止痛,即可放宽患儿的术后活动;禁食患儿是否可以口含棒棒糖(成人常规嚼口香糖);开发局部止痛药物及局部制动措施,力求把痛性治疗护理如:检查的疼痛、换药的疼痛以及日常护理搬动的致痛等化为无痛,即已形成实际的无痛外科。

一、小儿无痛外科的内容

无痛外科包括身体无痛与心理无恐。痛不可忍,多因恐惧。别人动就痛,自己动就不痛。小儿更明显,尚未动就先哭。小儿无痛的内容更多了一项"妈妈安心"。妈妈认为无痛,可对孩子发生不可想象的止痛作用。现代高级麻醉学时代,小儿外科还有以下几个问题亟待解决。

(一)术前检查与备皮

目前情况,一般医护是技术熟练有余,同情太少。例如小儿手掌切伤,家人用厚厚敷料包紧。到急诊室,孩子哭,大人急。医生立刻按住孩子,揭开敷料。明知造成剧痛和出血,也只暂时压住伤口。再考虑是否消毒包扎,或麻醉后清创缝合。又如在病房里,疼痛部位术前备皮,几乎没有人考虑是否致痛。反正孩子要哭,认为给麻醉或注射局麻哭得更强烈。

(二)术中恐惧与担心

手术过程中一般可以保证无痛。然而手术室的恐怖环境,可能使患儿一直大哭。对患儿的心理创伤不无影响。更重要的是妈妈从患儿离开就要伤心落泪,甚至想到很多可怕的意外,时间越长担心越重。术后一旦发生某些不理解的现象,则可能转化为医患矛盾。其实,手术室内一切准备停当后再接患儿,就能缩短母子分离时间。宁要医生等孩子,不要孩子在台上等医生。

(三)中枢镇痛与外出的矛盾

术后患儿由妈妈抱出,或坐轮椅由妈妈推出,到花园晒太阳,对孩子的精神食欲与手术恢复必然有利。目前小儿术后用止痛泵镇痛法,抑制精神限制了外出。能否开发局部止痛与局部制动来克服必须卧床的常规? 同样急需改进。

(四)术后换药与康复随诊的无痛要求

术后换药与康复随诊的无痛要求和术前检查问题同样未受重视。特别是出院后的康复随诊。患儿怕医院,已经成为术后患儿失访的重要原因之一。随访信息不全,既不利于医疗改进,又降低科研水平。

二、开发小儿局部止痛的办法

(一)局部止痛用药

1. 伤口的检查　初诊的伤口要求触动无痛,揭掀敷料不出血及伤口的及时消毒。需要水剂药包括局麻药、血管收缩药及抗菌药,充分浸透包扎敷料。等待伤处触之不痛,再小心揭开敷料,检查伤口,作必要的清洁扩创。需要几十分钟到一两小时的耐心等待,必须待完全无痛再动手。非初诊伤口,只要敷料粘连,也应该用止痛药浸透才能轻轻揭开,不可硬揭。只有缝合而无粘连的伤口(实际上无伤口)才可能直接轻轻揭开。等待止痛时间可以完全交给妈妈,不占医护时间。

2. 创面的换药　需换药的创面大致分为三类:①烧伤等表浅创面对疼痛非常敏感,换药时应该先用止痛药浸透。②第二类为健康肉芽面,一般无痛,也不出血,但患儿严重恐惧,也需滴一些盐水等安慰剂。最好教会妈妈或患儿自己参加操作。③第三类为不健康或感染水肿肉芽面,常需使用止痛、止血及抗菌药,有时还要加用局部用激素制剂。特别是插引流管或挤压排脓的肉芽腔,更需注意局部止痛。过氧化氢溶液有助于清洁脓污,对健康肉芽面也无致痛。

3. 清洁剂的选用　创面周围皮肤也需随时清洁,用力擦拭必然引起创口疼痛。因此常需选用有效溶剂。一般血污、脓污用盐水即可浸软清除,粘连凝块可用过氧化氢溶液,粘膏需用汽油,混合油污可用中性肥皂或洗涤液。酒精类对伤口有强烈刺激,只能用于伤口外的干燥皮肤。目的是使表皮逐渐角化,增加抗病能力。

4. 剂型与敷用方法　局部用药剂型常用的有水剂、乳剂、油剂、膏剂、冷霜与粉剂。敷料浸泡需水剂,创面涂敷需乳剂或冷霜,创面防粘用油剂(凡士林膏剂不能直接用于创面,也不防粘)。止血、收敛、拔干可用粉剂。敷用方法:水剂可滴、可泡,乳剂、油剂及冷霜可轻轻涂敷,凡士林膏剂须涂于纱布上或制成油纱或膏药。粉剂可轻轻撒布。喷粉器、喷雾器及喷水枪各有其用。但需注意气流、水流的冲击力有致痛作用。此外药品本身的刺激性,药物温度的致痛性也须注意。挥发性药物(如薄荷、樟脑及万金油等)的降温刺激性用于正常皮肤可起抗刺激止痛作用(counter-irritant),但不能用于黏膜或伤口。

(二)局部制动止痛

局部休息不动,既可止痛又可促进愈合,常用的方法有以下几种。

1. 约束带　众所周知,手痛用吊带悬于颈部可以缓解疼痛。按此原理可以因地制宜,限制痛处活动。既能减痛,又促进愈合。

2. 石膏夹板　为医院常用方法。对四肢远端创伤感染,用石膏夹板或其他竹木夹板,固定患肢,限制痛处活动。同样既能减痛,又促进愈合。

3. 牵引　多用于住院卧床患儿。为了考虑动静结合,便于患儿外出或回家,可以选用各种便携式牵引架。连患儿及牵引架同时任意搬动。

4. 废报纸的利用　报纸可以作为小儿临时制动用纸型。10~20 层报纸,卷折后有一定的支持力(很多人都知道一本杂志可作临时夹板)。报纸的质地有一定弹性,不像石膏木板可致压伤。每天随时制拆均很容易,更换时可保持痛处不动。最后废纸仍可回收。常用的纸型可推荐如下：

　　婴儿肛门手术后会阴护理需保持蛙式位，既便于随时清洁，又保证空气流通，使会阴干燥。传统常规使用蛙式石膏固定，但护理复杂，更换困难。可每天用一份报纸折成三折做成蛙式固定（图1-6-3，见文末彩插），每天剪开更换。平时护理可连同纸型及孩子一起抱起自由搬动。

　　此外多发损伤的患儿临时搬动，可将婴儿连同床单用一叠报纸卷起，暂时绑成一个直筒搬运。胸腹部大手术护理时，任何搬动均能致痛。腹带内加一叠报纸（从腋至髋卷成圆筒），即可成为一个整体搬动（图1-6-4，见文末彩插）。成叠报纸经过剪折可以做成各种临时支架或小夹板，大可利用。

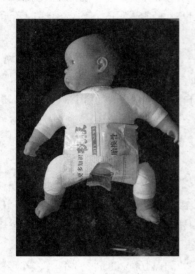
图1-6-3　报纸临时蛙式制动

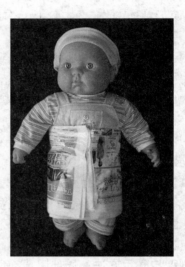
图1-6-4　报纸胸腹卷筒制动

三、透明行医与无痛外科

（一）消除恐惧与妈妈担心

　　主要靠透明行医。即使作了有效的止痛措施，孩子仍然啼哭，妈妈仍然担心，这就是恐惧心理。必须使妈妈及孩子充分了解要做什么、为什么做和怎样做，争取他们的信任才能解决。例如给孩子做无痛注射，给孩子贴敷局麻膏的同时，也同样给妈妈贴一块。等待妈妈感到麻木，针刺试验无痛，再给孩子注射。即使孩子仍然哭，妈妈也知道孩子是害怕，她会设法安慰。这就是透明行医，可以发挥心理治疗作用，有利于争取患儿及家属的信任与配合。有些操作，大夫、护士动手，孩子就哭闹，妈妈或孩子自己动手，就不哭，也说明理解与信心对止痛的作用。

（二）符合法律要求

　　法律规定：患儿有知情权、自主权、参与权（一切诊断治疗要有循证根据，要向患儿公开）。人文医学时代的医务工作者必须熟悉施行。

（三）减少医患矛盾

　　医生都希望患儿痊愈，患者及家属更是希望早日见效。目标一致本无矛盾。然而有些客观问题尚不能满意解决。如果医患双方能充分交流沟通，互相谅解，这个矛盾就成了共同解决的目标。提高行医的透明度,请妈妈参加治疗,调动起妈妈的积极性,不仅有助于无痛问题的解决,更可以全面提高疗效。

（张金哲）

第7节　重视小儿外科临床中的营养风险与营养支持

随着现代科学技术的高速发展,先进科学技术在小儿疾病诊治及科研方面发挥了重要作用,越来越多的不治之症成为可控及可治性疾病,越来越多的患儿得到了长期生存,在小儿外科领域同样如此。认识小儿外科临床中的营养风险、营养支持的重要性以及规范化的应用,对小儿外科患儿的康复至关重要。

一、住院患儿的营养风险

营养不仅是维持机体内环境稳定的基本物质,也是儿童自身生长发育所需要的基本要素。营养不良患儿的免疫系统和其他脏器功能易受影响,易发生感染和营养相关性并发症,死亡率增高。无论是发达国家还是发展中国家,住院儿童存在营养不良的状况是普遍的,并且认识是不足的。1997年英国报道一家儿童医院226名患儿的营养状况,患儿年龄为7个月至16岁,其中16名存在营养不良,另有19%有发生营养不良的风险,其中仅1/3的患儿在入院时被发现。2000年发展中国家5岁以下儿童低体重的发病率与1980年的37.4%相比有所下降,但仍高达26.7%。出现营养不良的病种中,以消化系统疾病最多见。我们回顾性分析幽门肥厚性狭窄患儿359例,发现入院时存在营养不良的比例达52%,其中严重营养不良占42.6%,这些患儿围术期营养支持不被重视,导致术后恢复延迟。比较了术后6小时积极开始营养支持和术后24小时开始营养支持的患儿营养状况,发现前者体重增长明显优于后者。我们也比较了同一城市中4家儿童医疗中心各家医院的营养支持方法,发现积极规范的营养支持可降低宫外生长发育迟缓(EUGR)的发生率,说明对住院患儿进行积极合理规范的营养支持,有利患儿早日康复,缩短住院时间。目前小儿外科住院患儿的营养状况很不乐观,医生对营养支持在围术期的认识还远远不够。

二、目前临床营养支持的措施与成效

近20年我国在临床营养支持方面进步很快,无论是配方变化上,还是使用方法上都有了进步。

(一) 配方上的进步

配方上的进步可概括为肠外营养(PN)和肠内营养(或经口喂养)。

1. 肠外营养　配方组成上最具亮点的是小儿专用氨基酸注射液,其配方组成特点是参照母乳或新生儿血清氨基酸谱特点而设计(成人主要参照鸡蛋氨基酸谱模式)。其特点是氨基酸种类多,含有19种氨基酸;必需氨基酸含量高(占60%);支链氨基酸含量丰富(占30%),含一定量的精氨酸;并提供一定量的酪氨酸前体(N-乙酰酪氨酸);尤其含有与小儿生长发育关系密切的牛磺酸。

其次是脂肪乳剂,脂肪乳剂主要是 100% 含长链脂肪酸(LCT)的 Intralipid 和含中链脂肪酸(MCT)和 LCT 各 50% 的 Lipofundin。在儿科,尤其是新生儿我们建议使用含中长链脂肪酸的脂肪乳剂,因为它对小儿的脂肪代谢可能更为有利,也可减轻肝脏负担。Dennison 比较 MCT/LCT 组和 LCT 组持续应用 10 天的结果,发现 MCT/LCT 组有更好的氮平衡和血胆红素值。

近年来出现了含鱼油脂肪乳剂,其含有 ω–3 脂肪酸、DHA 和 EPA,能够促进神经系统的发育,调节免疫和凝血功能。另外还有含橄榄油的脂肪乳剂,由纯化橄榄油和大豆油混合而成,它具有较低的 (20%) 多不饱和脂肪酸(PUFAs)和较高的 (60%) 单不饱和脂肪酸(MUFAs)。降低了多不饱和脂肪酸的含量,减少了免疫抑制和脂质过氧化风险。

另外,小儿专用静脉复合维生素制剂是按照小儿生理需要量而设计,国内暂无此商品化产品,国际上早已存在。国内近期将启动临床试验,相信不久儿科界将有国产小儿专用复合维生素制剂出现。国内暂时没有微量元素复合制剂,现在主要是成人制剂减量使用。

2. 肠内营养　患儿手术后会出现肠功能减退,一旦肠功能恢复,可逐步开始给予肠内营养。肠内营养制剂应根据患儿的年龄、营养素需求、肠道功能以及是否有食物过敏等综合选择,市场上有多种配方供特殊情况的患儿选用。

(1) 早产儿配方奶:早产儿配方奶中含有 70% 乳清蛋白,消化吸收好,不会增加早产宝宝的肾脏负担,胃排空快,有助于减少胃食管反流及胃潴留等喂养不耐受现象;酪氨酸、苯丙氨酸的水平较低,可减少代谢性酸中毒的风险。早产儿配方奶中含 30% 的中链甘油三酯,可确保良好的脂肪吸收率及理想的体重增长。55% 的乳糖与 45% 的麦芽糖糊精和葡萄糖聚合物组合,可避免过分依赖乳糖酶,有利于热量的充足供给,渗透压较低,可减少坏死性小肠结肠炎发生的风险。

(2) 部分水解蛋白配方粉:脂肪与其他标准配方奶相似,碳水化合物为麦芽糊精。部分水解蛋白配方粉可用于正常足月儿喂养。因为蛋白质水解程度不大,不适用于牛奶蛋白过敏的婴儿。部分水解配方可用于异位性皮炎的预防。

(3) 深度水解蛋白配方粉:深度水解蛋白配方中含有游离氨基酸、二肽、三肽以及一些不能引起大多数婴儿免疫反应的短链混合物。这种配方粉不含乳糖,含 40%~60% 的中链脂肪酸 (MCT),可应用于胃肠道吸收不良的婴儿(如短肠综合征、炎症性肠病、囊性纤维化、胆道闭锁、胆汁淤积及慢性腹泻),其具有良好的肠道耐受性,容易消化吸收,促进肠道细胞完整性和生长。

(4) 氨基酸配方奶粉:是一种以氨基酸为基础的、营养素完全的低致敏婴儿配方营养粉,降低了牛乳蛋白的致敏性,从而减少了牛奶蛋白过敏的发生,适用于严重的蛋白质过敏以及应用深度水解蛋白配方粉,仍然持续出现过敏症状者。

(二) 应用途径上的进步

应用途径上的进步可分为肠内和肠外两个方面。

1. 肠外途径　营养支持离不开稳定有效的输注途径。短期肠外营养可选择周围静脉,但长期肠外营养应考虑放置中心静脉导管,周围至中心静脉 (PICC) 导管为患儿建立了一条长久、可靠、优化的静脉通道。在国内,由于费用较高,许多临床医生不愿接受此项技术。鉴于以上情况,我们进行了卫生经济学评价,结果显示,PICC 的成本效果比优于静脉留置针,此外,如果置管天数超过 21 天,静脉留置针的直接成本也将超过 PICC。PICC 具有操作安全、方便,留置时间长,减少穿刺次数的优点,并发症的发生率较低。最常见并发症是堵管及导管相关感染。

2. 肠内途径　选择肠内营养途径时,应根据患儿的年龄、胃肠道解剖和功能、预计肠内营养的时间和发生吸入的可能性来综合判断。

(1) 经皮内镜胃造口术 (PEG):PEG 与外科手术胃造口相比,操作简单,更为安全,节省费用,并且相关并发症和死亡率较低。主要适用于头面颈部畸形和肿瘤、先天性食管气管瘘以及意识障碍等疾病。对于有腹部皮肤感染、腹膜炎、肝大、腹水及近端小肠瘘的患儿不宜使用。Ponsky 等回顾了 150 例 PEG 患儿,并发症的发生率为 10%,以造口周围皮肤感染和食管反流为主,无一例死亡。Saitua 报道反流的发生率约 8%,比手术胃造口和鼻饲管喂养的反流发生率低。我们曾对 5 个月的食管气管瘘患儿进行 PEG,术后 24 小时开始通过造口管输注,患儿未发生呕吐、反流和腹泻等症状,体重增长良好,18 个月时食管气管瘘自愈,未进行手术治疗,拔除胃造口管。

(2) 空肠造口术:对于上消化道大手术的患儿较适宜的方法是采用空肠造口术。空肠造口术的并发症少见,主要有喂养管堵塞、腹腔渗漏、导管意外滑落和极少见的肠穿孔。我们对我院接受经皮空肠造瘘新生儿进行分析,结果显示经皮空肠穿刺造口置管可以减少肠外营养持续时间,降低医疗费用,减少住院天数。

(三) 肠外营养相关肝损害

在世界范围内,肠外营养相关肝损害至今仍是一个未获解决的问题。肠外营养相关肝损害的发病机制目前尚未完全清楚,但已证实与肠外营养的不合理应用有关。我们对此进行了系列基础和临床研究。

在建立动物模型的基础上,应用分子生物学技术,探索肠外营养相关肝损害的发病机制与防治方法。比较了 PN 分别加用谷胱甘肽(GSH)、中药丹参及谷氨酰胺,观察各组动物模型肝脏生化指标和光镜、电镜病理变化。检测肝细胞凋亡情况和测定各组肝组织 MDA 含量,并观察各药物的防治效果。结果发现加用 GSH、中药丹参和谷氨酰胺具有防治和减轻 PN 相关肝损害的作用。

此外,我们对应用静脉营养 5 天以上的 612 例住院新生儿进行分析,PNAC 发生率为 2.94%,PNAC 发生与早产、低出生体重、PN 持续时间超过 2 周以及 PN 提供的热量过高有关。对 30 例极低出生体重儿进行了 RCT 的研究,结果显示补充谷氨酰胺可以减低血清胆红素和谷丙转氨酶水平,证实谷氨酰胺具有保护肝脏的作用。

三、我国尚需普及小儿外科临床营养知识

近 30 年我国营养学发展迅速,取得了一系列的科研成果和新进展,但儿童营养仍有很多问题亟待解决。迄今为止,我国患儿的营养问题未受到足够重视,因此也未获得有效营养支持,仍存在着很多问题。例如,缺乏发病率的基础调查数据、实验室基础研究仍很落后、临床治疗措施不规范、很多治疗手段仅仅依靠医生经验,尚缺乏以循证医学方法为基础的临床验证资料等。特别是目前儿科患儿中,营养不良的发病率究竟是多少还不清楚,建议所有患儿入院后都应积极做营养评估,这能让有营养风险的患儿早期得到营养工作者的关怀,使患儿能早日得到康复。

2004 年欧洲肠外营养学会主席在实际调查后曾说,患儿得不到营养支持的关键在于临

床医生和护士缺乏足够的营养知识。这也符合我国的现状,因此我们的普及推广任务依然很重。除了向医护人员普及和推广营养观念外,我们还要设法改变患儿家长的观念,他们对营养支持的作用认识不够。此外,如何促进多学科结合与交叉,成为摆在我们面前的一个新课题。营养医师和营养师应与各专业的工作者互相交流学习,促进学科发展,让更多患儿受益。

另外,相关机构和组织的成立,也有利于推进我国营养学的进一步发展。我国1981年成立了中国营养学会,2001年成立了中华医学会肠外肠内营养学分会,2006年成立了中国营养学会营养医师分会,2011年成立了中华医学会肠外肠内营养学分会儿科学组,学术团体数量不少,但缺少相互间的合作,因此,要加强各学术团体之间的沟通和交流,使我国儿科营养工作获得长足的发展与进步。

(蔡威 王莹)

第二章　创伤与急救

第 1 节　小儿外科医师的
应急救治能力建设

急救医学已成为医学领域的重要组成部分,随着现代化水平和社会文明程度的不断提高,医学模式在发生新的变化,医师包括儿外科医师不但要提高诊治水平和手术技能,还要在 ICU 救治能力提升和规范急诊室建设的基础上,开展院前急救和参与紧急救援中心的建设,强化培训,使急诊医疗体系不断完善,应对各种创伤、公共卫生和灾难事件的发生。

一、提高对灾难医学与灾害儿科学的认识

灾难医学 (disaster medicine) 是研究各种自然灾难和人为事故造成损伤时实施紧急医学救治、疾病预防和卫生保障的一门科学。灾难医学是一门与急救医学密切相关的边缘学科,涉及创伤外科、卫生学、流行病学、心理学及社会学等学科。灾害儿科学 (pediatrics in disasters, PEDS) 是灾难医学的重点之一,是研究儿童伤员救治的各种问题,灾难中超过 50% 的受害者是儿童,过去 5 年全球受人为灾害影响的儿童超过 1500 万。灾难医学不同于医院内的临床医学,最先出现在灾难第一线,最早接触传染病流行的是基层医务人员,不了解灾害医学的基本知识,对儿童伤员的特点和救治技能就更不熟悉。

(一)捡伤分类(triage)

捡伤分类(triage)就是多次尽可能短的时间里快速评估伤员病情,注意儿童优先。将有限的医疗资源优先用于最需要抢救的伤员。将伤员分为四类并将标记不同颜色的代码贴在伤员身上:①红色:为危及生命的危重症,需要立即稳定病情。②黄色:为重症,需要密切监视病情。如不能行走的婴幼儿可贴黄色代码。③绿色:为可等待随后处理的轻症。④黑色:为死亡伤员。

(二)现场治疗

1. 心肺复苏

(1) 开放气道。

(2) 人工呼吸:可用复苏器,紧急时可用口对口人工呼吸,人工呼吸的力度和潮气量应以看见患儿胸廓抬起为度。

（3）胸外心脏按压：应注意按压幅度要足够大（儿童 3~4cm，婴幼儿 2~3cm），按压要保持连续性。

除新生儿外，单人施救时所有患儿通气/按压比例均为 30∶2，双人施救时为 15∶2。

2. 抗休克治疗 患儿出现手足凉、皮肤花、脉细快、毛细血管充盈时间 ≥ 3 秒及尿量减少是休克的表现，失代偿时血压下降（收缩压：1~12 个月患儿 <70mmHg，1~10 岁 <70mmHg +[2× 年龄（岁）]，≥10 岁 <90mmHg）。充分液体复苏是逆转病情、降低病死率最关键的措施。第 1 小时应快速输液，常用 0.9% 氯化钠，首剂 20ml/kg，10~20 分钟推注。若循环无明显改善，可再予第 2 剂、第 3 剂，每剂均为 10~20ml/kg，总量最多可达 40~60ml/kg。

3. 创伤治疗 首先要控制出血，可采用直接压迫法、间接压迫法和止血带法止血。有骨折时，应注意固定。疑似脊柱骨折时，不可随意将患儿抱起或抬起，应将患儿固定在板上搬运。疑有颈椎损伤时，用颈托固定，平移患儿至脊柱板上，用沙袋（或其他代用品）分别置于头两侧固定。对腹部开放性伤口应覆盖消毒敷料或清洁毛巾、布单等，禁止将由腹部伤口脱出的肠管还纳入腹腔，先以清洁湿布覆盖及用碗、盆等容器扣住，再用绷带固定。

（三）伤员转运

要把伤员安全、迅速、有效地转送至医院。

1. 红色标记者需要配有专业人员的救护车转运至三级医院或三级专科医院。

2. 在红色标记的伤员疏散完成后，对黄色标记伤员应用救护车转运至三级医院。

3. 绿色标记者经前沿医疗站治疗后，也可让他们自行离开。

4. 黑色标记者送往停尸间。

伤员转运时应事先与相关医院联系，以免医院措手不及，病情需要相对稳定，配备合适的设备，患儿途中不要喝水、吃东西，因外科手术麻醉有禁食、禁水的要求。

（四）医院治疗

必须加强关键部门的力量，包括急诊科、外科、手术室、检验科、放射科及重症监护病房。建立伤员接收和治疗区。治疗区可分为红区和黄区，首先对红色代码的伤员进行治疗。若黄区的伤员病情稳定，根据医院情况可转入病房，若病情恶化，应立即转入红区治疗。资料显示，灾难（如地震）早期或应急期（灾后 6 天内）以外伤类疾病为主，抢救生命为首位。中期或亚急期（灾后 7~30 天）各类疾病均有较高的发生率。晚期或恢复期（灾后 1~3 个月）疾病谱接近或略高于当地常见病、多发病。如 2008 年我国汶川地震 1 周后，外科患儿明显减少，内科、儿科就诊患儿逐渐增多（呼吸道感染及腹泻为主），皮肤病及心理障碍患儿较多见。

二、重视儿童突发公共卫生事件

突发公共卫生事件是指突然发生，造成社会公众健康严重损害的重大传染病疫情、群体性不明原因疾病、重大食物和职业中毒以及其他严重影响公众健康的事件。突发公共卫生事件的不确定性、不可预见性、群体性和复杂性，加上其客观性、潜伏性、突发性、严重性、灾难性及共振性等特点，使应急事件的发生几率超过控制能力。2008 年手足口病在国内流行暴发，三聚氰胺致婴幼儿结石，给儿童公共卫生敲响了警钟，提示在公共卫生事件的处置中不可忽略儿童救治体系的建立与完善。

（一）突发公共卫生事件的范围

突发公共卫生事件包括：①重大传染病疫情：甲类传染病和肺炭疽在某地首次出现,其他乙、丙类传染病暴发流行;②群体性创伤:重大交通事故及生产等事故所致;③自然灾害:地震、洪水、旱灾及火灾等所致的医疗卫生问题;④急性群体性中毒:食物中毒、职业中毒及意外中毒;⑤群体性不明原因疾病;⑥其他:预防接种引起的群体性反应、核辐射及放射性污染等。

从全球形势来看,公共卫生事件不断发生,美国911事件及日本地铁沙林毒气事件等给人类带来重大损失。国内2003年重庆气矿特大井喷事故中毒死亡人数243人;2004年4月15日重庆重大氯气泄漏事件造成9人失踪死亡,15万名群众紧急疏散。

（二）突发公共卫生事件的分级

1. 一级（一般事件）　是指发生在局部地区（未跨越县、区界）,尚未发生大范围扩散或传播,原因清楚且未发生死亡的突发公共卫生事件。

2. 二级（较大事件）　是指已跨越县、区界,原因不清或原因清楚但影响人数较多,甚至发生少数死亡。

3. 三级（重大事件）　是指已跨越地、州、市界,原因不清或影响很多,甚至发生较多死亡。

4. 四级（特大事件）　是指跨越省界,影响人数巨大且已经影响社会稳定,甚至发生大量死亡。

分级管理原则上要求一般突发公共卫生事件由县级人民政府处置,较大事件由市（地、州）级人民政府处置,重大事件由省级人民政府处置,特大事件由国务院处置。

（三）医院应急预案

制定医院应急预案应包括以下方面:①名称、简介(说明预案制定的目的、法规条款和人员组成)、管理(明确指挥系统权力和责任、办公地点和通信方式)及联络(保证指令下达的通畅);②事件的分级、准备(建立常备的紧急救援队伍;制定管理和培训方案;必要的抢救设备、药品、器材和防护用品);③方法(明确报告制度;预案的启动;分工和任务;防护措施;治安保障;资源配置;信息收集和反馈);④预案的演练和培训;⑤重视医院系统保障,如美国卫生部专门提供了《医院系统应对资助计划》,有利于提高医院系统的应急能力。

（四）救治培训

在突发公共卫生事件现场急救过程中,第一目击者采取适当的措施会为最终挽救成功奠定良好的基础。采取全院培训和重点科室培训相结合、理论讲座和实际演练相结合的方式,培训内容为突发公共卫生事件的处理原则、群体伤员的抢救、集体食物中毒的救治、医务人员在高危环境下的职业与感染防护等,每年组织全院医护人员进行心肺复苏技术培训1~2次,开展反复模拟演练,训练心理素质。

（五）应急处理

应急处理需包括:①事件报告要迅速;②救治患儿要及时;③现场调查要仔细;④防控措施要果断;⑤信息披露要真实。提高儿童突发公共卫生事件的救治能力,建立儿童医疗救治体系、儿童传染病监测体系,确保信息畅通,做好网络的直报工作,建立儿童应急卫生救治队伍,儿科急症具有起病急、变化快、发展猛、病情险及病死率高的特点,抢救需争分夺秒。

三、加强危重小儿外科疾病的院前转运

许多小儿外科疾病如急腹症、创伤及各种围术期并发症等都需要转诊,必须做好转运前各项准备工作,确定转运专业人员,选择转运工具:①陆上转运:是目前国内开展院前转运的主要途径与方式,救护车颠簸可致反流误吸和血压波动,须插管排空胃液,必要时监测血压。要备有明亮手电筒或照明灯。②海上转运:噪声使听诊困难,须心电监护。③空中转运:飞行高度与大气压相关,应根据不同高度适当调节吸入氧浓度 (FiO$_2$) 维持患儿所需 PaO$_2$。

转诊时需要参与现场抢救,稳定生命体征 (包括呼吸、循环、酸碱平衡紊乱的纠正及体温、血压、血氧、血糖过低的纠正),建立静脉通道。重点把握呼吸处理,气管插管指征可放松,避免转运途中插管,对已气管插管者要检查导管型号及插入深度,检查复苏囊的通气效果,注意是否配套,有烦躁者须用镇静剂并有效清理呼吸道。

转运过程中要做好转运观察记录,估计病情,转运途中可能发生痰堵、窒息、频发呼吸暂停、低氧血症、低血压、低体温或高热等,脱管、塞管 (气管导管、输液管和引流管等) 和无菌问题,用药错误甚或心博骤停或死亡。病情变化应及时处理,发生气胸者不宜作闭式引流,可用 25 号蝴蝶针胸腔穿刺后接 20mL 注射器经三通管反复抽吸。

应避免转运途中电源、氧气及压缩空气用完;呼吸机、监护仪及输液泵应定期维护,以免发生故障;偶尔也可能发生交通事故。

应克服院前转运中的常见隐患,如接听电话记录不详、物品准备不充分、病情判断不准确和技术操作不熟练(心肺复苏技术差、气管插管不成功、静脉穿刺失败、外伤患儿不会包扎止血和固定以及操作动作缓慢等),都将直接影响院前抢救质量,甚至导致医疗纠纷。需要掌握病史与病情,规范转运体系,注意转运途中的体位与监护,如有窒息可能、咯血或消化道出血患儿头部应侧转,休克患儿应去枕平卧或双下肢抬高 15° 位,颅内出血患儿车速要平稳,四肢有骨折者应包扎止血和初步固定后运送,颈椎骨折者头部两侧需用沙袋固定等,确保转运安全。

(祝益民)

第2节　重视小儿外科危重症的转运

转运是以一个三级医院为中心向周围辐射,集转运、通信联络和培训为一体的特殊医疗系统,近年来又称为转运网 (transport network)。转运系统一词既可指相互联系、相互作用的组织结构,也可指特定的功能机构 (如急救中心) 或特定的设备组合 (如新生儿转运车);而转运网络一词则可非常形象和明确地强调其广泛覆盖面的特征,强调网点与网点之间及网点与中心之间紧密、交互、有机的连动关系,强调网络单位的职能层次定位。

一、儿科与儿外科转诊的必要性

转运途中的监护与救治为院前急救的重要组成部分,它对于挽救危重患儿的生命,阻

止病情恶化起着重要作用。1900年,美国芝加哥 Lying-In 医院 DeLee 医生报道了首例用可移动温箱转运病危早产新生儿,1950年美国成立新生儿转运系(neonatal transport system, NTS),20世纪70年代国外建立 ICU,儿科转运工作的开展在发达国家不断完善与普及,由外单位转运患儿的被动式单程转运方式转变成为接收单位主动把流动的 ICU 送到危重儿身边的双程转运系统。Shenai 曾报道美国田纳西州上百万人口大城市的 NICU,与州内100个乡镇医院建立新生儿转运网络关系,转运后病死率从1975年建立初期的28%降至1996年的8%。国内于20世纪90年代初开始转运,首先局限儿内科和新生儿危重症,有报道参与转运网络的19家基层医院中,新生儿总体病死率从1994年的18.9%降至1996年的15.35%。近年来,随着转运条件的改善和技术的普及,转运范围也在不断扩大,一些儿外科急诊和新生儿外科疾病也得到了有效转诊,确保了路途安全,有效提高了治愈率,降低了儿外科急诊的死亡率。有报道院前转运组病死率仅0.93%,而非院前转运组为3%~59%。湖南省儿童医院急救转运中心2006年8月16日至2008年4月30日共转运危重患儿3777例,全部危重患儿安全转运至医院。其中新生儿外科患儿171例,占4.5%;普外科患儿42例,占1.1%;五官科气管异物患儿19例,占0.5%。外科急诊相关疾病为肠梗阻、肠套叠和肠扭转并坏死等;新生儿外科急诊患者有先天性心脏病、坏死性小肠结肠炎、消化道畸形、膈疝、肠穿孔、肠梗阻及脊髓脊膜膨出等;转诊患儿中还有意外伤害等患者。

二、转运方式

转运的目的是对高危儿进行有效的诊疗与监护,协调本地区医院之间资源的利用(包括床位、设备和技术力量),可根据不同病种把患儿送到治疗该病实力最强的医院或专科,同时通过信息反馈与再教育,提高基层医院救治水平,也可对下级医院给予技术指导。目前我国基层医院的设备及技术力量差异较大,较难建立统一的转运指征,可由基层医院根据实际情况决定是否转运。国内现行的转运模式主要有行政性(依赖区域性卫生行政部门的行政命令)、依托性(集团医院内部各单位之间)和指导性(网络成员之间)3种形式。其转运方式可归纳为以下3种形式。

1. **被动转运** 由基层医疗单位向上级医院或区域性医学中心送来危重患儿,是一种被动的转运模式。儿科疾病的特点是起病急、发展快、病情重及病死率高,被动转运风险较大。

2. **主动转运** 建立区域性急救联络网,提供危重儿转运救治服务,从基层医疗单位接回患儿,从组织上和技术上保证了路途的安全。

3. **互动转运** 提供转运救治、技术培训及科研协作相结合的全方位、全过程综合服务。形成以主动转运、陆空途径相结合为特征的立体型技术模式。业务内容由单纯的高危儿转运救治逐渐扩大到与人员培训和科学研究紧密结合的全方位服务;转运对象由单纯的危重儿转运逐渐延伸到产房的高危儿保驾式转运和宫内转运的全过程服务;转运途径由单一的陆路车辆转运逐渐增加到有航空转运参与的立体型转运。航空转运具有快速、安全的优越性,可以显著扩大服务半径,为更多的具有适当能力的需求者提供服务。互动转运还可以通过学术、技术的纽带起到强化网络组织的作用,是适应目前我国国情的最优化转运网络模式。

三、转运环节

1. 转运前工作　向求助单位咨询患儿情况,告知如何稳定病情。做好转运前各项准备工作,填好转运前记录,包括呼叫单位和患儿的基本情况。确定转运专业人员,选择转运工具。了解转运设施对患儿的影响及潜在危险。救护车颠簸可致反流误吸和血压波动,需插管排空胃液.必要时监测血压。配备明亮手电筒或照明灯。

2. 通知对方出发时间　要求在 15~20 分钟内出发。

3. 到达求助医院时的工作　参与现场抢救,稳定生命体征(包括呼吸、循环、酸碱平衡紊乱的纠正及体温、血压、血氧、血糖过低的纠正),建立静脉通道。重点把握呼吸处理:①气管插管指征可放松,以避免在转运途中插管,对已气管插管者要检查导管型号及插入深度;②检查复苏囊的通气效果,注意是否配套;③有烦躁者需用镇静剂,并有效清理呼吸道。

4. 转运途中的工作　转运途中出现病情变化,应在抢救的同时通过移动电话与中心联络以获得指导,或通知做好抢救与手术准备。加强对体温、呼吸、脉搏、经皮氧饱和度、肤色及输液情况的观察,保证充足通气,注意外科等专科情况,避免及矫正各种异常。转运途中可能发生的不利情况有:①痰堵、窒息、频发性呼吸暂停、低氧血症、低血压、低体温或高热等;脱管、塞管(气管导管、输液管和引流管等)和无菌问题,用药错误,甚至心搏骤停或死亡。病情变化应当及时处理。②转运途中电源、氧气及压缩空气用完。③呼吸机、监护仪及输液泵故障。④偶为交通事故。必要时应速与单位联系。

5. 转运评价

(1) 转运反应性:通过从接转运通知至到达当地的时间差作出评估,重点把握救护车院内反应速度,指从接到出车指令至救护车开出院门的这段时间。

(2) 转运有效性:通过转运安全、数量、质量及病死率等作出评估。

(3) 空诊率:也是一个效率评价指标,空诊是指救护车因信息错误没有到达指令现场或到达现场未能转运、空车返回。

(4) 转运稳定性:通过转运前后的危重度评分作出评估。

(5) 转运风险性:通过转运途中发生的变化作出评估。

(6) 转运满意度:通过患儿家属及求助医院接受反馈表与再教育后的反映作出评估。

6. 转运后的工作　入院后立即住院或手术,了解转运期间病情的稳定性。出院前填好 ICU 救治记录及信息反馈表交给转运中心。作好登记并把反馈表寄回原单位。

四、转运质量控制

为确保转运过程的医疗安全,应重点加强转运过程中的质量控制。

1. 仔细接听电话并详细记录　接电话的医护人员详细询问并记录患儿的病情、起病时间、患儿年龄、地址、患儿所在具体位置和联系电话。避免救护车找不到地点而耽误抢救时间。

2. 充分的物品准备　出诊人员在出发前需仔细检查,在核对数量的同时应特别注意仪器是否处于备用状态(如电池量和氧气量),避免急救人员在现场无法及时采取救治措施,延误抢救的最佳时机。

3. 掌握病史与病情　转运前对病情、所用药物及患儿情况应有充分了解,新生儿需了解母亲分娩情况及所用药物。上车前对各系统应作初步检查,取得家属充分理解后才能转运。转运过程中应正确估计病情和及时采取急救措施。估计转运所需时间,备足必要仪器设备、药品及氧气等。

4. 规范转运体系 医院专门以文件的形式规范转运程序,危重儿转运是转运单位、求助医院和患儿家庭多方参与的工作,转运的准备工作、转运单位的救治能力和转运过程的监护救治能力是危重儿转运工作成败的保障。转运组织为了达到有序、成功地转运救治危重儿的目标,需有计划地协调有关各方,分工合作、建立制度并形成规范。

5. 熟练技术操作 心肺复苏技术差、气管插管不成功、静脉穿刺失败、外伤患儿不会包扎止血和固定以及操作动作缓慢等,都将直接影响院前抢救质量。因此,转运人员由ICU、NICU医师和护士承担,并进行高级生命支持和儿科呼吸支持技术培训。应将心肺复苏、气管插管、呼吸机使用、心电监护、各种危重状态和中毒的抢救以及车载急救设备的使用等技术,作为长期训练的技术项目并进行考核。同时培养急诊意识,训练医护人员沉着冷静、果断平和的性格以及高度的责任感和同情心,较强的处理能力、法律观念、语言表达和沟通技巧。

6. 准确判断病情 转运途中应用现代复苏技术等一系列措施,进行危重儿的呼吸、循环及体温等管理,使患儿在转运中得到较好的监护和诊治。设计专门的观察表格,途中仔细观察病情,病情变化时采取有效措施,注意防止转运过程中安全防护不当摔伤患儿和液体外渗导致患儿肢体水肿,途中详细观察病情,完善文书记录,包括出诊登记、院前急救转运同意书双方签名、病情观察记录单记录病情变化和治疗情况。

五、建立区域性危重儿转运网络

区域性危重儿转运是指在建立转运工作规范、转运工作常规及不同级别医院的转运指征的基础上,将基层医院的危重儿转运到具有更高救治能力的三级医院ICU或相应专科。它既可以充分利用专业人员、急救设备和外科技术,提高抢救质量并降低死亡率,又可以避免转运途中因病情变化得不到及时有效的治疗而造成的严重后果。区域转运工作的实施对降低相应地区的死亡率非常有效,最终达到降低儿童死亡率和致残率。以三级医院ICU和相应专科为中心及各级枢纽交互连接各网络点,区域内的医疗保健单位均可志愿选择参加。转运形式、转运途径及转运对象可随网络区域的条件决定,还可由单纯的高危儿转运救治,逐渐扩大到与人员培训和科学研究紧密结合的全方位服务。加强转运网络中基层单位对转运前疾病的处理和病情评估的能力。患儿的远期疗效与转运病种、转运患儿的病情确实存在一定的关系,为优化转运网络,加强转运随访工作,完善患儿资料管理,建立转运随访信息电子化管理。急救网络建设需要一定的条件,包括组织协调、信息联络、转运系统、人员素质、交通条件、医院间的配合、强有力的急救支持体系和学术权威性等。

(祝益民)

第3节 儿童创伤急症外科的疾病谱
变化及诊疗进展

随着临床医学特别是外科技术的发展,创伤急症外科的诊治水平不断提高,死亡率明显下降。创伤急症外科作为外科的一个分支在国内外已有多年的发展历史,它反映了整体外科医疗水平的高低。但由于检查手段的特殊性和局限性,小儿创伤急症外科发展滞后。我国具有专门小儿创伤急症外科的医院很少,诊疗水平参差不齐,患儿常由于转运而错过最佳治疗时机,导致不可逆的严重后果,诊治水平与国外同行比较有一定的差距。为提高小儿创伤急症外科医疗技术水平,有必要了解小儿创伤急症外科疾病谱的变化以及诊疗进展。

一、疾病谱的变迁与特点

创伤急症外科疾病大致分为三类,即创伤、急腹症和外科感染。

(一)创伤

随着工业化经济的发展及汽车进入家庭,创伤由原来的单纯切割伤、挫伤、烧烫伤、电击伤和溺水等发展到严重车祸、跌落伤等。车祸特别是摩托车车祸占欧美发达国家创伤第一位。目前我国车祸伤已占所有外伤的 2/3。儿童严重外伤造成伤残或死亡中车祸伤占第一位。北京儿童医院 2009 年收治外伤住院患儿 300 余例,其中车祸伤 160 余例,而传统的烧烫伤显著下降。创伤多发生在夏季和节假日外出活动增加时期。

从累及的部位及严重程度来看,也与以前大不相同。车祸伤与传统的单一损伤不同,多为累及多系统的严重复合损伤。如严重的颅脑损伤伴肺挫伤、腹部实质性脏器损伤及骨折等。常合并创伤性休克,危及生命。但儿童再生能力强,生命力旺盛,只要治疗及时有效,很少合并严重合并症。如严重颅脑外伤昏迷的患儿,即使在 Glasgow 评分低于 6 分(在成人看来成活率非常低)的情况下,依然有较好的预后。这是由小儿解剖生理特点和再生能力强的特点决定的。

(二)急腹症

小儿急腹症仍然以阑尾炎、肠套叠、嵌顿疝以及各种肠梗阻为主。但近年来以外科急腹症为表现的内科疾病越来越多地被收入外科急症病房,并经手术治疗后再次转入内科治疗。如以消化道出血、穿孔腹膜炎及肠梗阻为表现的淋巴瘤,通常在手术后经病理检查使疾病得以诊断。还有一些胃肠道淋巴瘤在化疗过程中造成消化道出血、穿孔等急腹症病例越来越多,引起多学科医生的共同关注。又如过敏性紫癜首先表现为急性腹痛及血便等腹部症状,而非皮肤表现,以致于急腹症手术最后发现为过敏性紫癜。另外,川崎病表现为急腹症,少数合并阑尾炎,手术后仍然高热,最后诊断为川崎病。这些不典型的内科疾病使急腹症所涉及的领域扩大,成为目前外科急腹症的一大特点,提醒外科急症医生要有全面的专业知识,以便准确判断,避免漏诊和不必要的手术。

除此之外,随着人们知识水平的提高,原来相对较少的急腹症或不被认识的病症也有增加的趋势。如阴囊急症中的睾丸扭转较以前明显增多,且睾丸存活率也有提高。这主要依赖于 B 超技术的提高和人们对 6~8 小时手术窗口期的认知,从而能够使患儿尽早来院就诊。但在交通不发达的边远地区或基层医院,其睾丸切除率仍然很高。与国外 85% 的睾丸存活率有较大差距。原来临床上较多见的肠石梗阻和蛔虫性肠梗阻明显减少。另外一些先天性畸形出现危象需要紧急处理的病例有所增加。如巨结肠危象、胆总管囊肿及胆道穿孔等。而由于胰胆合流异常造成胆道扩张,反复发作胰腺炎以及假性胰腺囊肿等,也常以急腹症的形式表现出来。另外,某些过去的传染病造成的急腹症在沉寂了一些年后又有些抬头,如结核性肠梗阻及穿孔腹膜炎等,但其不是简单的回归,而是耐药菌的产生和不典型的临床表现。这些往往给我们的治疗造成麻烦,如误诊、治疗效果差以及医疗费用高等,对我们急诊外科医生来说要提高警惕。

(三) 外科感染

外科感染的发病情况也有明显变化,破伤风、丹毒及蜂窝织炎等明显减少,而坏死性深筋膜炎等与自身免疫力低下相关的重症软组织感染明显增多。

总之,外科创伤急症的病种日趋多样化、复杂化和多学科协作处置是急症创伤外科发展的重要标志和未来趋势。

二、诊断技术的发展与趋势

(一) 超声检查

近年来,医学影像技术的飞速发展为创伤急症患儿的精确诊断提供了基础。腹部超声检查与以前相比更加精准,对临床急腹症的诊断帮助很大。北京儿童医院从 2005 年开始用超声诊断急性阑尾炎、梅克尔憩室及消化道血管畸形引发的出血等,准确率很高,积累了丰富的经验。同时为穿刺治疗进行定位,减少了患儿痛苦,并大大提高了治疗效果。另外近年在成人广泛应用的创伤后腹部定点局部超声检查(focused abdominal sonography for trauma,FAST) 也开始在儿童应用,为腹部创伤患儿快速诊断提供了帮助,提高了抢救成功率。超声检查快捷、无创,越来越成为临床首选的诊断手段。

(二) CT 与 MRI 检查

CT 检查在小儿创伤中应用广泛。特别是近年血管增强 CT 和消化道造影 CT 为实质脏器损伤及实质脏器血管蒂损伤的早期诊断提供了较为直观的影像学诊断。为及早探查及保护受损脏器奠定了基础。而三维成像 CT 可为脊柱损伤的患儿提供直观、准确的定位,使手术更加简化、有效和安全。

MRI 对于脊髓损伤特别是无脊柱外伤的脊髓损伤的早期诊断很有帮助,大大减少了脊髓外伤的严重合并症,也减少了不必要的手术探查。

为创伤急症患儿建立有效的检查治疗绿色通道非常重要。国外创伤急救中心均具备专用超声、床旁 X 线机、CT 等大型检查设备以及快速便携式生化检测仪,急诊科医生均会操作,这样可以在最短的时间内明确诊断,提高了危重患儿的成活率。另外对于复杂疑难重症病例能够实施及时、快速、安全的转运和接收以及转运平台和网络的建立也是创伤急症医学水平高低的体现。这也应该是我国创伤急救中心的发展方向。

三、治疗技术的发展与趋势

(一) 微创技术

近年来微创技术在外科领域广泛应用,人们认识到微创技术不只是手术切口小,而且对组织器官的损伤以及手术后机体功能的恢复都较传统手术有明显优势。创伤、急腹症领域也逐渐开展微创手术,并且显示出更大的优势。

经自然孔洞腔镜外科技术(natural orifice transluminal endoscopic surgery,NOTE)与普通腹腔镜相比,不用在腹壁上戳洞,而是经过口腔、食管和胃行阑尾及胆囊切除等手术。这项技术近年来在国外逐渐开展,国内还较少使用,特别是很少应用于儿童。

单孔腹腔镜技术在腹壁上只戳一个孔进行手术,需要特殊器械进行操作,近年来较为流行,国内有许多医院开始应用于儿童。优点是外观损伤小,但有一定的操作难度和限制。

（二）吻合器的应用

急腹症患儿的急诊手术往往需要简捷快速,力争在短时间内结束手术。肠吻合器的应用可以减少肠吻合时间,减少出血,特别对于短肠综合征患儿,在行延长手术时,优势明显。如目前流行的 serial transverse enteroplasty（STEP）手术。对于较多的切断吻合,吻合器必不可少。但由于价格问题,国内开展的还比较少,尤其是儿童病例更少。

（三）肠坏死二次手术技术

对于广泛肠坏死,同时合并感染中毒性休克的病例,在进行手术探查时,不可长时间手术,应在抢救休克的同时以最快速度切除坏死肠管。对于无法判断肠管血运的患儿应先行肠外置手术,结束手术,抢救休克,因为手术时间越长,打击越大,死亡率越高。肠外置二期手术可以缩短手术时间,避免切除肠管过多造成日后的短肠综合征。国内行肠外置手术,多采取将肠管放置于腹腔外48小时后,或平稳后再行第二次探查。目前较先进的方法是将该切除的肠管切除后,用特制夹子夹闭放入腹腔,待日后再次探查,好处是腹腔内温度及湿度有利于肠管血运的恢复,护理起来较容易,降低了感染的发生率。

（四）创伤的治疗

对于实质脏器的损伤,目前多强调在维持生命体征平稳的同时,尽量保守治疗。即使手术探查也应尽量保留器官。特别是低龄儿童。如肝、脾外伤造成的失血性休克。在抢救休克时,通常输注2~3个单位新鲜血后,血压仍不能维持稳定或仍有活动性出血时,需要剖腹探查,在快速止血的同时进行器官修补。个别需要切除脾脏的病例,可尝试将切除脾脏切片后回植于大网膜内,以保留脾脏功能。这一点尤适于低龄儿童,因为脾脏是重要的免疫器官。北京儿童医院尝试脾脏切除后回植数例,经超声检查随访回植脾脏成活良好。对于胰腺损伤的手术治疗,目前也强调尽量不切除胰腺组织,以免造成损伤性糖尿病和降低将来发生糖尿病的几率。对于非主胰管损伤的病例尽量采取非手术的方法。即使手术也尽量不切除胰腺组织,采取修补和内外引流的方法。

对于肾损伤的治疗,如增强CT检查提示没有肾蒂损伤和肾盂输尿管断裂,绝大多数可以保守治疗。对于尿道损伤,一期尿道修补术效果好,合并症少。

（五）创伤急症儿童的疼痛控制

疼痛是什么、人为什么会疼、疼痛传导通路何时产生以及如何产生、传导递质有几种等问题在当今医学研究领域很热。对于创伤儿童的疼痛问题国内医生的关注往往不够。这里有观念的问题,比如儿童不太感觉疼痛、疼不疼都会哭、反正他(她)也不会说以及镇痛会掩盖疾病的进程等。而国际上越来越多的研究表明儿童,包括小婴儿在新生儿后即发展为健全的疼痛感觉回路,痛觉对他(她)造成的生理和情感伤害更大。发达国家对于小儿疼痛造成伤害的认识越来越高,比如疼痛可能诱发应激性病理改变比成人更加隐蔽和严重,从而对机体造成二次伤害,因此普遍认为镇痛在儿童领域同样重要,而且临床中通过疼痛量化指标来评估疼痛程度和镇痛的效果。这一点应引起国内医生的重视。对于创伤的儿童在治疗原发病的同时,尽量减轻疼痛对儿童的机体和心理康复、减少合并症都有促进作用。疼痛也是疾病。

四、创伤急症治疗所需的辅助技术

在抢救治疗严重创伤急症患儿时,一些辅助外科技术显得尤为重要。如血管通路问题、手术后胃肠道功能的维护以及长时间禁食的营养问题等,对于成功救治是必不可少的。

（一）深静脉导管的应用

对于创伤急症患儿来说,快速建立有效的静脉通路意义重大。快速大量的液体输入(包括血制品)在抢救休克时必不可少。其次对于胃肠道手术后胃肠功能尚没有恢复或短期内胃肠功能缺失的患儿,静脉营养非常重要。长期静脉营养需要建立稳定的的深静脉通路。因此对于危重创伤急症患儿来说,入院时即建立稳定有效的静脉通路已成为共识,可根据情况选择多种方法。

1. 超声监视下深静脉穿刺（锁骨下静脉、颈静脉或股静脉） 近年来在超声监视下进行深静脉穿刺较为流行,其优点是迅速、安全,较适合短期静脉输注或肠外营养患儿。

2. 经外周静脉中心静脉插管（PICC） 较适合于长期需要静脉输注和肠外营养的患儿。由于从外周进入导管,因此感染及脱管的可能性较少。通常可以维持 6~12 个月。

3. 植入式输液港 适合于长期需要静脉输入和肠外营养的患儿。由于整体埋于皮下,因此感染及脱管的几率更低,且便于日常护理。通常可维持 12~24 个月。但价格昂贵,手术难度大,临床推广困难。近年来在小儿血液病及肿瘤患儿中逐渐开始应用。

北京儿童医院将危重患儿中心静脉建立作为抢救治疗的常规,创伤急症患儿在入院时根据不同病情选择上述方法,对于抢救的成功和手术疗效起到了重要的作用。

（二）肠外肠内营养

营养支持疗法越来越多应用于危重外科病例,特别是创伤急症病例营养支持大大提高了危重患儿的存活率和生活质量。以前手术后或创伤后长时间不能进食的病例手术再成功疗效也不好,甚至不能存活。现在随着肠内肠外营养的进步,这种情况已大为改善。对于胃肠道手术后胃肠功能未恢复或广泛肠管切除、胃肠功能缺失的患儿,肠外营养尤为重要。营养的不足可减缓胃肠功能的恢复,因此,应做到早期营养干预。

1. 肠外营养 目前静脉营养着重强调减少副作用,特别是肝脏的损害和减少炎性因子的释放。同时强调保护消化道黏膜功能。与之相对应的是 ω-3 脂肪酸部分替代 ω-6 作为脂肪热源,既减少了对肝脏的损害,又减少了炎性因子的释放。

2. 肠内营养 越来越多的研究表明,肠内营养是维护肠道功能的最符合生理的营养方式。在胃肠功能恢复或部分恢复的情况下应尽可能选择肠内营养。目前肠内营养配方的研究越来越细化,如整蛋白类、短肽类、短肽与单氨基酸混合类以及单氨基酸类,适合于不同胃肠功能的需求。同时肠内营养可降低肠外营养的合并症。北京儿童医院对于胃、肠造瘘或短肠综合征的患儿根据情况选择不同的配方,进行肠内营养取得较好疗效,绝大多数患儿经过 1~2 周急性期肠外营养,顺利过渡到肠内营养。可以说肠内肠外营养的发展使我们外科医生多了一个帮手,使大量危重患儿得以存活。

（张钦明）

第 4 节　儿童意外伤害与创伤救治技术的进步

儿童作为一个特殊群体,从生理到心理都处于不断生长发育和成熟的过程中,也是发生意外伤害的高危人群,儿童意外伤害发生率高,后遗残疾多,已经成为儿童死亡的第一位原因。儿童可因意外伤害顷刻间遭受死亡、伤残和心身痛苦,给家庭带来灾难,给社会造成巨大负担。因此,伤害已成为威胁健康的严重问题,正确认识儿童意外伤害和开展有效的创伤救治十分重要。

一、儿童意外伤害概况

各年龄阶段儿童意外伤害的发生情况不一样。新生儿与婴幼儿期常以内科急诊为主,窒息的发生率较高;学龄前儿童以家庭内意外伤害较多,如烧烫伤、跌落及触电等;学龄儿童以学校及公共场所发生意外为主,如交通事故。青春期青少年意外伤害的发生率可高达 50%,即每年每 2 个青少年中就有 1 人遭受 1 次以上的意外伤害;医院中 1/3 的急诊患儿和 1/10 的住院患儿都是意外伤害患儿,10% ~20% 的残疾由意外伤害引起。16 岁以下儿童每年意外伤害的就诊率为 21 633/10 万,住院率为 1674/10 万,因此而造成的潜在寿命损失率达 41.12%。

意外伤害也增加了社会的经济负担,发展中国家缺乏小儿外伤治疗费用的相关研究。土耳其一所大学医院对 91 名外伤后住院患儿进行调查,发现受伤者平均年龄 79.4 个月,车辆伤占 45%,摔伤占 41%,自行车伤占 14%,平均治疗费用 376.6 美元,以车辆伤患儿费用最高 (17 名需大手术,27 名需小手术),44 名保守治疗,3 名死亡。全院患儿中 48 名由院外转入,其费用高于直接入院治疗患儿,平均住院时间为 98 小时,费用情况与住院时间、被转医院间的距离和外伤现场至该院间的距离成正比,与儿科外伤评分 (Prs) 和 Glasgow 昏迷评分 (GGS) 成反比。

我国儿童意外伤害的研究起步较晚,20 世纪 90 年代的调查表明,0~14 岁儿童的死亡率为 61.1/10 万,占儿童总死亡的 31.3%,是儿童的首位死亡原因。1~14 岁儿童意外伤害致死亡者占该年龄段死亡总数的 55% ~71%,且溺水、窒息及车祸占全部伤害死亡的 80.4%;0~4 岁婴幼儿伤害死亡率为 829.1/10 万,其中 1 岁以下婴幼儿伤害死亡率为 502.1/10 万 (第三位死因),1~4 岁伤害死亡率为 70.8/10 万 (首位死因),窒息、溺水和中毒为前三位的伤害原因。男孩发生率高于女孩,分别为 52% 和 48%;中学生高于小学生,分别为 67.01% 和 37.87%,非独生子女高于独生子女,农村高于城市 (6.6∶1)。意外伤害的发生存在明显的季节性、地区差异和年龄特点,意外伤害发生的相关因素包括个体、家庭和社会三大方面,在构成伤害的多种因素中应特别区分主要原因 (条件) 和引发原因 (诱因)。与伤害有关的儿童多动症、错误行为和攻击性等心理行为学研究也已有了可喜的进展。

二、不同类型 / 部位儿童创伤的流行病学特点

(一) 交通事故

儿童交通事故的发生与乘车安全措施有关,根据美国洛杉矶州立医院创伤中心对入

院车祸病例的分析,该州儿童安全带的使用率为 68%,而该组 191 例中仅 20% 的患儿使用了安全带,8 例死亡者中仅 1 例使用了安全带,死亡病例比存活病例受损伤更多(矫正损伤严重度为 29：9)。在英国,对骑车者使用头盔的情况进行研究,发现头盔使用率从 16% 上升至 21.8% 时,因头部受伤的危险率从 27.9% 降至 20.4%,因此,认为使用头盔可以降低约 60% 的头部受伤。

交通事故中,因冲撞车厢侧面所致的儿童伤害称为侧面冲撞综合征。虽然在车祸中因正面相撞造成的儿童创伤已十分清楚,但对侧面撞击综合征所知甚少。希腊 Athens 大学分析了 14 岁以下住院儿童的车祸伤情况,他们在车上均系有安全带,对侧面和正面冲撞分组进行比较,发现两组在年龄、性别、系安全带方式或座次等方面均无差异,但侧面冲撞组儿童更易受伤,创伤风险评分大于 15 者主要是头部、胸部和颈髓受伤,该研究结论有益于帮助正确诊断和制定保护性策略。

(二)头面部损伤

在头面部损伤的研究中,澳大利亚 Innsbruck 大学系统回顾分析 20 世纪 90 年代十年间 9543 例头面部住院手术的患儿,对受伤的原因、类型和位置、受伤机制和软组织受伤程度进行了分析。发现受伤的主要原因为日常活动(3613 例,30%)、运动(2991 例,31%)、暴力(1170 例,12%)、交通事故(1116 例,12%)及工作外事故(504 例,5%),仅 2%(149 例)为其他原因。全部患儿中共有 7061 处面部骨折,发生率为 37.5%;齿与齿槽损伤约占 49.9%;软组织损伤约占 62.5%;经 Logistic 回归分析,面部骨折和软组织挫伤在交通事故中的发生率高,在日常生活所致意外中内伤较多,运动相关意外中,软组织损伤和内伤较多,而面部骨折较少。

对于脑外伤住院患儿,英国北部斯塔福德郡进行的一项调查表明,自 1992 年以来的 1553 名脑外伤住院儿童中,2/3 为男性,多见于居住在贫困地区的家庭,但失业与伤害无关。在每年每 10 万儿童中有 280 人因脑外伤住院超过 24 小时,其中 232 人有轻微脑损伤,25 人有中度脑损伤,17 人有严重脑损伤,2 人死亡;2 岁以下脑外伤患儿占全部脑损伤的 18.5%,通常由于跌倒、坠落或非偶然损伤所致;5 岁以下脑外伤儿童 60% 系跌倒所致;10~15 岁年龄组最常见原因为交通事故(占 36.7%)。

头颅损伤可致创伤后颅腔积气形成脑疝,Kilincoglu BF 等报告 1 例 12 岁男孩 2 个月前因摩托车事故使面额颅骨骨折和颅腔积气,经右前额切口床旁引流装置排出气体后神经系统症状改善,4 天后 CT 检查显示气体消失,但 2 个月后因感冒突发意识丧失、惊厥及右瞳孔散大而送往 ICU 抢救,诊断为脑疝形成,可能系咳嗽和打喷嚏而诱发,与颅骨骨折处及硬脑膜撕裂处气体急性渗入有关。

(三)腹部损伤

腹部外伤导致肠穿孔的儿童由于诊断延迟可使病情加重。土耳其 Dide 医学院收治了 29 名腹部外伤的患者,大多数是由于摔倒和车祸所致。除回肠外,空肠是常见的穿孔部位,手术往往是简单的关闭术,结果 5 例患儿出现术后并发症(占 17%),包括伤口感染(2 例)、肠梗阻(2 例)和伤口裂开(1 例)。分析导致病情加重的潜在危险因素,发现病情加重与休克、外伤、相关器官受伤及术后并发症无关联,而与延迟诊断 8 小时或损伤严重度评分(ISS)大于 15 分及感染并发症密切相关,从 2 层楼房顶跌落并延误手术者引起化脓感染的风险较正常至少超过 2 倍。

儿童肝脏损伤比成人少。Wakeman C 报道 93 例肝损伤中 22 名为儿童,平均年龄为 7 岁,大部分原因为儿童行走事故和摩托车事故(各 7 例),平均住院时间为 4 天(1~12 天),虽然儿童肝损伤的程度和原因比成人更严重和复杂,但住院时间比成人短(9 天)。

(四)肢体关节损伤

在前臂及腕关节骨折的研究中,英国威尔士医学院采用 AWISS 系统观察外伤的季节变化,研究住院与门诊患儿的外伤救治情况,在 1 年内发现有 5013 名前臂骨折或腕关节骨折,不同年龄阶段存在季节的变化规律。春夏季儿童的骨折比例升高,春夏两季到医院就诊者大多为儿童,冬季中 15 岁以下的儿童有 5.9% 发生前臂或腕关节骨折,占全年其他时间的 1/2。

膝关节损伤是儿童交通意外创伤的重要种类,其原因复杂多变。希腊创伤监督中心急诊部对 3 年中 66 870 起交通意外儿童中 305 起膝关节损伤进行了分析,其发生率为 97.5/10 万,发生率随年龄而增长,男童多于女童,其中 50.2% 的儿童是作为行人而受损,且绝大多数(90.9%)承认是自己横行马路所致。31% 的儿童在乘汽车时受伤,且大多数为未系安全带(87.1%)和坐前排(38.7%)所致。在不同年龄阶段中,年龄偏小儿童多为行走时发生,在寒冷月份中受伤程度较轻;较大儿童常频繁外出旅行,故多为骑摩托车和自行车所致,受伤程度也较重。

儿童足与踝关节损伤较少。美国 Lickstein LH 等回顾了需要外科治疗的 18 例严重足和踝关节损伤的患儿资料,发现损伤多为摩托车事故、车伤、枪伤、烧伤和复合软组织挫伤,平均住院天数为 14.3 天,大部分需外科手术和微血管重建。除 1 名接受保守治疗外,其他都进行了皮肤移植或局部皮瓣术,术后 3 个月均可行走,无生长障碍和功能障碍。

(五)烧烫伤

玩火(尤其在男童)特别易致伤害。Curri TB 等对 59 名儿童玩火烧伤与玩具包装的关系进行了分析,玩具包装上的信息提示火是危险的,但却让孩子感觉更好玩。一家玩具店有 404 种玩具包装上有火的提示,其中 97% 是针对男童的玩具,对火的提示则是通过游戏、汽车、武器及图画的形式展示。59 例中男童 52 例、女童 7 例,平均烧伤面积 12.3%±2.1%,均为课间休息时玩火所致。儿童通过模仿玩具或游戏中的行为导致烧烫伤,故玩具上的广告进一步导致了男童烧伤的高发生率。

埃及 Ainshams 大学进行的严重烧伤流行病学调查发现,880 例患儿的平均面积为 32%±5.7%,发生的高峰季节为冬春季,女性(53%)比男性(47%)多,成人(61%)远多于儿童(39%),男孩(42%)超过女孩(35.8%)。儿童烧伤主要发生在家里,主要原因是烫伤和明火烧伤,与成人相比,儿童深度烧伤的发生率要比成人低。

(六)其他严重损伤

儿童撞伤时应注意钝性颈动脉损伤。日本学者 Oshirc S 等报道 1 名 5 岁男孩,被起重机撞伤,Glasgow 评分 14 分住院,最新 CT 检查显示除头颅骨折外,无明显颅内损伤,5 小时后复查显示大脑中动脉高密度影,但无任何病灶体征,18 小时后出现左侧偏瘫,CT 提示右大脑中动脉区域出现一个新的梗塞,转运到医院进一步评估时血管造影术发现 C_3 水平右颈内动脉一个鼠尾状梗塞,右大脑中动脉区域的侧支循环闭合不全,经保守治疗后偏瘫逐渐改善。因此,在其他病灶体征出现之前,儿童大脑中动脉高密度影是钝性颈动脉损伤后大脑缺血的一个重要信息,有利于早期发现病情变化。

雪地车是国外寒冷地区的一种冬季娱乐运动。美国 Devos 儿童医院外伤中心回顾总结了 1991~2000 年住院的 31 名 17 岁以下的雪地车外伤儿童的病例,其平均年龄 12 岁,65%为男孩,52%正在驾驶雪地车,68%使用了头盔。最普通的受伤过程是与固定物相撞(42%)和与交通工具相撞(35%);头部是最常见的受伤部位(71%),四肢次之(58%);伤害严重程度评分为 1~38 分(中间值为 10 分),年龄是与伤害严重程度评分增加有关的重要因素。因此,对于 16 岁以下儿童驾驶应予以限制。

即将溺毙在儿童中常见且死亡率高,某些幸存者呈植物状态给家庭和社会带来很大负担。泰国儿童保健中心对 729 名即将溺毙者采用 stepwise 多辩分析法预测其预后,发现需心肺复苏(CPR)者和在 CPR 中需用肾上腺素者中有 83%血糖增高,且血糖大于 17mmol/L(300mg/dl)和 Glasgow 昏迷评分≥5 分者需 CPR,多辩分析法不能完全准确地区分完全康复和植物状态,故患儿在早期均应接受积极治疗和监护。

家庭意外伤害是儿童期的重要原因。以色列北部地区 36 个城市对 62 000 名 18 岁以下儿童(占居住区儿童的 55%)进行了调查,有 2086 名儿童(占 3.2%)遭受意外伤害,38.5%为犹太人,61.5%为非犹太人,66.5%为男孩,最常见的损伤因素为摔伤(43%)、暴力(23%)、烧伤(15%)和切割伤(13%)。在家庭及附近的发生率为 31%,在学校和幼儿园为 32%,其他地方为 37%;非犹太人中,在家庭及附近发生意外的儿童占 78%,犹太人中发生意外的儿童占 49%。经 Logistic 回归分析表明,3 岁以下非犹太人儿童常发生室内烫伤。

三、小儿创伤的救治处理

小儿轻微外伤非常多见,医务人员的主要任务是清洁伤口、保护创面和预防注射破伤风疫苗,后果多无大碍。然而创伤给小儿带来的危害远非如此。重度软组织损伤包括外围神经和血管损伤、内脏撕裂伤;广泛皮肤撕脱伤;大面积灼伤,骨关节损伤;颅脑伤等,除严重影响功能外,还可能威胁生命。

1. 多学科协助,开展救治。小儿创伤的一个特点是可能存在多发损伤,如骨盆骨折时并发盆腔内血管撕裂、尿道断裂、胸腹腔挤压和内脏破裂等。因此在抢救小儿创伤过程中需要普外、骨科和神经外科等专业医师通力合作才能提高疗效。另一特点是小儿血容量少,会因失血和脱水很快发生血容量低下。虽然小儿具有增加心率来代偿血容量不足的潜力,肝脾破裂的内出血或骨折造成的大血肿等都可能使患儿处于隐匿性休克前期的危险境地。患儿只表现为精神恍惚,皮肤显现发绀与苍白相间的花纹状,对此要有充分认识和警觉。在这个阶段最紧急需要的是为患儿恢复血容量。否则一旦出现血压下降,循环系统功能衰竭,很可能因此而失去抢救机会。

2. 遵循一定的规律,应对伤情。对小儿重度损伤,尤其是多发伤的患儿,在给伤部临时制动、补充血容量和吸氧后最好遵循下列步骤应对伤情:①按系统详细检查有无致命性伤害,如大出血尤其是内出血、颅内压增高。②按解剖部位仔细触诊,测定有无肿胀、压痛以及关节活动范围受限或出现异常活动。③申请必要的化验室检查。④病情稳定后行 X 线拍片检查,投照范围宜扩大到脊柱、胸及腰。凡有头部较大的皮肤裂伤、大血肿或广泛压痛的患者,也要拍颅骨和颈椎 X 线片;腹部钝器伤宜行 CT 检查。⑤向家长交待病情后和在观察期间要对患儿进行重复多次的体格检查,以明确或排除重要损伤。

观察的要点有:①小儿肺功能方面,其通气效率较成人低,一定要清理呼吸道和设法保持其通畅；②密切注视小儿胸、腹呼吸运动，尽量辅助其呼吸运动；③定时检查循环系统表现，如脉搏、血压和末梢血管的充盈状况；④留神肢体、躯干有无变形或超出正常范围的活动；⑤因小儿体表面积的比值超过体重，因此要注意环境对小儿的影响，如患儿低体温和环境温度过低需尽快予以调整。

3. 关注骺板损伤　骺板（生长板）的损伤是小儿创伤性骨折的另一特点。小儿骨折波及骺板的损伤并不少见，约占所有骨折的 25%。稍有忽视就会出现生长障碍（畸形和短缩）的可能。邻近关节的损伤要仔细检查压痛点是否是在骺板部位；拍照局部 X 线片有时对诊断有帮助。除力争解剖复位以外，同时要告知家长伤情可能影响生长发育，并要安排至少 1 年的追踪观察。

在治疗小儿骨折脱位和软组织损伤时，石膏制动是一种常用的方法。为此，对石膏可能引发的一些问题也应予以重视。简言之，石膏固定的位置、范围是否合理，制动后的护理是否妥当等都有可能发生轻重不等的并发症：轻的如局部压疮及皮肤感染；重的可造成筋膜间隔综合征、软组织挛缩以至肢体坏死。对此，有一个原则宜认真遵守，即患儿诉石膏内固定部位疼痛，而且疼痛加重，应尽快拆除石膏，检查原因，然后按需要更换石膏或改用支具方法制动。

总之，要成功地救治小儿创伤，一方面要熟悉小儿的解剖、生理特点；另一方面要克服小儿表达能力差，尤其是受伤后与医护合作意识差以及家长的焦躁心情，耐心、细心、镇定地开展救治工作，年轻外科医师要像重视钻研手术治疗一样地学习创伤救治技能。

（祝益民　潘少川　赵祥文）

第 5 节　警惕创伤所致儿童腹腔间隙综合征

腹腔间隙综合征（abdominal compartment syndrome, ACS）是腹内压急性升高所导致的心血管、肺、肾、胃肠以及颅脑等多器官功能障碍。ACS 常发生于严重创伤后，尤其是腹部创伤后需要大量液体复苏的患儿。近年来，国内外已经认识到 ACS 的危险性，该综合征在儿科尤其是创伤后并非罕见，近年来创伤所致 ACS 日益引起临床关注。

一、认识腹腔间隙综合征

1. 腹内压（intra-abdominal pressure, IAP）　指封闭的腹腔内压力，正常成人的 IAP 为 0 或稍低于大气压。

2. 腹内高压（intra-abdominal high pressure,IAH）　世界 ACS 大会将 IAH 定义为 IAP 持续或多次病理性增高 ≥12mmHg。根据持续的时间，IAH 可分为四型：超急性（几分钟或几秒内发生，常发生在咳嗽或生理活动时）、急性（数小时内发生，来自创伤或腹腔内出血）、亚急性（数天内发生，通常发生在内科患儿）和慢性（数月或数年内发生，多见于怀孕、病态肥胖、慢性腹水或肝硬化）。

3. 腹腔间隙综合征（abdominal compartment syndrome, ACS）　ACS 是指腹腔内高压没有被认识和及时处理，发展到一定的程度对脏器功能产生危害的一种综合征。临床上将其定义为三联症：① IAP 大于 20mmHg；②进行性器官功能障碍（尿量 <0.5mL/（kg·h），或

$PaO_2/FiO_2<200$,或气道压峰值 >4.4kPa（45cmH$_2$O），或尽管已复苏，心脏指数（CI）每平方米仍 <3L/min；③减压后器官功能改善。

二、创伤后 ACS 分为原发性和继发性

创伤后 ACS 可分为原发性 ACS 和继发性 ACS。原发性 ACS 主要与腹部创伤直接相关，如腹腔积血、后腹膜和（或）肠管水肿以及腹腔（盆腔）填塞；继发性 ACS 在儿童创伤中罕见。在儿科 ICU 有关 ACS 的一项大样本研究中，ACS 的发生率为 0.6%，其中 40% 为继发性 ACS，但无一例与创伤有关。Moore 于 2007 年报道了 1 例儿童创伤性休克复苏后引起继发性 ACS。临床上将 IAP 分为 4 级：Ⅰ级为 10~15mmHg，Ⅱ级为 16~25mmHg，Ⅲ级为 26~35mmHg，Ⅳ级为大于 35mmHg。

三、IAP 升高对终末器官功能的不利影响

IAP 升高对终末器官的功能有很多不利影响，它可以危及呼吸、循环、肾脏、胃肠道、肝脏和中枢神经系统功能的动态平衡。然而，应强调的是，在危重患儿中，许多因素可以导致多器官功能衰竭，在一些病例，IAH/ACS 的不良反应很难与潜在疾病的临床表现相区别。

IAP 增加可导致横膈抬高，增加胸腔内和胸膜腔内压，导致肺和胸壁的顺应性进行性下降，通气血流比例失调和肺泡死腔量增加，从而导致低氧血症和 CO$_2$ 蓄积，而需要机械通气。

直接压迫下腔静脉和门静脉以及由于胸腔内压增加，引起上、下腔静脉血流减少，导致静脉回流减少；腹部血管的机械性压迫，导致全身血管的阻力增加；胸腔内压增加引起心脏受压，导致舒张末期容量减少。这些因素的综合作用可导致心输出量减少。由于胸腔内压的增加导致了左右心房压力增加，中心静脉压和肺动脉嵌压的值多明显偏高，所以测定中心静脉压和肺动脉嵌压不能用来评估机体容量负荷状况。

肾功能不全继发于心输出量减少、伴有肾血流下降的肾血管和肾实质直接受压、肾血管阻力增加以及肾血流从皮质到髓质的再分布。实验研究显示：IAP>15~20mmHg，其肾小球滤过率下降，出现少尿；当 IAP>30mmHg，将进展到无尿。心输出量和肾血流量减少导致儿茶酚胺、血管紧张素Ⅱ和醛固酮分泌增加，引起肾血管收缩，进一步加重肾血流和肾小球滤过率的下降。

IAP 增加导致内脏和肝脏灌注减少并伴有组织缺氧。动物实验显示，IAP 达到 10mmHg 将显著损害肝动脉和门静脉血流，IAP 达到 20mmHg，肠系膜血流减少。有证据表明，继发于 IAP 升高的肠黏膜缺血导致细菌移位，促使 ACS 患儿脓毒血症和多器官功能衰竭的发展。另外，IAP 的增加导致腹壁血流减少，导致伤口裂开和感染。

有 IAH 的患儿其胸腔内压增加引起静脉回流减少，导致颅内压升高，脑灌注压降低。

四、重危创伤患儿腹壁张力快速增高应警惕 ACS

创伤后 ACS 临床表现为腹内压升高、低氧血症、高碳酸血症、吸气压峰值升高、心率和呼吸加快、心输出量减少、少尿甚至无尿、水钠潴留、腹胀明显、腹壁张力增高、肠鸣音减弱

或消失、代谢性酸中毒及颅内压升高等。

任何创伤的重危患儿如其腹壁张力增高、快速发展,应考虑 ACS 的可能,保持高度的警觉是必要的。腹内压与创伤后 ACS 的预后有密切关系,测定腹内压对创伤后 ACS 的诊断和治疗具有重要意义。测定腹内压的最常见和最可靠方法是测定膀胱内压,具体方法为:患儿平卧,将 1mL/kg 的无菌生理盐水经 Foly 导尿管注入膀胱,末端连接压力传感器或三通接头,用压力计进行测定,以耻骨联合水平为零点,高出部分即为膀胱内压。

有学者提出,ACS 难以诊断时可行腹部 CT 检查,具体征象为下腔静脉压迫或狭窄、圆腹征阳性(腹部前后径与横径之比大于 0.8)、肾脏压迫或移位以及肠壁增厚。

五、预防和治疗进展

防止 ACS 最有效的方法是早期发现高危患儿并及时干预,使发展到 IAH 的可能减少到最低。有创伤原发病因的患儿,如出现腹部紧张膨隆、少尿、心输出量减少、低血压和酸中毒时应高度重视,严密监测,早期治疗。

由于引起 ACS 的原因很多,制定针对每个患儿的标准化治疗策略是不可能的。然而,下列原则是处理所有患儿的基础:①连续检测 IAP;②使 IAP 增高患儿的全身灌注和器官功能处于最佳状态;③制定非手术的内科治疗策略来降低伴有 IAH/ACS 患儿的 IAP;④对于顽固的 ACS 应迅速给予手术减压。

当出现 IAH 时,应采取积极的非手术治疗措施来预防并阻止 ACS 的发生。对于创伤患儿,为了维持血流动力学的稳定,液体复苏是必须的,但需注意大量液体复苏本身即可导致 ACS。控制性低血压的概念最初出自麻醉,最近在创伤的文献中有涉及,即慎重地给予液体输注保持收缩压在 80~90mmHg,既保证适宜的器官灌注又不使血液丢失加剧。尽管这一概念在成人创伤患者中是适合的,但在儿科患儿中,确定一个合适的血压范围是很困难的。另外,控制性低血压在儿科创伤患儿中也存在问题,因为这些患儿通常伴有脑外伤,需要合适的脑灌注压。

预防性减压和临时关腹对防止创伤后 ACS 的发生和发展具有重要作用。腹腔减压术是 ACS 治疗的最有效手段,手术时机要根据各种检测结果并结合患儿病情来决定。一般来讲,对内科治疗无效,腹内压 >20mmHg 者,应尽早实施手术减压,以防止不可逆转的缺血性器官损害。腹腔减压的方法很多,包括常规剖腹减压、腹腔穿刺加压以及超声引导下经皮腹腔引流等。应强调的是,如果患儿病情不稳定,以至于不能转送至手术室的情况,可在 ICU 的床边实施剖腹术。

在腹腔减压后,很难在无张力下关腹或无法关腹,有许多材料作为补片用于临时的腹壁成型,包括硅化橡胶薄膜、聚四氟乙烯(PTFE)薄膜、静脉输液袋、造口袋和各种网状材料。有报道对 23 例婴幼儿和儿童用补片行腹壁成形术治疗,其中 3 例为外伤患儿,发现用补片行腹壁成形术治疗可以保持有效的压力和降低气道和氧的需求。另外,真空包扎技术在成年患儿中运用增加,有望在儿科患儿中得到运用。

由于创伤后 ACS 的发生和发展具有隐匿性,容易被原发伤所掩盖,因此,正确和深入认识创伤后 ACS 刻不容缓。首先,在严重受伤和重危患儿,应该时刻想到 ACS 的可能;其次,膀胱内压的测定是诊断 ACS 的重要指标,对于严重腹部创伤及危重患儿应常规连续检测膀胱内压;早期诊断和及时采取预防措施,阻止 IAH 向 ACS 发展,将极大地改善预后。

（汪　健）

第6节　儿童脑挫裂伤的治疗选择

急性颅脑损伤分为原发性和继发性两种。原发性颅脑损伤是指外力对脑的直接作用导致的损伤,常见有脑挫裂伤、脑震荡及颅内血肿等。继发性颅脑损伤是指原发性脑损伤导致脑组织进一步损害,如低氧血症、脑水肿和颅高压等。根据部位不同,还可分为局限性和弥漫性脑损伤。局限性脑损伤包括脑挫伤、撕裂伤及外伤性血肿等。弥漫性脑损伤包括弥漫性轴突伤、脑缺氧、低氧血症、弥漫性脑水肿和弥漫性脑血管损伤。

脑挫裂伤是脑挫伤和脑裂伤的统称。脑挫裂伤多发生在暴力打击的部位和对冲的部位,即同侧伤和对侧伤,常见于额底、额极和颞极。同侧伤发生在颅脑撞击的部位,常由于直接外力打击在静止的头颅上,如颅骨骨折导致下方的脑组织挫伤。对侧伤为外力撞击使脑组织做减速移动后撞击到颅骨内板产生,发生在撞击的对侧。

一、临床表现

临床表现取决于损伤的程度、血肿大小及损伤部位。脑挫伤的特征是脑皮层及其下方脑白质撕裂伴局部血肿。病理改变轻者可见脑表面淤血、水肿,软膜下有点片状出血灶,蛛网膜或软膜常有裂口,脑脊液呈血性。严重时脑皮层及其下方的白质挫碎、破裂,局部出血、水肿,甚至血肿形成。受损皮质血管栓塞,脑组织糜烂、坏死,挫裂区周围有点片状出血灶及软化灶,呈锲形伸入脑白质。4~5 天后坏死组织开始液化,血液分解,周围组织可见铁锈样含铁血黄素染色,糜烂组织中混有黑色凝血碎块。伤后 1~3 周时,局部坏死、液化的区域逐渐吸收囊变,周围有胶质细胞增生修复,附近脑组织萎缩,蛛网膜增厚,并与硬脑膜及脑组织发生粘连,最后形成脑膜脑瘢痕块。

脑挫裂伤的临床表现取决于损伤的程度、产生占位效应的血肿大小以及脑挫伤的部位。轻度脑挫伤可以无症状,CT 检查显示骨折下方有脑挫伤。重者可致深度昏迷、严重残疾,甚至死亡。意识障碍是脑挫裂伤最突出的临床表现,伤后多立即昏迷,依伤情不同,昏迷时间由数分钟至数小时、数天、数月乃至长期昏迷。局部损伤部位若在额、颞叶前端等"哑区",可无神经系统损伤的表现。若是脑功能区受损,可出现相应的瘫痪、失语、视野缺损、感觉障碍及局灶性癫痫等。清醒患儿可以有头痛、呕吐。CT 扫描能清楚显示脑挫裂伤的部位、程度和有无继发脑损害,如脑水肿等。

在儿童,外伤后多有一过性神经功能紊乱,临床表现根据年龄有所不同。如新生儿颅脑损伤多表现为不同程度的反应低下、不哭、面色苍白、四肢活动少、呼吸急促或不规则。婴儿脑外伤即使出现颅骨骨折或一个大的帽状腱膜下血肿,也很少伴有昏迷,最多伴有短暂的眼球固定,接着是哭闹。大龄儿童倾向于成人的症状如昏迷等。

二、症状处理

儿童最常见的症状是呕吐。几乎有一半的儿童在轻微头部外伤后至少会有一次呕吐。在成人,呕吐通常意味着颅内压升高或有占位效应。而儿童呕吐在颅内压不高时也常产生,且轻度脑外伤比重度脑外伤更常见。其他少见的一过性神经功能紊乱包括一过性皮层盲目、语言暂停及共济失调等。上述症状无需特别处理,可很快自动消失。反复呕吐者需要住院观察治疗,并做 CT 检查,避免病情加重,出现继发性脑损害。有时还需要静脉用药,直到呕吐停止。

儿童外伤还可以引起癫痫,发生率为 5%~12%,婴幼儿更容易出现癫痫。儿童轻度脑外伤即可以有早期的癫痫,即撞击性癫痫,发生在外伤后 24 小时内,有别于成人的颅内占位或外伤后的癫痫。和成人不同,多数情况下,儿童撞击性癫痫是自愈性的,无需抗癫痫药治疗。然而,复杂性癫痫或外伤几小时以后发生的癫痫与颅内血肿有关,或者是真正的外伤后癫痫。真正的外伤后癫痫按发作的时间,分为外伤后早期癫痫和外伤后晚期癫痫。外伤后早期癫痫发生于伤后 7 天内,常与脑挫裂伤、脑水肿、急性脑血管痉挛、蛛网膜下腔出血、凹陷性骨折及脑内血肿等有关。外伤后晚期癫痫发生于伤后 7 天以后,多由脑膜 – 脑瘢痕、脑内异物、陈旧性凹陷性骨折及慢性硬膜下血肿等引起,发作可为持续性,多数脑内已有固定的癫痫灶。

所有的外伤后癫痫儿童需做 CT 检查,为确定致痫灶的部位提供线索。癫痫的诊断主要依靠临床表现、脑电图检查和抗癫痫药物的效果。外伤后癫痫发作的表现多种多样,可表现为局限性发作,也可表现为全身性强直 – 痉挛性发作或癫痫持续状态,局限性发作较全身性发作更常见。脑电图检查是确诊癫痫的最重要方法。

三、治疗选择

儿童脑挫裂伤的治疗重点在于控制颅内压,保护神经功能,防止或控制继发性脑损伤。绝大多数脑挫裂伤不需要手术干预,除非有很大的血肿块或有需要手术的颅骨骨折。少数情况下,出血性脑挫裂伤会加重,需要手术治疗,因此有必要加强神经系统观察,动态复查 CT。

1. 非手术治疗　主要是对症治疗、防治脑水肿,密切观察意识和瞳孔等病情变化,及时进行颅内压监护和(或)复查 CT 扫描,并予脑功能恢复治疗。对伴有颅内血肿(出血 30ml 以上)、CT 检查显示有占位效应或颅内压监护压力超过 25mmHg,脑灌注压小于 65mmHg 者,应予手术治疗。

2. 手术治疗

(1) 对于额颞顶广泛脑挫裂伤合并脑内血肿、CT 检查显示明显占位效应的患儿,提倡采用标准外伤大骨瓣开颅清除脑内血肿和失活脑组织,彻底止血,常规行去骨瓣减压,硬膜减张缝合。

(2) 对于无脑内血肿、额颞顶广泛脑挫裂伤合并难以控制的颅高压、出现小脑幕切迹疝的患儿,应常规行标准外伤大骨瓣开颅,硬膜减张缝合,去骨瓣减压。

(3) 对于后枕部着地减速性损伤、对冲伤导致的双侧大脑半球脑挫裂伤导致的脑内多发血肿,应首先对损伤严重侧病灶进行开颅手术,必要时行双侧开颅大骨瓣减压手术。

3. 脑保护药物治疗　目的是改善脑血液循环,增强脑组织代谢,恢复细胞活力及兴奋中枢神经,以减轻脑功能障碍,促进脑功能恢复,减少不良反应,提高治疗效果,减少废损程度,进而提高生存质量。

根据中国颅脑创伤患儿脑保护药物治疗指南,对于各种脑保护药物提出如下建议:

①超大剂量激素、镁制剂和白蛋白有增加急性颅脑创伤患儿死亡率的风险,强烈不推荐使用。常规剂量按药典使用。②钙拮抗剂(尼莫地平)、谷氨酸受体拮抗剂、自由基清除剂、缓激肽拮抗剂和线粒体功能保护剂治疗急性颅脑创伤患儿无效,不推荐使用。③神经生长因子、脑活素等多种肽类脑神经营养药物治疗颅脑创伤患儿的疗效缺乏 I 级临床循证医学证据,建议慎重使用。④尽管 ATP、COA、维生素 B_6 和维生素 C 治疗颅脑创伤患儿的疗效也缺乏 I 级临床循证医学证据,但经长期临床应用证明无不良反应,且价格便宜,药理作用明确,推荐使用。

外伤后癫痫可以用药物得到控制,患儿应坚持长期、有规律地服药,一般服用抗癫痫药至少 2 年,完全控制后再服 2 年,逐渐减量,不能突然停药。常用抗癫痫药物有苯妥英钠、苯巴比妥、卡马西平和丙戊酸钠。外科手术指征为:①难治性癫痫,一线抗癫痫药物至少系统、正规治疗 2 年以上无效;②已明确癫痫发作的起源区,即致痫区;③手术后不引起重要脑功能障碍。

小儿的脑组织虽然对损伤的反应较重,但其代偿能力强,对脑挫裂伤的承受能力较大,伤后的恢复也较快,后遗症反而比成人少。

(鲍　南)

第 7 节　上呼吸道梗阻的急救策略

上呼吸道梗阻是可由多种原因引起的较常见急症之一,临床以吸气困难为主要特征,出现吸气性喉鸣、呼吸不规则、点头或张口呼吸及三凹征等表现。迅速诊断非常重要,因为确诊越早,治疗越及时,预后越好。

一、气道异物

(一) 原因及预防

上呼吸道梗阻的常见原因是意识丧失、心肺呼吸骤停过程中舌下坠到咽部阻塞气道,会厌可能阻塞气道的入口处,头面部损伤的血块和胃内容物的反流也阻塞上呼吸道。儿童发生气道异物的情况也不少见,如年幼儿童吃硬质食物如花生米和黄豆等,边吃边说话或边打闹,易造成此类急症。幼儿吃果冻有"软木塞"之称,在处理上甚为困难。气道异物梗阻是一个急症,若不及时处理,在几分钟内会导致猝死。下列 6 条注意事项有助于减少气道异物梗阻的发生:①把食物切成小条,咀嚼细而慢,尤其对有义齿者;②在吃饭、饮水吞咽时,不要谈话说笑;③避免大量饮酒;④儿童在吃东西时,不要跑步、玩耍;⑤对幼儿,要避免他们接触弹子、图钉等硬物,因为容易放在嘴里;⑥对年幼儿童食花生米、花生酱、玉米花及热狗等食物应细而慢嚼,不要边玩边食。

(二) 异物取出术的注意事项

异物可能引起部分或完全的气道梗阻。患儿呼吸困难,用力咳嗽。随着梗塞缺氧加重,气体交换困难征象明显,吸气时有高调声音、发绀、声音嘶哑、不能说话,苦不堪言,成为一种特殊的典型体征。随着呼吸困难加重,患儿血氧饱和度急速下降,如果不能成功地解除梗阻,患儿迅速陷入昏迷,甚至死亡。

气道异物多发生于小儿,行异物取出术的患儿术前常合并不同程度缺氧及呼吸道感染,加上支气管镜检及异物取出等操作的刺激,术中常不能避免缺氧的进一步加重,增加麻醉管理的难度及危险。全麻下实施手术可避免躁动、惊恐,降低咽部敏感性,减少氧耗,并使下颌松弛,便于手术操作。高频喷射通气供氧不对抗自主呼吸,不干扰循环系统,不妨碍气道吸引,可明显改善通气功能,提高氧分压。以下几点需要注意:①支气管异物取出术麻醉过程中不可预见的危险因素多,必须事先准备抢救药品和设备;②手术刺激大,充分的表面麻醉能有效减轻操作刺激;③维持一定的麻醉深度,避免发生呛咳、屏气而影响通气功能;④务必嘱咐手术医生退出支气管镜前吸尽分泌物,尤其是异物存留时间长、术前合并严重呼吸道感染的患儿,否则易致呼吸道不通畅,影响通气功能,甚至发生支气管痉挛;⑤使用高频通气时应调整好合适的驱动压、频率及吸 / 呼比,避免二氧化碳蓄积;⑥当支气管镜进入一侧支气管时,易发生缺氧,SpO_2 下降,应严密监测生命体征。

透视对气道阻塞的发现十分重要,心影吸气性增大 (inspiratory cardiac broadening, ICB) 是透视诊断气管和复合部位异物的主要依据。而气道阻塞性炎症和正常儿童哭吵状态的 ICB 常导致放射科医师误诊为气道异物。

(三) 解除梗阻的急救技术

解除气道异物梗阻的技术较多。美国及欧洲大多数复苏学会建议应用一种或几种方法,即海姆立克腹部冲击急救法以及捶背或胸部冲击法。海姆立克腹部冲击法是一项解除气道异物梗阻的成功方法,它的理论、实践和研究已较成熟。在美国、加拿大及其他一些国家的"第一目击者"已得到较广泛的普及。所以海姆立克急救法被推荐用来对发生气道异物梗阻、神志尚未丧失的成年人 (>8 岁以上者) 和儿童 (1~8 岁)。但对新生儿的气道异物梗阻不作推荐。美国心脏学会 (AHA) 和其他国家的复苏协会也推荐此法用于已丧失神志、无反应的成年人和儿童 (不包括新生儿)。欧洲复苏协会推荐给予超过 5 次的捶背作为初始手法,如果方法失败,则可用 5 次海姆立克腹部冲击法。捶背和腹部冲击的联合应用方式可反复循环使用。有些国家如澳大利亚,采用先捶背后侧胸部冲击方法来解除气道异物梗阻。海姆立克腹部冲击法于 20 世纪 70 年代发明,它的原理是利用冲击腹部膈肌下软组织,突然的冲击产生向上的压力,压迫两肺下部,从而驱使肺部残留空气形成一股气流,长驱直入气管,将堵塞住气管、口喉部的食物等异物驱除。

1. 海姆立克急救法 救护人从背后抱住患儿腰部,一手空心握拳,将拇指一侧放在患儿脐上两横指的腹部,另一手握住握拳之手,急速地、冲击性地向内及向上压迫其腹部,有节奏、有力地反复进行 5~6 次,以形成的气流把异物冲击出。患儿应配合救护人,头部略低,嘴要张开,以便异物受到气流冲击而出。如果患儿不能站立,则可取仰卧位,救护人采用骑跨跪位,两手掌根重叠顶住患儿脐上两横指的腹部,进行快速地、冲击性向上及向内压迫 5~6 次。然后打开上颌,检查口腔,如异物已被冲出,救护人用拇指和其他四指,握住患儿的舌和下颌,另一手的示指沿着患儿颊内侧伸入,钩取动作取出异物。注意切勿使异物入呼吸道更深部位。

2. 自救法 该方法适合于成人、神志清醒、具有一定医学知识、而当时又无其他人在场者。发生了食物卡在喉部,经咳嗽等方法异物仍不能排出,打电话又困难,不能说话报告情况,可采用自救法。具体方法:患者自己用一手握空心拳,将拇指一侧放在脐上两横指的腹部,另一手握住握拳之手,急速地向内及向上冲击腹部,反复有节奏、有力地进行 5~6 次。也可用椅背、桌角或其他适当物体,将自己的脐上两横指的腹部位对准卡在这些坚硬物体的边缘上,快速冲击压迫,以便异物冲出。如果发生气管异物,室内有人但不会急救方法,而患者懂得海姆立克急救法,可以自己采用上述方法。同时,示意周围的人,照此法来协助进行急救。

二、新生儿上气道梗阻

先天性咽部囊肿常位于会厌、会厌溪谷、杓会厌襞、喉室或梨状窝,多因黏液腺管阻塞、黏液潴积所致,患儿可于出生时或出生后不久即出现呼吸困难或喉鸣,常误诊为先天性喉喘鸣。直接或纤维喉镜检查可见基底较宽、表面光滑、壁薄的圆形囊性肿物。治疗方法是在直接喉镜下将囊壁尽量多切除,以防复发。

先天性后鼻孔闭锁为先天性发育异常,发生率为 0.82/10 000,表现为单侧或双侧闭锁。如双侧闭锁,则出生后即有呼吸困难、不能吮奶,严重者可因窒息而死亡。后鼻孔闭锁分膜性、骨性和两者混合性。新生儿出生后适应能力不健全,只会用鼻呼吸,如双侧闭锁,鼻呼吸完全受阻,则出现张口呼吸、呼吸困难,甚至窒息死亡。单侧闭锁因症状较轻而不易发现。诊断上除依据呼吸困难的表现外,可用胃管从前鼻孔插入,若不能顺利通过口咽而有阻隔,提示有闭锁的可能。CT、MR 可确定闭锁部位、性质及深度。治疗上应及时解决呼吸困难,最有效的方法是用导气管建立经口呼吸,然后尽早采取手术治疗。

新生儿咽后间隙中有 8~10 个淋巴结,这些淋巴结接受来自鼻腔后部、鼻咽部、咽鼓管和中耳的淋巴引流,故当上述各部分发生炎性病变,均可引起咽后间隙淋巴结感染。由淋巴结周围炎发展为邻近蜂窝织炎,炎症局限,形成脓肿。新生儿免疫功能低下,易患细菌感染,咽后壁脓肿可为全身感染的一部分,但咽后壁外伤是局部感染的主要原因,其原因多为出生后清理呼吸道时误伤了咽后壁。咽后壁脓肿在新生儿主要表现为呼吸困难、鸭鸣,严重者可出现喉梗阻及窒息。在直接喉镜下可见咽后壁肿胀,咽腔变窄,侧位 X 线片及 CT 检查可见咽后壁软组织增宽,常可见液平面和气泡。急性咽后壁脓肿一经确诊即应经口腔行切开排脓术,术后呼吸困难立即缓解。对于出生后有清理呼吸道病史者,一旦出现鸭鸣样呼吸困难应想到有咽后壁脓肿的可能。

三、重症肌无力

重症肌无力是累及神经肌肉接头处突触后膜上乙酰胆碱受体 (AchR) 的自身免疫性受体病。其呼吸障碍通常由膈肌和胸壁肌肉无力所致,而另一个少见的原因是上气道梗阻,临床上经常不被认识,以致造成诊断困难或延误治疗。重症肌无力所致呼吸衰竭的原因通常为膈肌和胸壁肌无力导致呼吸泵衰竭,而延髓脑神经支配的肌肉麻痹导致上气道梗阻是少见的原因。延髓脑神经支配的肌肉有保持气道开放和平衡的能力,并可调节咽部的气流阻力。咽喉肌无力使声带在吸气时不正常的内收和麻痹导致上气道梗阻,同时有吞咽和构音障碍等。上气道梗阻本身或因加重肌力已减弱的呼吸肌额外负担而导致呼吸衰竭甚至窒息。以吸气性呼吸困难为突出症状。导致诊断困难的因素有:①病史不详,病情危重;②并发症的存在干扰了诊断,如呼吸心搏骤停、抽搐、昏迷和合并肺炎等对原发病不能准确判断;③通常新斯的明试验阳性的判定标准是睑裂增大,眼睑上抬,眼球活动和四肢肌力改善等。抢救治疗的关键为及时气管插管开放气道和机械通气呼吸支持。一般需在肺部炎症控制、呼吸肌力恢复后拔气管插管。原发病治疗可采用免疫抑制剂(激素)、血浆置换和免疫调节治疗(静脉用丙种球蛋白),同时行血浆置换。

四、喉乳头状瘤

喉乳头状瘤（JLP）是好发于儿童的良性肿瘤，其发病与人乳头状病毒（HPV6、11）感染有关。而成人喉乳头状瘤患者中常检出 HPV16、18、33。HPV11、6 具有低危性，促使肿瘤复发，HPV16、18、33 具有高危性，促使肿瘤恶变。肿瘤复发率高达 64%，而多次手术者每次手术均送病理检查，从未发现恶变倾向。而 HPV11 所致的喉乳头状瘤更趋于复发。有些喉乳头状瘤患儿仅表现为不同程度的声音嘶哑，而另一些患儿则早期即表现为呼吸困难，需要气管切开，这可能与致病的 HPV 的型别有关。HPV11 组气管切开率高达 71.4%。气管切开后难以拔管。不管喉乳头状瘤处于潜伏期还是发病期，不管其发病时病情是轻还是重，一旦明确了所感染 HPV 的型别，其预后也就确定了。HPV11 感染所致喉乳头状瘤可早期表现为喉梗阻，需要气管切开，HPV6 所致的喉乳头状瘤则喉梗阻可能性小，气管切开的机会相对比较少。喉肿瘤的预后主要取决于肿瘤的复发性和喉梗阻程度。

五、气道梗阻型急性喉气管支气管炎

气道梗阻型急性喉气管支气管炎是儿科、耳鼻喉科危急重症，短时间内病情迅速凶猛发展。由于气道内炎症产生黏稠或膜状、块状分泌物形成内生性异物阻塞气道，危及生命，单纯内科治疗无效。国内外曾有报道运用气管内插管及气管切开的方法。运用支气管镜急救气道梗阻型急性喉气管支气管炎的方法最直接、简单、有效。气道梗阻型急性喉气管支气管炎多发生于 3 岁以下幼儿。起病急，病情迅速发展为吸气性呼吸困难、喘鸣、烦躁，或因气道梗阻窒息、昏迷。原因为呼吸道黏膜炎性渗出，黏膜损伤造成血浆、纤维蛋白逸出，以及黏膜上皮等细胞脱落而形成的黏稠物及膜状物堵塞气道，小儿气道狭小，咳嗽能力差，气道内分泌物无法排出。运用支气管镜检术，吸尽或取出气道内生性异物，解除呼吸道梗阻，是内科药物治疗无法起到的作用。

六、烧伤伴呼吸道吸入性损伤

大面积烧伤常伴不同程度的呼吸道吸入性损伤，发生咽喉水肿常导致呼吸道急性梗阻，是引起烧伤死亡的重要原因。烧伤后早期及时进行气管切开术，可降低烧伤患儿喉梗阻危象的发生率和死亡率。

早期进行气管切开术的指征：①大面积烧伤伴吸入性损伤时，呼吸道黏膜损伤较重，且以喉部为主，呼吸道充血、水肿、分泌物堵塞及支气管痉挛等因素，使通气受阻；中、重度吸入性损伤者早期 PaO_2 明显下降，机体缺氧，早期易发生急性喉梗阻，甚至窒息。吸入的烟雾等导致组织氧化性损伤可持续数小时至数天，从而导致低氧血症及肺循环阻力增加。②吸入性损伤后呼吸困难多出现在 4~16 小时，此时正是休克期组织间液渗出的水肿高峰期，加上颈部烧伤环行焦痂的形成，使颈部水肿向内扩展，因咽喉黏膜松弛，容易产生水肿，因此可在短时间内发生喉梗阻。③由于颈部环行焦痂及胸部盔甲样焦痂等病损，增加了胸廓的非弹性阻力，患儿的呼吸运动受到严重影响；加之因烧伤所致鼻孔缩小、口裂变小等因素，易发生喉梗阻。④烧伤患儿多数在早期复苏抢救中发生呼吸困难，这与患儿体液损失较多有关，需要输入大量液体，此又会导致组织水肿，所以应在水潴留高峰期前切开气管以保证呼吸通畅。⑤吸入性损伤时，若待患儿出现明显呼吸困难再做紧急气管切开手术难度较大，

而且常因颈部皮肤烧伤后肿胀严重及焦痂形成,气管切开时解剖标志不清,难度加大,延误抢救时机,且对医患双方都有风险。⑥吸入性损伤行早期气管切开后,可以采取正压通气或辅以高压氧治疗,能够扩张气道与肺泡,有效改善机体缺氧状态,防止肺部感染,降低患儿死亡率。

气管切开的时机:吸入性损伤时喉梗阻危象的发生几率明显增高,是烧伤患儿死亡的重要原因之一,因此吸入性损伤后必须立即有效地保证气道通畅,以提高组织供氧。一旦有呼吸道吸入性损伤肯定会有喉梗阻的发生,因此烧伤后早期(<12 小时)即应施行气管切开术,以防止喉梗阻危象的发生。早期行气管切开可预防和解除呼吸道阻塞,保持呼吸道通畅和有效气体交换,减少手术困难及降低死亡率。

气管切开术的指征:大面积烧伤伴吸入性损伤时因组织、黏膜水肿,分泌物堵塞,支气管痉挛等,早期即可出现Ⅲ～Ⅳ度呼吸困难,故应及时进行气管切开术,以解除梗阻,保持气道通畅。

气管切开术的参考指标是:

1. 烧伤后口唇黏膜水肿外翻,似"鱼嘴状"。

2. 面颈部中、重度烧伤者。

3. 颈部环状或半环状焦痂形成。其绝对指标是:①烧伤后迅速出现呼吸困难,且逐渐加重者;② $PaO_2<8.0kPa$, $PaCO_2>6.0kPa$,PaO_2 在吸氧时升高不明显者;③口鼻内有大量血清样渗出者。

4. 呼吸道有大量黏稠分泌物不易咳出者。

5. 双肺有广泛湿啰音、哮鸣音或 X 线检查提示有肺实变者。

当临床上有两项参考指标或一项绝对指标时,应立即进行气管切开术。因此,接诊烧伤患儿时,一旦发现有呼吸道吸入性损伤,应重点监测患儿呼吸状况及血氧饱和度,如患儿出现烦躁、胸闷及进行性呼吸困难(相当于Ⅲ～Ⅳ度呼吸困难)时,应当机立断采取气管切开术。

七、阻塞性睡眠呼吸暂停综合征

阻塞性睡眠呼吸暂停综合征(OSAS)是一种常见病,发病率逐年提高。在中年人的发病率为 2%~4%。严重影响患儿的生活质量和身体健康,其发生受多种因素的影响,其中上气道解剖性狭窄和局部软组织塌陷性增强为重要原因。另有神经反射因素和咽部肌肉的作用等。阻塞可发生于咽腔的一个或多个部位,CT 和 MRI 能精确测定上气道截面积,应用纤维喉镜、CT、MRI 及食管测压等方法对 OSAS 患儿睡眠状态下上气道的观察发现,多数患儿上气道为多部位阻塞。OSAS 患儿上气道截面积较小,而气道阻力增加,患儿在清醒状态下上气道扩大肌的兴奋性代偿性增高以保持气道通畅,而在睡眠状态下上气道扩大肌的代偿性兴奋消失,导致气道阻塞;在应用流速与管道壁原理解释呼吸暂停的发生机制中,强调了气道大小、气道跨壁压和上气道扩大肌兴奋性的重要作用。手术为 OSAS 的主要治疗方法之一,其中以悬雍垂腭咽成形术的应用最为广泛,有效率仅 50% 左右。效果不佳的原因之一是多数 OSAS 患儿的上气道存在多平面的阻塞,阻塞部位的定位以及造成局部阻塞的解剖因素分析对于治疗方案的选择具有一定价值。

(祝益民)

第 8 节　外科危重患儿的营养
支持治疗不容忽视

小儿因其生长阶段的特殊性,对营养支持的需要明显高于其他人群,处于疾病或创伤应激状态时,可迅速发展为蛋白 – 热能营养不良。当接受手术患儿处于营养不良或危重状态时,免疫系统和重要脏器功能遭受影响,极易发生感染和营养相关并发症,延长住院时间和增加死亡率。大量实践证明,围术期营养支持对于保证细胞的正常代谢、保持组织和器官结构与功能的完整以及维持机体免疫功能具有重要价值;直接或间接促进了伤口愈合,降低术后并发症,从而提高手术成功率。对新生儿而言,还需考虑较小身体内的器官不成熟和营养储备不足,在较高的能量及营养素需求与较低的耐受性之间产生不协调;另外,如不积极尽早给予肠内营养(enteral nutrition,EN),随意中断或延迟喂养,也不利于肠道成熟,致肠黏膜萎缩和肠道细菌易位,增加感染风险。

事实上,在患儿接受外科手术的围术期,胃肠道不能履行其功能时,如何采用适宜的营养支持方式,尤其在 EN 的临床实施上,面临许多实际操作上的困难和挑战。至今,患儿的营养匮乏在外科 ICU 中普遍存在,有的因术后肠道衰竭或恢复延迟而长期接受单一的肠外营养(parenteral nutrition,PN)致胆汁郁积性肝损;很大一部分医生为避免进一步的肝损,而选择放弃营养支持。故临床应积极推进适时合理的营养支持治疗,以改善患儿的临床结局。

一、危重手术患儿的代谢特点和营养挑战

首先,手术作为一种创伤刺激,引发了机体的应激反应,产生一系列神经内分泌改变,即儿茶酚胺、糖皮质激素、胰高血糖素和生长激素分泌增加,以及胰岛素抵抗引起蛋白分解加快和糖耐量降低。临床主要表现为负氮平衡、血浆蛋白和瘦体组织的消耗,以及高血糖现象。由于这种快速分解代谢反应在创伤和手术后大于单纯饥饿时的低代谢状态,这将严重影响术后的组织修复和伤口愈合。其次,肠道在机体应激时往往处于低灌注状态,可影响患儿肠道结构和功能。肠道血供失调一方面引起组织缺氧导致肠道通透性增加、肠黏膜屏障功能和营养素吸收能力减退;另一方面引起生物活性物质如酶、细胞因子、炎症介质及一氧化氮等释放增加,使组织细胞脂质过氧化,最终使细胞坏死和凋亡增加。临床表现为肠道运动能力下降、菌群失调,继发肠道感染和喂养不耐受。而禁食时间延长本身又可导致肠黏膜萎缩和屏障功能受损,肠道细菌易位,引起严重的肠源性败血症及禁食相关的免疫缺陷。此时,如不注意肠道功能维护,采取长期禁食手段,肠道黏膜因得不到直接的营养支撑,将是雪上加霜的损害。

遗憾的是,当危重手术患儿处于应激高代谢状态,因考虑到肠道功能恢复缓慢,不少外科医生习惯在腹部手术后直到肠道出现明显运动(听到规律的肠鸣音、排气或排便后)才开始启用肠内营养,或者因部分肠道不耐受或各种检查原因,随意和频繁地中断或延迟肠内营养。其实这是一种不明智的选择,也是影响患儿临床结局的重要因素之一。Mehta 等对 8 个国家 31 个 PICU 中 500 名(1 个月~18 岁,平均 4.5~5.1 岁)机械通气 >48 小时患儿进行前瞻性队列研究,记录 10 天营养支持方案,跟踪患儿 60 天或直到出院。入院时 30% 以上的

患儿存在严重营养不良。按规定目标能量和蛋白平均摄入量分别是 64kcal/kg 和 1.7g/kg,但各国机械通气患儿营养供给普遍不足。500 名患儿中 67% 应用了 EN(大多数在入院48 小时内开始启用),其中 71% 的患儿 EN 中断至少 2 天,EN 能量和蛋白摄入分别是规定量的 38% 和 43%。结果发现 EN 完成的能量比例越高,60 天内死亡率越低,即与 EN 完成<33.3% 组相比,33.3%~66.6% 组和 >66.7% 组死亡率的 OR 值分别为 0.27(95%CI 0.11~0.67)和 0.14(95%CI 0.03,~0.61),P=0.002;而单纯 PN 组患儿死亡率的 OR=2.61(95%CI 1.3~5.3),P=0.008。另外,Nilesh 对波士顿儿童医院 PICU 中 EN 实施情况进行了调查,通过 117 例患儿的详细观察和记录,发现接受 EN 的患儿 80 例(68%,其中 20% 是幽门后喂养),共进行了381 天 EN;接受 EN 患儿有 30% 被中断,平均每人中断(3.7 ± 3.1)次(1~13 次),共中断 88 次,累计中断时间 1483 小时,经分析发现其中 51 次(58%)的 EN 中断是可以避免的。机械通气是 EN 中断的最大危险因素,EN 中断导致 PN 应用增加而影响临床预后。因此重视营养支持的重要性以及规范化的应用,这对小儿外科患儿的康复至关重要,应引起临床工作者的高度重视。

二、合理营养支持方案的选择策略

营养素提供给机体的不仅仅是能量,还起到了营养免疫和营养药理作用,故营养好坏与临床预后密切相关。由于危重患儿自身营养素储备少,尤其是危重新生儿和早产儿,其手术耐受能力差,故应加强围术期营养支持,以提高其手术成功率并改善临床结局。单纯PN 和 EN 对于危重术后患儿各有其局限性,目前比较受到关注的是营养支持三部曲:即先由全肠外营养(total parenteral nutrition,TPN)过渡到 PN+EN,最后达到全量 EN。TPN 能抑制胃肠道分泌并控制在空腹水平,减少消化酶对吻合口的刺激,有利于创面修复。当患儿无法经肠道摄取营养或营养摄入不足时,可选择 TPN 或部分 PN 供给热量、液体和营养物质。但较长时间的 TPN 将造成肠黏膜萎缩、肠内细菌及内毒素易位、淤胆和肝功能损害等。因此,更符合生理途径的 EN 具有更安全和合理的优点,同时对稳定血糖、维护肠黏膜的完整以及减少肠道细菌易位等至关重要。而且,EN 首先由肠黏膜吸收营养,经门静脉入肝,符合肠道和肝胆生理,不会导致肝功能受损。

术后营养支持方案已由过去的优先选择 PN 到现在的 PN+EN,更注重早期 EN 的实施。术后如何尽早实施 EN 也是近十多年来备受关注的问题,尤其是腹部手术患儿是否应该早期喂养,不同专家学者对此存在争议。有学者认为术后早期肠道尚未恢复,过早给予 EN 可能增加手术并发症;也有学者认为早期 EN 有利于肠道成熟,可以更好地保护肠黏膜屏障,防止肠道细菌移位,还可降低代谢应激,有利于康复和保证生长。早在 1984 年,Mochizuki的一项研究探索了早期肠内营养对降低烧伤后高代谢的机制。57 只烧伤豚鼠被分成三组,即 A 组(早期喂养组,n=19)为烧伤后 2 小时内给予 175kcal/(kg·d),B 组(延迟喂养 I 组,n=20)为适应 72 小时后给予 175kcal/(kg·d),C 组(延迟喂养 II 组,n=18)同样适应 72 小时后给予 200kcal/(kg·d),三组均胃管喂养持续到 14 天。结果显示 A 组在烧伤后 1 周起的静息代谢消耗(RME)开始低于其他两组,第 13 天的 RME 增加(仅 109%)显著低于 B 组(144%,P<0.05)和 C 组(137%,P<0.05)。烧伤后 1 天,A 组空肠黏膜最重最厚(P<0.001),黏膜重量与血浆皮质醇浓度(r=0.829,P<0.001)及胰高血糖素(r=0.888,P<0.001)呈负相关。烧伤后 2 周,A 组尿香草基杏仁酸(VMA)排泄、血浆皮质醇及胰高血糖素均最低(P<0.05~0.001)。这些

激素水平与 RME 有很大相关性（$P<0.01\sim0.001$）。这一发现显示创伤应激后的早期肠内营养通过维持肠黏膜屏障的完整性及防止代谢激素的过度分泌而起到了预防高代谢的作用。

除了动物实验发现早期 EN 能减少动物能量消耗外，Moore 的 Meta 分析整合了 8 个前瞻性的随机对照研究，共 118 例 TEN 对比 112 例 TPN 外科手术患儿，结果显示尽管 TEN 组的氮摄入和氮平衡不如 TPN 组，但 TEN 组败血症的发生率显著少于 TPN 组 (18%：35%，$P=0.01$)，同时也证实了高危手术患儿术后早期 EN 的可行性。Walter-Nicolet 等对 73 例腹裂手术患儿进行了临床对照研究，22 例早期微量肠内喂养组（EMF 组，肠吻合后 5 天开始每小时 1ml 鼻饲母乳或库乳，连续 5 天后每天增加 12ml/kg）和 51 例传统延迟喂养组（对照组，术后肠蠕动完全恢复后开始喂养）均在术后 24 小时内接受 PN，结果发现 EMF 组 EN 开始时间较对照组显著提前 (5 天 vs 11.5 天，$P=0.0005$)，EMF 组的排便时间及达到全量 EN 时间较对照组早，且能显著减少患儿 PN 应用时间、院内感染发生率及住院天数，改善腹裂患儿的临床结局。

Ekingen G 对 56 例患有各种先天畸形需接受腹部手术的新生儿，进行了早期 EN 的多中心前瞻性观察研究。其中 33 例新生儿术后早期给予肠内喂养（EEN 组），即平均术后 12 小时（8~20 小时）开始通过鼻胃管给予每小时 3~5ml 母乳，每次喂过后钳夹鼻胃管 40 分钟；其余 23 例按照传统方法，待术后闻及肠鸣音、排气或排便后，开始以清流汁过渡到母乳喂养（对照组）。各组再根据是否接受肠吻合术或单纯剖腹术分成亚组。结果显示"EEN- 肠吻合术组"比"对照 - 肠吻合术组"术后首次排便时间和达到全量肠内喂养时间早，而鼻胃管引流持续时间及住院天数缩短。"EEN- 剖腹术组"较"对照 - 剖腹术组"术后首次排便时间也提前。四组患儿都没有发生吻合口瘘或裂开。对照组有 2 例伤口感染，2 例死亡。提示新生儿术后早期给予少量母乳喂养可以耐受，即便对于进腹肠吻合患儿，早期肠内喂养也是一种安全可行的方法。

另外，很多研究证实胃内喂养不耐受的危重患儿经鼻空肠管喂养较肠外营养更安全有效。英国 Ann McDermott 等护士通过对以往儿科鼻空肠置管（nasojejunal tubes，NJTs）指南进行了改良和实践，对 21 例患儿成功放置了 27 次 NJTs，尽管其中有 58% 的患儿因置管或喂养不成功仍需接受 PN 支持，但绝大多数护士或医生 (26/27) 认为该指南简单易于操作，同时也增加了空肠喂养频率，改善了肠内营养的耐受性及营养结局。国内蔡威等总结小儿消化道手术时经皮穿刺造口置管早期应用肠内营养支持的经验，提示大部分患儿在术后 3~4 小时即可耐受少量微泵输注空肠喂养，并获得良好的营养支持效果；王俊等对食管闭锁新生儿的围术期的分析研究，发现术中预留空肠喂养管，术后早期给予 EN 对患儿的术后恢复，尤其对术后出现吻合口瘘的自然愈合起到了很大的促进作用，同时减少了 PN 的使用量，缩短了 PN 使用时间，避免了可能出现的 TPN 相关的并发症。

临床选择何种营养支持方法取决于患儿的肠道功能、肠道的足够长度、肠屏障和肠动力存在，有良好的吸收能力，应积极给予 EN，住院或创伤后 24~48 小时内的患儿血流动力学指标稳定则可进行 EN。相关研究发现，术后消化道正常肌电活性出现时间依次为小肠 4~8 小时内（38% 4~8 小时内出现，74% 在 24 小时内出现），胃和结肠正常肌电活性分别在 24 小时和 3~5 天出现，故早期 EN 在绝大部分患儿中是可以实现的，这为临床早期 EN 提供了良好的基础。肠道不完全梗阻、胃轻瘫、易发生误吸、肠壁水肿吸收能力差及肠道细菌过度增生等患儿首先要保证液体和能量的日需要量，注意防范误吸。根据患儿病情和年龄选择合适的配方(如短肽型、游离氨基酸型或含有较高 MCT 比例等)、剂量及喂养途径(胃管或空肠管等),必要时可采取经皮内镜胃造瘘术和空肠造口术给予肠内管饲。当患儿肠道由于缺血、完全性肠梗阻及腹腔感染等导致肠衰竭时,则肠外营养支持成了唯一的选择。当然,随着病程的变化,需定期进行肠道功能和营养风险评估,以指导营养干预方案的及时调整。

三、临床相关应用指南和推荐意见

目前得到公认的合理营养支持原则是:应用全营养支持,首选 EN,必要时 EN 和 PN 联合应用。同样,2009 年 ASPEN 对于危重患儿营养支持的指南中提出,如果肠道有功能且能耐受,应首选肠内营养;要克服各种困难尽量避免中断肠内营养;危重患儿肠内营养的最佳位置(胃、幽门后或经幽门)还没有足够的证据支持,与经胃喂养相比,幽门后或经幽门喂养可改善能量摄取,幽门后喂养常用于有吸入风险和经胃喂养失败患儿。2010 年我国由肠外肠内营养学分会儿科协作组制定的"中国儿科肠内肠外营养支持临床应用指南"中也强调肠内营养是首选的营养支持方式,当患儿不能正常饮食时,就应考虑通过各种方法给予肠内营养。欧洲小儿消化肝脏和营养学会(ESPGHAN)基于有效的循证和专家的临床经验制定小儿肠内营养支持(ENS)的推荐意见中指出,基于牛乳蛋白、纤维素以及能量和营养素浓度与年龄相适应的标准,多聚配方适于大多数患儿;如果可以,胃内喂养优于幽门后喂养,间隙喂养优于持续喂养,因其更符合生理;预期肠内营养(EN)超过 4~6 周则是胃造口或肠造口的指征;所有胃造口方法中经皮内镜胃造口术是首选方法;强烈提倡建立多学科营养支持小组,程序化的卫生管理和正规监测使最小化发生 EN 并发症。

综上所述,外科 ICU 医生除了关注围术期患儿与疾病相关的症状和体征外,还需关注其能量和营养素的供给和储备情况,重视围术期的合理营养支持。建议每天计算和通报患儿累积热量亏损情况;机械通气患儿需积极放置喂养管;尽量减少围术期的禁食时间,术后尽早实施肠内营养(即使是微量喂养);选择能量和营养素浓度与年龄和肠道功能匹配的肠内营养配方替代传统医院自制的清流汁膳食(如米汤等);首选胃内喂养,必要时空肠喂养,超长时间 EN 建议经皮内镜胃造口放置喂养管;各种诊断检查前尽量减短禁食持续时间,排除各种 EN 可能的障碍,避免 EN 的中断;PN 尽量作为 EN 不足的补充而不是全部。关注个体化,在患儿不同疾病及不同病程阶段需根据肠功能状况选择最佳的营养支持途径、方法和配方。

(汤庆娅)

第三章　儿童肿瘤

第1节　儿童肿瘤外科治疗中的
偏见与挑战

目前,肿瘤已成为21世纪临床医学的重点问题,然而儿童肿瘤明显受到忽视。主要是由于人们对于儿童肿瘤缺乏了解,特别是对儿童肿瘤的外科治疗存在偏见。

1. 儿童肿瘤治疗中的偏见与挑战

（1）社会偏见

1）认为肿瘤是老年病,儿童肿瘤罕见,即使患了也无关紧要。

2）认为治疗没有价值,癌症的预后不好,难免转移与复发,小儿治疗更加困难。且癌症的治愈率低,治愈后长期生存率也低,反而给家庭及社会增加负担。

3）外科治疗是一种伤害,手术很难切除干净,并且手术有一定的危险,也可能促进播散。人们往往愿意接受化疗,认为癌症对化疗敏感,如果化疗无效,手术也无益。

上述社会的偏见部分来源于医学在癌症面前的无能以及医生在治疗上的悲观与放弃。不少医患认为,对于癌症的治疗是白受罪、白费力、白花钱。因而,攻克癌症的进步更慢。

为提高肿瘤的治疗水平,首先医生要纠正偏见:①肿瘤是重要疾病。世界卫生组织提出21世纪儿童的两大杀手是意外创伤与恶性肿瘤。儿童肿瘤的发病率比创伤低,但死亡率却超过创伤。②治疗是有价值的。事实上儿童肿瘤的疗效比成人肿瘤要好。儿童肿瘤对化疗较敏感,无瘤治愈率较高。治愈后为社会服务的年限远比老年人长。而且儿童的安危往往牵动三家情绪,其社会效益不可低估。③外科治疗不可缺少。儿童肿瘤的治疗目标是无瘤生存,手术切除是主要的治疗手段,特别是儿童肿瘤发现时经常已经很巨大,完全切除有一定的困难,但手术切除很有必要,虽切除困难,也可以改进,而不能因噎废食。这是对小儿肿瘤外科医生的挑战。

（2）医生面临的挑战:当前小儿肿瘤外科临床的突出问题是:①发现晚,确诊迟。改进的办法:首先,加强孕妇产前B超检查;新生儿产房检查增加腹部体查(最好再加直肠内透光检查);儿童定期体检,把排除肿瘤列为常规。其次,应开发活检与肿瘤标志物检测,提高肿瘤诊断水平。②肿瘤大,无挤压切除难。肿瘤手术要求操作空间大,术野无血,直视下锐分离,无牵拉挤压完整切除,因此手术切口要大,特别是腹部巨大肿瘤,因小儿肠管胀气干扰手术,常需胸腹联合切口。术中应尽量运用各种止血刀,但仍然存在打击大、出血多及手术时间长的问题。因此,设法于术前或术中使肿瘤体积缩小,方为上策。可采取术前化疗、放疗,术中先行瘤内切除(用于软质瘤如肾母细胞瘤)及分段切除(用于硬质瘤如神经母细胞瘤),使瘤缩小,再于外部直视下分离。如能将此系列技术转入微创治疗(如腹腔镜下操作)则更好。如能再进一步采用遥控技术(如伽马刀和聚焦超声刀等)切除则更为理想。此外,缩短综合治疗的疗程,节省费用也是研究的课题。③发病无统计,疗效无展示。应组织全国同道合作开展儿童肿瘤的流行病学调查以及诊疗信息交流,规范诊疗方法,统一疗效标准。

2. 医患共同促进,克服恐癌心理。恐癌心理已是全世界人们的通病,克服恐癌心理很可能要从儿童肿瘤开始。在独生子女家庭组成的中国,孩子更牵动人们的心。但克服恐癌的社会心理绝非一朝一夕之事。20世纪人们与"恐痨"抗争的成功,可做借鉴。

新中国成立初期,医生不敢直说"结核"或"TB",必要时说"Acid-fast"。结核患儿升学难、就业难、结婚难。现在,虽然结核病仍然存在死亡、残疾及传染的可能,但人们已经不怕了。对比癌症,本不应比结核更可怕。

(1) 恐癌的历史比怕痨病的有关记载年限短得多。发病率也远比当年的结核低,癌症不传染。

(2) 社会重视与抗癌组织的投入不比当年抗结核工作薄弱。

(3) 治疗措施比当年治痨的"休养、化疗、手术"方法先进,且治癌的效果提高很快。

(4) 抗结核药物的进步固然是控制结核的根本。但结核是慢性病,短期内很难让群众看到疗效。20世纪50年代骨科前辈方先之教授倡导在抗结核药物治疗下推行骨结核的病灶切除术,使多年不愈的流脓瘘管、肢体残疾、卧病不起、等待死亡患儿,术后病灶消失,立竿见影。这样鲜明的疗效展示于众,使医务人员和广大群众亲眼看到医学的威力,因而有了信心。因此,恐癌心理的不减,是否与癌症的疗效展示尚未引人注目有关呢? 如果能把巨大肿瘤切除治愈,是否就可能加速转变群众对于癌症治疗的印象? 如小儿腹部巨大肿瘤中肾母细胞瘤、肝母细胞瘤及神经母细胞瘤等,各地医院都很常见。有的腹大惊人,但一般对抗癌治疗敏感,大有治愈的希望。一旦术后肿瘤消失,医患对治疗的信心必然增加。因此,在儿童肿瘤的治疗上,医患应共同促进,不要认为疗效展示是表面文章,是哗众取宠。人文医学时代,社会心理作用对医疗工作的影响不可低估。小儿肿瘤外科医生应团结一致,共同应对肿瘤的挑战。

(张金哲)

第2节　儿童肿瘤外科手术技术急需规范

儿童手术技术有年龄特点,肿瘤手术技术也有特殊要求。目前小儿肿瘤多由小儿普外科医生实施,多数未经肿瘤外科训练,术中出血与扩散现象令人担忧。现代肿瘤治疗强调综合疗法,许多研究者偏重于化疗及生物疗法,肿瘤的切除也向无血切除与远程切除(如伽玛刀和聚焦超声刀等)方向发展,这是医学上的划时代进步。相形之下手术切除技术的发展相对滞后。事实上,实体瘤的基本治疗仍以手术切除为本,儿童肿瘤外科手术技术急需规范。

一、小儿手术操作技术的特点

不同年龄小儿的手术特点对小儿外科医生而言,无需赘述,现举几个新生儿实例,以兹印证。

（一）开腹手术的特点

1. 切口　新生儿腹腔小,肿瘤体积相对大,而肿瘤手术要求暴露充分。一般需做较大的横形切口,将小肠全部提出腹腔,妥为保护,以免妨碍腹内操作、挤压肿瘤或使用牵开器时压伤小肠。

2. 肠胀气　开腹后见到严重胀气肠管,应首先用细针接吸引器减压,待膨胀肠管变软后,方可探查,以免提出肠管时浆肌层爆裂。

3. 临时紧急关腹　万一肿瘤难以切除,患儿情况危急,需立刻关腹抢救。小婴儿腹腔小,小肠多积气,如果临时麻醉不充分,很难使小肠顺利还纳。紧急关腹的办法是:先不要还纳小肠,从切口的一端缝合腹壁,留 2~3cm 小切口,再用环头肠钳按顺序将小肠送回腹腔深处,最后缝合剩余小伤口。

（二）开胸手术的特点

1. 切开　新生儿胸腔切口受肋骨的限制,最大切口为第 6 肋间。除非特殊要求,一般都采取绕肩胛骨下角皮肤切口进入第 6 肋间。常规是切开肋间肌直接进入胸腔(不切肋骨)。

2. 关胸　皮下 4 针贯穿肋间缝合,将切口两边肋骨并拢绑扎严紧即可。必须保证无漏气,有漏气则需补缝。

术后胸腔常需负压引流或吸引式引流。需注意的是小儿胸壁薄,特别是新生儿,胸壁厚度不可能达到引流孔直径的 2.5 倍,闭式引流很难维持 3~5 天不漏气,因此不留置引流,宁可每天穿刺。

（三）尿道手术的特点

新生儿男孩尿道太细小,插一个 8F 导尿管等于插一个塞子。平时膀胱内无压力,有尿可以流出,腹部稍用力则使尿液自管外溢出,甚至将导尿管一起排出。所以,小婴儿尿路引流应靠耻骨上造瘘,特别是尿道手术更不宜插尿管。

（四）开颅与椎管内手术的特点

新生儿、小婴儿用开颅大钻非常危险,应选用合适的环锯和颅剪。新生儿背部中线软组织太薄,椎板切除后一旦伤口感染、裂开会直接暴露脊髓,所以多用大弧形或 S 形切口以保护中线不裂。小婴儿脊柱节数难摸准,需事先经皮钉钉拍片,切开后以钉为节数标志。

二、肿瘤手术操作要求

肿瘤手术技术要求与一般普外手术常规操作不同,如无相应训练,术中可能增加手术危险,远期可能影响复发和转移。

（一）探查

探查应按照"未看清前先不要动肿瘤"的原则。探查肿瘤时首先应注意肿瘤表面的出血趋势,是否布满张力较高的血管,或稍一触动则渗血活跃;然后注意有无完整被膜,是否有张力;肿瘤的解剖位置如何,来自什么器官,移动性如何;最后必须认清肿瘤周围重要器官,特别是大血管。必要时先摆入粗线做安全预置止血带,以备随时作为牵引线或暂时结扎止血。

(二)肿瘤分离

探查后先设计分离步骤,以"步步为营、随时能停止、能下手术台"为原则。要求直视下锐分离,轻轻划切无挤压,看见血管随时处理,保证术野无血。巨大肿瘤暴露不全,轻轻钝分使肿瘤松动后,处理粘连部位,仍以锐分离为原则。

(三)分离大血管及神经干

必须在充分暴露直视下分离。游离大血管要用锋利的刀刃轻轻划离血管或神经周围纤维层,划切方向要沿血管或神经的长径,边切边看纤维层自然向两侧分开。

(四)分离粘连

肿瘤与周围器官的粘连可分 3 类,即软粘连、硬粘连与骨面粘连。

1. **软粘连** 肿瘤可移动,应在直视下逐层分离、切开,找到自然分界间隙后,用手指分离扩大间隙,争取能容纳拇指与示指对捏分离(finger breaking),以免对瘤体产生压力。软粘连纤维组织内部常有血管、神经,特别是牵扯变形异位的邻近器官,必须注意辨别,妥善处理。

2. **硬粘连** 肿瘤基本不能移动,只能在直视下锐分离,边试探,边切开。虽然硬粘连组织中很少夹杂大血管神经,但可能有重要器官附着于粘连组织边缘。因此每切一刀,要先摸硬度,可疑时用细针穿刺抽吸或注水,以感觉压力、阻力。切忌强力掀动,以免肿瘤受压或撕破粘连的血管,引起突然出血。

3. **骨面粘连** 指肿瘤与骨膜融合,丝毫不能移动。此种粘连间基本上无大血管或其他器官,只要紧贴骨质表面分离,不会伤及重要器官。但此种粘连非常牢固,必须强力分离。一般无压力技术不可能分离,只能用骨衣剥离器紧贴骨面,限制推进距离,稳步缓慢硬分,以免压迫或牵扯肿瘤。

(五)巨大肿瘤的分离

巨大肿瘤背面,例如巨大 Wilms 瘤,常与腹膜后大静脉粘连。经腹部切口时,灯光和视线都不能达到。盲目搬掀,可能撕破大血管,发生台上死亡。因此,有人主张胸腹联合切口,保证肿瘤后的直视下操作。如有条件,利用可屈窥镜(如鼻咽直接喉镜)插入肿瘤背后,在屏幕观察下,用手术台上 B 超探头,或穿刺探查,探明肿瘤背后情况后,进行器械分离,或手指分离。术中如不幸肿瘤破裂,或术前已经破裂,应尽量将溢出的瘤组织掏净,冲洗吸干,彻底止血,切除残余瘤体。局部留置化疗药物及放疗标志(如留置银夹)。

三、腹腔镜技术的使用

腹腔镜切除肿瘤应该是最理想的技术。从肿瘤外围切断分离,不需大幅度移动肿瘤或其脏器,整切除后装入袋内破碎或激光气化后吸出。虽然目前尚未达到这种水平,但至少可用于肿瘤穿刺、插管、活检以及随诊性二次探查。腹腔镜可以完成开腹做不到的操作。"手术野有时看不见,指端就是眼睛",设计镜用模拟指端探查器,把压力计、温度计及微间隙影像反映到屏幕,可以预防大出血。如能把探查器先端做成模拟指端压迫器,即与手指一样的软硬度与弹性,出血时可以立刻压住出血点。再设计一个快速吸引器,清除积血,更有利于止血措施。先进器械的开发固然是工程技术专家的事,但设想与要求必须由外科医生提供。

以下简单介绍指套刀。指套刀系 1980 年由笔者自己设计并使用的器械,基于手指是最灵敏的手术器械的思想,在手套外加一金属指套,如西洋顶针,加强指甲,模拟骨衣剥离器的剥离能力。既能伸出指端探查又能用铁指甲抠开硬物。可在一般器械进不去、看不见的部位操作。其原理可运用到腹腔镜,为设计模拟指端镜用器械作参考。

四、术后护理的改革

儿童肿瘤术后现行护理常规已落后于时代。以腹部肿瘤为例,一般为卧床、固定、禁食及减压,至少 3 天。与患儿的要求相差太远。一般小儿手术后普遍有找母亲、怕痛、要动及想吃 4 个要求。但腹部肿瘤手术打击大,反应严重,常规监护下(重病护理)家长常被拒之门外。患儿睁眼目无亲人,伤口疼痛,为了术后点滴、减压、引流及保护伤口,只好绑在床上,手脚都不能移动,加上肠麻痹、腹胀及无食欲,只好禁食,消化道停止活动。开展腹腔镜手术有望解决严重的术后反应,手术步骤设计应尽量避免遗留术后痛性护理的要求,母亲能适当抱出活动,小量喂食,肯定对术后康复有利。对腹部反应严重、必须禁食减压者,也可采用局部固定、随身吸引式引流。随时小量喂水,吸引器自然吸出。对危重、意识不清的患儿采用旧的常规护理时,最好也考虑睡眠疗法,减少患儿痛苦。预防肺不张可以采用定时加压吸氧,使肺定时充分张开。在术后止痛问题上,医生要提高认识,特别是术后身体检查、换敷料、看伤口及拆线等操作,应设法避免疼痛,减少患儿恐惧。

(张金哲)

第 3 节　儿童肿瘤治疗中的营养评估与营养支持技术

营养支持是肿瘤患儿治疗方案中的重要组成部分。随着对肿瘤患儿营养代谢过程的深入了解以及临床营养支持技术的进展,几乎所有肿瘤患儿的营养支持成为可能。将儿童营养的分期、评估和营养支持技术融入肿瘤患儿的治疗方案已日渐引起临床关注。

一、肿瘤患儿的代谢特点

(一)肿瘤负荷及特征

恶性肿瘤细胞的迅速增长造成体内负荷超载,而小儿恶性肿瘤诊断时往往已属晚期。Donaldson 报道在同一个医疗机构中,恶性肿瘤患儿与良性肿瘤患儿相比,其营养失调的发生率并无显著差异,但患有转移性肿瘤的儿童营养不良的发生率大大提高,达 40%,其中造血系统来源的恶性肿瘤将导致非常大的肿瘤负荷,这是因为碳水化合物无氧酵解的增加超过氧化利用而导致乳酸性酸中毒。成人患者中常见的副癌综合征,是以非直接的肿瘤生理效应为特征,表现为某种激素异常分泌,导致代谢紊乱。在儿童这种现象常见于间脑综合征,通常由下丘脑前部第三脑室前壁的肿瘤引起内分泌紊乱。在神经母细胞瘤中常见的营养不良通常被认为是由于儿茶酚胺分泌过多所导致,但是儿茶酚胺分泌水平和症状之间的相关性并不明显,这些患儿有时会发生水样腹泻伴钾的大量丢失,这是由于肿瘤分泌血管活性肠肽的缘故。

（二）代谢失调

肿瘤患儿的营养状态、年龄、性别、体温、激素及病理状况,如手术、创伤和感染等均可影响代谢率,特别是营养状况,这对于决定其静息能量需要和能量消耗尤其重要。除了肿瘤负荷很大的晚期病例,儿童一般较少出现静息能量消耗的增高,相反,有些实验研究表明,肿瘤患儿食物摄入的减少并不降低静息能量的消耗。已有研究表明恶性肿瘤与广泛的代谢紊乱相关,如降低营养物质利用率;影响蛋白质、糖类、脂肪、维生素及矿物质的代谢;糖类代谢的异常包括葡萄糖不耐受和外周胰岛素抵抗。这往往出现在肿瘤晚期并和广泛转移有关,脂肪代谢的异常主要包括体脂的丢失和高脂血症。

（三）生长发育状态

体内肿瘤的负荷与低效率的能量代谢最终导致生长期儿童的营养状况迅速恶化,对正处于生长发育高峰期的青少年,尤其当他们接受强烈化疗时,变得特别脆弱。如 Carter 报道尤文肉瘤通常发生在生命中的第 2 个 10 年中,因此该病与营养不良相关性极强。

二、营养不良的风险因素

许多营养不良是医源性的或是疾病进展的直接后果。许多因素与营养状况的恶化有关,包括化学的、生理的、机械的以及心理的改变。

（一）食欲减退

无论是原发肿瘤因素还是治疗所导致的后果,食欲减退都是导致营养不良的主要原因。有些厌食与放疗及化疗有关,可能的机制包括影响食物摄入的控制或唤起早期饱感的中枢神经系统异常,中枢 5- 羟色胺活性的增高也是肿瘤患儿食欲减退的另一常见因素,并最终导致恶病质。

（二）味觉障碍和黏膜炎症

进展期肿瘤导致味觉改变在成人已被证实,并可能存在于儿童。味觉改变极为复杂,并随肿瘤类型、患儿性别及特殊刺激物的使用而多种多样,在儿童头部和颈部的放疗常可导致味觉改变。长期存活的肿瘤患儿中,牙齿问题十分常见。黏膜损伤是一些化疗药物在常规剂量下的常见副作用,这一现象常局限在治疗期间并可在间歇期获得缓解,但已足够成为医源性营养不良的重要因素。

（三）恶心和呕吐

常用抗肿瘤药物作为非特异性刺激原,在大鼠中可导致条件性的厌食。Bemstein 的实验研究显示接受化疗的肿瘤儿童可迅速引起反射性的恶心和呕吐,某些化疗药物还是强烈的致吐剂,如顺铂、阿霉素及氟尿嘧啶等在大多数患儿中均可导致严重的胃肠道症状,婴儿病例相对年长儿较少受到药物所致的恶心及呕吐的影响。

（四）腹泻和吸收不良

腹泻和吸收不良是儿童期肿瘤的常见并发症,这可能是肿瘤产物（如神经母细胞瘤所分泌的血管活性肠肽）、黏膜炎症及随后所致吸收不良,肠管被肿瘤浸润、长期使用抗生素以及局部放疗的后果。

（五）肠梗阻

有些肿瘤可导致机械性或功能性的肠梗阻,化疗药物也有此副作用,例如长春新碱、长春碱及去乙酰长春酰胺,麻醉药物有时可协同长春碱类药物的作用,这种肠梗阻通常很严重,并且明显延长了小肠摄入不足的时间。肠道梗阻还可来源于其他器官对胃肠道的外在压迫以及腹部手术的晚期并发症。

(六)感染

肿瘤放疗和化疗都可引起免疫抑制而发生各种感染,很多肿瘤患儿的感染性并发症与营养状况有关,而感染又导致营养状况进一步恶化,最终进入恶性循环。有研究表明,铁的状态是影响免疫状况的重要因素,Carter 的研究提示肿瘤患儿存在膳食中铁摄入较低的问题。

(七)心理因素

反复化疗及治疗操作可导致患儿出现条件反射性的预期呕吐,这一现象在青少年中更常见。绝大多数家长对肿瘤患儿所表现出的关怀和爱心反映在过度希望患儿能够尽可能地摄入食物,甚至强迫患儿进食上,这些均可进一步引起患儿食欲不佳而拒食。另外,癌症是致命疾病,但家长往往不能完全遵从医嘱,家长可能给予患儿服用不规范的私药和多种过量的维生素等。

三、营养支持的指征

一般而言,当消化道超过 10 天不能维持正常生理功能,或自愿摄入食物量少于预计可供生长发育或营养不足时,应该进行营养支持,这对于需要反复抗肿瘤治疗的儿童有着重要意义,特别是患儿对抗肿瘤治疗产生胃肠道副作用时。营养支持的指征如下:①患儿体重较发病前降低 >15%。②相对体重与身高比 ≤ 90%;或根据国家健康统计中心 (NCHS) 之生长发育图表,体重身高比 ≤ 第 10 百分位点。③血清白蛋白 <3.2mg/dl。④根据手臂脂肪面积(AFA)或被膜下皮肤厚度 (<1 岁) 估计能量储存,均低于同年龄同性别儿童之第 5 百分位点。⑤患儿的体重和(或)身高之百分位点目前降低 2 个百分位数。如患儿患病前身高位于同年龄同性别儿童中的第 75~90 百分位点,目前降低至第 25~50 百分位点。

四、营养支持方法

制定恶性肿瘤患儿的治疗方案时,应将营养分期、评估及支持融入整个治疗方案中。患儿营养支持有 3 个层次的选择:①饮食咨询、鼓励进食高营养食物及心理辅导;②胃肠内营养,包括鼻胃管饲及胃造瘘术管饲;③胃肠外营养。无论采用何种营养支持方法 (胃肠内或胃肠外营养),均应先测定患儿体内成分及能量消耗,以完善制定适合于患儿的特定营养方案。

肠道营养是一种有效的营养支持方法,可维持正常的肠道黏膜及功能,减少脂肪性肝脏病变及结石性胆囊炎的发生,价格便宜。此方法最适用于患有轻度营养不良的肿瘤患儿,如有良好预后的急性淋巴性白血病患儿、较早期肿瘤、营养状况尚好的患儿及患有进展期肿瘤、目前处于缓解期并在接受维持治疗的患儿。肠内营养支持可分为自主经口摄食及“强迫”摄食方案。经口摄食强调充分使用喜爱的高营养食物,含有浓缩的碳水化合物、蛋白质及脂肪,要素膳配方可取代正常饮食,也可作为辅助营养品。一旦自主经口摄食无法满足要求,可进一步采用管饲法,短期可经鼻胃管进行,长期则需经胃造瘘或空肠造瘘术,采用要素饮食替代配方。管饲法较经口摄食有以下优点:①管饲可将营养物运输至梗阻肠段远端。这对患有头颈部及食管肿瘤的患儿尤其重要。②营养配方溶液可缓慢持续地输入，保证营养物质有足够时间在限制空间内充分的吸收与利用，如当肠道黏膜因化疗或放疗损伤、短肠综合征以及中下段肠道部分梗阻性病变。③特殊的营养物质因其味道欠佳而难以口服摄入，但可通过管饲进入胃肠道。市场上可购及的营养配方蛋白质往往由酪蛋白及乳清蛋白组成，脂肪类由甘油三酯或菜油组成。近来研究提示在营养配方中添加特定的营养素，如鱼油、谷氨酸、精氨酸、可吸收性核苷酸等，这些配方相对渗透压较低，且残渣较少。不具正常消化道功能的患儿适合基础配方，内含氨基酸和短肽作为蛋白质来源，低聚糖为糖类来源及低脂肪含量或采用中链甘油三酯作为部分脂肪来源。

当肠内营养方案无法提供足够的营养物质时，就有短期联合应用外周静脉胃肠外营养的指征；不具正常胃肠道功能的患儿若需要营养支持长达或超过 28 天就有中心静脉胃肠外营养 (CPN) 的指征。对于严重营养不良病例，CPN 可协助患儿承受长期在生长发育过程中的强烈抗肿瘤治疗。Bemstein 报道 28 例患神经母细胞瘤及 Wilm 瘤的患儿，CPN 可提高上臂肌肉面积 (AMA)，随后采用肠内营养维持 AMA 增加。一旦胃肠道功能恢复，应由胃肠外营养过渡至肠内营养。肠内营养及胃肠外营养之间的应用不是绝对单一的，最终所采用的营养支持途径应该是最可行、最有效及最少副作用的方法。总体而言，营养支持疗法有效的标准包括：目前体重大于标准体重，手臂脂肪面积 (AFA) ≥同年龄同性别儿童中第 10 百分位点，血清白蛋白≥ 3.2mg/dl。

总之，肿瘤患儿营养不良导致恶病质很常见，并严重影响患儿的存活期及生活质量，临床应把肿瘤患儿的营养评估以及营养支持作为整体治疗方案中的重要部分。

（雷忆华　郑珊）

第 4 节　动态监测儿童肿瘤耐药的临床意义

恶性肿瘤的两个难题即全身性和异质性已成为业界共识，全身性即一旦确诊其肿瘤细胞已不局限于某一局部；异质性即同一肿瘤在不同患儿或同一患儿在不同疾病阶段其临床表现不完全相同，甚至完全不相同。肿瘤的综合治疗包括外科手术、化疗、放疗、生物治疗及免疫治疗等。化疗在肿瘤综合治疗中具有不可替代的作用。肿瘤早期手术切除后可通过化疗清除微小残留病灶，预防肿瘤复发；临床上对 3~4 期中晚期病例给予术前化疗即新辅助化疗，经过 3~4 个疗程后肿瘤体积缩小，血供减少，与正常组织间隙明显，有利于完整切除原发肿瘤，肿瘤转移病灶的处理也更为容易有效；长期化疗可抑制肿瘤生长，患儿可获得无瘤生存，或更高的 5 年生存率。研究表明，肿瘤组织在多次化疗后获得耐药性是化疗失败的主要原因，而肿瘤细胞耐药基因高表达是化疗耐药的主要原因。因此，通过外周血动态长期定量监测肿瘤耐药并贯穿于化疗全过程，为临床提供敏感化疗药物，是提高化疗疗效、减轻化疗并发症、改善肿瘤患儿生存质量以及提高治愈率的重要措施。

一、肿瘤耐药基因与耐药

引起肿瘤组织耐药性增加的因素很多，主要原因是肿瘤细胞耐药基因高表达，在相关耐药蛋白的作用下，对化疗药物通过吞饮、转运及外排等作用，降低肿瘤细胞内化疗药物浓度而获得耐药。

耐药基因是一个大家族,包括数十种耐药基因系列,常见且对临床化疗特别重要的耐药基因及相关蛋白有 *MDR1*、*MRP*、*LRP*、*GST-π* 及 *Topo-Ⅱ*。研究表明,*MDR1* 基因的相关蛋白 P-gp 是对化疗药物耐药影响最重要的蛋白。

5 种耐药基因的主要作用机制及作用化疗药物:① P-gp 是由 *MDR1* 基因编码的一种能量依赖性药物排出泵,当药物进入细胞后,P-gp 结合药物分子,同时结合 ATP 后释放能量,使药物转运到肿瘤细胞外,也可直接从胞膜排除药物,使胞内药物浓度始终维持于低水平形成耐药,由此可介导植物碱类、阿霉素、紫杉醇及泰素帝等抗癌药物的耐药。② MRP 与 P-gp 同属 ABC 超家族膜转运蛋白,可转运多种有机阴离子物质,它也是一种 ATP 依赖泵,能将带负电荷的药物分子逆浓度泵出到细胞外,还可通过改变细胞质及细胞器的 pH 值,使药物到达作用部位的靶位点时浓度降低,从而产生肿瘤耐药。MRP 与 P-gp 之间存在交叉耐药种类,包括长春碱类、阿霉素及足叶乙甙等。③ LRP 是穹隆蛋白的主要成分,阻止以细胞核为靶点的药物通过核孔进入胞核,并将进入胞浆的药物转运至运输囊泡中,以胞吐的方式排出细胞外,从而影响药物的胞内转运与分布,致靶点药物有效浓度下降产生耐药。LRP 主要介导阿霉素、铂类、柔红霉素、米托蒽醌及烷化剂等的耐药。④ GST 是机体中催化 GSH 与亲电物质结合的一类酶系,具有多种生物学功能,结构多样,其中 GST-π 与恶性肿瘤耐药关系最密切。GST-π 不仅可催化亲电物质与 GSH 结合,而且本身可和亲脂性细胞毒药物结合,增加其水溶性促进代谢,最终将毒性物质从尿液中排出或降解为无毒性的醇类物质,从而降低抗肿瘤药物的细胞毒作用,其主要介导对顺铂、氮芥类、烷化剂及蒽环类等的耐药。⑤ Topo 是一种能催化 DNA 超螺旋结构局部构型改变的基本核酶,其中 Topo-Ⅱ 与细胞耐药关系密切。化疗药物通过该酶与 DNA 交联形成共价复合物,导致肿瘤细胞死亡。DNA 拓扑异构酶同时又是许多化疗药物重要的攻击靶点,导致该酶减少或活性下降,使得可分割的复合物减少,肿瘤细胞 DNA 损害减少,并具有修复力,使肿瘤细胞不因 DNA 断裂而死亡,从而产生耐药。Topo-Ⅱ 主要介导蒽环类、鬼臼霉素及阿霉素等的耐药。

研究表明,通过细针穿刺活检、外科手术肿瘤组织活检及外科手术切除原发病灶切取肿瘤组织活检,可准确定量实时检测肿瘤耐药性。获得的肿瘤细胞及组织可同时检测多种肿瘤细胞的耐药性,在此基础上筛选敏感化疗药物。随着术后化疗方案的制定及实施,肿瘤患儿耐药性逐渐发生变化,以至数个疗程后选用的化疗药物敏感性发生很大变化,甚至完全耐药。

二、儿童肿瘤耐药的临床特点

当前研究结果显示:①成人肿瘤耐药普遍高于儿童肿瘤;②儿童实体瘤耐药高于血液肿瘤;③成人及儿童肝脏肿瘤的耐药高于其他肿瘤;④通过检测肿瘤患儿病理切片耐药基因,可为临床选用敏感化疗药物提供依据。儿童肿瘤组织切片 5 种耐药基因检测结果显示:7 种颅内肿瘤耐药基因表达值总体较低,而颅外肿瘤相对较高。尽管颅内肿瘤细胞体外培养耐药检测明显低于其他部位肿瘤,但颅内肿瘤毛细血管内皮细胞 P-gp 表达远远高于肿瘤本身,形成明显颅内肿瘤对化疗药物的血 - 脑脊液屏障,化疗效果不佳。

儿童实体肿瘤 5 种耐药基因的表达有以下特点:

1. *P-gp* P-gp 高表达肿瘤依次为肝母细胞瘤、横纹肌肉瘤、室管膜瘤、肾母细胞瘤、卵黄囊瘤、颅内乳头状瘤、神经母细胞瘤及髓母细胞瘤;*P-gp* 表达较低的肿瘤为胶质母细胞瘤、睾丸肿瘤、淋巴瘤及脑膜瘤等。

2. *MRP*　高表达肿瘤主要有肝母细胞瘤、神经母细胞瘤、颅内乳头状瘤、肾母细胞瘤、卵黄囊瘤及室管膜瘤等;*MRP* 低表达肿瘤主要有:胶质母细胞瘤、髓母细胞瘤、脑膜瘤、淋巴瘤及颅咽管瘤等。

3. *LRP*　高表达肿瘤有室管膜瘤、肝母细胞瘤、髓母细胞瘤、颅内乳突状瘤及卵黄囊瘤等;LRP 低表达肿瘤有:胶质母细胞瘤、淋巴瘤、神经母细胞瘤、颅咽管瘤及横纹肌肉瘤等。

4. *GST-π*　高表达肿瘤有髓母细胞瘤、肝母细胞瘤、肾母细胞瘤、星形细胞瘤、横纹肌肉瘤、卵黄囊瘤、室管膜瘤及颅内乳突状瘤;*GST-π* 低表达肿瘤有:淋巴瘤等。

5. *Topo-Ⅱ*　高表达肿瘤有:神经母细胞瘤、室管膜瘤、卵黄囊瘤、胶质母细胞瘤及髓母细胞瘤等;*Topo-Ⅱ* 低表达肿瘤有:横纹肌肉瘤、脑膜瘤、肾母细胞瘤及颅咽管瘤等。

三、动态监测儿童肿瘤耐药的临床意义

儿童肿瘤化疗的基本原则之一是使用敏感化疗药物。但目前肿瘤化疗药物的选用多根据教科书方案及医师个人经验,缺乏循证医学的根据。通过肿瘤患儿病理标本免疫组织化学检测了解5种耐药基因及其相关蛋白的表达,进而明确该肿瘤患儿的化疗药物耐药谱,为临床选用敏感药物提供依据,能更好达到个体化治疗的目的。

由于化疗药物的选择从一开始就可能不敏感,致使临床疗效不佳。临床经验与实验室研究结果提示,儿童肿瘤的耐药基因检测结果与临床实际符合,对提高化疗疗效有重要参考意义。5种耐药基因检测从技术层面上讲并不难,在大型综合医院和儿童专科医院都能开展。此项检测的广泛开展必然会提高恶性肿瘤的化疗效果。

耐药基因的高表达导致化疗药物耐药有相对稳定、结构相似的化疗药物谱。例如 *MDR1* 基因高表达经典耐药化疗药物有:柔红霉素、丝裂霉素、拓扑替康、博来霉素、多柔比星及表柔比星等,相对耐药化疗药物有:环磷酰胺、氟尿嘧啶、长春新碱及平阳霉素等。*MRP* 基因高表达经典耐药化疗药物有:柔红霉素、顺铂、长春新碱、替尼泊苷、多柔比星及表柔比星等,相对耐药化疗药物有:阿糖胞苷、环磷酰胺、拓扑替康及博来霉素等。*LRP* 基因高表达经典耐药化疗药物有:顺铂、博来霉素、米托恩醌及多柔比星等,相对耐药化疗药物有:环磷酰胺、氟尿嘧啶、柔红霉素、卡铂、放线菌素 D、丝裂霉素及阿糖胞苷等。临床应该根据不同耐药基因高表达选用化疗药物,备选药物应当是临床治疗特定肿瘤的一线药物,同时也是敏感化疗药物。

近年转化医学得以快速发展,使广大患儿受益。作者采用荧光定量 PCR(RT-PCR)方法精确测定肿瘤患儿外周血 PBMC、$CD4^+$、$CD8^+$ 细胞 *MDR1*、*MRP1* 和 LRP,为临床肿瘤化疗患儿提供了 1000 多份检测报告,动态、实时监测肿瘤患儿耐药基因变化情况,为临床医师化疗选择敏感药物提供实验室依据,取得显著疗效。此外,对肿瘤病理标本检测 *MDR1*、*MRP1*、*LRP*、*GST-π* 及 *Topo Ⅱ* 等耐药基因,综合评价肿瘤耐药情况。在化疗过程中对临床化疗效果明显的病例每 3 个月测定 1 次 PBMC、$CD4^+$ 及 $CD8^+$ 耐药基因表达情况,在化疗药物出现耐药时,每月测定 1 次上述耐药基因表达情况,了解耐药基因表达规律,调整并选择敏感化疗药物,逐渐成为肿瘤个体化治疗的重要措施。

(金先庆)

第5节 儿童血管瘤的规范化治疗

儿童血管瘤是一种常见的先天性脉管发育异常性良性肿瘤。其发生原因及形成机制目前仍不清楚。学术界较认可的学说有胚胎造血干细胞分化异常以及血管内皮细胞参与的胚胎残留学说;雌激素在此过程中起促进血管扩张,进一步促进血管瘤发生和形成的作用;血管内皮生长因子(VEGF)、成纤维细胞生长因子(BFGF)、基质金属蛋白酶(MMP2)、基质细胞衍生因子(SDF-1)以及缺氧诱导因子(HIF)等与血管瘤的形成发展相关,这些与血管瘤形成相关的蛋白质,可能成为今后临床药物治疗的靶点。也有研究显示,血管瘤的形成和发生可能与血管内皮祖细胞的分化异常有关。

一、Mulliken 分类法

Mulliken 分类法把血管瘤分为真性血管瘤和假性血管瘤。1982 年,Mulliken 和 Glowacki 根据血管瘤的发生、病理学、细胞因子、临床表现、治疗方法及发展转归等对血管瘤进行分类,把血管瘤分为真性血管瘤和血管畸形。真性血管瘤是指传统意义上的血管瘤,分为毛细血管瘤、海绵状血管瘤和混合血管瘤;血管畸形分为毛细血管畸形、静脉畸形、动脉畸形及动静脉瘘。真性血管瘤对激素治疗敏感,血管畸形对激素治疗不敏感,常需手术治疗。Mulliken 分类法已被国内外广泛认可,为临床诊断、治疗及预后的评估提供了统一的科学根据。

二、儿童血管瘤的规范化治疗

儿童血管瘤有显著的个体差异和临床特点,其治疗与年龄、发生部位、体积大小、生长快慢、是否伴血管畸形及对激素治疗是否敏感等多种因素相关。近期中华医学会小儿外科分会肿瘤学组及中国抗癌协会组织国内专家在参考国际标准的基础上,对儿童肿瘤的分类、临床表现、诊断及治疗等制定了符合国情的规范化诊治标准。

1. 真性血管瘤的治疗方法较多,宜首选观察。

(1) 积极观察:约 90% 的真性血管瘤可以自行消退,因此,观察成为多数初诊患儿的首选。发生在面部、口腔、呼吸道及会阴部的血管瘤容易影响容貌及重要器官功能,因此应定期测量血管瘤的体积变化,并根据体积变化制订合理的治疗方案。

(2) 糖皮质激素治疗:多数真性血管瘤对激素治疗敏感,特别是增生期血管瘤。

(3) 局部注射抗癌药物:在严格把握用药指征的情况下可针对性使用平阳霉素、长春新碱及博莱霉素等抗癌药物,其作用机制是促进血管瘤内皮细胞凋亡,抑制瘤体增大。与糖皮质激素联合应用效果更好,化疗药物的副作用限制了其应用范围,应慎用。

(4) 局部注射硬化剂:硬化剂种类繁多,有无水乙醇、5% 鱼肝油酸钠、奎宁乌拉坦及消痔灵等,最佳剂量难于控制,容易发生组织坏死及溃疡形成等。

(5) 手术治疗:血管畸形是手术治疗的主要适应证,对注射治疗效果不佳、瘤体不大、不影响美容及严重影响机体功能的血管瘤可考虑手术切除。

(6) 生物治疗:特殊生物制剂如 r-干扰素和白细胞介素等。

(7) 激光治疗:CO_2 激光和 YAG 激光止血效果好,但较大血管瘤的治疗将遗留较大瘢痕。新型激光机可克服组织炭化的副作用,应用前景广泛。

(8) 其他治疗方法:冷冻治疗、放射治疗及微波治疗等。

2. 糖皮质激素是治疗婴幼儿血管瘤的主要方法。糖皮质激素已成为婴幼儿血管瘤的主要治疗方法,是婴幼儿增生期真性血管瘤、尤其是部位特殊的大面积血管瘤的首选。糖皮质激素治疗增生期血管瘤的主要机制是使局部血管收缩,抑制新生血管生长,抑制雌激素分泌。中小血管瘤以缩丙酮确炎舒松等糖皮质激素类药物为首选,注射部位为血管瘤间质,不可直接注入血窦,对大血管瘤或生长速度快的血管瘤应先予泼尼松口服,使血管瘤体积缩小,张力减轻,然后行注射治疗。巨大血管瘤如 K-M 综合征、血管畸形可加用化疗药物。虽然激素治疗血管瘤已有数十年历史,但其机制至今仍不十分清楚。糖皮质激素的免疫抑制作用可能影响患儿的免疫功能,这是临床医师在使用激素治疗时常常担心的问题。事实上,糖皮质激素的免疫抑制作用具有明显的动物种属差异,大鼠、小鼠及家兔对激素敏感,而猴和人不敏感。激素仅在大剂量下才出现对人 T、B 淋巴细胞的抑制作用。

(1) 用药方法

1) 口服:文献中所用药物、剂量及疗程不尽相同。多数采用泼尼松短期大剂量疗法,即每天 2~4mg/kg,晨起顿服或分次口服,有效者一般 1~2 周可见肿瘤停止生长或开始消退,出现疗效后逐渐减量,延长给药间隔时间至停药。也可于初始即采用间日给药法,1~3 个月为 1 个疗程。突然减量或停药常出现肿瘤反跳现象,如停药后肿瘤再度增大,可再恢复初始用量或进入下一疗程。国内有人采用小剂量长程疗法,即口服泼尼松,每天 5~7.5mg,连续服用 1~4 周,停药 1~4 周后重复给药,这样反复用药 2 个月 ~1.5 年。口服用药对声门下血管瘤、眼眶及眼附属器血管瘤、多发性中大型血管瘤尤其适用。

2) 瘤内注射:瘤内注射糖皮质激素继 1978 年 Mazzola 较详细报道瘤内注射甲基泼尼松龙治疗小儿眶周血管瘤后,国内外已有大量报道获得满意疗效,并积累了丰富的临床经验,使该治疗技术更趋完善。瘤内注射激素可选用醋酸曲安西龙、缩丙酮曲安西龙(曲安奈德、康宁克通或曲安奈得 –A)、泼尼松龙、甲基泼尼松龙、倍他米松及得保松等,一般采用持续作用剂缩丙酮曲安西龙 + 快速作用剂倍他米松。

具体方法:大型血管瘤(直径 >5cm)采用缩丙酮曲安西龙 40mg+ 倍他米松磷酸钠 5mg 混合液作瘤内多点注射或放射状注射,使药液较均匀分布于瘤体内;如肿瘤体积较小,用药剂量可参考上述剂量酌减。该配伍选择快速作用剂与长效制剂联合应用,倍他米松具有很强的药理作用,但水钠潴留作用不明显,不易引起电解质代谢紊乱;缩丙酮曲安西龙为混悬剂,缩丙酮基为疏水基团,药物颗粒不被毛细血管直接吸收,因此局部注射后潴留时间长,瘤内保持了较高的药物浓度。为避免将药液直接注入血管而成为静脉全身用药引起不良反应,注射前须回抽无血后再缓慢推药。有效病例一般在注射后次日可见肿瘤停止生长或略有缩小,1~2 周内可见肿瘤明显消退,作用可持续 4~6 周。由于一次注射后,患儿肾上腺皮质功能受到抑制,6 周后方才完全恢复,故出现血管瘤消退不完全或再生长,建议间隔 6~8 周再重复注射,3 次为 1 个疗程,绝大多数病例 1~2 个疗程即可治愈。

3) 静脉用药:对重症血管瘤患儿,如广泛或多发性大型血管瘤,口腔、咽喉部及眼眶内血管瘤,尤其是生长迅速的新生儿以及伴危急并发症的病例,可采用短期静脉给予氢化可的松、地塞米松或甲基泼尼松龙等治疗,临床经验表明静脉激素冲击治疗对重症血管瘤患儿疗效明显。以地塞米松为例,每天 5~10mg+ 生理盐水 50~100ml/ 次,或按 1~2mg/kg,静脉滴注,一般数天即可见肿瘤停止生长并缩小,而后逐渐减量至停药,改用激素局部注射或口服治疗,或根据病情选择其他适宜方法继续治疗。

血管瘤伴血小板减少综合征（K-M综合征）采用大剂量激素静脉冲击治疗（10~20mg/d），一般1~2天后即可见外周血液中血小板明显升高及肿瘤生长停止并缩小，如果静脉用药过早停用，病情极易出现反跳，建议静脉用药1周再逐渐减量，出现反跳现象可恢复静脉用药，病情稳定后可改为瘤内激素注射治疗，直至痊愈。

4）局部用药：局部外用糖皮质激素治疗血管瘤资料较少，其疗效也不明显。

（2）注意事项：长期应用外源性糖皮质激素可能出现一系列副作用及并发症，如脂肪分布改变、库欣综合征、轻度发育迟缓、消化道出血、骨质疏松骨折、免疫功能降低而易感染、肾上腺皮质功能抑制、类固醇痤疮及色素沉着等。在既往报道的口服激素治疗血管瘤病例中，绝大多数患儿并未出现明显并发症，少数病例出现满月脸及轻度发育迟缓，均为暂时性，用药剂量减少或停药后均恢复正常，长期随访无远期并发症。

瘤内注射糖皮质激素具有全身副作用少的优点，这可能与选择药物的类型及用药次数少有关。个别病例出现暂时的库欣面容及精神兴奋，停药后均很快消失，因肿瘤迅速缩小消失，可出现暂时性的皮肤皱缩。少部分患儿局部注入皮下可能见到药物的白色颗粒沉积，一般可于2个月内逐渐吸收。部分患儿皮下组织萎缩凹陷，一般可于3~6个月内逐渐恢复。对于眼眶周围的病变，应注意肿瘤是否延续到眶内，注射时进针勿过深，回抽无血后再缓慢推药，以免因眼球后部出血或血肿对视力产生影响。曾有报道因其他眼科、五官科疾病行眶内或邻近鼻黏膜皮质类固醇混悬剂注射治疗引起视网膜中央动脉栓塞和视神经损害的严重并发症，估计是因类固醇药物颗粒进入变异血管通路造成栓塞所致。瘤内注射激素后，如果血管瘤已经停止生长并且明显消退，瘤体变平，红色变淡，应停止治疗，等待残留病变自行消退。如果瘤体已经变平淡，甚至皮肤变白、变薄，局部皮下出现凹陷，或者注射药物剂量过多，未注意分散注射，则可能导致局部组织坏死及溃疡形成而经久不愈。

长期大剂量给予外源性皮质类固醇可造成下丘脑－垂体－肾上腺轴（HPA轴）及肾上腺皮质功能抑制。有报道口服泼尼松2周后（每天4mg/kg），肾上腺皮质功能抑制可达1年之久。采用隔日投药法可减轻或防止这一副作用。相对而言，瘤内注射皮质类固醇所致肾上腺皮质功能抑制时间较短，内源性皮质醇的分泌于注射后3天即开始逐渐回升，6周即可恢复到治疗前水平。

无论怎样，采用口服或瘤内注射糖皮质激素，均应注意患儿生长发育指标及代谢状况，出现明显并发症时应暂时停止治疗。由于糖皮质激素对患儿免疫功能的影响不排除个体差异的存在，故治疗前应除外肝炎、结核等感染性疾病的存在，治疗中慎行含活疫苗的预防接种，局部注射激素治疗前后1~2周暂缓各种预防接种为宜。

三、其他治疗原则

血管畸形、内脏血管瘤采用激素治疗效果差，非面部不影响美容的血管瘤激素治疗后效果不佳，应考虑手术治疗。注射硬化剂及激光治疗应有选择性地应用。冷冻治疗、放射治疗及微波治疗疗效不确切，并发症多，应慎用。γ－干扰素及白细胞介素可临床试用。近年来研究表明，血管内皮生长因子抑制因子及普萘洛尔等药物有显著疗效，可能成为临床新兴治疗方法。临床应不断吸收新的研究成果，严格规范诊断、治疗及预后的评价标准，在治疗中充分体现个体治疗的原则，只有这样，才能整体地、全面地提高婴幼儿血管瘤的治疗水平。

（金先庆　周德凯）

第6节　普萘洛尔治疗婴儿血管瘤

血管瘤是由于血管内皮细胞增生所形成的良性肿瘤。婴儿血管瘤(infantile hemangioma, IH)是婴儿期最常见肿瘤,约60%发生在头颈部,其次为躯干和四肢,还可分布在肝、胃肠道、中枢神经系统、椎体、胰腺、胆囊、胸腺、脾、淋巴结、气管、肺、膀胱和肾上腺等。约20%为多发病变。通常在出生时不显著,出生后经历一个快速生长阶段并逐渐退化。血管瘤的自然周期分为3个阶段:增生期(proliferating phase)、退化期(involuting phase)及退化完成期(involuted phase)。增生期始于血管瘤出现(一般在生后2周内),通常持续1年。在增生期间,病变呈深红色不规则突起。典型婴儿血管瘤在患儿18个月前进入退化期,表现为病变颜色减退、体积缩小及质地变软。约50%的患儿在5岁前完全消退,约70%的患儿在7岁前完全消退。多数患儿在10岁前达到退化完成期,可遗留瘢痕。有研究者认为,快速增生期出现在患儿生后3~6个月,之后进入缓慢增生期,至患儿6~12个月时病变达到最大径。患儿多在病变快速增生期引起家长警觉并就医。

一、治疗决策

早在1997年美国皮肤病学会就指出尽管血管瘤有自限趋势,但其生长可能危及生命、损害功能,造成毁容、溃疡、出血、感染及带给患儿与家长心理压力等,因此在适当情况下给予治疗很有必要。目前临床常用的治疗方法包括:口服皮质类固醇、局部应用皮质类固醇、静脉应用干扰素 α–2a、静脉应用长春新碱或环磷酰胺等、激光、栓塞及手术等。上述治疗方法都是为了控制血管瘤的生长或等待其自发消退。但这些方法都存在潜在的严重副作用。如皮质激素作为一线治疗被广泛应用,但长期应用可引起Cushing综合征、生长迟滞、多毛症、高血压、肥厚性心肌病、伤口愈合延迟、免疫抑制和感染等,由于对激素治疗的反应不一,治疗无效的病例不少见;局部应用皮质激素可引起瘢痕、皮肤萎缩、感染及视网膜动脉堵塞而导致视力受损等;干扰素常用于激素治疗无效或由激素引起并发症的患儿,但干扰素有可能引起痉挛性瘫痪等并发症;此外,长春新碱可引起便秘、腹痛及感觉异常(周围神经病变)等;激光可引起病理性瘢痕形成,并继发狭窄;手术仅用于药物治疗无效或药物治疗后残余病灶的治疗及容貌修复等。鉴于以上原因,目前临床尚缺乏一种单一有效、相对安全的治疗方法。

二、普萘洛尔治疗的有效性

2008年Léauté–Labrèze C首次报道应用普萘洛尔治疗2例严重婴儿血管瘤,随后报道经治疗的11例严重或面部婴儿血管瘤取得明显效果,引起临床关注。为了解普萘洛尔治疗婴儿血管瘤的研究进展,以hemangioma和propranolol(普萘洛尔)搜索PubMed数据库,结果显示,截至2009年6月共有相关病例报告3篇;其中2篇为2009年1例危及生命的婴儿血管瘤和2例喉气管婴儿血管瘤,应用普萘洛尔后病情均迅速得到控制;1篇为应用普萘洛尔治疗的14例婴儿血管瘤,起效快(用药第2天病变即由红色变为紫色,且变软),绝大多数病变缩小明显,甚至完全消失,但14例中只有7例单独使用普萘洛尔治疗,其余7例先用糖皮质激素治疗后加用普萘洛尔,因而难以评估普萘洛尔的疗效,需大规模随机对照实验进一步证实普萘洛尔的疗效。关于普萘洛尔治疗血管瘤的机制目前研究极少，Léauté-Labrèze C 提出 3 种可能机制：①缩血管作用；②下调血管内皮生长因子（vascular endothelial growth factor，VEGF）和基本成纤维细胞生长因子（basic fibroblast growth factor，bFGF）基因的表达；③启动内皮细胞凋亡。

三、普萘洛尔治疗的安全性

普萘洛尔是一种非选择性 β 肾上腺素受体阻断剂，被广泛应用于心血管疾病，在儿童期主要用于治疗高血压、心律不齐、甲状腺中毒及周期性偏头痛。为脂溶性药物，可以阻断 β_1、β_2 肾上腺素受体及快钠通道（产生膜稳定作用）。主要副作用包括：①膜稳定作用相关的心脏毒性，导致心肌收缩力降低、心律减慢及传导延迟，引起低血压。②高度脂溶性，使药物可快速透过血 - 脑脊液屏障，产生中枢神经系统毒性，如镇静、谵妄及昏迷。低血压或直接神经作用可能引起抽搐。③由于阻断 β_2 肾上腺素受体引起支气管痉挛，通常可诱发高气道反应患儿轻度支气管痉挛发作。④由于阻断 β_2 肾上腺受体，降低脂肪和糖原的分解及糖异生，引起低血糖。美国生产的盐酸普萘洛尔（propranolol hydrochloride）使用说明书上明确指出普萘洛尔的禁忌证为心源性休克、窦性心动过缓、I 度以上传导阻滞、支气管哮喘及对盐酸普萘洛尔过敏者。经过 40 年临床实践，无一例 6 岁以下儿童服用普萘洛尔引起死亡或严重心血管疾病的报道，Love JN 指出 β 肾上腺素受体阻断剂的心血管毒性可出现在服药后 6 小时，低血糖可出现在服药后 12~24 小时，因此用药后应常规监测患儿血压、12 导联心电图和血糖。Siegfried EC 同样指出应用普萘洛尔后 48 小时应监测患儿生命体征及血糖水平。Léauté-Labrèze C 进一步指出普萘洛尔可引起短暂心律减慢及低血压，应在治疗开始后密切监测；高气道反应的患儿以及有过敏和反复喘息家族史的患儿应用普萘洛尔后可能诱发支气管痉挛发作；普萘洛尔应避免用于 1 周以内的新生儿，因其更易发生自发性低血糖。在报告的 14 例婴儿血管瘤中仅 2 例提及应用普萘洛尔后监测患儿血压、心律及血糖，未发现心脏及支气管副作用。

四、治疗剂量及疗程

14 例婴儿血管瘤中，普萘洛尔的剂量大多按照 2mg/(kg·d) 的标准给予。Siegfried EC 提出每 8 小时给药 1 次，按 0.16mg/kg 为初始剂量，如患儿生命体征和血糖正常，可增加至最大剂量 0.67mg/kg，即 2mg/(kg·d)，最后逐渐减量至停药（减量时间应超过 2 周）。关于普萘洛尔治疗婴儿血管瘤的疗程，14 例患儿差异很大，用药起始从患儿 2~11 个月不等，用药结束从患儿 6~18 个月不等（有些病例尚在治疗中）。由于目前报告的病例有限，对于何时开始及何时停止用药尚无统一标准。但根据婴儿血管瘤的自然周期，较合理的方法是从快速生长期（患儿 3~6 个月）开始用药，至退化期（患儿 18 个月）前停药。

从目前报告的临床病例来看，普萘洛尔极有可能成为新一代治疗婴儿血管瘤的可靠药物，取代其他药物及有创治疗，从而避免其他治疗可能导致的严重副作用。目前法国正在开展一项约 50 例的随机双盲安慰剂对照实验，实验对象为 3 个月内的面部婴儿血管瘤患儿，实验的目的主要是验证普萘洛尔治疗婴儿血管瘤的有效性和安全性，实验方法为比较普萘洛尔治疗组（前 15 天按 3mg/(kg·d) 给药，后 15 天按 4mg/(kg·d) 给药）与安慰剂对照组（前 15 天按 3mg/(kg·d) 给药，后 15 天按 4mg/(kg·d) 给药）治疗 1 个月后病变的消退情况。

可以预见,未来的研究方向主要集中在 3 个方面:①进一步明确普萘洛尔治疗血管瘤的机制;②开展大规模的临床实践证实其有效性及安全性;③进一步探索规范治疗剂量、疗程及使用中的注意事项。

(祝秀丹　葛莉)

第 7 节　小儿恶性实体瘤的治疗选择

小儿恶性实体瘤以神经母细胞瘤、肾母细胞瘤、肝母细胞瘤以及生殖细胞肿瘤等常见。综合治疗是目前治疗小儿恶性实体瘤的基本手段,是指以手术切除为主,辅以化疗、放疗、介入治疗及造血干细胞移植等其他疗法。辅助治疗能够在术前为手术创造条件,在术后消灭残存肿瘤细胞及引起复发的其他因素,最终达到肿瘤的治愈。

一、手术治疗

手术切除是小儿恶性实体瘤治疗的关键。根治性手术切除不仅能清除原发灶及区域淋巴结,而且能提高机体的免疫力,杀伤体内残留的肿瘤细胞。

(一) 手术方式

根据肿瘤临床分期及组织病理类型的不同分为以下 3 种。

1. **一期手术**　适用于 Ⅰ、Ⅱ期,组织分型为预后好的病例。一旦诊断明确即手术切除,术后根据手术所确定的临床分期及组织病理分型等判断是否予以化疗、放疗或其他疗法。

2. **延期手术**　一般指临床分期为 Ⅲ、Ⅳ 期,根据 B 超或 CT 等影像学资料判断肿瘤不能完全切除者,可采用延期手术的方法,先行化疗、放疗或介入治疗使肿瘤缩小到能完全切除,术后再辅以化疗或放疗。

3. **二次或多次手术**　指第一次手术或第二次手术仍未能全部切除肿瘤,可再次使用化疗、放疗等方法使肿瘤再缩小,然后再次手术直至完全将肿瘤切除。

小儿恶性实体瘤生长快,转移早,就诊时多已为中、晚期肿瘤。延期或二次或多次手术,不再强求一次能完全切除肿瘤,从而减少了术中勉强切除可能造成的危险。

(二) 手术技巧

能否完整切除肿瘤? 除了与手术者的临床经验以及对肿瘤与其周围组织局部解剖的认识和操作技能有关外,还应注意以下几点。

1. 操作要轻巧,切口要充分大,以避免术中挤压肿瘤使其破溃。有学者报道肾母细胞瘤术中肿瘤破溃的复发率是完整切除未破溃者的 2 倍以上。

2. 术中应尽量保护重要组织与器官,已有器官受累者应尽量予以切除,并将疑有受累的淋巴结清扫。不能切除者术中应放置银夹作为术后放疗定位,以达到二次或多次手术切除。

3. 肿瘤切除后清理冲洗腹腔时,手术组人员应更换手套,保护创面,消除肿瘤切面,防止肿瘤播散。

二、化疗

(一) 个体化化疗

恶性肿瘤具有全身性和异质性的生物学特性。其临床意义在于发现肿瘤原发病灶时,原发病灶以外已有微小病灶，即便是早期诊断也应视为全身组织器官可能已有肿瘤细胞侵犯。如美国国家肾母细胞瘤研究协作组（National Wilms Tumor Study，NWTS）研究发现，对于肾母细胞瘤Ⅰ期患儿术后不化疗的复发率较术后化疗者有所上升。化疗已成为治疗小儿恶性实体瘤及防止肿瘤复发必不可少的基本手段。同时恶性肿瘤具有的异质性即同一恶性肿瘤的不同病例或同一病例的不同发展阶段，其临床生物学行为可以不完全相同，甚至完全不相同。因此小儿恶性实体瘤实行个体化化疗符合其生物学特性。抗癌药物敏感试验是肿瘤患儿个体化治疗的基础。肿瘤标本来源于手术切除标本或活体组织标本，分离纯化肿瘤细胞、体外培养，然后采用四甲基氮唑蓝比色法（MTT法）或ATP生物荧光法等药物敏感试验，可获得敏感化疗药物谱。应结合药物敏感试验结果、文献推荐及医师经验选择合适的化疗药物。

（二）术前化疗

小儿恶性实体瘤就诊时大多已为中、晚期，不能一期手术。术前化疗可使肿瘤缩小，表面包膜增厚，减少肿瘤周围的扩张血管和肿瘤脆性，能提高手术的完整切除率，并避免肿瘤周围器官的不必要损伤。关于肾母细胞瘤的术前化疗目前尚存在一些争议。NWTS强调术前化疗影响了肿瘤的真正病理类型及临床分期，从而影响术后化疗方案的确定，主张先行手术切除或穿刺活检以明确诊断，并确定组织学类型和临床分期，使化疗个体化。但大多数学者认为肾母细胞瘤的术前化疗切实可行，并已广泛应用于临床。Rithey ML等报道83例术前化疗的肾母细胞瘤的患儿，发现间变型肿瘤化疗后组织学成分有改变但可识别，而预后好型肾母细胞瘤经化疗后并未诱导出间变型。黄澄如等也报道北京儿童医院未发现术前化疗对组织学分型构成影响，认为术前化疗可降低临床分期但对预后无不良影响，化疗前B超及CT等影像学检查有助于确定临床分期，术后化疗应按照术前临床分期进行，术前化疗利大于弊。对于双侧肾母细胞瘤、神经母细胞瘤及肝母细胞瘤术前化疗能够提高手术切除率并改善预后的临床价值，目前已形成广泛共识。

三、放疗

放疗在小儿恶性实体瘤中的应用，主要取决于肿瘤对放疗的敏感性和对放疗损害的估计。小儿恶性实体瘤大多对放疗敏感，放疗一直是小儿恶性实体瘤治疗的重要手段。但由于儿童正处于生长发育的特殊阶段，放疗对于儿童生长发育尤其是骨骼生长、性腺及智力发育有一定的损害。使得放疗在小儿恶性实体瘤治疗中的应用受到一定的限制和争议。但放疗具有敏感、有效、疗程短、作用局部及对全身毒副作用小的优点。因此放疗在小儿恶性实体瘤的应用应趋于谨慎的原则。

放疗与手术治疗相结合的理论基础是两种治疗方法的机制具有互补性。放疗后的肿瘤复发往往不在肿瘤周围而在原发灶的中心，因为原发灶中心有大量的未被放射线杀死的乏氧肿瘤细胞，相反，由于手术切除的范围受到限制，明显的肿瘤能被切除，但肿瘤切缘往往有肿瘤细胞残留，易引起术后复发。因此两种技术的结合是必然。放疗对化疗药物产生血-脑脊液屏障的颅内肿瘤有较强的针对性，而化疗药物可改善肿瘤细胞对放疗的敏感性，特别是可以成为肿瘤乏氧细胞的增敏剂。联合放、化疗可以提高患儿的生存质量和生存时间。

肾母细胞瘤及神经母细胞瘤对化疗敏感，化疗效果一般较好，且放疗可能会对脊柱及性腺造成损伤，故放疗应慎用。其应用范围主要是对化疗不敏感的Ⅲ、Ⅳ期患儿及含有不良组织结构类型Ⅱ~Ⅳ期者。对有骨转移者,局部放射治疗可消灭转移瘤并可减轻骨转移性疼痛。

放疗还是横纹肌肉瘤以及某些未分化软组织肉瘤的重要治疗方法,尤其对于颅内和盆腔未能完整切除的横纹肌肉瘤,放疗有重要治疗作用。

四、介入治疗

介入栓塞治疗(transcatheter arterial chemoembolization,TACE)是将化疗药与栓塞剂(碘化油)混合后由肿瘤的主要滋养血管注入,碘油的长期滞留有效地阻断了肿瘤的血供,由于碘油的运载作用及化疗药物长时间局限在肿瘤并缓慢释放,能更好地杀灭肿瘤细胞,而骨髓抑制、肝肾功能和心肌受损等全身毒副作用较小。自1953年Seldinger开创了经皮动脉穿刺术以后,使介入栓塞治疗在临床上得到了迅速发展和广泛应用。目前TACE在小儿恶性实体瘤的应用主要有以下方面:

1. **肝母细胞瘤**　TACE是成人肝细胞肝癌的主要治疗手段。由于小儿肝固有动脉较小,穿刺有一定困难。TACE在肝母细胞瘤中的应用曾受到一定程度的限制。北京儿童医院在20世纪80年代末曾行剖腹探查直视下行肝动脉插管介入治疗肝母细胞瘤。随着导管技术的飞跃发展和进步,TACE在肝母细胞瘤得到广泛应用,较多学者认为TACE由于药物剂量小、毒副作用少及疗效好等优点,应用于不可切除型肝母细胞瘤术前治疗切实可行。

2. **腹膜后肿瘤**　包括肾母细胞瘤、神经母细胞瘤、恶性畸胎瘤及横纹肌肉瘤等均有应用,但由于这些肿瘤均缺乏明确的血管供应,所以在开始灌药之前先将导管固定于腹腔动脉与肾动脉之间,经注入造影剂证明瘤区已深染,而后再注入化疗药物。广西医科大学第一附属医院通过TACE与全身化疗对照治疗肾母细胞瘤,发现TACE能够更有效地抑制肿瘤生长,促使肿瘤细胞坏死,提高肿瘤的完整切除率。

3. TACE应用于小儿颈面部横纹肌肉瘤及四肢肉瘤等也有报道。

五、自体造血干细胞移植

自体造血干细胞移植是指通过将骨髓造血干细胞移植给患儿或者将从外周血的造血干细胞,经体外培养扩增后再移植给患儿,用于杀灭体内的肿瘤细胞的同时重建受者的免疫功能。自体造血干细胞移植分为自体骨髓造血干细胞移植和自体外周血造血干细胞移植两种。自体外周血造血干细胞移植相对骨髓造血干细胞移植有诸多优点,采集到的干细胞体积小,易于保存;干细胞的量比较充足,利于造血重建;采集物受肿瘤细胞污染的几率较小,提高了移植成功率。自体造血干细胞移植最早应用于儿童各种急、慢性白血病,现已广泛应用于各种小儿恶性实体瘤,如淋巴瘤、横纹肌肉瘤和神经母细胞瘤。晚期神经母细胞瘤已成为自体造血干细胞移植治疗小儿恶性实体瘤的首选病种。1995年美国费城儿童医院回顾分析207例Ⅳ期神经母细胞瘤患儿资料,认为行造血干细胞移植患儿的肿瘤复发的相对危险度为不移植坚持常规化疗的50.8%,4年无瘤生存率前者为40%,后者为19%。而对于横纹肌肉瘤疗效目前尚不明确。移植前骨髓内有肿瘤细胞污染是移植的绝对禁忌证。

六、问题与展望

目前国内对于小儿恶性实体瘤的诊治与国际上尚有较大差距,如何缩小这种差距,是摆在我们每一位小儿外科工作者面前的艰巨任务与挑战,分析其原因主要在于以下两个方面。

1. 经济原因 大多数患儿家庭无法承受昂贵的医疗费用,使得先进的医疗设备如生物止血剂、定位诊断仪以及新一代疗效显著、副作用小的化疗药物无法投入临床应用,更有边远山区的患儿的诊治目前仍处于诊断后放弃的治疗阶段。经济"瓶颈"有待于政府更合理的医疗保障政策出台。

2. 缺乏统一有效的管理机构 由于我国人口众多,相对来说小儿恶性实体瘤的患儿也较多,对总的发病率、各种类型恶性实体瘤的流行病学调查、组织病理类型及生存率等均缺乏确切统计数据。在治疗上也无适合国情、规范的治疗方案,疗效评定也无统一标准,迫切需要一个类似于美国肾母细胞瘤协作组的机构进行统一领导、具体管理,并在医疗机构内加强多学科的协作,制定和不断修改诊疗方案,评定疗效,总结经验,使我国小儿恶性实体瘤患儿的生存率和治愈率不断地得到提高,缩小与国际间的差距。

(杨体泉)

第8节 关注儿童卵巢肿瘤

随着公共卫生条件的改善、人们对疾病的重视、辅助检查手段的提高和普及以及生存环境的变化,越来越多的卵巢肿瘤被发现,许多卵巢肿瘤甚至在产前即可检测到。针对不同年龄阶段、不同临床表现和不同病理状态的卵巢肿瘤,小儿外科医生如何采取正确的诊断和治疗,关系到患儿一生的生理和心理健康。阐明儿童卵巢肿瘤的分类,普及合理的治疗方式,很有必要。

一、分类

卵巢肿瘤可以简单分为两大类,即良性肿瘤和恶性肿瘤。儿童卵巢恶性肿瘤的发生率相对较低,约占儿童所有恶性肿瘤的1%,发病年龄多在8岁以后,19岁左右为发病的高峰。主要包括了3种重要的细胞类型:①生殖细胞来源的卵巢肿瘤约占所有恶性卵巢肿瘤的70%;②性索/基质来源的卵巢肿瘤占10%~15%,这类患儿往往有青春期性早熟的表现;③15%为上皮来源,其特点与成人大不相同,因为成人上皮来源的恶性肿瘤占所有恶性卵巢肿瘤的85%,这也是儿童恶性肿瘤治疗效果较成人明显好的原因所在;④其他还有白血病、淋巴瘤和其他部位的肿瘤转移累及卵巢,但所占比例非常小。在占儿童恶性卵巢肿瘤绝大多数的生殖细胞来源的肿瘤中,根据细胞分化程度和来源不同,可再分为三大亚类:①无性细胞瘤属于未分化生殖细胞来源的肿瘤;②畸胎瘤和属于胚胎细胞来源的胚胎癌;③内胚窦癌和绒毛膜癌属于胚胎外细胞来源的肿瘤。

卵巢良性肿瘤较常见,主要包括卵巢囊肿和成熟畸胎瘤。卵巢囊肿在儿童时期各阶段均可见到,婴儿和青春前期是两个明显的发病高峰时期,这与婴儿和青少年处于体内激素活跃期以及高水平的促性腺激素释放激素(GnRH)、FSH和LH刺激卵泡形成囊肿有关。胎儿的生理环境中有丰富的垂体促性腺激素(FSH和LH),胎盘的HCG和雌激素,所有这些激素都影响着胎儿的卵泡发育。有报道产前超声检查发现胎儿卵巢囊肿的发生率为1:2500;98%的新生儿、小婴儿超声检查可发现卵巢小囊肿,其中直径超过9mm者超过20%。这些发现丰富了对卵巢囊肿自然发生过程的认识,同时也对新生儿、小婴儿卵巢囊肿的诊断和治疗提出了新的挑战。青春期女孩进入月经初潮期后,因体内激素的变化,卵巢囊肿较为常见,多由排卵障碍和卵泡持续存在所致。卵泡囊肿发生在月经前半周期,为单纯性,囊腔内充满液体,直径通常只有 2~3cm,并在月经后半周期消退。如果未发生排卵,卵泡囊肿在激素的刺激下继续增大,偶可形成巨大体积。黄体在卵泡破裂后形成,并分泌黄体酮,黄体持续存在时也可形成功能性卵巢囊肿。

畸胎瘤是由潜在多功能的胚胎干细胞衍生而来的瘤性组织,排列结构错乱,往往含有外、中、内三个胚层的多种组织成分。卵巢是畸胎瘤的好发部位之一,在儿童中并不少见,往往表现为含有皮肤、毛发、脂肪、骨和软骨、神经组织等实质成分和液性成分的囊实性肿块,95%的卵巢畸胎瘤为成熟畸胎瘤。卵巢成熟畸胎瘤在不同年龄阶段儿童中均可见到。它的发生与体内激素水平无关,不会消退,部分可能会恶变。

二、常见表现和并发症

胎儿卵巢囊肿巨大时可引起羊水过多、肺发育不良或难产,造成对母体和胎儿的双重影响,必要时需在孕期进行胎儿手术干预,以保证母婴的安全。

新生儿、婴儿卵巢肿瘤偶尔为新生物性肿瘤,但绝大多数为良性。患儿可有较明显的临床表现,如腹部明显膨隆或可触及软而波动的无症状肿块。由于新生儿和婴儿的卵巢肿块往往为囊肿,因此需要与囊肿型肠重复畸形、淋巴管瘤、肠系膜囊肿、胆总管囊肿、大网膜囊肿、囊肿型胎粪性腹膜炎、肾或输尿管囊肿、肝囊肿、脐尿管囊肿和子宫阴道积水等相鉴别。

青春期和青春前期的卵巢囊肿患儿大多有腹痛和月经不规则的表现,少数可扪及腹部包块。青春期卵巢囊肿应与子宫或输尿管畸形、异位妊娠、子宫内膜异位和性传播疾病的后遗症等相鉴别。功能性卵巢囊肿往往会出现性早熟的表现。

卵巢恶性肿瘤的患儿可表现为腹胀、腹部疼痛以及无意中扪及腹部包块。在肿块为性索间质来源时可表现为性早熟的症状。肿块引起腹水和转移症状时会有腹胀、恶心、呕吐及发热等症状,引起肺部转移和胸水形成时会出现气急、胸闷、咳嗽和消耗性疾病的表现。此时,甲胎蛋白检测及胸腹水查找肿瘤细胞对于诊断和鉴别诊断有重要意义。

卵巢肿块的常见并发症为卵巢扭转、肿块内出血、肿瘤破溃及肿瘤压迫所导致的梗阻症状。无论何种年龄的卵巢肿瘤,最常见的并发症是卵巢扭转。胎儿和婴幼儿的肿块可以引发同侧附件扭转,发生囊内出血甚至引起休克,穿孔导致腹水及腹膜炎,疝入腹股沟发生嵌顿,与肠管粘连引起肠梗阻。肿块坏死时形成钙化,可沉积在腹腔的任何部位,形成自截卵巢。青春期和青春前期的卵巢扭转,除肿瘤本身原因外,输卵管、输卵管系膜和卵巢系膜过长导致子宫附件活动度过大,妊娠或月经前激素变化使附件静脉充血,身体的摇摆和震动运动可能也是诱发卵巢扭转的原因。因此,临床上见到的卵巢扭转,除了单纯卵巢扭转外,约53%是由于卵巢肿瘤所引发,在治疗中,一定要提高警惕,及时活检及定期随访是避免漏诊的重要方法。

三、医学干预

巨大胎儿卵巢囊肿可引起羊水过多、肺发育不良或难产,有学者提出应在产前行抽吸减压治疗。由于大多数新生儿卵巢扭转发生在产前,产前干预预防扭转具有一定的合理性。

因此,许多学者建议当囊肿直径大于4cm时,宜行产前囊液抽吸。产前双侧卵巢扭转自截的现象亦是支持干预胎儿卵巢囊肿的证据。但另有研究表明,产前抽吸后囊肿的复发较为常见,甚至可在抽吸后1周发生。抽吸还有引起囊内出血的危险,也可误穿肠重复畸形或其他非卵巢组织,对母体亦有损伤。因此,关于产前是否干预的观点并不统一。

新生儿、婴儿卵巢囊肿偶尔为新生物性肿瘤,但绝大多数为良性。新生儿期经超声发现的卵巢囊肿绝大多数为小的无症状病变。临床观察提示,当母体和胎盘的激素水平下降后,几乎全部的新生儿单纯性囊肿可自行消失,因此,对单纯性、无症状及直径小于4~5cm的卵巢囊肿一般不急于手术切除。对于较大的单纯性囊肿(直径大于4~5cm)和复杂性囊肿的处理,目前仍有争议。有两种观点:一种认为对新生儿大的或复杂性囊肿施行外科干预,以减少卵巢扭转和其他并发症的发生,具有保存卵巢组织的优点。外科干预可选择经皮或经腹腔镜抽吸,亦可经腹腔镜去顶或切除,也可采用开放性手术。另一种观点主张对卵巢囊肿持保守态度,可在下列情况下进行系列超声随访观察:①囊肿明确来自卵巢;②超声可见出血所致的碎屑和分隔,但无实质成分;③ AFP 和 β-HCG 正常;④患儿无症状。总之,单纯性和复杂性囊肿可作观察,但必须严密随访。如果症状进展、囊肿持续存在,宜行手术干预,干预时要尽可能多地保留卵巢组织。所有新生儿期有症状的卵巢囊肿均需外科干预。尽管卵巢扭转常发生在胎儿期,扭转后的卵巢失去活力,在处理新生儿卵巢复杂性囊肿时,手术虽不可能挽救扭转侧卵巢,但可避免出血、破裂至腹膜炎、肠梗阻和游走性肿块等并发症。

与新生儿卵巢囊肿一样,大多数青春前期卵巢囊肿都来源于卵泡并可自行消退。该年龄段的囊肿适合选择观察随访的指征包括:①囊肿来源于卵巢;②囊肿非复杂性;③血清AFP 和 β-HCG 正常;④无临床症状。手术指征为:①囊肿持续存在;②有恶性可能;③伴有临床症状(包括有激素活性囊肿诱发的症状)。对囊肿大小与扭转的风险尚存在争论。由于临床观察到较大的卵巢囊肿也可自行消退,囊肿的大小不再是决定外科干预的绝对指征。青春前期卵巢囊肿应在2~3周后缩小,如果随访2~3周囊肿已缩小,推荐每月行1次超声检查直至囊肿完全消失。如果囊肿未缩小或持续存在1~6个月,应考虑外科干预。由于此年龄段可发生卵巢肿瘤,复杂性卵巢囊肿不适合观察,以手术切除为宜。如持续存在的单纯性囊肿需手术干预,首选保留卵巢的囊肿切除术。只有在明确为真正的单纯性囊肿时,才能考虑行囊肿开窗术。具激素活性囊肿和良性囊性畸胎瘤(AFP 和 β-HCG 正常)应选择保留卵巢的肿瘤切除术。

青春期卵巢囊肿的治疗目的是缓解症状,消除风险,并最大限度地保留卵巢组织。对于功能性单纯性卵巢囊肿,由于大多数卵巢囊肿可自行消退,因此大部分病例仅需随访观察。随访观察时间无明确规定,有学者定为2~3个月或2~3个月经周期,另有人建议无症状者可观察更长时间。口服避孕药(OCP)等激素抑制药物对青春期卵巢囊肿无作用,不推荐使用。这些功能性单纯性囊肿的手术指征为:①出现明显症状,②系列超声随访未见消退。还有学者提倡囊肿较大时宜手术治疗,以防卵巢扭转。可采用的手术方式有抽吸、开窗或囊肿切除。对于青春期女孩的持续不消退或有症状的功能性卵巢囊肿,多数学者推崇腹腔镜探查并行囊肿去顶或切除术。卵巢囊肿去顶开窗术的复发率为5%~8%,但较切除术可保留更多的卵巢组织。复杂性卵巢囊肿多由功能性囊肿内出血所致,一旦这样的囊肿破裂,将引起腹腔内相当量的出血。如超声检查的表现符合复杂性功能性囊肿,可行系列超声随访。但在2~3个月经周期后囊肿未见消退或伴有明显症状时,则有手术干预的指征。

青春期复杂性囊肿还应考虑为皮样囊肿或其他肿瘤,在确定治疗方案前还需检查血清 AFP 和 β-HCG。如有异常升高,提示卵巢恶性肿瘤的可能,应予手术切除。如血清 AFP 和 β-HCG 正常,则提示恶性肿瘤的可能性很小,可考虑采用保留卵巢组织的手术方式。外科医师多数喜好用腹腔镜手术切除复杂性囊肿,但在囊肿很大或血浆 AFP 和 β-HCG 升高提示恶性畸胎瘤时,宜采用开放式手术进路(如耻骨上皮纹切口),不但可获得更好的暴露,而且减少了肿瘤破裂的危险。

任何年龄段的小儿卵巢恶性肿瘤,一经确诊,都需要施行标准的卵巢肿瘤根治术。推荐的手术切除范围包括同侧卵巢切除 + 同侧附件切除 + 大网膜切除术。术中需要对盆、腹水收集,离心查找肿瘤细胞,必要时进行腹腔灌洗收集盆、腹水,以了解肿瘤的分期。根据肿瘤的病理和分期决定后续化疗和(或)放疗。近年来,有学者提出对于恶性卵巢肿瘤,如有可能,应尽可能保留患侧卵巢,以保护患儿的生育功能。但随之而来的是肿瘤复发的风险提高,需密切随访。对于卵巢恶性肿瘤,术后 6 个月的"二次探查"非常有必要,可以了解患儿卵巢的状态,有无腹腔、盆腔、直肠子宫间隙、直肠前壁、肝脏表面有无种植或肿瘤的转移,积极的二次探查和手术,配合以化疗和放疗,无疑可以进一步提高卵巢恶性肿瘤患儿的生存率和生存质量。

(李　凯)

第 9 节　儿童神经母细胞瘤的治疗

神经母细胞瘤(neuroblastoma,NB)是最常见的小儿颅外实体肿瘤。来源于未成熟的胚胎细胞,早期可发生转移,恶性程度高,且症状无特异性,易造成误诊,具有自行消退与体外诱导分化成熟的特点,随着诊断方法和治疗手段的改进,其预后明显改善。

一、分期

1988 年 Brodeur 在研究 Evans 分期标准的基础上提出了国际神经母细胞瘤分期标准(international neuroblastoma staging system,INSS)。1993 年 Brodeur 对 1988 年标准进行修改,使之更加合理。目前 INSS 临床分期仍被广泛采用。Ⅰ 期:肿瘤局限于原发灶部,可被完全切除,有或无微小残留病变,无淋巴结转移;Ⅱ A 期:局限性肿瘤,不能被完全切除,无典型的淋巴结受累;Ⅱ B 期:局限性肿瘤,可以或不能完全切除,附近淋巴结浸润,对侧淋巴结不受累;Ⅲ 期:不能被完全切除,肿瘤超过中线,伴或不伴邻近淋巴结受累,肿瘤或浸润生长或通过累及淋巴结向中线两边扩散,有对侧淋巴结转移;Ⅳ 期:播散性生长,肿瘤侵袭远处淋巴结、骨髓、肝、皮肤和或其他部位(排除Ⅳ S 期);Ⅳ S 期:肿瘤局限于原发灶,转移局限于皮肤、肝和(或)骨髓(年龄 <1 岁的婴儿肿瘤细胞 < 骨髓有核细胞 10%,^{131}I-MIGB 扫描显示骨髓阴性,否则列为Ⅳ期)。

二、治疗

(一)传统治疗

1. 手术治疗　原则是尽可能切除肿瘤,廓清转移淋巴结,必要时切除受累器官。对能进行外科手术者,要尽量进行手术治疗。也有报道利用腹腔镜进行腹膜后 NB 活检及小型肿瘤的切除,达到预期手术效果。由于 NB 生长迅速,恶性程度高,许多 NB 患儿确诊时已达Ⅲ、Ⅳ期。近年来,国内外许多学者提出应用延期和二次手术治疗神经母细胞瘤,即通过术前化疗使原发肿瘤缩小,为完整切除肿瘤创造条件,同时能有效杀灭循环血液中的肿瘤细胞微小转移灶,减少肿瘤细胞的远处转移。二次手术指征为肿瘤性质不明确、第一次术中活检病理确诊为 NB 而不能一期切除者;临床判断有一期切除可能但实际手术中不能完全切除、化疗或局部放疗后仍提示有肿瘤残余者;肿瘤部分切除、化疗或放疗后肿瘤消失,但影像学检查提示区域淋巴结大。此外,Kiely 根据神经母细胞瘤很少侵及血管中膜,只侵及血管外膜的特点,提出神经母细胞瘤根治性切除的方法,即解剖分离受侵的血管,将肿瘤连同各主要血管的外膜一起切除,并将该术式称之为血管型外科。

2. 化疗　能否手术切除及能否完整切除原发灶是神经母细胞瘤治疗的关键。近年来应用术前化疗,使大部分进展期 NB 得以切除,降低了手术危险性,改善了预后,延长了生存期。通过术前辅助化疗可使肿瘤纤维化,减轻肿瘤与周围组织粘连,缩小病灶,甚至使肿物完全消失,更有利于手术或二次手术;同时术前化疗还能估计该肿物对化疗的敏感性。常用化疗药物有 5 类:环磷酰胺 (cTX) 或异环磷酰胺 (IFO);阿霉素 (ADM) 或柔红霉素 (DNR);顺铂 (DDP) 或卡铂 (CBP);依托泊苷 (VP-16) 或替尼泊苷 (VM-26);长春新碱 (VCR) 等,此外,维拉帕米及环孢菌素等耐药逆转剂也能提高对化疗的敏感性。联合用药的效果强于单药化疗。术中局部用化疗药物或蒸馏水冲洗、放疗,手术不能完全切除者应留置导管,以便术后瘤内直接给药等。Rubie 等对初诊不能切除的无 $N-myc$ 基因扩增的Ⅲ期 NB 患儿化疗后,绝大部分可以手术,完整切除率达 60%,Koh 等报道对于Ⅳ期 NB 患儿采用术前化疗与单纯手术相比,中位生存期前者明显优于后者,1 年、2 年、3 年及 5 年生存率术前化疗组均明显高于单纯手术组。李作青等对 55 例中的 45 例进展期 (Ⅲ、Ⅳ期)NB 患儿行术前化疗后,肿瘤切除率 (包括完全切除和大部分切除)、术后 1 年和 2 年生存率均明显高于未化疗组,提示术前化疗可以提高进展期患儿的手术切除率。

3. 放疗　通常认为经化疗、手术切除后仍有肿瘤残余是放疗的适应证。部分患儿于移植后仍未获得完全缓解,属带瘤移植,也可在移植后考虑加用放疗。对不能手术切除的肿瘤引起的疼痛或器官功能异常行姑息治疗。MIBG 法 (meta-iodobenzylguani-dine,MIBG) 即利用碘苄胍与去甲肾上腺素的相似性,使之被肿瘤细胞所摄取,从而发挥对肿瘤细胞的杀伤作用。MIBG 主要用于治疗神经嵴起源的神经内分泌肿瘤,主要包括嗜铬细胞瘤、神经母细胞瘤、甲状腺髓样癌及类癌等。此外还有学者将对神经母细胞瘤有特异性识别作用的单克隆抗体与放射性元素相结合,以提高对瘤细胞杀伤的特异性。近期研究有使用 ^{131}I 标记的抗神经节糖苷 (GD:) 抗体 3F8,186Rh 标记的嵌合 GD:抗体 Chl4、18 以及放射性元素标记的嵌合 ChCE7,这些都将为神经母细胞瘤的治疗提供新的方向。

（二）特殊治疗

1. 造血干细胞移植　主要包括自体骨髓移植、自体外周血干细胞移植 (PBSCT)、脐血干细胞移植及异体骨髓移植。目前主要应用于难治性 NB,在大剂量强化方案化疗的基础上应用造血干细胞移植,以重建造血和免疫功能,提高肿瘤患儿的无瘤生存率,已成为神经母细胞瘤治疗的新突破。由于被肿瘤细胞污染的骨髓干细胞往往会成为肿瘤复发的隐患,而对于移植骨髓的过度净化处理会造成骨髓衰竭、延迟恢复,排斥反应又是移植成功的一大障碍。而异基因移植复发率低但移植相关并发症多见。故 PBSCT 已成为造血干细胞移植的一大热点。移植时机一般选择在化疗、手术治疗结束,患儿肿瘤负荷较小时,为使干细胞免受放射损伤,干细胞采集一般安排在放射治疗前,以利于造血恢复。可以分为单次移植、二次移植及多次移植等。在移植前需要进行预处理,目的在于进一步消灭体内残余的肿瘤细胞,摧毁宿主的免疫系统,利于造血干细胞的植入。但是各种预处理方案均有一定的毒副作用,尤其是含全身放疗 (total body radiation,TBI) 的预处理方案可以产生许多慢性毒副作用。临床需对预处理方案进行优化。

2. 生物治疗　诱导 NB 分化和凋亡已成为众多学者的研究目标。常用的诱导分化剂有维 A 酸类 (RA) 和细胞因子类 (CK),如神经生长因子 (NGF)、1,25- 二羟维生素 D 及丙戊酸 (VPA) 等。研究表明,类维生素 A 可促进肿瘤细胞分化,阻止肿瘤细胞增殖或引起肿瘤细胞凋亡。

目前,对神经母细胞瘤的治疗研究较多的主要有 A-TRA、13-cRA 和 9-cRA 等。一项对自体骨髓造血干细胞移植 (BMT) 后患儿进行的 I 期临床试验表明,与 A-TRA 相比,13-cRA 可获得更高、更持久的药物水平;而另一项Ⅲ期试验显示巩固化疗后用 13-cRA 大剂量脉冲式治疗 NB 高危患儿,可以显著提高无事件生存率 (EFS);此外 9-cis RA 在 N 型细胞中既可诱导分化又可诱导凋亡,且 9-cis RA 诱导神经元分化的作用比 ATRA 更明显而不发生逆转,其应用前景最被看好。联合用药可以提高肿瘤对诱导剂的敏感性,降低单药剂量,减少毒副作用。

3. 免疫治疗　免疫治疗主要包括病毒治疗、疫苗治疗及细胞因子治疗等。临床普遍使用的自体肿瘤疫苗抗原性极弱,抗瘤免疫功能也极弱。而特异有效的肿瘤疫苗需加免疫佐剂修饰。目前用以修饰疫苗最多的是细胞因子。国内刘立真等应用白细胞介素 15(IL-15) 联合单核集落刺激因子 (GM-CSF) 发挥抑制肿瘤生长的作用。另外,神经节糖苷 (GD2) 单抗治疗微小残留病变已在美国应用。应用 GD2 单抗与 GM2CSF 连接后形成的融合蛋白与肿瘤细胞结合,GM2CSF 与中性粒细胞膜上受体结合,中性粒细胞可杀伤肿瘤细胞。

4. 基因治疗　肿瘤的分子生物学表明,原癌基因的激活、抑癌基因的丢失和基因表达的改变在肿瘤的形成、发生及发展中起了重要的作用。如 MYCN 基因的表达已成为预后不良型神经母细胞瘤的一项标志,这提示了基因和该肿瘤的关系。Baqatell R 等研究证实 MYCN 高表达的 I、Ⅱ期神经母细胞瘤无事件生存率及总存活率均较对照组低,提示可以通过抑制 MYCN 基因表达来探索新的药物治疗神经母细胞瘤。此外,还有一种自杀基因疗法,即将编码某一敏感性因子的基因转入肿瘤细胞,使该细胞对某种原本无毒或低毒的药物产生特异敏感性,由此造成肿瘤细胞死亡。这种表达敏感性因子的基因称为"自杀基因"或药物敏感基因。主要是原核 / 细胞真核生物的酶类基因,如单纯疱疹病毒 2 胸苷激酶基因等。

总之,目前肿瘤外科治疗已从单纯的解剖模式逐步转为与生物学相结合的概念,不仅手术去除肿瘤,更应重视综合治疗,注意保护机体的免疫功能,以达到满意的治疗效果。相信随着对 NB 研究的深入,传统疗法、干细胞疗法、免疫生物疗法及基因靶向疗法都将在 NB 的治疗中展现更广阔的前景。

(王忠荣　刘胜勇)

第四章　肛　肠　疾　病

第1节　儿童肛肠外科的发展及挑战

　　肛门直肠畸形是小儿消化道畸形中最为常见的疾病。由于畸形发生的复杂性和病理改变的严重性，导致手术遗留许多问题和并发症，约有1/3的患儿术后存在不同程度的排便功能异常，部分患儿需要终生治疗，给患儿、家长和社会带来负担。目前我国小儿外科专业区域分布极不平衡，而且尚未形成专科医师准入制度，小儿外科的专科医师培训试点也刚刚开始起步，待形成制度尚需时日。许多肛肠畸形患儿包括严重畸形，一出生便在基层医院急诊手术治疗，手术虽然可以实现肛门的解剖位置重建，并能挽救患儿生命，但不可否认，基层医院很大一部分医生不是小儿外科专业，对先天性肛门直肠畸形的病理改变和相关治疗技术不甚了解，使得在治疗方法选择、手术效果和远期生活质量方面都存在一些问题，成为小儿肛肠外科长期关注并需要不断思考的重要课题。

　　1. 充分认识小儿肛肠畸形病理改变的复杂性及其对术后的影响，慎重选择初次手术方式。先天性肛门直肠畸形发生机制仍在探索之中。畸形的病理改变非常复杂。据文献报道，除肛门闭锁外，同时存在神经、肌肉等发育缺陷，28%~72%的患儿还伴发其他畸形。肛门直肠畸形患儿盆腔病理组织学显示，肛周肌肉的神经末梢存在明显发育异常，表现为组织中肌梭、环层小体及球样末梢数量减少，发育滞后；会阴部皮肤和皮下组织中神经纤维密度较正常儿明显减少；末端骶髓的白质和灰质层薄，中央管大，呈菱形，部分中央管闭锁。应用神经示踪技术发现肛门直肠畸形骶髓运动神经元的数量及功能均有异常改变，如骶髓前角运动神经元后内侧群和前内侧群神经元数量较正常儿均少，直肠盲端位于第2骶椎水平以上，2、3、4骶神经与直肠盲端无联系。动物实验也证实胚胎20天肛门直肠畸形胎鼠支配肛提肌的脊髓运动神经元和支配直肠盲端的脊髓副交感神经元的数量、形态和分布存在明显异常。这些结果证明先天性肛门直肠畸形的脊髓神经元异常是一种胚胎发育过程中的原发异常，神经电生理方法通过测定会阴-肛门反射、脊髓-肛门反射和马尾神经诱发电位的潜伏期，并对会阴-肛门反射弧的传入、传出和骶髓中枢神经传导情况的定量分析无肛患儿各种反射潜伏期均有不同程度的逐渐延长，其中以中枢传导时间延长最明显，潜伏期与临床评分有明显的负相关性。无肛患儿合并腰骶骨质异常患儿的各项潜伏期也明显延长。其中脊髓中枢传导时间延长最明显，为正常儿童的2.7倍。说明尽管肛门直肠畸形已经进行手术修复，但明显的神经功能异常是导致先天性肛门直肠畸形患儿术后肛门直肠功能障碍的重要因素。

因此,充分认识小儿肛肠畸形病理改变的复杂性及其对术后的影响十分重要。在此基础上,慎重选择合适的手术方式,并切实履行详细的病情告知义务,是提高肛肠外科手术质量的前提。初次手术必须掌握好手术适应证,对于严重畸形患儿,如果医院条件和医生经验技术不允许,应行简单的应急手术,如结肠造瘘,否则,术后会因为并发症而严重影响治疗质量,甚至终生。要正确认识和开展 Pena 手术,不是所有的肛门直肠畸形患儿都适用。新生儿期的根治性手术要有必要的围手术安全保障条件才能实施。时下广泛开展的腹腔镜手术也需要严格选择合适病例进行。

2. 重视肛肠外科手术解剖重建后的功能重建问题,提高远期综合生存质量。现代医学发展和日益增长的健康需求,肛门直肠畸形手术不再是仅仅制一个能排出粪便的肛门开口,而是要求能够控制排便、远期生存质量应当接近正常儿童。这是小儿肛肠外科医师所必须面对的挑战。应用问卷调查和标化儿童行为量表对肛门直肠畸形术后患儿分别从身体、心理和社会等方面进行综合调查和评估结果显示,排便功能障碍对肛门直肠畸形患儿远期生活质量有显著影响,甚至影响患儿的一生。具体表现为术后小儿饮食受限、缺课退学、同伴交往受限及行为问题异常等。患儿成年后在结婚及性生活等方面也存在不同程度的障碍。

所以,对术后存在排便功能障碍的患儿,社会、家庭和医院都应当给予足够的关心和爱护,并积极主动进行康复治疗。有条件的医院应当开展排便功能障碍的功能评定和生物反馈治疗。脊髓神经诱发电位、直肠肛管向量测压、X 线排便造影、结肠传输时间测定、同位素动态排便造影和肛门外括约肌肌电图等是目前常用的客观检测手段。可以从排便控制的压力动力学、神经反射与中枢传导和肌肉电生理学等方面系统研究便失禁发生的病理生理机制。并根据小儿排便功能障碍的病理类型,有针对性地进行生物反馈训练,如增强肛周肌肉收缩力量的生物反馈训练、降低直肠感觉阈值的生物反馈训练、缩短肛门括约肌收缩反应时间的生物反馈训练、重建肛门括约肌收缩反射的生物反馈训练和改善排便动力的生物反馈训练等。使他(她)们在成长过程中避免或减少排便功能障碍造成的负面影响,在身体及心理上健康发展。

3. 加强中华医学会小儿外科专业委员会肛肠外科专业学组的协调作用,形成肛肠外科规范化治疗和康复方案。我国小儿肛肠畸形的外科治疗、术后效果评估和康复治疗等存在区域间的发展不平衡,较大的儿科中心和儿童医院各自积累许多经验,并形成自己的诊断、治疗和术后康复策略。但国内尚没有统一的评价标准,很难对相互间治疗结果进行横向比较,尤其排便功能评估和康复训练后的结果。如果要进一步提高肛门功能评定的客观性和可比性,从而改进和设计更理想的生物反馈治疗方案,需要改变过去的"个体经营"方式,通过专业学组协调作用,组织全国相关的肛肠外科专家形成协作组,就常见小儿肛肠外科常见畸形的诊断、治疗、功能评定和康复治疗等制定标准化方案,统一步调。在资料共享、信息共享和成果共享的原则下,形成有效的诊疗信息回馈网络,并定期进行总结和修订,才能得到具有中国特色的临床资料和研究成果,逐步走进国际专业交流主会场。

同时,应当加快小儿外科专科医师的培训和资格准入制度,形成一支基础知识扎实、专业技术熟练的小儿外科专业医师队伍,小儿肛肠外科的治疗水平一定会有更大的提高。

4. 跟进医学新技术发展,积极探索新的肛肠畸形治疗技术。随着分子生物学和分子遗传学及其相关学科的快速发展,小儿先天性畸形的发生机制和遗传规律研究不断深入,对小儿肛肠畸形的认识不断更新,将来肛肠外科治疗不再是唯一的方法。多能干细胞的培养和定向分化成功和干细胞培养、移植技术的不断完善,使人们看到肛肠畸形治疗新技术的曙光。美国明尼苏达大学研究人员首次将婴儿脐血干细胞转化为Ⅱ型肺泡细胞。新近研究报告脐带血干细胞通过诱导分化可以有效地重建脊髓受到伤害的大鼠运动功能。肛肠畸形神经病理改变提示我们,肛门直肠畸形术后的排便功能障碍除了后天原因外,脊髓、盆腔和直肠周围的神经肌肉发育缺陷是重要因素,单纯的生物反馈治疗难以完全康复。如将干细胞培养和诱导分化成为相应靶器官细胞后,移植到靶器官进行组织和功能的再生与修复,达到治疗目的。干细胞诱导分化肠神经节细胞移植治疗先天性无神经节细胞症的实验研究正在进行。此外通过基因筛查,早期发现肛肠胚胎畸形,及时终止妊娠或进行基因修复治疗。虽然上述设想仍在实验研究之中,许多关键技术等待解决,距离临床应用仍然遥远。但我们必须跟进医学新技术发展,接受新技术和新理论,并不断应用于肛肠外科的基础和临床实践中,积极探索新的肛肠畸形治疗方法,为提高小儿肛肠外科的综合治疗质量而努力。

(王维林)

第2节　小儿肛肠疾病的新认识

肛肠疾病是小儿外科最具代表性的病种,主要包括先天性巨结肠、便秘与失控、先天性肛门畸形以及一些肛肠会阴杂病,如:肛瘘、便血及血管瘤等。下面就小儿肛肠疾病的新认识分别做一些回顾。

一、先天性巨结肠

先天性巨结肠自从 Swenson 手术成功以后,各家手术方法五花八门,均有独到之处。2006年初,95岁高龄的 Swenson 回顾了先天性巨结肠手术方法,从他的"开腹开肠"拖出,到 Hiatt 的"开腹不开肠"拖出,又到现在的"不开腹经肛门"拖出的发展历程,对减轻患儿的手术创伤是一个很大的进步。但是对排便控制功能的改进不显著。有关巨结肠症的研究在小儿外科发展史上年限最长,经验与探讨均较广泛与深入,然而目前疗效仍不尽人意。主要存在手术合并症多和排便习惯与控制的问题。在专家特需门诊患儿中,以巨结肠术后仍有顽固性便秘就诊者居多,其次才是污裤、失禁或腹胀、偶尔腹痛等。总之,巨结肠术后疗效不满意仍是主要门诊病种之一,值得我们注意。这些患儿中个别病例因手术技术不良外,主要是对术后指导性康复训练重视不够,也有小部分病例术前诊断不确定,手术指征可疑。

巨结肠类缘病的提出,丰富了对巨结肠的认识。最初提出巨结肠的病理特点是肠壁间神经细胞缺如。后来人们发现有患儿具有典型巨结肠表现但肠壁间神经细胞存在,因而逐渐认识到神经纤维可有各种不正常,于是提出巨结肠类缘病的概念。由于此类情况复杂多样,定义不严格,各家看法不统一,也有人把神经发育不正常甚至神经继发性损害也划归巨结肠类缘病。病理检查不确切,手术没有明确目标,也造成疗效不满意。从外科基本原则来讲,必须针对局限性具体目标,才有操作对象。有了具体梗阻点,还要了解梗阻的原因。因此研究解剖定位后,还要作动态研究,才能肯定有效的手术。不明确手术的具体目标应视为手术禁忌。类缘病的治疗并不限于手术,应该从排便生理反射规律中寻找合理的治疗方法。近年来有关巨结肠的基因研究成为国际热门课题,巨结肠及其类缘病可望从此找到合适的治疗方法。

巨结肠术后便秘与失控是近年来备受家长们关注的问题,就诊患儿越来越多,但医生尚无足够的认识。一般来说,便秘可能是由于小儿饮食习惯的改变,追求精细,无残渣可排出;常见的失控、污裤则多为手术后遗症。目前对排便生理反射的研究尚不够,给治疗带来一定的困难。参与排便反射的因素很多,主要包括四个方面:①粪便;②排便的通道(肛门);③直接控制排便器官(肛门括约肌与神经等);④指挥中枢(意识)。多年来有关排便控制的研究很多,也很深入,但是失于片面性。对括约肌手术方面的研究也较多,而对粪便的研究则很少。一个孩子一日三餐能排粪多少?如何控制干与稀?很难查到相关文献。正常(社会性)排便规律的养成,与便秘(或便频)的恶性循环形成等研究也很少见。因为一般便秘需手术治疗者非常少见,因此外科医生往往希望内科医生来处理。而事实上患儿多找外科就诊,内科医生也习惯于转外科或请外科医生会诊。迫使外科责无旁贷,何况又常常是肛肠外科疾病术后疗效不可分割的一部分。

二、先天性肛门畸形及其他

先天性肛门畸形是典型的小儿外科疾病。20年来Pena手术的广泛推行,无疑是一个划时代的进步。他的"无血、解剖式"手术技术,也影响了外科手术技术的发展方向。我国推行Pena手术至少也有10年以上的历史,但从术后复诊情况来看,术后合并症、控制排便效果以及无血手术技术都未见突出改进。与Pena本人的水平似乎还差一个时代。分析其主要原因包括2个方面:①学习Pena手术的人只学到手术步骤的皮毛,不理解无血解剖的重要性,从思想上认为术前造瘘、分离、止血过细都不必要,因此手术不认真、不精细;②另一方面典型Pena手术技术要求较高,不适宜向广大基层推广。造瘘问题就是一个争议的焦点,不造瘘确实影响复杂分离与愈合的安全性。当然,有必要利用一切手段宣传Pena手术的精神理论,提高技术要求。然而能否在Pena无血解剖的精神下,简化手术步骤,以更适应更广泛的病患儿童,也应该是我们发展中国家研究的课题。

肛门杂病多指对健康影响不大的"小病",目前医生对肛门杂病的重视程度远远落后于家长的要求。这就要求医生将病情解释清楚,打消家长的顾虑。在当前"人文医学"时代,所有的医生必须培养自己的"透明行医"作风,避免增加医患矛盾。

小儿肛瘘用"挂线疗法"很容易治愈,也非常简单、安全。女孩感染后前庭瘘,对健康生活、排便、结婚及生育都无影响,可不必处理。但是如果按一般规律挂线或切开则可能造成会阴裂而必须手术修复。因此对后天性直肠前庭瘘的治疗必须慎重。必须把相关病理、病程、发展预后以及手术方法给家长详细讲清楚。

小儿便血也是家长担心的问题,事实上小量无痛性便血,如果未造成贫血,对健康生活并无妨碍。多数是由于幼儿淋巴滤泡增生过敏性出血或形成息肉出血,一般一、二年内可自然痊愈。因为此类便血既无痛苦,近期也不会发生恶变,不妨暂时观察,复查中定期逐项检查,发现问题随时处理。然而小量持续出血也有可能是严重的肿瘤等疾病,所以必须进行必要的检查,包括:肛门指检、钡灌肠及结肠镜检等。如发现息肉可以及时手术摘除;如检查无阳性结果,则更需向家长解释清楚,特别是肯定预后,打消顾虑。肛门血管瘤有时也是频繁出血的原因,处理时必须特别谨慎。因为肛门周围表面的血管瘤尽管很小,内部可能有很广泛的瘤体,并且有可能与小动脉相通,可以发生较大量出血。如需手术,必须了解主要供应血管,准确定位,以免手术台上措手不及。这里需要提出的是必须区分小婴儿肛周血管扩张,通常患儿排便时肛门内可翻出 0.5cm 大小紫泡,1~5 个,无痛、不出血,便后自然消失,指检、镜检均无阳性所见。这是因为小婴儿皮肤薄,用力时血管充血扩张而突出。随年龄增长皮肤弹力增加自然改善。如有人误诊为痔,则可能造成治疗错误,以致反复出血及狭窄。

　　小儿肛肠外科疾病基本上都不是威胁生命的急症,包括新生儿无瘘性肛门闭锁也可等待一两天后手术,所以对手术安全性与术后排便功能的要求应提高。尽管多数手术已很成熟,但精益求精永远是对医生急迫的挑战。

(张金哲)

第 3 节　重视先天性肛门直肠畸形术后并发症及防治

　　先天性肛门直肠畸形(ARMs)的发生率约占成活出生儿的 1 : 3500,目前经数十年外科手术技术沿革,转归有了明显改善,但仍在排尿与控便上存在一定的问题。且 20 世纪 90 年代前曾施行过腹会阴等术式而致尿、粪失禁的患儿现已在青少年和(或)已达成年期,对患儿、家属及社会带来很大影响,有必要重视这一群患儿。

　　1982 年 Vries 和 Peña 首先描述了后矢状骶路肛直肠成形术作为外科"革命性"处理。这种术式允许手术者直接达到手术病变区,且最好视觉了解直肠与尿道完整解剖,较原先腹会阴经路的外科手术效果明显改进。对没有会阴瘘患儿,在新生儿期常先作结肠造瘘术,患儿可以继续不断生长,直至作根治手术。同时结肠造瘘术可以在外科手术修补术后再处理。治疗往往有 3 次手术,在结肠造瘘术后 1 个月左右可以作主要外科修补术,也可以等到患儿全身情况足够好后再修补。有些医疗单位喜欢不作结肠造瘘而直接修补患儿,仅仅只作一次手术(Moore,1990),这种方法特别适用于发展中国家。

一、外科手术后合并症及其治疗对策

(一)肠管功能

　　很多文章均提到 ARMs 手术修补后肛门排便控制问题,即肛门失禁的处理。但在后矢状路肛门直肠成形术(PSARP)的术后最终出现的共性问题是便秘。Peña 提出,引起此类患儿便秘的原因归属于直肠乙状结肠是一种低运动疾病。他假设正因为这样病理状态使结肠扩张,最后导致巨乙状结肠症和充盈性大便失禁。

　　ARMs 患儿肠管功能异常的处理倾向于综合治疗,结合饮食、轻柔的手工灌肠,以达到相应的排便控制,以便患儿能够借用辅助手段大部分时间保持排便节制状态。这也常常需要在某些程度上结肠廓清、减少灌肠和避免大便排出之间、结肠蠕动性活动等之间取得平衡。在尚未达到排便控制的病例,患儿可以作永久性结肠造瘘或作顺行性灌肠控制

（antegrade continence enema，ACE）。

高位无肛患儿肛门控制的转归较差。据统计，高位 ARMs 中仅 28%（59/213）达到好的结局，而一穴腔畸形较好，为 36%（122/342）；低位 ARMs 组最好，约 83%，属于"好"的结局，仅 15% 转归属于差。在 2000 年，Peña 与 Hong 总结了 1192 例患儿，报告 75% 有自主排便，但其中一半偶尔仍然有污粪，仅仅 7.5% 有完全的肛门节制能力。

（二）尿与肾脏功能

诊断为 ARMs 的患儿中，有 40% 可伴发尿路畸形。最频繁发生在上尿路畸形，如：肾发育不全。大多数合并高位无肛、上尿道其他畸形，包括异位肾与重复肾畸形。膀胱输尿管反流几乎在 1/3 ARMs 合并上尿路畸形病例中存在。伴上尿路畸形的 ARMs 患儿总的转归不太满意。Warne（2003）研究中提出，在一穴腔修补术后尿控制率达 22%，57% 患儿有 2 个正常肾脏，且能自主排尿。存在 2 个正常肾脏可以作为预测的指标之一。在 ARMs 的高位病损伴瘘管病例，发生尿路问题也多见，由于尿道损伤的长期结果，对 ARMs 治疗的主要内容之一是保护肾功能和预防尿路感染。

尿路问题也可以继发于医源性创伤，临床上曾报告过尿道撕裂、尿道狭窄及输尿管损伤等。医源性损伤最高的发生率似乎均在男性高位无肛作拖出术时。Misra（1996）报道的尿路问题发生率高达 11%。后矢状路切口 Peña 术式减少了医源性损伤。据 Hong（2002）报告一组 572 例的数据，后矢状路切口 Peña 术式的手术使医源性损伤的发生率降低到 3.3%，其中 2 个主要损伤是尿道损伤和精囊开口堵塞。排尿控制主要取决于畸形病损性的高低，对一穴腔患儿主要取决于共同腔管长。Peña 指出，共同通道短者尿失禁 < 10%，而共同通道管长者可高达 69%，当然也与分类标准有关。一穴腔患儿膀胱功能异常的原因最多见是合伴有脊柱畸形或者骶神经有医源性创伤。据 Boemers 等人（1996）报道，一组 90 例一穴腔患儿中，有 22 例有神经源性膀胱功能异常，其中 21 例均有不同程度骶骨发育不全。

一穴腔患儿肾衰竭高达 50%（32/64 例），其中 6% 需要肾移植（Warne，2002）。据 Mclorie 等人（1987）统计，因肾衰竭死亡发生率在高位病损组是 6.4%，低位病损组是 1.1%。

（三）性功能与生育力（fertility）

生殖系畸形频频见于 ARMs 患儿，特别是高位病损者。Metts（1997）报道 128 例 ARMs 患儿中，26% 男性检测出生殖系畸形，5% 女性检测出生殖系畸形；男性最多见为睾丸下降不全与尿道下裂，女性最常见生殖系畸形为阴道重复畸形。

曾因肛门直肠畸形而对直肠和前列腺进行过外科手术的男性患者，可能会发生性功能受损，但这种结果也较少见。当性功能受累时势必导致生殖力下降。Peña 曾追踪 20 例男性一直到青春期，结果显示这 20 例患者全部都可勃起，其中 14 例有兴趣手淫，6 例曾有过性交体会。这一组不能生育的原因包括生殖系畸形，如睾丸下降不全、合伴骶骨畸形或在外科手术修补时有医源性损伤。

2003 年 Greenberg 等人报告 ARMs 患儿妊娠的个案很少。Iwai（1998）曾报告过一组病例中有 5 例女性患儿，其中一例结婚，怀孕且正常阴道分娩。

Hendren（1998）曾报告一组女性一穴腔修补术的有关生育的非常完整的研究，24 例成年病例，其中 17 例有性功能，6 例怀孕，其中 1 例经阴道分娩。一穴腔畸形患儿特别有兴趣要求作阴道重建术，通常与其他修补一起进行。Warne（2003）报告 21 例成年女性患儿，86% 有一个合适的阴道，没有月经排出困难，57% 性生活正常。

（四）心理影响（psychology）

除了外科技术有改进外，仍有部分明显 ARM 病例在修补术后存在他们本身和家属的社会问题和情绪淡漠。随后发生的一系列合并症与生活上的不便更增加患儿与家属的不适情绪。Diseth 和 Emblem（1996）的一篇报告中提到了 33 例青少年患者心理问题诊断成立高达 58%，Ludman 等人（1994）报告 35%，这两组的差异可能是由于自儿童起一天 2 次的肛门扩张有关。有很大一部分患儿因神经性膀胱作间歇性导尿或肛门失禁需作清洁灌肠处理，不能达到正常生活质量而产生自卑情绪，包括其家属。中国是个传统而古老的国家，尽管随时代变迁，认识观念上发生了较大的变化，但仍有很多地区认为"无肛"是一种见不得人的疾病，患儿自幼产生与正常儿童"不一样"的自卑感。

二、我国先天性肛门直肠畸形研究的进展与贡献

我国自 20 世纪 50 年代起陆续开始组建小儿外科，对肛门直肠畸形的研究逐渐展开，并不断深入，研究经历大致可分三个阶段：① 20 世纪 50~70 年代，受到当时医疗技术条件、设备和人民群众经济限制、交通不便等制约，重点关注如何挽救肛门直肠畸形患儿的生命。通过改善传统手术方式或发明新术式、提高术后护理水平，进而提高我国肛门直肠畸形患儿的围手术存活率。② 20 世纪 80~90 年代中期，在显著提高肛门直肠畸形术后生存率的基础上，重视肛门成形术后的肛门功能重建。全国许多儿科医院开始对术后病例进行随访和肛门功能评价。并根据随访结果提出相应的治疗策略，通过改良术式，减少术后并发症的出现，提高患儿术后的排便控制能力。其中对肛门直肠畸形术后便失禁的治疗研究中，包括各种类型的肛门括约肌重建手术应用于临床：如臀大肌移位、掌长肌游离移植、股薄肌转位、去神经带血管股薄肌转位、压榨股薄肌神经后转位以及双髂腰肌转移盆底肌加强直肠悬吊等方法，加强肛周肌肉力量，改善其控制排便功能。③从 20 世纪 90 年代中期至今，肛门直肠畸形发生的病理解剖学研究进一步深入，其中肛门直肠畸形的神经病理改变研究意义重大，并填补国际在研究领域的空白。肛门直肠畸形的基础研究更加深入，先天性肛门直肠畸形动物模型的建立，使对畸形发生的遗传学、胚胎发育学和分子生物学机制不断深入并系统化，一批研究成果在小儿外科的国际核心杂志（*journal pediatric surgery* 为代表）发表。同时临床上以 Pena 的骶后矢状入路肛门直肠成形术的引进和改良，对畸形治疗及术后并发症的处理都有明显进展。遗传学研究发现，肛门直肠畸形是遗传和环境因素共同作用的多基因疾病，发现了一些合并综合征的肛门直肠畸形致病基因及非综合征的肛门直肠畸形的候选基因，提出产前基因诊断的新思路。通过动物实验和临床研究，发现肛门直肠畸形盆底肌肉、支配神经、骶骨和直肠的神经系统均存在发育异常，发现肛门直肠畸形的直肠盲端和瘘管具有内括约肌样结构，提出术中尽量保留直肠盲端和瘘管，减少了术后便失禁发生率。

21 世纪初，腹腔镜手术开始应用于肛门直肠畸形治疗，尤其应用于高位肛门直肠畸形一期治疗，避免结肠造瘘，取得可喜进展。随着国家关于提高人口素质和康复医学的进步，肛门直肠畸形术后生活质量成为小儿外科专业和社会、家庭所关注的重要内容，陆续建立了临床评分与客观评分相结合的肛门功能综合评分和生活质量评估体系，并应用盆底神经电生理检测、肛门直肠向量测压、X 线与同位素动态排便造影等先进检测手段，全面、系统地研究了肛门直肠畸形术后排便功能障碍的发生机制，提出排便功能障碍的五种病理类型，

并提出针对具体不同病理改变的生物反馈治疗方案,取得了非常满意的治疗效果,患儿的远期生活质量获得了明显提高。

总之,在张金哲、李正等老一辈小儿肛肠外科专家的带领下,经过中、青年小儿肛肠外科学术带头人的努力,我国小儿外科在肛门直肠畸形研究领域取得了可喜成绩,在神经病理领域的研究国际领先,其他领域的研究基本与国际同步。2007 年中国医科大学附属盛京医院小儿外科完成的《先天性肛门直肠畸形临床与基础系列研究》荣获国家科技进步二等奖;首都儿科研究所李龙教授牵头的,以提高并规范我国严重结构异常,包括肛门直肠畸形临床治疗的研究课题首次获国家十一五重大科技支撑课题资助;均证明我国在该领域的研究成就和水平。但我国地域辽阔,全国各地的小儿外科医生诊治水平参差不齐,治疗效果和预后差别较大,有待于改善;对于肛门直肠畸形的胚胎发生机制及术后并发症的处理等方面还有待于进一步深入研究。希望广大小儿外科临床医师共同重视与关注先天性肛门直肠畸形术后并发症治疗与长期转归问题,使这部分患儿生活质量在尽可能范围内有所提高。

(施诚仁　王维林)

第 4 节　关于儿童功能性便秘的争议与共识

功能性便秘(functional constipation,FC)是指由非器质性原因引起的粪便干结、排便困难及排便次数减少等一组临床综合征。通常指慢性的、不合并解剖结构或形态学异常的便秘。所谓功能性只是相对于器质性便秘而言,仅仅是没有或尚未发现其解剖结构或形态学异常而已。随着现代人饮食结构的改变及生活质量的提高,儿童便秘作为影响身心健康发育的重要因素之一,已经日益受到重视。截至 2008 年,我国北方 5 市的一项多中心流行病学调查结果表明,儿童功能性便秘的群体患病率为 4.73%,成为儿童胃肠门诊最常见的病症之一。国际上关于儿童功能性便秘的诊断已相继推出罗马Ⅱ和罗马Ⅲ标准;由于儿童便秘机制复杂、影响因素众多及临床表现个体差异大,导致医生对便秘的病因学和影响因素的准确评估较为困难,临床上缺乏有效的治疗策略;因而在实际诊疗过程中,大多以缓解症状及排空粪便为目的,普遍存在着滥用泻药的治疗倾向;美国胃肠病学会一项调查显示,临床医生给便秘患儿开出的处方中约 85% 是泻剂。而事实上不是所有的便秘都能通过泻剂达到治疗目标的,滥用泻药极有可能导致对泻剂的依赖而使便秘的治疗更加困难。

随着现代分子生物学、影像学以及生物物理学的快速发展,人们对儿童便秘的病因、病理以及临床治疗达成了较多共识:治疗便秘的目的是改善症状,消除病因,恢复正常肠道动力和排便生理功能。强调个体化综合治疗,包括科学的生活管理、培养良好的精神心理状态、合理的饮食结构和正确的排便习惯。由于我国幅员广阔,多数医疗资源集中在大中城市的医疗中心,但大多数便秘患儿在基层医疗机构接受诊治,而不同医生对于便秘的认识程度也不一样。鉴于此种情况,2010 年 10 月中华小儿外科肛肠外科学组提出了关于我国儿童功能性便秘的诊治流程。如何理解并正确运用儿童功能性便秘的诊治流程,制订合理的个体化治疗方案,仍有几点需要说明。

1. 重视客观检查在便秘分型中的综合运用。便秘的正确分型是有效治疗的中心环节,根据便秘的症状和检查分为结肠慢传输型便秘(slow transit constipation,STC)、出口梗阻

型便秘 (outlet obstructive constipation, OOC) 和混合性便秘。慢传输型是功能性便秘常见的类型,约占 45.5%,与结肠运动障碍有关,应注意功能性便秘慢传输型与器质性便秘慢传输型便秘的鉴别。根据曼谷胃肠动力疾病新分类,由肠神经病、肠肌病、帕金森病、内分泌疾病或脊髓损伤等导致结肠传输延迟引起的便秘为器质性慢传输型便秘。功能性便秘慢传输型的临床特点为排便次数减少 (<3 次 / 周)、无便意、排便困难和粪质坚硬。出口梗阻型系肛门括约肌功能不协调或排便反射感阈值异常引起,患儿常主诉排便费力、肛门下坠感、排便不尽感、排便量少、粪便质地较硬或呈成形软便;混合型具备上述两者特点。对于儿童便秘,由于语言表达能力差,医生只能凭借患儿父母对儿童的观察描述进行分析,恰当的客观检查是必须的,目前对于便秘分类有直接指导作用的专项检查包括:①结肠传输时间:全结肠传输时间、右半结肠传输时间、左半结肠传输时间和直肠乙状结肠传输时间;②X 线动态排便造影:直肠肛管角、肛管长度、肛尾间隙、直肠肛管交点移位和前突深度;③球囊逼出试验:检查排便动力改变,反映排便过程中肛门括约肌功能;④直肠肛管向量测压:直肠肛管静息压、收缩压、肛管高压区长度、直肠顺应性、排便感觉阈值及向量容积;⑤肛门括约肌肌电图:肛门括约肌在静止、自主收缩以及受刺激时肌电位时程和幅度;⑥肛管直肠感觉检查:肛管及直肠的感觉阈值。

2. 重视儿童便秘的基础治疗。基础治疗在儿童便秘的治疗中具有重要意义,但以往经常被列入"一般"治疗范畴,被临床医师所忽略,在应用时经常被简化,从而达不到治疗效果。中华医学会小儿外科专业委员会肛肠外科学组提出的儿童功能性便秘规范化诊疗指南对儿童便秘的背景、思路和依据及诊治分流已有详细论述。强调了儿童功能性便秘的基础治疗:增加膳食纤维含量、增加饮水量以加强对结肠刺激;训练排便习惯,使用正确方法排便,养成良好的排便规律;适当应用缓泻药物以及心理教育等,以恢复排便的生理功能。

临床上大部分便秘患儿经过基础治疗,便秘的症状会缓解甚至消失,既简单方便,又经济实惠;只要临床医师正确应用,并持之以恒,基础治疗不仅有"治疗"作用,还可预防儿童功能性便秘及防止停药后复发。

作为基础治疗的一部分,正确的肠道管理是所有便秘治疗的前提。长期大便干燥,导致肠管扩张严重,粪便堆积,甚至巨大肠石形成,肠道内菌群环境严重失调,无论结肠、直肠还是肛管都不在正常的生理状态,即使在外部施加各种治疗措施进行调节,但相对于肠道内的巨大恶性刺激而言,无法唤醒潜在的生理功能。结肠水疗(即洗肠)对于各种类型的便秘均具有良好的治疗效果,通过对结肠循环灌注灭菌水,使长期滞留在结、直肠的粪便软化、稀释,最终排出,同时可清除结、直肠的有害物质,限制细菌繁殖,保持肠内正常菌群的平衡,增加对营养物质的吸收。而且通过灌注一定量的水,可使结、直肠机械地收缩和扩张,训练结、直肠的肌肉张力,改善肠道肌肉蠕动状况。

正确的肠道管理分三个阶段:①第一阶段主要清除肠道潴留粪便,使用灌肠和较大剂量的缓泻药物,使肠道内潴留粪便完全排空,达到减少肠道潴留的目的;②第二阶段是维持治疗,停止灌肠和逐渐减少药物剂量,调整饮食结构,维持排便,防止再次出现肠道内粪便潴留;③第三阶段是停药观察,继续进行饮食调整,巩固疗效。对已经发生大量粪便潴留的患儿必须进行洗肠治疗;或者在麻醉下先行手法助排解压,然后再进行常规洗肠以确保规律排便。

此外,肠道管理还包括肠道微环境的平衡调节,可应用微生态制剂及肠道菌群等生物制剂调节肠内微环境,促进肠蠕动,平衡肠道菌群,改善肠道功能紊乱。

3. 以分级分层诊治为基础,建立个体化治疗方案。在我国,绝大多数的便秘患儿是在基层医疗机构接受诊治,基层医生对于便秘的认识理解程度和治疗效果差异很大。所谓分级分层治疗,是根据医院自身的能力和便秘轻重程度选择不同层次的治疗措施,根据中华医学会消化病学分会胃肠动力学组制定的《我国慢性便秘的诊治指南(草案)》,分层次治疗的具体内容如下:

第一级诊治:适用于基层医院初诊的轻、中度慢性便秘患儿。首先应详细了解病史、体检,必要时作肛门直肠指检,应作常规便检(包括潜血检查),以决定采取经验性治疗或进一步检查。可根据便秘特点,进行为时2~4周的基础治疗,选用饮食调整、排便训练和肠道管理,如治疗无效,适当选择膨松剂或渗透性通便药,必要时加大剂量或联合用药。

第二级诊治:主要对象是经过进一步检查未发现器质性疾病以及经过经验性治疗无效的便秘患儿。可进行胃肠传输试验和(或)肛门直肠测压,确定便秘类型后进一步治疗,对于慢传输型便秘,选择药物调理,中医辨证,视情况选择心理行为疏导,如果效果不明显,需进一步行肠道病理活检,以排除肠神经源性便秘;对出口梗阻型便秘,选用生物反馈治疗以及扩肛,或在必要情况下手术治疗。适合在规模较大的综合医院或者专科医院进行。

第三级诊治:主要的对象是对第二级诊治无效的患儿。应对慢性便秘重新评估,注意有无特殊原因引起的便秘,尤其是和便秘密切相关的结肠或肛门直肠结构异常、有无精神心理问题、有无不合理的治疗以及是否已经改变不合理的生活方式等,进行定性和定位诊断。这些患儿多半经过多种治疗后疗效不满意,需要进一步安排特殊动力学检查,甚至需要多学科包括心理学科的会诊,以决定合理的治疗方案。

综上所述,儿童功能性便秘诊疗过程中正确的临床思维应包括以下几点:对于初诊的轻、中度患儿,强调基础治疗和肠道管理的重要性;对初诊无效的中、重度患儿进行便秘的专项检查,根据检查结果和临床表现对患儿进行分型,选择适当的专科治疗措施;对治疗效果进行随访追踪,对效果不佳的患儿随时进行重新评估,修改治疗方案,达到以分层次治疗为基础、个体化治疗的目的。

(王维林　张树成)

第5节　生物反馈疗法治疗大便失禁的理念与技术

在临床治疗中,我们经常可以看到无肛及巨结肠术后并发大便失禁的患儿,随着医学模式向生物-心理-社会医学模式的转变和健康意识的不断深化,目前认为对肛门直肠畸形治疗的目的不仅是挽救生命及维持排便,更重要的是改善术后排便功能,提高患儿远期生活质量(quality of life, QOL),即排便控制功能障碍对个体的日常生活、家庭、社会环境和工作诸方面所造成影响的综合指标,如受教育水平、日常所能胜任的工作、社会交往、家庭、性格及闲暇活动等与正常人群的差异。目前,各种内外括约肌的替代手术多只能部分恢复其功能。众所周知,肛门失禁患儿的排便控制功能可随年龄增长而改善,若给予合理的指导和训练,会更有效地促进其功能恢复,生物反馈训练便是这样一种颇有前途的治疗方法。

一、原理与发展

生物反馈疗法是指应用专门的工具,去探查、放大人体的生理变化过程,并将其转变为可理解的信息,按一定程序再将此信息反馈用于治疗疾病的方法。其理论基础是由 Skinner 于 1953 年提出的,他认为按照心理、生理学观点,人体各种内在动作及行为均有一个学习的过程,在这些过程中由一种刺激所产生的特殊反应可再转变为生物体渴望的结果,而这一结果是通过操作式条件反射 (operant conditioning) 建立的,即机体必须通过自己完成某种运动或操作后才能得到强化的条件反射,并通过人类的动作及语言行为的临床观察及动物实验证实了这个观点。Miller 应用各种反馈信号使得观察对象的某一器官逐步形成了所希望产生的行为,如通过反馈训练引起心率与血压的增加或降低、肌肉的松弛或紧张、血管的舒张或收缩,从而在临床上用于辅助治疗高血压、肌肉痉挛及偏头痛等疾病。生物反馈法应用于胃肠疾病,最早始于对食管括约肌压力、胃蠕动及胃酸分泌的调节。Kohlenberg 于 1973 年首次报道了大便失禁的成人患者应用生物反馈法可以改善大便失禁。Engel 于 1974 年将此技术应用于儿童,成功地治愈了一名年仅 6 岁继发于脑脊膜膨出症的大便失禁患儿。许多学者均曾应用此项技术治疗肛肠术后大便失禁,经过对照分析及长期随访,证实治愈率在 70% 以上,对于提高患儿生活质量有重要意义。Surh 和 Bittinger 还将各种保守治疗方法的治疗效果进行比较,发现除患有严重的大便失禁,即对固体大便也不能控制者以外,均应首先选择生物反馈法,生物反馈法的治疗效果最好,是最重要的保守治疗方法。

二、适应证

大便失禁的生物反馈疗法主要用于肛门直肠畸形术后的大便失禁,也有文献报道用于脑脊膜膨出症大便失禁及其他各种原因的神经源性、肌源性大便失禁。Cerulli 还将此法用于一组内科疾患所致的大便失禁,如结肠易激综合征、Cron 病、硬皮病及糖尿病等,结果有 2/3 的患儿预后良好。但为了提高治疗效果,应注意掌握适应证:①患儿至少为学龄期儿童,以便取得良好的配合,在训练前应让患儿及家长弄清此方法的训练原理,因此有必要向他们解释有关的解剖知识、排便的反射过程及失禁的原因,并将训练步骤作必要的演示。②家长及患儿应有信心,坚持完成全部的疗程。当患儿完成正常的或较上一次相比更接近正常的动作时,应给予及时的鼓励。③患儿能主动收缩括约肌,HT 管静止压接近正常。Cerulli 认为生物反馈法对神经传导正常且括约肌损伤轻者的大便失禁效果最好。而对于内括约肌及外括约肌严重损伤患儿,内科及生物反馈法效果往往不理想,而需行括约肌替代手术。Iwai 进一步指出肛管静止压对疗效的预测很重要,如果患儿括约肌明显发育不全或在结肠拖出术中没有正确的穿过耻骨直肠肌环,以致肛管静止压明显低于正常时,治疗效果不理想。如果肛门直肠畸形术后出现大便失禁,而肛管静止压存在,则应首先考虑生物反馈法。④直肠应有一定的感觉能力。患儿必须能够对被动性直肠扩张有感觉能力才能使训练成功。直肠感觉能力直接影响到治疗效果。Meeha 发现,大便失禁患儿经臀大肌瓣转移肛门括约肌成形术后,虽可提高括约肌收缩力量,但如直肠感觉功能差,仍有部分患儿保持失禁。肌源性大便失禁因不存在感觉运动神经损伤问题,故治疗效果明显优于神经源性大便失禁。但 Miner 发现排便无好转者经训练后直肠感觉阈也下降,故认为直肠感觉阈训练虽然很重要,但训练重点不应仅仅放在这一方面,还应对肛周肌肉收缩功能加强训练。

三、实施方法

1. 生物反馈仪至少应包括探头、传感器、放大器及显示器。可用肛直肠测压仪或肌电图仪代替肛管直肠内的反馈信号经探头传导至传感器,转变为电信号,将此信号经放大处理后以波形的形式在显示器上表示,同时显示出波形的技术指标。若同时伴有光或声的强度变化使患儿能配合信号进行收缩运动,使其发挥主观能动性,则更能提高治疗效果。

2. **对患儿的肛门功能进行客观评定**　首先应由患儿将排便情况记录下来,坚持记排便日记,至少应进行 1 个月,以了解是否存在失禁及失禁的严重程度。训练前根据日记进行评分,当前国际应用较多的是 Kelly 评分法。各单位也制定了一些评价指标,国内报道较多的是 6 分法直肠肛门功能临床评分标准。同时在训练前后应结合一些相应的客观检查,如肛门指检、肛门直肠测压、括约肌肌电图及排粪造影试验等。其中以肛门直肠测压检查最为重要,通过测压检查可得到以下数据,如:肛肠感觉阈值、直肠最大耐受值、直肠肛管静止压、肛门直肠压力差、直肠肛管的松弛反射、收缩反射、扩张松弛时间、扩张收缩时间、括约肌主动收缩压力、最大收缩时间及向量容积。通过肌电图检查可得到括约肌在静止、收缩及排便状态下的肌电振幅及收缩时间。

3. **训练内容**　患儿应保持放松状态侧卧于检查台上,将测压探头插入肛门,测压探头可以有很多种类,但均应能够测量出直肠、肛管的压力变化。

(1) 肛周肌肉收缩力训练:至今为止,许多先进的技术如肛门直肠测压及括约肌肌电图都显示出大便失禁患儿的外括约肌的主动收缩功能受到损害。因此,提高括约肌的主动收缩幅度被普遍认为是生物反馈训练的目的。并且 Iwai 等也证实了生物反馈法可明显提高肛周肌肉的主动收缩功能。训练方法是首先让患儿从显示器上看到正常儿童外括约肌的收缩图形,使其了解到应如何收缩才能出现正常波形,当其出现正常图形时应给予及时的鼓励,此期停止的标准是最大收缩压力、肌电振幅及最大收缩时间均达到正常。Fynes 通过前瞻性研究,将患儿随机分成两组,分别进行肛周肌肉收缩力训练及直肠敏感性训练,经过 12 周训练后发现两组患儿肛门控制能力均有所增加,但前者肛管静息压及收缩压增加明显,效果优于后者。

(2) 直肠敏感性训练:不同的学者所强调的训练重点不同,一些学者将重点放在直肠敏感性训练上,如 Enck 认为治疗效果与训练前后的肛门直肠静止压、峰值压力关系不大,而与肛门直肠的敏感性及其改善情况有关,并决定了排便的协调性及生物反馈的训练结果。Iwai 等通过研究发现大便失禁患儿经过生物反馈,直肠敏感性可明显提高,并相应减少了大便失禁次数。训练时应先扩张直肠内的气囊使达到直肠的感觉阈值,同时患儿应能从显示器上看到直肠被动扩张时的压力波形,然后减少 5ml 注气量,反复注气,患儿牢记直肠扩张时的感觉,关闭显示器,如患儿仍能感觉到这一水平的注气量,则再减少 5ml 注气量,反复进行直至达到正常的直肠感觉阈为止。

(3) 缩短扩张收缩时间训练:当患儿通过显示器看到直肠扩张后立即收缩括约肌,测定扩张收缩时间,当此时间比上一次缩短时,也要给予及时的鼓励。扩张收缩时间较感觉收缩时间更为准确,没有人为的因素。

(4) 协调性训练:在肛周肌肉收缩力、直肠感觉阈及扩张收缩时间达到正常后,要进行协调性训练,即患儿感觉到直肠扩张感,立即进行外括约肌的反射性收缩,通过反复训练建立起条件反射,即使关闭显示器,也能出现此反射。

当直肠扩张容量很低时,外括约肌仍能反射性收缩,且收缩幅度及收缩时间都达到正常且很恒定时,便可结束训练。

四、结果与展望

随着现代科学技术的不断发展,采用计算机声像技术进行排便训练的生物反馈训练已成为小儿外科领域的新技术之一。此项技术越来越受到国内外学者的重视。生物反馈疗法还可用于肛门失禁而行成形术患儿的术后辅助治疗,不仅对治疗期间及其最初2年效果显著,且在治疗后的几年内始终有效,对于提高患儿生活质量有重要意义。

(关勇 谷继卿)

第6节 从肛门直肠应用解剖谈个性化设计直肠肛门畸形手术

目前,手术治疗直肠肛门畸形的并发症仍很常见。对直肠肛门畸形手术治疗的适应证、手术技巧以及术后处理仍然有待进一步改进,如何根据直肠肛门解剖特点个性化设计直肠肛门畸形手术值得临床重视。

一、肛门直肠的应用解剖

(一) 直肠

大肠最末端是直肠,成年人直肠在 S_3 平面与乙状结肠相连,下方终止于肛门皮肤线,它包括两个部分:①盆腔部直肠或直肠壶腹部,是一个有弹性可收缩的贮库;②会阴部直肠或肛管:这部分被两层括约肌包绕,即内、外括约肌,它们对控便和排便起着重要的作用。

(二) 直肠壶腹部

直肠上方与乙状结肠相连形成直肠乙状结肠曲,沿着骶前凹尾骨面形成骶曲,向下穿过盆膈变成肛管,同时亦改变方向向下后倾斜形成肛直角,亦即直肠会阴曲或尾曲。成年人直肠约12cm,该部肠壁肌层较厚,且包含乙状结肠带延续的前后二条纵行带。结肠袋、结肠带和肠脂垂在直肠都不存在。直肠壁肌层内有许多静脉小分支通过。外面为脂肪组织所包绕。直肠腔有两种类型的皱折:纵形和横形。纵形皱折由肠黏膜形成,在直肠扩张时消失。横形皱折是由环形肌在此处增厚、黏膜在此处增生形成,称半月瓣或直肠瓣,环形皱折在直肠扩张时尤为明显,且在直肠外亦可见压迹样凹陷。直肠瓣通常有上、中、下三个,中间皱襞最为突出,由侧方突入肠腔,系不同胚胎来源,以上部分来自后肠末端,以下部分来自泄殖腔。中间皱襞亦即直肠瓣的位置,正好在 Dougla 窝的底部,它把直肠壶腹部分为两部分:①头侧:腹膜以上部分,由于不很固定,在盆腔内有扩张度,有利于贮存粪团;②尾侧:相当固定地埋入小盆腔。在健康人的二次排便间歇期,此段直肠保持空虚。但慢性便秘的患儿全直肠经常充盈粪便。

（三）直肠毗邻与周围结构

直肠壶腹部上方为盆腔内脏腹膜覆盖,侧方为内脏筋膜,背侧为骶前筋膜与骶骨,下方为肛提肌和直肠纵形肌融合所封闭。盆腔腹膜覆盖直肠壶腹部前上 1/3,从侧面观,覆盖线是从后上向前下倾斜行走,下方形成 Dougla 窝（女性称子宫直肠窝,男性称直肠膀胱窝）,此部位女性比男性低,窝底到肛门口的距离女性为 5.5cm、男性为 7.5cm。Dougla 窝前方,腹膜还覆盖女性的阴道后壁上方,男性覆盖精囊及输精管,因此女性子宫颈、男性膀胱颈都可以作为手术向上分离到达 Dougla 窝底的标志。

直肠除了前方为腹膜覆盖以外,其余都被疏松结缔组织的筋膜所包绕,手术时易于分离,但亦是易于感染的间隙。此筋膜可分两种:①直肠筋膜:紧贴在直肠肌鞘外的圆柱形筋膜结构,其愈靠下方愈肥厚、结实。直肠与筋膜之间分布着动静脉分支、膀胱旁淋巴结和脂肪组织。小儿因直肠病变如巨结肠行拖下手术时,因为不存在淋巴结清扫问题,应尽量靠近直肠壁肌层分离,若能完整剥离,由于直肠筋膜的支持,没有大量脂肪颗粒向内突出。②直肠旁筋膜:比前者牢固和结实,由纤维蜂窝状结缔组织构成,它包绕直肠并在直肠与其他器官之间形成明显的界限。男性的直肠膀胱筋膜和女性的直肠生殖筋膜都是它在此的延续,手术时应该尽量保留,尤其是女性,它包绕着直肠子宫韧带,是盆腔器官的重要支持物,一旦损伤,可能引起阴道脱垂和直肠膨出。

直肠的后表面不紧不松地靠着 S_3~S_5 前表面,其间包括骶中血管及肠系膜上动脉的右侧支,奇神经节或尾神经节也在尾椎前与两侧交感神经干汇合。骶前筋膜又称直肠悬吊韧带,位于直肠后方。起于 S_1 或 S_3,固定在肌直肠连接处以上 2~5cm 的直肠筋膜后表面,若要切除直肠时,应紧贴直肠壁切断。

直肠侧方在腹膜覆盖线以下是盆腔内脏筋膜,它固定直肠与上侧方肛提肌之间的间隙并形成直肠系膜。称之为系膜是因为双侧髂内动脉前支分出的直肠中动脉、左右腹下神经分支都通过包绕在该筋膜之内的直肠侧方韧带,亦称为直肠茎或直肠柱。此韧带将直肠周围脂肪间隙分为盆直肠、直肠周和直肠后几个间隙。若要在直肠外游离直肠,钳夹、切断和结扎此直肠茎或柱至关重要。在两侧骶前孔平面,骶前筋膜和盆内脏筋膜结合在一起,包绕着来自第二、三骶神经的盆内脏神经,到达直肠的侧壁并与来自盆丛的左右腹下骶前神经联合在一起,包绕它们的是骶直肠韧带。这些神经经过盆内脏筋膜进入下腹下神经丛和神经节,它们保证了盆腔脏器的神经供应。手术切除直肠时在其中部解剖和处理直肠系膜应尽可能紧贴直肠壁,避免损伤神经,尤其在男性应避免损伤尿生殖器官的神经供应。若为肿瘤,为了彻底切除肠周淋巴结,常难免要一并切除和损伤一些神经,因为盆神经很短,下腹下神经紧靠着直肠壁。

（四）肛管

肛管上界是直肠肛管线。在此处直肠突然变窄,并转向下后方,终止在肛门皮肤线。成年人肛管为 3~4cm,前壁略较后壁短。平时肛管呈前后裂隙状闭合,仅在排便时呈圆柱状开放。肛管周围被两层括约肌系统包绕。内括约肌由直肠末端肥厚的环形肌构成,外括约肌则是由横纹肌在肛门周围形成的环形结构。

肛管腔分为 3 个部分:①柱状区:位于肛管上半部约 1.5cm(小儿为 0.5~1cm),黏膜出现 8~10 个纵形皱褶,称之为肛柱,每个柱都包含着一根直肠上血管的终末支。其静脉扩张,即为痔核,这里覆盖的是柱状上皮。每根柱的底部都变大,且由一个黏膜皱褶相连,称之为肛瓣,此瓣排列成锯齿状,故称齿状线或梳状线、栉膜线,此线是鳞状上皮的上界,肠吻合不可低于此线。肛瓣之上、肛柱之间黏膜形成的皱褶凹陷称为肛窦,常成为感染的起源。②移行区:在齿状线之下1.5cm(小儿为0.5~1cm),覆盖复层黏膜上皮,下方静脉丛致黏膜呈蓝色,黏膜下密集的结缔组织使黏膜紧贴。其下界是一个略带紫色的环,称为白线,它是内括约肌下界和外括约肌皮下部之间形成的沟,即括约肌间沟。③皮肤区:在白线之下0.8cm(小儿为0.4cm),白、棕色,含有汗腺和皮脂腺,称为环肛腺。肛管周围是一个可收缩的肌肉筋膜鞘,它由来自肛提肌的纵形纤维构成。肛门背侧是肛门尾骨韧带,腹侧是会阴体和尿生殖膈,侧方是坐骨直肠窝和坐骨肛管窝,它们被叶状脂肪组织填充,包含直肠下血管和神经。

(五) 肛门括约肌

肛管周围是内外括约肌。内括约肌位于直肠肛管线至白线之间,由直肠末端内环肌层增厚形成,它包绕肛管上3/4,约3cm。上方超过外括约肌约1cm。外括约肌是由横纹肌组成的围绕在内括约肌之外,受脊神经支配,可分为三部分:①深部:包绕在肛管上方,最上方纤维和耻骨直肠肌纤维混合,前方和会阴横肌纤维相延。②浅部:椭圆形,包绕在内括约肌下半部,是括约肌中最稳定的一部分。前方附着在会阴体,后方与肛尾韧带相连。③皮下部:厚1.5cm,围绕在肛管皮肤区,在括约肌间沟下方。

耻骨直肠肌的一些纤维向下延伸,和直肠外纵肌袖纤维融合在一起,呈裙状下垂,形成肛管内外括约肌之间的联合纵肌袖 (conjoint longitudinal coat),随肛周下降,固定在肛周皮下结缔组织。联合纵肌最后分为10~12个弹力纤维隔,放射状延伸至3个方面。其中大部分入外括约肌皮下部,并固定在肛周真皮;外侧部分纤维穿过外括约肌浅部和皮下部,消失在肛管坐骨大切迹窝内;内侧部分纤维贯穿内括约肌,附着肛管黏膜下层和括约肌间沟的皮下。

在肛管直肠交界部,耻骨直肠肌、外括约肌和内括约肌深部组合成一肛门直肠环,围绕着肛门直肠的侧后方形成袢状,把肛直肠向耻骨方向拉,使肛直肠角变锐,此袢的任何部位损伤都会引起肛门失禁。

腰交感神经支配着肛门的控制能力,使直肠壁松弛,肛管张力增加。盆腔内脏神经的副交感神经纤维支配着排便,使直肠壁收缩、肛门松弛。

(六) 血液供应

直肠动脉供应直肠血运的是骶中动脉、直肠上动脉、直肠中动脉和直肠下动脉。

骶中动脉起于腹主动脉分叉的后正中,从L_5前方骶前下降,在尾骨处终结,其间分出多支从后方进入直肠及肛管表面。

直肠上动脉是肠系膜下动脉的分支,出自乙状结肠动脉。跨过左髂动脉到达乙状结肠直肠交界处的后壁,在S_3平面前方分出两支。右侧支较左侧支粗,顺着乙状结肠动脉行走继续垂直向下,在壶腹部后侧方表面下行,供应壶腹部后面、右侧面。左侧支则水平方向左行,供应壶腹部的左侧和前面的血运。直肠上动脉供应全部直肠壁和肛管黏膜。其交通支穿过肌肉鞘,形成黏膜下网状血管结构,主要分布在肛门柱状区。

直肠中动脉是来自髂内动脉的内脏支,两侧不对称,22%的人直肠中动脉是单侧的。典型的直肠中动脉起自髂内动脉的前干,个别来自阴部内动脉或臀下动脉。自起点分出后横行跨越骨盆直肠窝,包绕在直肠侧韧带(盆腔内脏筋膜)中,其后分出 3~4 支供应直肠和生殖器。直肠下动脉来自双侧会阴内动脉,发自尿生殖膈的后方、横跨坐骨直肠窝,经过 Aleock 管到达肛管。该动脉供应内外括约肌、肛提肌和肛管黏膜下。

(七)直肠静脉

静脉丛:直肠静脉来自直肠外、直肠内和肌层外三个静脉丛。直肠外静脉丛位于外括约肌皮下部和肛管皮肤之间,此静脉丛侧方延伸在外括约肌不同分隔里。外痔就是由此静脉扩张而成,此处皮下弹力纤维多、间隙小。直肠内静脉丛位于肛管和直肠壶腹部黏膜下间隙,它延伸到齿状线以上,在肛柱内行走,它是内痔的来源。肌层周围静脉丛分散在肛门皮肤线的两侧,形成门腔静脉吻合支。

静脉包括下、中、上直肠静脉和骶中静脉。直肠下静脉开始于直肠外静脉丛,引导肛管下部血流进入会阴内和髂内静脉,汇入体静脉系统。直肠中静脉来自壶腹部黏膜下静脉丛和肌层外静脉丛,经过直肠侧韧带进入髂内静脉,与它相伴行的动脉并非十分恒定。直肠上静脉引流直肠内静脉丛和肌肉周围静脉丛的上部血液。它形成 5~6 支穿支过直肠肌肉鞘,汇成一支大静脉导入肠系膜下静脉(门静脉系统)。骶中静脉作为肌层周围静脉丛导引的补充途径,它们进入左髂静脉(体静脉系统),并形成门腔静脉交通的补充。

(八)直肠淋巴结

对直肠肿瘤来说,研究淋巴引流方向十分重要。肛直肠部位的淋巴收集分为三部分:上、中、下直肠淋巴结群。直肠上淋巴结收集直肠中皱襞以上的直肠壁淋巴,其中央群位于直肠上动脉分叉处,是直肠主要淋巴结群,最后引入主动脉周围淋巴结群。直肠中淋巴结导引中皱襞以下至肛门黏膜皮肤交界线以上的肛直肠段,进入骨盆直肠窝的髂内淋巴结群,有些直接进入骶前和髂总淋巴结群。直肠下淋巴结群仅收集黏膜皮肤交界(白线)以下,淋巴管在侧方横越坐骨直肠窝,到达腹股沟上淋巴结群。

(九)神经支配

肛门直肠的神经供应来自自主神经和体神经(脑、脊髓神经)。腰髓来源的交感神经和上腹下神经丛(骶前神经)支配直肠和肛门内括约肌,它们跟随肠系膜下动脉和直肠上动脉下行,称为骶旁神经和左右腹下神经。来源于 S_3 和 S_4 神经的内脏神经副交感神经纤维加入了下腹下丛,进入直肠旁的内脏筋膜到达直肠和肛管。交感神经抑制直肠肌层的收缩,增加内括约肌的张力,因此它可造成便秘。副交感神经增加直肠肌层活动,抑制内括约肌活动而引起排便。

生理性直肠膨胀感是通过内脏神经传入信号,而内脏疼痛则是通过交感和副交感神经。因此神经的损伤、低位直肠切除和神经感受器破坏,都可引起便秘。因此在手术时应尽量减少直肠壁的破坏,必须行切除时亦应紧靠直肠壁解剖,以免引起阳痿及膀胱功能障碍。但在直肠肿瘤切除时,则很难避免部分神经损伤。

外括约肌由直肠神经支配,直肠上神经来自阴部内神经的会阴上支,其纤维来自 S_2,直肠中、下神经都来自 S_3,直肠后神经来自 S_4 骶神经的会阴支。

肛管的神经支配可以从肛管的双重起源来理解。齿状线以上肛管来自内胚叶的泄殖腔(cloaca),是自主神经支配,部分肛管从腔内不同张力辨别出感觉。肛管下部来源于外胚叶的原(始)肛,里面覆盖皮肤,由体神经支配,对疼痛、触觉和温度都很敏感,这可解释为什么外痔痛而内痔不痛。

二、直肠肛管解剖与经肛门结肠拖下手术

首先,直肠肛管血液供应十分丰富,并形成密集的血管网。经肛门处理直肠中血管和上血管,甚至乙状结肠血管,是可行的,拖下结肠亦可保证血运。

其次,直肠中下部、膀胱颈及子宫颈周围是神经血管密集的区域。对小儿外科非恶性肿瘤性疾病,手术应尽可能避免损伤。盆神经很短,紧靠着直肠,损伤可导致排尿和性功能障碍,为减少损伤的可能,黏膜下游离至 Doula 窝再横断直肠肌层途径是可取的,若因直肠壁病变必须直肠肌层一并切除,直肠外游离亦应紧贴肠壁,尽量在直肠筋膜之下。

总之,熟悉直肠肛管及其周围相关的解剖是经肛门结肠拖下手术成功的关键,亦是提高手术质量的关键。

三、重视初次手术设计的个性化处理

针对不同的畸形进行个性化设计是初次手术成败的关键。一般高中位畸形绝大多数可以采用骶会阴肛门成形术,如直肠盲端在腹膜反折以上,合并直肠膀胱瘘或高位直肠前列腺尿道瘘时,则应采取腹-骶-会阴手术;中高位一穴肛畸形最多采用骶会阴手术方式,以能充分暴露直肠、阴道、尿道及一穴肛管为目的,首先解决直肠肛门成形,然后切开一穴肛管小心完成阴道和尿道的分离,在一穴肛管的后方重建阴道,将一穴肛管留给尿道。需要行膀胱扩大及阴道延长时再加作腹部切口;至于低位畸形,可以简单地经会阴手术完成肛门成形手术。近年来,由于腹腔镜的开展,有经腹腔镜行中高位肛门畸形拖出手术的报告,但报告的例数少,还未能在全国广泛开展。笔者认为:腹会阴手术因其并发症太多不应提倡再用。

(一)二次手术的个性化设计问题

直肠肛门畸形初次手术产生并发症之后(主要是真性失禁、狭窄失禁以及顽固性便秘),需要再手术的机会很多,二次手术的个性化设计仍是一个非常重要的问题。

二次手术前应首先明确存在问题的性质,如失禁,应当准确判断清楚是括约肌损伤所致失禁、直肠拖出中遗漏肌环引起的失禁,还是骶骨畸形等复杂因素引起的神经性失禁。针对不同失禁,采用不同的手术方式。

在手术前还应仔细检查肛门的位置是否正确、肛门外形是否规整及肛门有无瘢痕性狭窄,因为这些不同性质的病变,需要采取完全不同的手术方式。

二次手术前如果没能很好判断以上问题,常常导致手术方式的错误,直接影响手术效果。

对于括约肌损伤所致失禁要评估残存肌肉的部位和程度,最好用肛门括约肌肌电图及直肠向量测压来判断。对于肛门失禁的治疗应先给予足够长时间的排便训练,如无改善,最后再考虑外括约肌再造手术,有残余肌肉或首次拖出遗漏肌环的病例,则应再次作后矢状入路骶会阴括约肌修复、肛门成形术。对于狭窄失禁,要确定狭窄范围,切除狭窄段,重新拖出,同时修复残存的外括约肌。

括约肌再造手术应严格掌握适应证和熟悉手术操作要点。

对于神经性失禁,主要是盆底肌麻痹,排便时盆底肌反向运动,粪便不能排出,可采取盆底肌固定手术,以消除排便时盆底肌的反向运动。外括约肌尚有少量残存的失禁,肛门

周围条件较好时可采用掌长肌移植或去神经带血管股薄肌移植。

对于肛门条件较差的病例,如瘢痕、肛门口偏斜、过大或过小,应先行肛门成形术,为括约肌再造后行使功能创造条件,然后考虑股薄肌转位、臀大肌转位等术式。

（二）二次手术设计中常见的失误

在我们治疗过的直肠肛门畸形失败的病例中常常遇到二次手术设计中存在失误,应当引起我们的高度关注。

1. 肛门位置偏斜、外括约肌遗漏的病例,不作认真检查而采取括约肌再造手术。

2. 肛门局部瘢痕过大或肛门口过大的病例,不作矫正而采用可见再造手术。

3. 神经性肛门失禁而采用括约肌再造手术。

4. 肛门狭窄失禁时盲目采用括约肌再造手术。

这些情况如能在手术前仔细检查,二次手术的错误是完全可以避免的。

（三）括约肌再造手术中的不规范操作

括约肌再造手术应当熟练掌握不同移植肌的操作要领,以提高手术的效果。以股薄肌移位手术为例,我们曾经遇到过手术入路不对,移植肌及血管神经束显露不佳而造成损伤;移植肌固定的松紧度问题、股薄肌转位的方向问题等,均能影响疗效。

总之,直肠肛门畸形手术应严格掌握手术适应证,为提高疗效,应进一步规范和设计二次或三次手术的适应证和禁忌证,才能大大提高治愈率,造福于患儿。

（刘贵麟　陈雨历）

第7节　先天性巨结肠症的诊治变迁

先天性巨结肠症（Hirschsprung' disease,HD）是一种肠神经发育障碍性疾病,特点是肠管肌间神经丛和黏膜下神经丛中缺乏神经节细胞。男性儿童中更常见,80%~85% 的患儿无神经节细胞病变局限于直肠和乙状结肠,10% 的患儿病变累及更近端的结肠,5%~8% 的全结肠 HD 患儿病变可累及小肠不同水平。一百多年前,该病被认为是不可治愈的,20 世纪 40 年代死亡率高达 70%,70 年代死亡率仍为 25%,至 20 世纪 90 年代,90% 以上的患儿可以存活,目前,在大多数医疗条件先进的地方,其存活率可达 95% 以上。

一、诊断

HD 可就诊于任何年龄,多于新生儿期起病,主要表现为低位不完全性肠梗阻,婴幼儿表现为慢性进行性便秘,新生儿期可出现胎粪排出延迟、腹部膨胀,约 90% 的患儿在出生后 24 小时内无胎粪排出。直肠指检表现为直肠壶腹空虚无粪便,退出手指时有气粪爆破感,腹胀缓解,严重病例需结肠灌洗后腹胀才能缓解。常用诊断方法有 X 线钡灌肠（contrast enema,CE）、直肠肛管测压（anorectal manometry,ARM）和直肠黏膜吸引活检（rectal suction biopsy,RSB）。CE 是确诊 HD 最常用的检查方法,可以用其来确定移行区;ARM 评估直肠肛管抑制反射（rectoanal inhibition reflex,RAIR）,通常 HD 不能引出 RAIR;RSB 表现为乙酰胆碱酯酶（acetylcholinesterase,AChE）染色活性增强和缺乏神经节细胞。其确诊的金标准是直肠全层组织活检（full-thickness biopsy,FTB）,包括黏膜层和肌层。但 FTB 需要全身麻醉和活检部位缝合,可能并发穿孔、出血和感染等。FTB 显示缺乏神经节细胞即可确诊 HD。

（一）X 线钡灌肠（CE）

CE 常见漏诊（假阴性）或误诊（假阳性）的原因如下：①新生儿 HD 因病程短，尚未形成狭窄段及扩张段改变，一般认为新生儿乙状结肠形态学改变在生后 2 周才形成，有的需要 3~4 周甚至几个月；② 75% 的全结肠无神经节细胞症（total colonic aganglionosis，TCA）患儿结肠管径正常；③技术因素如导管插入过深、灌入钡剂过量、推注过快、检查前灌肠或直肠指检，均可使移行区显示不清而导致漏诊，特别是短段型和特殊类型的 HD；④胎粪性肠梗阻或胎粪性栓塞综合征有时表现为假性移行区，导致误诊。需要指出的是，取仰卧位或侧卧位在传统的直肠乙状结肠水平上可见移行区，而在累及乙状结肠或降结肠的长段病变中常常需要将患儿旋转到斜卧位。

（二）直肠肛管测压（ARM）

ARM 具有安全、无损伤及可反复检查等优点，诊断灵敏度和特异度分别为 91% 和 94%，逐渐成为诊断 HD 的首选检查方法之一。新生儿在出生 24 小时内可出现直肠肛管抑制反射（RAIR），96% 在出生后 1 周出现正常反射，而 HD 患儿缺乏该反射。ARM 诊断 HD 假阴性罕见，除非将外括约肌松弛反射误认为是 RAIR 或传感器探头的位置放错（短段型和超短段型 HD 中会出现这种情况）。由于肛门直肠反射的感觉系统发育不成熟及设备灵敏度的限制，早产儿及部分新生儿直肠肛管测压研究结果不一致。但有些采用高级半导体技术与微型探头进行测压的研究则显示，早产儿及足月新生儿也存在正常的肛门直肠反射。出现假阳性还包括技术原因如气囊漏气和充气不足。

（三）直肠黏膜吸引活检（RSB）

RSB 诊断 HD 的灵敏度和特异度分别为 93% 和 99%，此项检查患儿不需麻醉，用特制的活检钳吸取一小块直肠黏膜组织（要包含黏膜下层），保证 Meissner 神经丛的存在。出现假阴性的原因包括活检位置错误（正确位置在齿状线上 2~3cm）、取材太浅、切取组织出血、染色技术和病理医生的经验。新生儿 HD 患儿黏膜下层的神经节细胞尚未成熟，固有层和肌层增生的神经纤维有时也不易检出，容易出现假阴性。RSB 假阳性罕见。染色方法包括 HE 染色、乙酰胆碱酯酶（AChE）染色及免疫组化染色等，尽管应用 AChE 组织化学方法有较高的准确度，但结果并不总是一致，假阳性和假阴性结果已有报道。需要指出的是 AChE 组织化学方法需要新鲜冰冻组织，且操作人员需要具有一定的专业知识。尽管临床医师能通过直肠活检方法发现神经节细胞缺乏，在组织学上诊断 HD，但仍有部分患儿的症状与 HD 相似，其标本中却存在神经节细胞。这部分患儿属于特发性巨结肠症，诊断可采用特殊染色方法（如 S100 蛋白、外周蛋白、神经元特异性烯醇化酶、蛋白基因产物 9.5 和组织蛋白酶 D、神经细胞黏附因子及神经胶质细胞源性神经营养因子等）鉴别黏膜下和肌层神经丛 IND。

二、治疗

HD 外科治疗的关键在于手术切除无神经节细胞的狭窄段及神经节细胞变性的扩张肠管，然后将正常肠管拖至肛门吻合。1948 年 Swenson 和 Bill 描述了采用开腹切除远端狭窄直肠和近端异常结肠，并在齿状线上方行结肠肛门吻合术，这是 HD 治疗史上具有划时代意义的事件，是治疗 HD 的第一个成功手术方式，即 Swenson 手术。原始 Swenson 手术分为三期：结肠造口术、拖出术和造口闭合术。尽管原始 Swenson 手术目前采用者不多，但它是各种术式发展的基础。随后 Duhanmel、Rehbein 和 Soave 等也描述了 HD 的不同拖出手术,各种手术的改良得到广泛应用。至 20 世纪 80 年代,HD 的治疗逐渐从三期手术发展到一期手术,有效减少了患儿创伤和多次住院带来的医疗费用。20 世纪 90 年代以后,HD 的治疗进入微创时代,各种微创技术的发展显著改变了 HD 的外科治疗,并成为当今治疗 HD 的主要手术方式。

先天性巨结肠根治术的应用与发展

1. 应用解剖的研究为经肛入路手术提供了科学依据 陈雨历研究发现直肠中下部周围血管及下腹下神经丰富,输尿管、输精管及髂血管均在近耻骨梳韧带上行走,距直肠腹膜反折还有一定距离,黏膜下剥离不损伤神经与周围筋膜,对排便功能无影响。直肠黏膜下与环肌之间组织比成人和大年龄儿童松弛,易分离;直肠两侧腹膜反折较后壁低,直肠旁窝比直肠膀胱凹陷还低 1cm,因此,从旁窝进入容易操作,切断前内侧纤维韧带后乙状结肠易游离;肛门到腹膜反折 5~6cm,易从肛门进入腹腔。但直肠中下段与尿道或阴道后壁间组织薄弱,容易撕裂,应予注意。

2. 麻醉方式的改进保证了手术的顺利实施 主要有 4 种麻醉方法:气管插管全身麻醉、气管插管全身麻醉加骶管麻醉、基础麻醉加骶管麻醉以及单纯静脉麻醉。单纯全麻或静脉麻醉都只能松弛肛门外括约肌,内括约肌松弛差,术者不满意,且全麻用药复杂,对生理干扰大,费用高;而应用氯胺酮进行基础麻醉加骶管麻醉,既松弛了内外括约肌又阻断了部分交感神经及次要传入途径的有害刺激,应急反应适度,费用低廉,因此,目前大都采用联合麻醉。

3. 手术方式的借鉴与改良

(1) 经典的经肛门 Soave 术式:经肛门从齿状线上 0.5cm 向上用电刀游离直肠黏膜至腹膜反折处,切开肌层,向下拖出病变肠管,切至正常结肠处,与齿线黏膜吻合。此术式具备了微创与美观的基本优点,但保留直肠肌鞘较长,易引起便秘与小肠结肠炎等并发症,需要长期扩肛。

(2) 经肛门直肠黏膜剥脱结肠拖出斜形或心形吻合术:黏膜后壁从齿状线上 1.0cm 开始游离,前壁从 2~3cm 向上游离,两侧相连,成斜形或心形与结肠吻合,直肠肌鞘切短至肛提肌水平,后侧 V 形切开,下端至吻合线,这样防止了吻合口狭窄及便秘复发,减少了术后扩肛的次数或无需扩肛。

(3) 经肛门直肠全层斜切结肠拖出术:在后面正中齿状线上 V 形切开直肠全层,斜向两侧与直肠前壁距肛门 5~7cm 即腹膜反折处汇合,示指进入直肠后间隙分离,拖下直肠结肠至正常肠管处,行结肠直肠斜形端端吻合。避免了吻合口狭窄,术后不需扩肛,但有损伤直肠周围神经血管的可能。

(4) 经肛门腹膜反折上入路结肠拖出术:从肛门内钳夹腹膜反折处肠壁,向下牵拉,缝牵引线,从直肠壁两侧切开进入腹腔,近端结扎至正常肠管,远端前壁到齿线上 3cm,后壁到齿线上 1cm,斜形吻合。避免了吻合口狭窄,但腹膜下直肠为腹膜外位器官,周围被肌肉血管包裹,游离时有潜在损伤。

(5) 经肛门黏膜、环肌及纵肌梯度分离推进式进入腹腔术:从齿线上 0.5cm 环切黏膜,向上分离 1~2cm 后切开环肌,再向上推进 2~3cm,在直肠侧方切开纵肌,向上分离推进 1~2cm 进入盆腔。减少了直肠肌鞘的厚度,但分离界面不易掌握。

（6）腹腔镜辅助下经肛门根治术：应用腹腔镜辅助分离脾结肠韧带，不仅使长段型巨结肠能经肛门拖出，而且使盆腔内结肠形态与排便功能恢复更好。

（7）经肛门结肠拖出结合腹部小切口手术：是经肛门手术与腹部手术的结合，适合长段型 HD 以及经肛门困难的患儿。

上述术式中，经肛门 Soave 术式是传统术式；经肛直肠全层剥离斜形吻合术虽然避免了吻合口狭窄与术后扩肛，但有损伤直肠外神经及血管组织的可能；分层剥离推进术式操作不易掌握，不能避免肌鞘狭窄；辅助腹腔镜及腹部小切口手术是针对长段型 HD，扩大了适应证，但也扩大了操作；作者认为经肛门黏膜剥离斜形吻合加 V 形切开肌鞘最实用，既操作简便，又减少了传统 Soave 术的缺陷，这也正是目前国内应用最多的一种术式。

4. **手术技巧不断提高，并发症逐渐减少** 随着临床经验的积累与术式的改良，手术技巧逐步提高：①黏膜下注射副肾上腺素盐水，对减少出血和黏膜剥离有一定帮助；②黏膜管呈前高后低斜形吻合，防止了吻合口狭窄；直肠肌鞘的缩短与 V 形切开不仅减少了便秘及小肠结肠炎等并发症，而且增大了结肠后容积，使结肠容易直肠壶腹化，利于储便与排便；③多方面正确判断到达腹膜反折进入盆腔，参考术前狭窄段的长度，肌鞘游离度是否明显加大，短段型可见移行段黏膜管变宽，新生儿进入腹腔后透过肌鞘可见到直肠浆膜；④通过 X 线片、结肠外形及蠕动情况正确判断正常结肠处，必要时需快速冰冻活检；充分游离结肠，张力高会造成结肠回缩、吻合口瘘，出现肛门狭窄，术后连续钡灌肠检查发现结肠被拉成直条状者，排便功能差，必要时应借助腹腔镜松解脾结肠韧带；⑤结扎系膜血管要可靠，警惕造成不可控制的出血；吻合时结肠系膜应朝下，不能扭转，不能嵌入肠系膜或肠管，术后针对具体情况合理进行扩肛，预防狭窄及便秘；⑥放置肛管既可引流减压，又可压迫止血。

5. **术式优点显现，得到广泛认同** 随着经肛门 HD 根治术的推广应用，其微创与美观的优点得到大家公认。经肛门巨结肠根治术避免了盆、腹腔分离，创伤小，出血少，增加了手术耐受性与安全性。改变了以往半岁以后才能行根治术的局面，也使传统先造瘘后根治的二期手术变成了一期手术；减少了腹腔污染，术后腹腔感染与肠粘连少；肛管内分离不损伤内外括约肌，不会造成大便失禁，不会有损伤输尿管及输精管等的可能。斜形吻合并肌鞘 V 形切开结合术后扩肛，避免了便秘复发及并发结肠炎。

6. **手术适应证的明确与扩展** 从手术年龄来看，最初认为只是适用于新生儿与小婴儿，因为他们的肛门易显露，黏膜容易剥脱。而随着操作水平的提高，适用年龄逐渐增大；从病变类型来看，经肛门手术适用于短段型与常见型的指征进一步明确，而对于长段型，借助于腹腔镜与小切口扩展应用经肛术式也有较好的效果。

三、微创治疗技术进展

HD 的微创治疗方法包括完全经肛门手术、腹腔镜手术和各种腹腔镜 NOTES 手术。

（一）完全经肛门拖出术

完全经肛门拖出术（total transanal endorectal pull-through，TERPT）选择在齿状线上方 0.5cm 处作切口，建立黏膜下平面。沿此平面向上分离，保留长度不等的无神经节细胞的肌鞘，减少盆底和直肠周围结构的损伤。原始 TERPT 手术保留约 6cm 的长肌鞘，后壁纵行劈开。近年报道采用短肌鞘或无肌鞘，肌鞘后壁不切开的手术方式也能达到同样的治疗效果。

分离直肠肌鞘 3~4cm 后,切开肌鞘,或直接在齿状线上方切开直肠全层,在直肠外周围游离并逐渐拖出肛门,沿直肠和结肠结扎系膜血管。全层肠壁组织活检明确病变位置,将正常肠管拖出完成吻合。有些医生喜欢经脐部小切口行乙状结肠活检证实移行区位置,然后再进行经肛门操作。

TERPT 手术于 1998 年由 De la Torre-Mondragón 报道。此法全部在肛门操作,不需开腹,不用腹腔镜,减少腹腔污染、肠粘连和盆腔的损伤,恢复更快(住院时间 2~3 天),能达到最大的美容效果,疗效无降低,适用于直肠乙状结肠型 HD 患儿,特别是新生儿和婴幼儿。如果病变部位更长,需要结合腹腔镜或经脐部小切口完成手术。最近的改进主要在肛门显露方法、黏膜分离方法和肌鞘的处理。

(二)腹腔镜辅助拖出手术(laparoscopic-assisted endorectal pull-through,LAEPT)

1995 年 Georgeson 等报告了腹腔镜辅助 Soave 拖出术。该手术一般应用 3 个或 4 个套管针(trocar)。首先经脐部气腹针建立 12cmCO_2气腹,然后于右上腹肝缘下放置一个 4~5mm 套管针。另外两个套管针置于右下腹和左中腹,有时于耻骨上放入一个 3mm 套管针便于直肠分离时牵拉。确定移行区位置后,从腹腔游离无神经节细胞的直肠和结肠,再经肛门类似 TERPT 的方式分离直肠黏膜。腹腔镜辅助拖出术的主要优点是分离肠管前进行浆肌层活检明确正常肠管位置;直视下游离远端病变结肠和直肠系膜,减少经肛门的分离,从而减轻肛管扩张可能导致的损伤。腹腔镜辅助拖出术像 TERPT 手术一样,比开放手术恢复快,住院时间短,且具有较好的美容效果,术后并发症少,排便功能满意。

(三)HD 的自然腔道(NOTES)和单孔(SILEP)手术

随着腔镜技术和器械的进一步发展,自然腔道或单孔手术也应用于 HD 的治疗。2009 年 Velhote 报道了经肛门 NOTES HD 拖出术。一名出生 5 天的直肠乙状结肠 HD 男婴,取俯卧位,经肛门游离肌鞘进入腹腔。用 5mm 套管针经肛门进入腹腔放入镜头,另一个 5mm 抓钳和 5mm 超声刀经肛门进入腹腔活检和游离乙状结肠系膜。该手术没有腹壁可见瘢痕,直视下游离乙状结肠系膜,减少了肛管的牵拉,拖下肠管没有张力。可应用于长段型甚至次全结肠切除的 HD 患儿,近期结果满意。但该手术需要更多的临床经验,远期疗效需要长期、大样本来评估。李索林采用的方法是患儿取仰卧位,自脐部进镜,经肛门游离肌鞘进入腹腔后封闭肛门,从两侧肌鞘进入操作钳和超声刀完成手术,可用于常见型、长段型 HD,近期结果满意。但这两种手术方式要注意肛门括约肌的保护。2010 年 Muensterer 报道了 HD 的经脐单孔腹腔镜手术(single-incision laparoscopic endorectal pull-through,SILEP),取脐部 1.5cm 水平切口,放入 3 个 3~4mm 套管针或套管(TRIPORT),进行活检和系膜游离。与常规腹腔镜相比,无可见的腹壁瘢痕,美容效果更好,疗效相当。该手术是腹腔镜辅助下 HD 手术的进一步发展,技术熟练是手术成功的关键。对于长段型 HD 是否能够顺利完成手术需要进一步评估。

四、腹腔镜技术治疗先天性巨结肠症

(一)开展状况

自从 1886 年丹麦医生 Hirschsprung 确切描述先天性巨结肠症以来,历经了各种治疗方法的探索,1948 年 Swenson 报道的开腹直肠切除、结肠拖出与肛管吻合术开创了新的根治方法。近 50 年来各国小儿外科医师进行了各种手术技术(包括 Swenson、Duhanmel、

Rehbein 和 Soave 等)的改进,使 HD 手术效果及在降低并发症等方面均有明显进步。HD 的治疗有了两个显著性改变:一是手术从二期或三期向一期方向发展;二是引入微创治疗(经肛门手术和腹腔镜手术)。

20 世纪 90 年代,So 和 Carcassonne 分别报道了一期 HD 拖出术并取得满意疗效,但直到微创技术发展后一期拖出术才得以在 HD 治疗中广泛应用。1994 年由 Smith BM 首先应用腹腔镜辅助 Duhemal 根治术获得成功,1995 年 Georgeson KE 等报告了腹腔镜辅助下 Soave 根治术,随后相继有大量报道腹腔镜各种 HD 手术的方法。Georgeson 总结了 5 年间 6 个中心 80 例腹腔镜辅助 Soave 手术的早期结果。平均手术时间 147 分钟,平均出血小于 10ml,平均住院时间 3.7 天。中转率为 2.5%,术后小肠结肠炎的发生率为 7.5%,吻合口瘘的发生率为 2.5%,便秘复发的发生率为 1%。早期并发症与开放手术相类似。Ghirardo 比较了腹腔镜辅助下 Duhamel 和开放 Duhamel 手术结果,两组早期和晚期并发症相当,但腹腔镜手术时间(253 分钟 VS 297 分钟)及术后住院时间 (6.8 天 vs 10 天) 明显缩短。腹腔镜手术疗效不减,具有创伤小、恢复快、住院时间短及切口美观等优势。

我国腹腔镜辅助下 HD 手术的开展晚于国外 4~5 年,因病例多,发展迅猛,在 CNKI 上以腹腔镜和巨结肠为关键词进行检索,1999~2010 年报道的文章有 97 篇(除去成人和护理论文 31 篇),但基本上是单中心回顾性研究,其中 3 篇文献的病例数在 100 例以上。汤绍涛等总结了腹腔镜辅助改良 Swenson 手术的近期疗效,腹腔镜手术与开放手术费用相当,没有增加术中和术后并发症,但明显缩短了术后恢复时间。肖雅玲等报道了 152 例腹腔镜辅助改良 Soave 手术,平均手术时间 130 分钟,平均出血 40ml;术后小肠结肠炎的发生率为 6.5%,明显低于开放手术,随访 3 个月至 4 年,便秘 1 例,污粪 4 例,取得了满意的临床疗效。刘继炎等介绍 100 例腹腔镜辅助下改良 Swenson 法治疗 HD 的体会,手术时间平均 110 分钟,术中出血量不足 10ml,随访 6~18 个月,术后小肠结肠炎 5 例,污粪 2 例,吻合口狭窄 1 例,吻合口瘘 1 例,但有 6 例尿潴留。2010 年武汉协和医院总结了腹腔镜辅助改良 Soave 手术 10 年的经验,258 例 HD 患儿中 218 例获随访,开腹中转率为 1.9%;术后小肠结肠炎的发生率为 6.4%,吻合口瘘为 1.8%,便秘复发为 1.9%,没有出现肌鞘感染和小便失禁病例;182 例 5 岁以上患儿平均随访 68 个月,排便优良率达 86%,污粪发生率为 4.4%,疗效优于传统手术。

近年来随着经肛门手术的发展,经肛门手术的报道越来越多,而腹腔镜辅助下 HD 手术的文献有所减少。

(二) 技术要点

腹腔镜手术改变了传统的手术途径,但维持了经典 HD 根治术的原理,因此大多数医生采用传统开腹手术进行腹腔镜手术,目前,腹腔镜辅助 Soave 根治术是最流行的术式,技术随经验积累不断改进。

1. 腹腔镜辅助下 Soave 及 Swenson 手术 小儿仰卧于手术台末端,应用 3 个或 4 个套管针。约 15% 的患儿,尤其是小于 3 个月的婴幼儿在直视下确定移行区较困难,不够准确。镜下确定移行区位置,剪下浆肌层组织送冰冻切片。如果快速冰冻切片不易分辨,术中可适度扩大移行区近端肠管切除范围,以确保切除病变肠管。一旦确定切除范围,即用电刀或超声刀分离直肠乙状结肠系膜及侧腹膜,肠系膜下动静脉的远端主要分支应尽量保留,将结肠分离至移行区以上 10~15 cm(这样可避免近端神经节细胞减少或发育不良肠段残留的可能性)。乙状结肠系膜应尽量向远侧游离至腹膜反折,年长患儿应游离至腹膜反折以下,以使经肛门游离相对容易。注意需紧靠直肠壁,避免盆丛神经和膀胱的损伤。2 岁以下患儿游离系膜至腹膜反折水平已足够,因为这些患儿经肛门游离较容易。对移行区位于乙状结肠近端、降结肠或横结肠的患儿,在向下拖出有神经节细胞的结肠过程中需要一蒂状结构。系膜游离至预计切除水平时应保留边缘动脉以提供拖至盆腔的结肠的血供,尽可能松解筋膜及周围组织以保证结肠及血供在拖至肛门吻合过程中没有张力。

经肛门游离直肠或直肠黏膜,在齿状线上方 0.5~1.0cm 处作环形切口。太靠近齿状线可能损伤黏膜感受器,导致肛门失禁。若离齿状线太远可能增加术后便秘复发的机会。近端黏膜层间断缝线用作牵引,应用电凝向近端进行黏膜的分离(Soave 术式),或在齿状线上方向近端进行全层直肠游离(Swenson 术式)。游离至腹膜反折水平,Swenson 术式是将直肠或乙状结肠脱垂,Soave 术式是环形切开直肠肌鞘,拖出正常结肠完成吻合。原始 Soave 术式分离至少 5cm 肌鞘,现在大多数医生推荐 3~4cm 以下肌鞘,肌套后壁纵行劈开。因为长肌鞘可能引起便秘、肌鞘感染及小肠结肠炎等并发症。但长肌鞘的游离可避免直肠周围结构如神经丛、卵巢输卵管及尿道等的损伤。Nasr 报道保留短肌鞘术后需要扩肛的患儿少,小肠结肠炎的发生率更低(9% vs. 30%)。武汉协和医院的方法是分离时采用长肌鞘,吻合时环形将肌鞘剪短至 2~3cm,肌鞘后壁 V 形部分切除,这样既避免了直肠周围结构的损伤,又发挥了短肌鞘的优点。最后重建气腹,仔细检查结肠有无扭转,如结肠 180°扭转可致梗阻;有无腹腔内出血;拖下肠管有无张力。

2. 腹腔镜辅助下 Duhamel 术　1994 年由美国医生 Smith 等描述,这种手术需要切缝设备,费用较高,国内开展不多。腹腔镜下游离切除结肠、保留直肠;右下腹 12mm 套管针置入 Endo-GIA 离断直肠,钝性分离直肠后间隙;齿状线上直肠后壁做 1.5cm 横切口,置 12mm 套管针,置钳抓住乙状结肠远端,经直肠后随套管针一同拖出。环形吻合直肠后壁,将切缝器两肢分别放入原直肠和新直肠,切开两段肠管间隔,盲袋长度应尽量短,多余的直肠盲袋可再经腹腔应用内镜切割器切除,防止形成大盲袋或闸门综合征。2004 年 Georgeson 报道,由于建立更好的贮袋;术后大便次数明显减少,能获得更好的排便功能,因此该术式更适合于右半结肠或全结肠型 HD。

(三) 手术途径

在小儿腹腔镜技术开展初期,腹腔镜辅助 HD 手术被应用于各种类型的 HD,部分医生对长段型 HD 辅以腹部小切口完成手术,而全结肠型 HD 是手术禁忌证。随着经验的积累,目前腹腔镜手术主要用于长段型、全结肠型和部分常见型患儿,而短段型和大部分常见型 HD 采用单纯经肛门手术。腹腔镜一期拖出手术禁忌证包括:婴幼儿合并严重畸形、患儿一般情况较差、并发重度小肠结肠炎、肠管高度扩张以及成人患者。以上患儿应行一期结肠造口术,再二期行拖出手术。二期手术是否能应用腹腔镜呢? 答案是肯定的。Shah 等研究表明,Ⅱ期腹腔镜辅助拖出术同样能够取得好的疗效。Kumar 等比较了腹腔镜辅助下 Swenson 术在Ⅰ期、Ⅱ期手术中的效果,2 组手术时间无统计学差异,无术中并发症和中转开腹患儿,随访 6 个月至 7 年,在 19 例随访超过 3 年的患儿中,15 例获得满意的排便控制。

单纯经肛门 HD 根治术　1998 年由 DeLa Torre 报道,此法不需开腹,不用腹腔镜,创伤更小,恢复更快,术中术后并发症少,能达到最大的美容效果,适合于大多数新生儿和婴幼儿 HD 患儿。由于不需要腔镜技术,这种手术在国内流行也很快。文献报道经肛门能够拖出肠管 60cm,有的报道能够拖出 80cm 甚至更长。单纯经肛门手术与腹腔镜相比,少了浆肌层活检和腹腔内肠管系膜的游离,因此对于病变部位不清和病变肠管较长的患儿不合适。到底病变位于什么部位是单纯经肛门拖出的最佳适应证,是需要研究的课题。我们的经验是对于年龄大于 3 岁,扩张段较长或管径较粗,病变位于乙状结肠以近的 HD 患儿单纯经肛门手术较困难。很少有文献比较腹腔镜和单纯经肛门手术的优劣,我们的研究结果是单纯经肛门手术能完成大多数短段型和常见型 HD 的治疗,费用低于腹腔镜 Soave 手术,近期排便功能良好,常规应用腹腔镜没有必要。但当拖出困难、疑管切除不够时则应使用腹腔镜。腹腔镜辅助手术是更全面的技术。2009 年 Keckler 统计了美国 270 名小儿外科医生开展 HD 手术情况,80% 的医生采用微创手术,其中 42.3% 的医生应用腹腔镜手术,37.7% 的医生经肛门手术,只有 5.4% 的医生应用 Duhamel 手术。因此,腹腔镜手术仍然是 HD 主要的微创治疗方法。

对于 HD 患儿,如果单纯经肛门手术困难或肠管游离不够,此时辅以腹腔镜技术非常必要。从微创的角度讲,腹腔镜技术是单纯经肛门手术疗效的保证。需要指出的是,应用腹腔镜游离系膜会使经肛门拖出更容易,而且腹腔镜游离二级血管(单纯经肛门游离三级血管),使拖出的肠管更松弛,血运更好。近 1~2 年出现了经肛门 NOTES HD 根治术的个案报道,是腹腔镜辅助下 HD 手术的进一步发展,可应用于长段型甚至次全结肠切除的患儿,近期结果满意,远期疗效需要将来评估。

五、治疗效果评估

(一)排便功能结果

HD 术后梗阻症状多见,如便秘、腹胀及小肠结肠炎等,常见原因包括机械性梗阻、无神经节细胞肠管残留或复发、近端肠管动力障碍、内括约肌痉挛和功能性控便行为。严重梗阻症状需要排除吻合口狭窄、病变肠管残留和近端肠管扩张。尽管大部分 HD 患儿术后恢复良好,但仍有部分患儿存在便秘复发问题,其中包括将神经支配正常的近端结肠拖出后出现的获得性 HD,这可能与拖出肠管缺血有关,经再次行拖出手术有效。同样,少数因术后狭窄致顽固性便秘的患儿,也需要再次行拖出手术。内括约肌痉挛可以采用肛门内括约肌切开术、直肠肌切开术(直肠肌部分切除术)、肉毒杆菌毒素注射及局部应用一氧化氮等方法进行治疗。

(二)并发症

小肠结肠炎是 HD 患儿术后主要并发症之一,也是 HD 死亡的主要原因。不同报道中小肠结肠炎的发生率存在较大差异,但主要集中在 14%~40% 这个范围,与诊断标准不同有关。确切的发病原因尚不清楚,但黏膜防御机制受损已证明与 IgA 分泌不足、缺乏黏蛋白前体和 muc-2 基因有关。虽然所有手术方式治疗 HD 后均观察到有小肠结肠炎的出现,但其在 Soave 拖出术后、TCA 患儿及与免疫因子相关的 Down 综合征的婴儿中发生率更高。TERPT 手术因过度牵拉括约肌可能导致损伤,会使污便的发生率升高。然而直肠肛管测压显示 TERPT 手术和经腹腔手术,以及 TERPT 术前术后括约肌压力没有差异。另外如果直肠黏膜切口位置过低,损伤齿状线附近感受器,使气体、液体和固体分辨不清,也可导致污便的发生。

HD 术后肠道功能在开腹手术、腹腔镜手术和 TERPT 手术基本相同,但缺乏长期、前瞻性病例对照研究,大部分研究显示肠功能随年龄增长逐渐改善。

六、特殊类型 HD

(一)新生儿 HD

新生儿 HD 诊断较困难,典型的临床表现和直肠全层病理检查对诊断有帮助。尽管三大检查诊断准确性不高,但改进操作和采用高精度设备可提高确诊率。早在 1981 年 So 与同事首次报道了对患 HD 新生儿施行一期拖出式手术,未预先行结肠造瘘术。1982 年 Carcassone 及助手也同样报道了对年龄在 3 个月以内的患儿行一期手术的良好经验。这些报道反驳了 Swenson 提出的婴幼儿早期手术导致并发症和死亡率增加的观点。随着现代麻醉技术、腔镜器械和 NICU 的发展,新生儿一期手术变得越来越安全。因此,新生儿 HD 一旦确诊即是手术时机,如果不能明确诊断则需要观察或肠造瘘挽救生命。

(二)全结肠和全消化道 HD

全结肠无神经节细胞症 (TCA) 的临床表现、放射学和组织学特征与直肠乙状结肠 HD 不同,容易误诊。TCA 的并发症及死亡率大大高于直肠乙状结肠型 HD,是目前 HD 治疗中最困难的类型。最近报道显示,对病变累及远端回肠到中段小肠的 TCA 患儿,采用改良 Duhamel 手术、直肠内拖出术或 Swenson 手术治疗均能取得良好的效果。对于累及更近端小肠的 HD 的治疗,目前仍很困难,这些患儿基本上都有短肠综合征,需要长期的全肠外营养 (TPN) 支持治疗,无神经节细胞肠段补片手术对该类型患儿有益,但会出现缺铁性贫血等远期并发症。20 世纪 90 年代,小肠移植成为全肠段 HD 治疗的可选方法,伴有 TPN 肝衰竭的病例适合做肝肠联合移植。最近 Revillon 等报道,对 3 位全肠段 HD 患儿成功施行了肝肠联合移植及拖出术 (2 例行 Duhamel 手术,1 例行 Swenson 手术),患儿术后生活质量得到改善。国内缺乏这方面的经验。

(三)肠神经元发育不良症 (IND)

许多文献报道了肠神经元发育不良症 (IND),是否为一疾病实体仍存在争议。IND 分为 A、B 两型,A 型较少见,B 型较多见。诊断标准为取齿状线上 8~10cm 的直肠组织进行活检,发现有 15%~20% 的神经节为巨大神经节,且同一活检组织的 30 张切片中有 8 个以上神经节细胞。Puri 等指出 IND 可以与 HD 同时存在,而且可能是某些患儿行拖出式手术后肠道动力障碍持续存在的原因。对 IND 患儿是否需手术治疗目前尚存在争议,Meirer–Ruge 及其同事建议在 4 岁以前采用保守治疗。如果仍有持续便秘,建议行广泛性结肠切除术,否则效果不佳。术前 24 小时或 48 小时延迟排钡检查对判断切除范围有帮助。如何正确治疗伴有先天性巨结肠症的 IND,目前仍不清楚,临床经验证明切除更多的扩张段肠管,术后便秘复发的几率会减少。

(汤绍涛　陈雨历　曹国庆)

第 8 节　小儿急性腹痛与急腹症的诊治思维

急腹症一般指腹痛为主的外科情况,病理条件以局部性器质性病变为主。以腹部急性症状就诊的主诉包括下列 5 类:①腹痛;②呕吐;③急性腹胀;④胃肠道大出血;⑤腹部钝性创伤。急腹症的主诉为突然发生的腹痛,随病情发展也常出现呕吐、中毒性腹胀以及排便排气异常(如血便和便秘)。

急腹症以腹内器质性病变为基础,腹部压痛、肌紧张、肿物及肠型等阳性体征是诊断的必要条件。这些体征都需要患儿的配合,因此不同年龄的小儿腹痛在诊断与治疗上各有特点。如:①小儿不合作则需特殊的客观检查方法;②不同年龄小儿病种不同;③不同年龄小儿手术特点各异。新生儿很难发现腹痛,只以呕吐为主要症状而就诊;学龄期以上儿童腹痛基本上与成人相同。

一、如何鉴别小儿腹痛

急腹症腹痛一般表现为:精神不佳、烦躁、哭闹及诉腹痛,身体蜷曲少动(注意与腿痛区别)。如何鉴别真正器质性腹痛则在于观察腹部是否怕压、怕震。就诊时注意搬动患儿或患儿自己上床、起坐等活动的灵敏性与力量及表情反应。同时仔细追问母亲发现患儿腹痛及上述各项表现的详细情况。一般持续6小时以上应考虑外科急腹症。不足6小时应继续观察到诊断性腹部体征,包括压痛、腹肌紧张、肿物及肠型的出现。

二、如何分析小儿急性腹痛

常见急腹症就诊时主要有3种表现类型。在上述急腹症症状的基础上,有3种附加体征代表三类临床疾病:

1. 局部有压痛及肌紧张,代表局部炎症类疾病。根据压痛的位置作出判断。最常见的如阑尾炎在右下腹有局限性压痛,此外如常见的胆道蛔虫、胆囊炎、出血性肠炎、梅克尔憩室炎、胰腺炎及肠系膜淋巴结炎等。泌尿系结石及卵巢扭转也属于此类。按照各症表现不同部位的压痛及其他特异性体征,可以明确诊断。

2. 以腹绞痛、腹胀及肠型为主要体征,代表肠梗阻类疾病。

(1)肠腔内梗阻:以肿物为主征,如肠套叠与蛔虫团或异物团堵塞。

(2)肠腔外梗阻:以肠型为主征,如粘连、索条的肠扭转;后者的肠型可表现为有压痛的隐约的囊性肿物(绞榨的肠袢)。另外,嵌闭疝(腹股沟疝)也属此类。

3. 以腹胀、全腹压痛、肌紧张及肠鸣音消失为主征,代表腹膜炎类疾病。

(1)病灶性或蔓延性:如阑尾炎引起的腹膜炎,全腹压痛,以右下腹压痛突出。

(2)原发性或血源性:无突出的压痛区,以腹水为主,穿刺涂片多有球菌。又分为:①腹水感染性:腹水混浊,原有肝或肾病的腹水继发感染;②胆汁性:穿刺液为胆汁,如婴儿原发性胆汁性腹膜炎(可能系胆胰管汇合异常而发生微小穿孔所致);③阴道炎性:阴道有脓性分泌物,涂片与腹腔穿刺涂片均为球菌(可能系女婴阴道感染的蔓延)。

(3)穿孔性:X线片见膈下有游离气体,可分为:①伤寒穿孔:有伤寒史,发热,腹胀,腹腔穿刺有大便汁;②溃疡穿孔:有溃疡病史,腹腔穿刺为酸性黏液或杂有胆汁。

(4)坏死性:由绞窄性肠梗阻引起,多有腹胀,扪诊有囊肿样闭袢肠型,腹腔穿刺有血水或浑浊腹水。

三、小儿腹痛的诊断要求

为了决定是否需要手术,按照上述分析方法找出相应的疾病,还必须落实到明确的器质性病变,并且明确就诊时的局部病理发展阶段。

1. 从腹痛分析至具体病种,即从临床到病理的分析。不同疾病常表现为不同性质的腹痛,持续性钝痛和隐痛一般是炎症或出血刺激腹膜的表现(如胰腺炎和肠系膜淋巴结炎)。阵发性腹痛一般是腔道阻塞后痉挛收缩的结果(如胆囊炎、蛔虫或结石);既有持续腹痛又有阵发加剧一般是炎症与梗阻并存(如阑尾炎)。

2. 进一步从临床表现做到分期、分型判断,即病理预诊。如阑尾炎要诊断出蜂窝织炎型局部腹膜炎期或坏疽型浸润期、已是否形成脓肿等。粘连性肠梗阻,要诊断出单纯广泛粘连或索条绞窄、有无坏死等。因为不同病理决定不同手术或不手术。

3. 根据病理预诊应该出现的症状(教科书),核对该患儿的表现,即从病理到临床的核对。以某疾病应该出现之症状对照患儿的表现,如拟诊为阑尾炎,则对照本年龄阑尾炎应有的临床表现,确定是否符合。不符合者如何解释?不能解释或勉强解释,均须另找凭证或另作诊断。

四、婴幼儿腹部诊断技术

急腹症的诊断必须有明确的腹部体征,如压痛、腹肌紧张、肿物及肠型。这些都需要患儿回答准确。年长儿腹部体检要争取合作,引导正确回答。同时客观观察患儿腹肌运动能力,如上床、跳下、走路及用力等活动灵活情况。3岁以下特别是哭闹不停的患儿,则以客观方法反复观察为主。首要是肯定压痛点与局部紧张程度,可采取下列方法。

(一)三步对比式检查
同时检查可疑的痛处与不痛处,观察不同反应。

1. 母亲在患儿头部安慰患儿,握住患儿两手。医生双手分别按压患儿腹部左右、上下,比较压痛反应的哭闹表情以及肌肉紧张程度,应随患儿哭闹和呼吸,对无腹肌紧张侧,检查的手渐渐压下,而有腹肌紧张侧,检查的手不能压下。

2. 放开患儿左手,任其抵抗。检查者两手同时压两点对比,反复观察找出压痛点(患儿一般是先尽力推开压痛点处检查者的手)。

3. 医生一手压迫压痛点,另一手压其他部位,对照患儿自由的左手抵抗情况,以便更明确压痛点疼痛程度及范围。对肌紧张、压痛的检查必须反复多次才能确认是否阳性。诊断外科器质性病变的压痛、肌紧张必须要求"三固定",即固定的性质(疼痛程度及紧张程度等每次检查均一致)、固定的位置与固定的范围。非固定的压痛和肌紧张不反映器质性病变。

(二)三层六区检查
正规腹部扪(触)诊应该做到三层六区全面检查。三层为:①浅层:抚摩观察皮肤疼痛过敏(如阑尾蛔虫和蛲虫)及急性肠梗阻的肠型(注意扪到的宽度与张力);②中层:按压以测定肌紧张及压痛;③深层:探索肿物及深压痛。

六区为:腹部的左、右、上、下、中以及直肠指检耻骨上双合诊(学龄前患儿直肠内手指可与耻骨上手指对接检查)。

急腹症患儿腹痛,在门诊时间很难做到完整而满意的三层六区检查。当入院诊断有待肯定时,可使患儿安睡后再重复检查(可给10%水合氯醛糖浆0.5ml/kg,相当于50mg/kg,或6个月内婴儿每月1ml、6个月以上每2月加1ml,1岁以上常规10ml)。

（三）三次检查

为了证明"三固定"的体征，必须有 3 个不同时间的检查对照，中间要有一定的间隔。3 次检查必须一致才能成为固定的体征。在门诊常时间有限，一般是就诊时检查 1 次；化验血、尿后重复检查 1 次：办住院手续后或开方取药后再复查核对 1 次。诊断仍不能肯定时，使患儿安睡后再重复检查（可给 10% 水合氯醛糖浆 0.5m/kg，相当于 50mg/kg，或 6 个月内婴儿每月 1ml、6 个月以上每 2 月加 1ml，1 岁以上常规 10ml）。这是最后手段，也可住院后必要时再做。

五、辅助检查

（一）腹腔穿刺

3 岁以下急腹症患儿就诊时多已表现为腹膜炎。用肌内注射针在右下腹穿刺抽吸，有脓则为腹膜炎；有混浊腹水或血水为肠梗阻、出血性肠炎或出血性胰腺炎；有胆汁为胆汁性腹膜炎。穿刺液可做镜检及涂片，并检查淀粉酶、胆红素及酸碱度，抽不出积液时，可推入生理盐水 50~100ml，再抽出做镜检，观察脓球、白细胞或涂片找细菌。穿出液检查结果可疑时，应穿两处以对照；如在右下腹穿刺有胆汁，不能排除穿刺入肠腔，因此宜在左下腹或中腹再穿刺对照。如可疑刺入肠腔时（有气、胆汁或混有粪渣），须尽量抽吸至肠腔内无张力时再拔针（腹腔内血水比肠腔内血水较清，无论肠腔、腹腔血水均代表绞窄或组织坏死，均需立刻手术探查）。叩诊胀气严重者应避免穿刺。

（二）X 线检查

腹部胀气时可以拍摄腹部平片，腹部叩诊无气者腹平片不易显出病变，腹有压痛、肌紧张者应避免钡灌肠或必要时只能作低压限量注入钡剂行乙状结肠造影。

1. 立位平片或腹透　观察有无张力性液面、气腹及腹水。如果肠胀气严重不能分辨结肠胀瘘，必要时同时直肠注入钡剂，如见小肠充气胀大，结肠空瘘，可诊断为机械性肠梗阻。

2. 卧位平片　可见腹膜脂肪线（腹膜炎），肠间隙增宽，肠黏膜的形态（肠炎），绞窄性肠梗阻的闭祥，肠间阴影及其他肿物影：休克患儿侧卧位（右侧向上）拍摄后前片，可以代替立位片观察液面及气腹。

3. 钡灌肠　只用于观察肠套叠或观察结肠是否空瘘，以鉴别机械性肠梗阻或肠麻痹。钡餐只作为不完全肠梗阻需连续观察的辅助方法（非手术治疗时应用）。钡餐 6 小时后定时透视，可以观察粘连情况（腹壁和肠间）、梗阻点（高度和位置）及钡影前进与肠蠕动情况。方法是经胃肠减压管注入 50% 钡剂 200ml，夹管 2 小时以后放开，继续减压治疗，每 6 天透视 1 次。

（三）B 超

小儿腹部体查较困难，可用 10% 水合氯醛 1ml/kg 口服，待患儿入睡后，以手提式 B 超代替腹部体查。可及时诊断不同阶段的阑尾炎、胆道疾病、蛔虫、结石、囊肿、胰腺炎、肾结石、急性肾积水、肿瘤、卵巢扭转、实性囊性肿瘤扭转、腹内脓肿及血肿等。生理盐水灌肠可诊断肠套叠及肠梗阻等，对患儿无放射性损害。

（四）腹腔镜检查

这是在手术室内麻醉下最后的术前诊断，可以确诊并能进行治疗。凡腹痛需开腹探查者，都可以先作腹腔镜检查，探查不满意时可改为开腹手术。腹腔镜现已能作阑尾切除、胆囊切除、脓肿引流等很多急腹症手术以及某些临时发现的病变,如胃十二指肠镜及纤维结肠镜可以观察肠腔内病变,可与腹腔镜配合内外观察,包括活检及造影。

（五）其他辅助诊断方法

包括血尿常规、CT、红外线摄影、同位素扫描及某些酶与生化检查等,对了解腹部器官的个别诊断有益,对常见急腹症无直接的诊断必要性。

六、住院观察

总有一些腹痛患儿诊断不明确,需要住院观察,如发病不足 6 小时,急腹症诊断不明确者:不能排除肠坏死及肠穿孔者,观察不宜超过 12 小时;观察项目包括体征、X 线及穿刺物的变化;观察时必须进行积极的治疗。首先要控制剧痛、哭闹。可适当选择哌替啶、地西泮及苯巴比妥等制剂。此外还包括定时（每小时）测 T、P、R,观察腹痛、肌紧张及压痛、肠型肿物的变化、排气排便情况;禁食禁水,必要时胃肠减压;静脉输液维持电解质平衡;使用抗生素预防感染及控制菌群失调。

七、腹腔镜或开腹探查

对 12 小时以上诊断不明确,但不能排除肠绞窄坏死及自由穿孔者宜及时手术探查。女童、肥胖及腹膜刺激征较轻者宜腹腔镜探查,下列情况需快速抢救者应常规开腹探查:①休克,有腹部阳性体征者,如抢救休克无效,应边抢救边开腹探查,情况危重不宜作腹腔镜;②血性穿刺液较黏稠多凝块;③气腹、诊断不明确,但中毒及腹部体征明显者;④ X 线平片见结肠瘪缩及小肠高张力;⑤穿刺物为胆汁、粪便,或淀粉酶高等;⑥腹有肿物、肌紧张及压痛。

八、小儿急腹症的基本治疗原则

（一）手术指征

1. 一级急症　腹部体征明确,休克经抢救 2 小时以上仍不能稳定,应在继续抢救休克的同时,立即开腹快速手术。

2. 二级急症　肠坏死或穿孔但无休克者,应充分做好术前准备,争取时间早行手术(尽量在 2 小时之内)。

3. 三级急症　短时间内不致恶化,应争取创造安全高效手术条件,如阑尾炎及非坏死性肠梗阻等,如手术条件勉强,宁可等待改善,甚至转院。但也应在 6~12 小时内完成。无论如何,凡已决定手术,则越早做越好。

4. 非急症手术　属于可以争取非手术治疗者,如非绞窄性肠梗阻及胆道蛔虫等。随时观察全身中毒症状的发生与局部压痛、紧张的出现,以及时手术。需密切观察,但也不超过 3 天必须确定是否手术。

（二）手术方案

生命安全第一,手术简单有效,尽可能一期完成,功能到位。

1. 一期手术　如阑尾切除及肠切除吻合等,一次完成根治手术。要求全身情况好,局部情况好,术后护理无困难。

2. 中缓手术　全身情况不良(如休克及肠坏死)者应暂行肠外置,迅速关腹抢救休克。

待休克纠正病情稳定后再行肠切除肠吻合。如果肠坏死界限不清或局部血循环不良也应暂行外置,待 24~48 小时后循环情况稳定,坏死与正常分界清楚再行切除吻合术。

3. 二期手术 估计肠外置后,短期内(2~3 天)全身或局部恢复仍无把握者应关腹,宁可先保留造瘘,待 1 个月后再行二期吻合。

(三)手术切口

一般小儿腹部手术以横切口为宜。近年来对腹部瘢痕有新的要求,有可能时应尽量选用隐藏性切口如下腹横纹切口、环脐切口及肋缘切口。对三级急症均可采用。对瘢痕的要求也促使一些急腹症手术经腹腔镜完成。

但一二级急症则有时以直切口为宜。因为直切口肌肉分离出血少,止血简单,进腹快,切口延长扩大也快。特别是抢救性开腹,肠外置后快速关腹,3、4 针贯穿缝合腹直肌即可结束手术。短期再拆开行二期手术也方便。

(四)腹腔镜手术的应用

目前腹腔镜在急腹症中的应用主要是代替术前观察及开腹探查,无外科情况即可安心内科治疗。国内现时阑尾切除、疝缝合及胆囊切除等简单手术已很普遍。肠切除肠吻合等也可以用腹腔镜辅助,经腹部小切口提出,在腹外行吻合术。

附:小儿腹痛诊断思路表

一、急腹症(器质性病变)

腹痛持续,阳性腹部体征固定。

1. 局部炎症 局限性腹部压痛、肌紧张。

(1)阑尾炎:右下腹。

(2)胰腺炎:左上腹。

(3)卵巢扭转:下腹盆腔。

2. 腹膜炎 中毒症状,腹紧,无肠鸣音。

(1)蔓延性:局部压痛突出。

(2)穿孔性:有气腹。

(3)原发性:有腹水征(脓)。

(4)坏死性:有肠梗阻高张力肠型。

3. 肠梗阻 腹绞痛,扪及肿物或肠型。

(1)粘连性:有浅层肠型

(2)肠套叠:有浅层肿物。

二、非急腹症(肠痉挛)

间歇腹痛,无固定腹征。

1. 原发性痉挛 腹痛时间短,间歇时一切正常,排除继发因素。

2. 继发性痉挛 病史长,有其他症状,按各系统检查包括:①胃肠造影;②胆胰 B 超;③胃镜标本;④神经检查;⑤血液血管检查;⑥代谢检查;⑦免疫检查;⑧中毒检查。

三、手术 9 点评分法

参见附表1。

附表 1　手术 9 点评分法

	3分	2分	1分	0分
手术必要	抢救生命（如肠穿孔）	增加安全（如阑尾炎）	可能有利（如肠粘连）	无必要
预期效果	一期痊愈（如伤口缝合）	延期痊愈（如脓肿引流）	保命有残（如长期造瘘）	无实效
可能危害	一般恢复（如拆线出院）	留合并症（如饮食困难）	病危抢救（如生命不稳）	必死亡

注：不足 6 分要慎重商议；0 分一项否定（包括弧内举例）

（张金哲）

第 9 节　小儿机械性肠梗阻的诊治进展
——以粘连性肠梗阻为例

小儿肠梗阻一般是指机械性肠梗阻，常需外科治疗。机械性肠梗阻是指由于机械性原因引起的肠腔不通。临床表现为腹部剧痛、呕吐黄水及肛门不排气，呈现为急性重病容，发病率占小儿急腹症第三位（仅次于阑尾炎与肠套叠），但死亡率占第一位。近年来，随着胃肠动力学的发展，一种局限性动力性肠梗阻有时和机械性肠梗阻很相似，可以发生在小儿任何年龄，已越来越多地被发现、被认识，成为小儿肠梗阻的另一重要课题。现主要介绍小儿机械性肠梗阻。

小儿机械性肠梗阻包括病种很多：①从梗阻原因可分为两类：一为肠腔内堵塞：肠套叠就是肠腔内梗阻的一个病种，此外如肠石、异物团、肠内肿瘤及蛔虫团等，腹部多可摸到肿物。二为肠腔外闭塞：最常见为腹股沟疝嵌顿，腹内有内疝、扭转及肠外肿瘤压迫等，而以粘连性肠梗阻为典型代表。②按病理改变分类：一为单纯性，即肠腔梗阻；二为绞窄性，即肠腔与血管同时梗阻，很快发生肠坏死。③从临床来分：主要分为完全性与不完全性梗阻两类。完全性肠梗阻临床表现为上述定义中的典型症状。不完全性梗阻又分为急性与慢性。急性指突然发生肠梗阻，但肠内容物尚能艰难通过。慢性指原有腹痛腹胀，偶见肠型，突然腹剧痛、呕吐及肛门不排气。

上述各种情况在任何类型肠梗阻都可出现，表现为某种肠梗阻不同时间、不同阶段的发展过程，最终都以肠坏死、穿孔、中毒及死亡而告终。以粘连性肠梗阻为例介绍如下。

一、小儿粘连性肠梗阻的定义

即以粘连为梗阻点引起的机械性肠梗阻。首先是必须有机械性肠梗阻，且梗阻的原因是腹腔内粘连。机械性肠梗阻的病理必须有梗阻点，梗阻点近端胀满，远端空瘪，界限明确。

（一）粘连的形成与转归

粘连是人类免疫活动与愈合过程的一部分。炎症引起渗出，渗液中纤维蛋白原激活为纤维蛋白沉积在脏器表面，互相粘连，此时粘连可以分开。约 1 周后纤维蛋白粘连，逐渐有纤维细胞产生纤维粘连，此时粘连不可分开，分离时出血。粘连形成时均为膜式粘连，一两周后因肠活动牵拉，粘连膜逐渐被拉开、拉破，形成不少破洞及索条，1 个月后大部分索条被拉断吸收,6~12个月腹内粘连基本上全部吸收。一般不影响生理功能,也无任何症状。个别病例后遗顽固性粘连,主要是因为浆肌层破坏、异物存留、内瘘形成、仍有活动性炎症或肿瘤生长等。然而,任何时候只要有粘连存在,就可能限制肠活动自由,妨碍肠内容通过通畅。条索粘连随时可发生内疝、扭绞,引起绞窄性肠梗阻。

（二）粘连性肠梗阻的发病机制

粘连性肠梗阻的发生必须有两个条件:一是腹内粘连,为根本原因;一为蠕动紊乱,为诱因。

1. 粘连来源 有三种:一是后遗性,为腹内感染后(如阑尾炎和腹膜炎)或创伤后(包括手术后);二是浸润性,为炎症过程中的粘连(如阑尾脓肿、异物刺激和恶性肿瘤),同时有充血、细胞浸润及纤维蛋白沉积;三是先天性,如胎粪性腹膜炎粘连、梅克尔憩室索带及肠系膜缺损等随时可引起内疝扭绞。

2. 蠕动紊乱 原因很多:包括寒冷和剧烈运动引起的肠缺血性痉挛;暴饮暴食后的蠕动亢进及膨胀;过敏引起的神经血管反应等,在正常肠道中可能产生短暂性痉挛,当粘连存在时则可能发生曲折、压迫、内疝或扭绞。粘连的形成目前几乎不可预防,只能尽量减少损伤,促进早期肠蠕动,创造条件,等待粘连自然吸收。但引起蠕动紊乱的诱因则可尽量避免。一般在粘连吸收期1年内避免过食、受凉,及过敏,对预防肠蠕动紊乱有益。

（三）粘连性肠梗阻的病理与转归

粘连性肠梗阻可有两种病理。

1. 粘连压迫牵拉引起单纯性肠腔梗阻 多见于广泛膜式粘连。梗阻点(压迫点)近端突然膨胀,使肠管在梗阻点处曲折,压迫远端,形成梗阻恶性循环。开始只是单纯性梗阻,无血运障碍。此时如能得到减压,使近端膨胀减轻(医生减压治疗或自己使膨胀内容挤过梗阻点)仍可恢复梗阻前状态,维持正常生理而无症状。但如恶性循环继续发展,则膨胀引起缺血、坏死及腹膜炎。

2. 扭转、内疝引起绞窄性肠梗阻 多见于个别条索粘连(多处粘连限制肠管活动,不易发生内疝及扭转),扼住之肠管形成闭襻膨胀,不可能退回原状。因血管同时受阻,数小时内发生肠坏死及腹膜炎,治疗不及时则引起中毒和死亡。

病理上既有两种情况,诊断治疗当有两种要求:①广泛粘连不易发生绞窄,可以减压治愈,手术探查分离多、出血多、危险大,因此首先保守疗法;②条索粘连多绞窄,不容时间观察而手术探查较易,多应立刻手术。

二、急性粘连性肠梗阻的诊断

粘连性肠梗阻的确诊较难,临床首先要明确肠梗阻的存在,然后再肯定是否完全性或绞窄性,最后排除一些常见特殊类型的肠梗阻,即可拟诊为粘连性肠梗阻。突然腹痛,呈阵发绞痛性质;呕吐大量黄绿色液体;肛门不排便排气,这是肠梗阻的三条基本症状,加上腹部摸及张力性肠型(手指感到腹壁不平即为膨胀之肠管)。有以上四条,粘连性肠梗阻基本可以确定。可疑时行低压钡灌肠,立位X线平片见到宽大有张力的气液面,对比瘪缩之结肠。这是最常见的典型完全性机械性肠梗阻,有手术指征。

为了决定是否立刻手术,应进一步鉴别是广泛性粘连还是条索粘连。从临床上只能判定完全性绞窄或不完全性非绞窄性肠梗阻。一般说来发病急、精神差,有脱水、体温升高及脉搏呼吸加快者均说明存在中毒现象,腹部扪诊有固定压痛,可以诊断为完全性绞窄性肠梗阻,可以推论为条索粘连。中毒症状不明显,扪诊有肠型而无固定性压痛,可以诊断为不完全性非绞窄性肠梗阻,考虑可能为广泛性粘连。

发病时间早晚不同,诊断要点不同。一般在6小时以内,肠梗阻很难明确诊断,因此需严密观察,反复检查腹部,注意上述症状及体征的出现,至少要复查3次,对不能合作的幼儿要包括1次睡眠状态下的检查,才能诊断或排除肠梗阻。腹痛剧烈、中毒症状发展迅速或腹部体征已明确者,不要等待6小时,应立刻手术。

晚期不典型的肠梗阻(两三天以上)常腹痛、呕吐症状不突出,可表现为4种形式:

1. **内科请求会诊病例**　中毒性腹胀,脱水严重,腹胀如鼓,很难与肺炎、消化不良、中毒性痢疾及败血症等肠麻痹鉴别。低压定量钡灌肠观察结肠是否无气、瘪缩来对比小肠胀大之气液面,可以确定是否为完全性机械性肠梗阻。如果立位片中见到下腹密度高,疑有腹水,则更可诊断为绞窄性肠梗阻,应考虑开腹探查。

2. **疑中毒性休克就诊**　检查时有腹部体征(肌紧张或肠型)及腹腔穿刺抽出血水或混浊腹水,常为绞窄性肠梗阻。

3. **以腹膜炎就诊**　持续腹痛、呕吐,有肠型,考虑肠绞窄坏死,如腹腔穿刺阳性,则应立刻开腹。

4. **慢性不完全肠梗阻**　3天来腹痛呕吐时重时轻,腹无压痛,无中毒症状,则可暂不手术。

腹腔手术后早期合并肠梗阻:按粘连发生规律,早期很少发生粘连性肠梗阻。但是术中不慎将肠壁缝于伤口或腹内遗留异物者必须排除,此外蠕动紊乱引起小肠套叠也应想到。一般术后蠕动不恢复多为腹膜炎及肠麻痹,只有蠕动亢进同时结肠空瘪才能诊断术后合并肠梗阻。不可盲目开腹分离粘连。

复发性粘连性肠梗阻:多有顽固性粘连,特别是潜在性梗阻点存在,如瘢痕性狭窄,每当蠕动紊乱都可引起肠梗阻。系统胃肠造影可以看到固定的扩张段及钡滞留。手术的目的只在切除狭窄及有关的顽固粘连。广泛分离粘连永远是禁忌。过去曾有人行肠排列手术,现早已被淘汰。提高粘连肠梗阻手术质量,基本上可预防复发性粘连性肠梗阻。

三、粘连性肠梗阻的治疗

1. **保守治疗**　包括:①胃肠减压,使梗阻肠管休息,待肠壁水肿消失、蠕动规律恢复,梗阻得到缓解;②维持水电解质平衡,纠正电解质紊乱;③用抗感染药物控制和预防因肠内容物长时间停滞而产生的内毒素血症或菌群失调。对早期非绞窄性肠梗阻常可得到治愈。对急性绞窄性肠梗阻必须配合术前准备与术后恢复。

2. **手术治疗**　完全性或绞窄性肠梗阻必须尽早手术,包括开腹探查:①须找到肠管粗细交界处及引起梗阻的主要粘连点,行粘连松解术,解除梗阻(临床绝大多数患儿属于此类)。当腹内散在性索条不多时,可以尽量切除,但损伤越多再粘连机会也越多。②疑有肠坏死者应切除吻合。判断肠是否坏死,要根据解除梗阻后肠管的颜色、光泽有无明显变化而定。小量肠段坏死者,应切除至浆膜外观完全正常处;大量肠段如果对吻合处肠端的生机不能肯定,不妨将之切断以钳夹暂置腹外,贯穿缝合腹壁;观察24小时后拆开近端,切断远端,切开盲端去浆肌层 5cm 切口,再决定是否切除吻合。③休克患儿,一般经 2 小时以上积极抢救而无效者,应立即开腹探查,同时仍继续进行休克抢救。手术要力求简单,切口要大,将坏死肠管提出腹外,迅速贯穿缝合腹壁,然后在腹腔外切除坏死肠管,两断端暂置腹外。24 小时后,一般情况稳定,局部肠管情况好转,再拆线吻合,如果 48 小时后仍不好转者放开切断行双孔肠造瘘,1 个月以后再二期吻合。④如果广泛粘连经保守治疗不能好转,特别是因肠管长期膨胀、肠壁有血运障碍坏死趋势时,需立即手术。但手术常很困难,粘连太多,不易找到梗阻点,最严重者(全腹实变型)进入腹腔也很困难。此时常需开腹后小心分离,在切口处暴露 3~4 条肠袢,经胃十二指肠注气观察暴露肠袢胀气顺序,最后膨胀者当与梗阻点最近。如找到梗阻点有困难,先暂时造瘘或者旷置该处作短路吻合。如不了解梗阻距离,为了避免发生侧吻合盲端症状群,可以行近端矩形瓣手术。远侧端可经直肠注气,注意切口内暴露的瘘肠充气顺序,最后充气肠袢可作为短路吻合之远侧端。如果直肠注气不能通过回盲部(很少见),可用纤维结肠镜进行注气。如果胃十二指肠注气不能进入小肠(比较常见),只见胃高度膨胀,则可先切开胃,插入 Foley 管,通过十二指肠再注气,术后即可保留胃造瘘管作为减压管(大号鼻胃管),1 周后拔掉。广泛粘连性肠梗阻手术中,任何不必要的分离均需避免,任何分离肯定会增加手术的危险性(出血、损伤、穿孔、更严重的再粘连、高位肠瘘以至休克、败血症)。

3. **腹腔穿刺**　穿出腹水说明既有血运障碍,又有自由腹腔,已具备开腹探查的条件。用普通肌内注射针即可,万一穿入肠腔则立即将高压力之内容抽空直至负压后再拔针。

4. **钡餐的应用**　无绞窄中毒症状,不能排除广泛粘连或腹腔实变时,不能盲目手术。但要做好手术准备。同时向胃肠减压管内注入 50% 钡浆 100~200ml,每 6 小时观察,可以了解肠管粘连情况(肠管间相互移动性)及梗阻投影位置,为必要时选择切口提供参考。一旦出现局部压痛、中毒症状、梗阻部膨胀或钡停滞 24 小时,提示出现了肠麻痹等,均应立刻手术。要注意高张力碘溶液有加剧梗阻的危险,且吸收不能继续观察,不能代替钡剂。

5. **腔镜的使用**　目前腹腔粘连对腹腔镜是为禁忌,腹腔镜的价值在急腹症中不比腹腔穿刺更大。然而肠梗阻患儿常需开腹探查,同时患儿情况又常为危重。腹腔镜的利用亟待开发。只要测得有部分自由腹腔,腹腔镜就有可能代替一部分开腹。具体技术尚有待进一步研究。

总之,手术后腹痛很少是粘连性肠梗阻,粘连性肠梗阻首先要有肠梗阻,并且因粘连引起。治疗目的是解除肠梗阻,不是清除粘连,术后要避免蠕动紊乱。

(张金哲)

第 10 节　小儿肠套叠的痉挛学说及原发性肠套叠

人们对肠套叠的认识已有百年历史,但教科书中仍然说病因不明。我认为肠痉挛学说可以解释肠套叠的发病机制。

一、痉挛学说的内容

肠管痉挛后可以因蠕动套入远端连续的肠管即鞘部形成套叠,同时鞘部也发生痉挛而形成恶性循环成为不可逆性肠套叠。肠痉挛的原因在断奶期婴儿多为过敏性神经血管痉挛引起的肠缺血。所以本病好发于加辅食之后,注意解痉可以提高疗效。

我们可以用家兔进行实验。开腹后立刻见到小肠痉挛活跃,此起彼伏,偶尔也见到肠套叠,但不久自然松开退出。这是开腹后寒冷所致。这种现象,我们在临床上小婴儿开腹手术中也常见到。如果用钳阻断肠系膜血管,立刻出现严重痉挛,肠管变细变硬,如同白蜡棒。可以人为插入相连的肠管造成肠套叠,但不久又自然退出。即使用缝线固定,也会被强烈的蠕动撕脱缝线而退出。如果套入后另外用钳阻断鞘部血管,立刻发生鞘部痉挛,则套叠不再能退出,并且随着强烈的蠕动继续套入。肠管的套入牵拉血管导致血管痉挛、缺血引起肠痉挛,肠痉挛再加重缺血,形成恶性循环。肠管越套越多,供血越差,最后肠管渐渐缺血坏死。实验中偶尔也见到肠管坏死前突然肠管放松,套叠退出,肠管血运渐渐恢复。但这种偶然非常罕见。在肠系膜根部注射2%普鲁卡因常可见套叠退出。可能是解除血管痉挛及肠痉挛的作用。

与此同时,我们又作肠坏死的研究。从坏死的标本观察,套入部坏死与鞘部坏死完全不同。套入部严重水肿、僵硬、色黑红,顶部黏膜糜烂脱落,颈部反折部浆肌层撕裂。镜下见明显水肿渗出与细胞浸润,血管内红细胞充盈,血管外大量出血及凝血块。可以诊断为静脉阻滞充血性坏死。与此不同,鞘部肠管则严重扩张,肠壁薄而软、无弹性,色灰白。远端近正常处外观基本正常,但有散在小点状出血或灰白斑。切片见灰白段水肿渗出均不明显,诊断为动脉阻断缺血性坏死。正常肠管的灰白斑处切片也是典型缺血性坏死。坏死肠管退套后不离体作耐压实验。套入部平均耐压160~180mmHg,鞘部平均耐压20~50mmHg,而正常肠管对照平均耐压140~220mmHg。此结果提示注意考虑鞘部的耐压有时很低,任何灌肠均可发生穿孔。

二、小儿原发性肠套叠的定义

一般提到"小儿肠套叠"是指"原发性肠套叠"。在痉挛学说指导下,必须有肠痉挛恶性循环形成才能诊断肠套叠。小婴儿开腹手术台上常见暂时性套叠及尸解时见到的濒死性肠套叠都不能叫原发性肠套叠。继发性肠套叠是另一类病理,只能算小儿肠套叠的特殊类型。小儿肠套叠的病因与发病率从临床发展过程可以推论为加辅食可能引起不同程度的蠕动紊乱甚至痉挛。偶然几次痉挛严重则可能发生肠套叠。如果孩子属于痉挛体质,则更易发生肠套叠。断奶加辅食是每个孩子必经的过程,痉挛体质的孩子不多,严重痉挛演变为恶性循环者为数更少。

三、小儿肠套叠的诊断

典型三大症状为婴儿腹痛、腹内肿物与便血。几个小时以上的无故剧烈哭闹,时哭时停,就应该想到肠套叠。这点在母亲育儿法中就应该强调宣传。肠套叠的诊断贵在早期确诊。诊断的重点在"肿物"。有经验的医生靠摸腹,可疑者作B超,基本上拟诊为肠套叠可行空气灌肠确诊后立即复位。如果已是晚期,24或48小时以上,B超或低压空气灌肠可以看到肠套叠影,并注意观察鞘部张力与收缩能力,以估计能否注气复位。或行低压钡灌肠诊断是否为完全性肠梗阻,以决定是否手术。如果更晚,已有腹胀、中毒症状,则应腹腔穿刺查血性腹水,必要时B超检查,准备开腹。临床上诊断典型的肠套叠并不困难。不典型原发性肠套叠如大出血型、休克型及无肠梗阻型都易误诊,特别在重症痢疾高发期。按肠痉挛的规律,肠套叠的发病是随肠蠕动而间歇性的,痉挛间歇时间既无疼痛也无梗阻。患儿能排气、排便不能排除肠套叠,细心摸腹可能摸到肿物。此型肠套叠比较轻,间歇时间可以精神很好,吃、玩如常,正是灌肠治疗的好条件,应当尽力争取及时确诊。有的孩子套叠急而紧,一次痉挛就不能放松,严重阻断循环,肠管很快麻痹、出血。临床上表现为无痛性便血型,或是精神萎靡尚未便血的休克型。此型发病很急,时间较短,一般也无肠梗阻症状或体征。但腹不胀,多能摸到肿物。肠套叠的基本病理为套叠的痉挛肿物,除晚期腹膜炎肠麻痹外,一般无腹胀,肿物多能摸到。不可忽视。

特殊类型的肠套叠与原发性肠套叠有不同的病因病理,要求不同的治疗,必须与原发性肠套叠鉴别。临床上常见有各种继发性肠套叠与手术后小肠套叠。肠内各种肿瘤为起点的肠套叠可以发生在任何年龄,当然也能发生于小婴儿。常常误诊为原发性而行气灌肠,特别是与原发性复套更易混淆。但细心的医生可能观察到复位不满意或疑有肿瘤。B超或CT常可确诊。另一种继发肠套叠是梅克尔憩室翻入肠内成为起点,也可见于婴儿。过敏性紫癜引起肠套叠罕见于婴儿。诊断须靠腹部肿物与B超或CT。手术后肠套叠常见于腹部大手术后第4天。从肠麻痹转为蠕动紊乱,痉挛的小肠自相套入。此时腹胀为主,腹痛不明显,因腹部有切口,摸腹不满意常致误诊。凡术后肠麻痹,肠蠕动音恢复后出现肠梗阻,首先应想到小肠套叠。钡灌肠能诊断出完全性机械性肠梗阻,B超能见到套叠肿物。还有一种非常严重的脱肛,事实上是乙状结肠直肠套叠,与晚期的回结套叠一直套至肛门者很相似。但一般症状不严重,也很少发生于婴儿。这些特殊肠套叠均需手术治疗,灌肠治疗很难奏效。但也可以利用灌肠作为鉴别诊断手段。

四、小儿肠套叠的治疗

小儿肠套叠的基本治疗应该是非手术治疗,现在我国普遍应用的就是气灌肠疗法。其他方法及手术疗法等只是特殊情况时一用。下面重点谈谈气灌肠。

(一)灌肠治疗的历史

20世纪初欧洲就有人用气灌肠治疗小儿肠套叠。不幸失败,致死多起而被放弃。现在回顾分析主要是两个问题:一是气体受压后有爆炸性,二是观察复位不清楚,控制压力不准确。后来改为钡灌肠,X线透视下比较清楚。但复位效果不满意,一旦穿孔,钡留在腹膜腔内永远干扰以后的X线检查。长期留给家长及患儿精神顾虑。因此多年来肠套叠的治疗以手术为常规。1954年上海余亚雄首先提出使用空气灌肠治疗小儿肠套叠。他主要用电磁自动开关控制了肠内注气的稳压,在当时比较先进的X线下摸索了肠套叠注气影像的经验,获得了90%的安全复位。经大力宣传推广至全国,1964年以后已经普及到很多县级医院。20世纪70年代以后,在痉挛学说指导下,北京医务工作者用快速氧气灌肠,避免了注气本身刺激引起肠痉挛,用水银柱直接调压,提高了控压的灵敏度,从而进一步保证了安全和高复位率。现在厂家提供的气灌肠治疗仪已经是电脑控制持续稳压空气灌肠器,安全简便而且价格不贵。然而,复位率基本上仍在90%左右,总有一些患儿灌肠失败,开腹后则见套叠已复位或极易复位。为了争取尽量避免手术,在X线下见到因鞘部持续痉挛而灌肠治疗失败的患儿中,给一剂镇定解痉剂或一针术前准备剂(哌替啶和阿托品等)作二次灌肠,可能又有几个患儿复位。再失败者,给硬膜外麻醉后再试1次灌肠,并不影响手术,可能将总复位率提到95%。仍有应复位的5%,尚待研究提高。这里指的是3次灌肠后,最后手术时仍发现极易复位的患儿为 5%。一般文献报告的复位率高低主要只反映他们的早期患儿就诊率，并不代表灌肠效果与技术的高低。

（二）空气灌肠的技术要求

首先是选择患儿，也就是气灌肠的指征。一般情况好，诊断明确，腹软不胀，发病 24～48 小时内的患儿适宜灌肠治疗。患儿置于放射诊疗台上，不需麻醉，肛门内插入气囊尿管或肛管，一般调压至 80~120mmHg（根据患儿情况与医生个人经验），在 X 线监视下，注气观察。气影显出套叠节节后退直至消失，气影进入小肠为复位成功。一般只需 1~2 分钟即可复位。然后借助肛管排出注气，此时应该闻到臭气或见到黄便，患儿表现安适为治愈。当时口服碳末 0.5mg，嘱家长观察 6 小时排便，一般应见到碳末，否则应与医生联系。如果复位不顺利则见气影停滞不前，稍等 1~2 分钟仍不前进，酌加 10~20mmHg 压力，常可立即复位。如见鞘部痉挛，可多等 1~2 分钟或再加 10mmHg 压力。如果加压不能使套叠后退只能使鞘部扩张，则是危险信号，立即终止灌肠，否则有可能鞘部破裂。如果发现气影显示为复套（巨大不规则影）也应停止灌肠。任何时间发现患儿情况不好，精神不振，腹胀压痛，都是灌肠的禁忌。灌肠期间突然患儿不哭不闹，情况不好，腹部突然膨胀，或在 X 线下见到气影散入腹腔，则是穿孔的征象。应立即停止注气（保留肛管），用腹腔穿刺针穿腹放气，行口对口人工呼吸以防窒息。待情况平稳后立即手术。因此在门诊作灌肠治疗前，永远要求作好手术准备，向家长交代清楚。至于灌肠穿孔的预防，则很难保证。因为鞘部缺血型坏死很难诊断，并且耐压很低。因此时间太长的患儿最好不试作灌肠。

20 世纪 80 年代初，沈阳王光大发表了 B 超监视下盐水灌肠治疗肠套叠，成功率达 90%，用具简单，只需一个普通灌肠器，用高度控制压力。用 B 超显示套叠。既无气体爆炸的危险，又无暴露 X 线的顾虑。很快为国际上接受，纷纷报道疗效。

（三）手术治疗

常规是开腹整复。经麦氏切口较好，不足时可以扩大。套入较多时顶部不可能提出切口。可以从腹壁外推挤或同时气灌肠协助使套叠顶部达到切口，由鞘部慢慢挤出套入部，即可关腹。如果推挤中发现鞘部撕裂或退套后鞘部完全失去弹性，则不必勉强复位。立即从正常肠管处切除吻合。如果手术中患儿情况不好，或复位后肠管情况不肯定，即刻将病肠外置，简单关腹，观察 1 天。按情况决定继续手术（切除吻合或造瘘）。套入部退出后的血运评价主要看颜色的恢复与蠕动的恢复。尚存生机的肠管退套后马上有颜色变化。温盐水湿敷 5 分钟，不能恢复正常则不能放回腹内。鞘部退套后除看颜色与蠕动外，最好用立灯置手术台旁，作鞘部肠管透光试验，检查有无点状坏死。必要时作直肠注气，向鞘部肠段加压，检查微孔漏气。可疑时应暂时外置、关腹，观察 1 天后，再二期处理。鞘部小点状坏死灶很难发现，送回腹内迟发穿孔死亡率很高。

手术后合并症较多，也很严重。除了上述鞘部可能有迟发性穿孔外，伤口裂开非常多见。特别是用腹直肌切口时，最好缝三针张力线，2 周后才可拆除。肠套叠开腹复位后常有高热、腹胀及肠麻痹。严重腹胀可持续 3~4 天。连同伤口愈合不良在内，都可能是婴儿对手术的过度应激反应。因此尽量简化手术，减少手术打击，缩短手术时间，争取尽早关腹。进行探查前，向肠系膜根部作普鲁卡因及抗生素浸润，有助于预防早期中毒与腹胀。晚期合并症常由于伤口愈合不良而发生切口内层部分裂开，肠管嵌入伤口，以后随时可以发生粘连性肠梗阻或切口疝。因此,争取非手术整复肠套叠是为上策。

腹腔镜在小儿肠套叠诊疗中的应用,目前正在大力开展。有人对灌肠失败的患儿在腹腔镜下再试行灌肠治疗,可以直接观察套叠情况,同时作腹腔病变全面的原位观察,使灌肠的安全性与复位成功率更有提高,可以观察到退套进行情况,特别是颈部浆肌层撕裂和鞘部微小漏气。不能复位时,也可以通过选择的小切口,将套叠拖出腹外行切除吻合。较常规开腹手术可以减少打击,避免术后严重并发症。复位前,也可在镜下向系膜根部作普鲁卡因及抗生素浸润,加强对中毒麻痹的预防。然而,晚期患儿一般情况不良时,不宜作腹腔镜手术,开腹争取速战速决更为实际。

小儿原发性肠套叠复位后一般不复发,个别复发2次以上者,可以考虑回盲折叠腹膜后固定手术。将回肠末段系膜缘与盲肠壁并拢缝合5cm,切开盲肠后腹膜,将缝合之回盲部埋于腹膜之后,缝合固定。全部手术可在腹腔镜下完成。

(张金哲)

第11节　关于小儿阑尾炎的手术问题

阑尾炎可以说是小儿腹部外科最常见的疾病,治疗效果满意,似乎无可议论。但小儿阑尾炎所谓高水平疗效,目前条件下急需改进的问题至少有以下几项:惧怕手术;伤口合并症;术后1~2周护理;残余感染与粘连;腹腔镜有可能作出贡献。事实上比较严重的合并症如:腹膜炎、肠梗阻、肠瘘及多发性腹腔脓肿等不少见,特别是较小患儿和晚期患儿。因此有些基本观点仍有再讲述的必要。

一、阑尾炎为什么要手术

因为阑尾腔细窄,根部稍肿即可引起梗阻。感染分泌物不能排出,压迫阑尾坏死穿孔。特别是小儿阑尾壁很薄,病变发展很快,极易引起爆发性腹膜炎而死亡。这是阑尾与其他部位胃肠道发炎的不同之处,必须早期手术切除阑尾以免发生腹膜炎。如果阑尾炎发展较慢,在坏死周围已有足够的粘连阻挡感染的扩散,甚至穿孔后也能形成局限的脓肿,以后自然吸收而痊愈。此时手术则似乎多此一举,甚至使感染扩散,何况炎性粘连下分离困难可能伤及其他组织与器官,术后常需胃肠减压几天,所以严格讲来当为手术禁忌。

二、怎样决定小儿阑尾炎不手术

一般48小时内阑尾周围很少会发生严重粘连,如果坏死穿孔很难保证感染局限,粘连不重手术也较容易。3天以上则情况有不同。患儿免疫力强则可局限,免疫力弱则继续扩散。为了祛除感染灶,仍应即刻手术。临床上如何推测小儿腹内变化?主要依靠母亲的协助。小儿今天比昨天精神食欲好,反映腹内开始局限,可以先观察。今天比昨天不好,反映局限不利,立即手术。当然,医生也要对照客观检查,特别是直肠指检与腹部双合诊,摸到阑尾部周围有明显的肿、硬及厚感,对比左下腹肠管柔软有弹性,可以确定阑尾周围已有浸润与粘连,有发展局限性脓肿的趋势。继续观察中,如果精神食欲渐坏,则随时手术。是否切除阑尾则要看粘连情况。切除冒险得不偿失,可先简单引流。局限的脓肿张力较高时也应引流。

三、发过炎的阑尾是否要切除

因为阑尾腔窄,有过瘢痕、肠石及溃疡后再发生急性阑尾炎的可能性很大,因此多数学者主张择期切除阑尾。阑尾炎择期手术与急症手术的安全性区别不大,不少人主张等待阑尾炎再发时行急诊手术,因为多数小儿阑尾炎自然愈合后不再复发。目前腹腔镜阑尾切除术盛行,情况又有了新的变化。总之,发过炎的阑尾是否要切除,应以人为本,从实际出发,根据各医院的医疗技术水平而定。

四、小儿阑尾炎的年龄特点

小儿外科的特点在于年龄特点。不同年龄解剖发育有差异,病理自然不同;不同病理要施行不同治疗,也反映不同临床表现。新生儿及婴儿阑尾较短粗,且相对较大,根部呈漏斗状,对引流有利,梗阻机会较少,所以小儿阑尾炎年龄越小,发病率越低。临床上以学龄儿童为多见,阑尾炎分为卡他型、化脓型、坏疽型及梗阻型。卡他型只见于大年龄患儿早期;儿童时期随着免疫系统的变化,回盲部肠壁淋巴滤泡增生显著,阑尾的淋巴免疫反应逐渐活跃,这也是学龄儿童发病率较高的原因之一,且以化脓性阑尾炎为主;学龄前食物与成人相同,但消化能力差,可能有米壳、果壳或芝麻等不能消化的硬渣进入阑尾,造成损伤或成为肠石的形成核心,因此肠石压迫性坏死穿孔也多在学龄以后。5 岁以下幼儿阑尾炎脓培养多为金黄色葡萄球菌,大龄患儿多有坏疽,厌氧菌及大肠埃希菌均可以被培养分离。选用抗菌药物时应考虑到厌氧菌。

小儿阑尾炎的病理也可以从手术标本中分为卡他型、化脓型、坏疽型及梗阻型。卡他型只见于大龄患儿早期,晚期可能自愈,或转为化脓、坏疽;典型化脓型病例多见于婴幼儿,从黏膜下层开始,各层有化脓性细胞浸润,阑尾肿大、猩红、有脓苔,临床上腹痛、发热较重,局部压痛明显,很快扩散为腹膜炎,特别是 3 岁以下婴儿多在就诊时已成腹膜炎,因发烧、腹胀、腹部较硬及腹腔穿刺有脓而确诊;坏疽型阑尾炎多见于学龄儿童,同时有血管栓塞,阑尾迅速坏死,周围渗出不多,但纤维蛋白脓苔性粘连较早,容易形成局限脓肿;小儿梗阻型阑尾炎多见于蛔虫性阑尾炎与蛲虫性阑尾炎,阑尾外表无明显变化,多为学龄儿童,表现为上腹痛剧烈而压痛不重,一般不发热,可以不发生继发感染,虫退出而愈。但蛔虫有钻进性,可压迫正常阑尾尖端穿孔,多条蛔虫从此钻入腹膜腔,形成蛔虫性腹膜炎,主要病理来自机械性刺激,无化脓性病理反应,临床上腹痛、压痛及发热均不严重,病情发展缓慢,有慢性中毒症状,很像结核性腹膜炎,但不久发生以蛔虫为中心的多发性腹内脓肿,则表现为严重中毒症状,误诊的晚期病例死亡率很高。小儿急性阑尾炎的病理发展很快。年长儿病程一般在 1 周内也可划分四期:

1. **单纯阑尾炎期** 各种炎性变化均在阑尾器官内部,周围渗出少,反应轻微。约在发病 12~24 小时以后感染逐渐向外扩散。

2. **感染扩散期** 阑尾周围腹膜发炎,有脓液,逐渐扩散至全腹腔而为弥漫性腹膜炎。年龄越小,扩散越快,48 小时以后常为腹膜炎期。临床上出现发热、中毒、腹胀、全腹压痛、肌紧张。但右下腹痛仍较显著。

3. **感染局限期** 渗液中纤维蛋白沉积(脓苔),阑尾与周围器官互相粘连,限制感染扩散,外围渗液开始吸收,阑尾周围形成浸润肿块,也称为浸润期。约在发病后第 3~4 天、72

小时以后。患儿一般情况好转,精神、食欲好转,但局部压痛、肌紧张突出而局限。直肠指诊与腹壁双合诊在右下腹有浸润块及压痛。

4. 阑尾脓肿期 感染局限后逐渐吸收愈合。但如果阑尾已成为坏死异物或夹有肠石存留腹腔,则成为感染核心,形成脓肿,患儿仍发热,但腹痛渐减轻,压痛仍存在,并可摸到球形肿物 5~10cm 直径(双合诊)。脓肿约在 1 周后形成,常需数周以后逐渐吸收。

各期发展过程随病理类型不同而有差别,年龄不同也各有特点。3 岁以下婴幼儿很少形成脓肿而多发展为腹膜炎。学龄以下儿童则扩散期不明显直接过渡为局限期。但学龄儿童多见坏疽型,阑尾坏死则易形成脓肿。此外发病后药物治疗也有影响,大量抗生素可促进过渡至局限期,或延缓扩散、限制扩散,改变了临床病程。

从以上小儿阑尾炎病理特点可以理解不同年龄、不同时期的不同表现与不同治疗要求。

五、小儿阑尾炎的诊断要点

最根本的诊断依据是持续腹痛与右下腹压痛。不同年龄各有特点:一般学龄儿童表现为突然阵发性腹痛,持续至少 6 小时以上,并继续恶化,合并发热。患儿拒食、懒动。腹部怕压,常伴呕吐。小婴儿不能述痛,表现为阵发性哭闹,始终烦躁表情,无笑容,腹部怕压。细心的母亲常发现孩子哭闹时"拍打催睡"反而更哭。如有 6 小时以上持续腹部怕压则应考虑阑尾炎,至少要按急诊观察。腹部检查重点在于明确右下腹有固定压痛,即可诊断为急性阑尾炎。对于大孩子,要引导孩子合作,反复核对右下腹紧张压痛,特别是右下腹叩痛与跳动震痛。同时注意孩子的自然活动,如爬上、跳下诊台,走路、下蹲等动作的速度与灵敏度,可以确定诊断。3 岁以下婴幼儿只能依靠客观查腹,对比左右、上下各部,同时按压,观察不同的反应。仍有困难者,可于右下腹行腹腔穿刺。有脓者即可诊断阑尾炎。B 超可能见到肿大的阑尾。腹部平片只能排除其他急腹症。CT 及 MRI 对诊断也有帮助但多不必要,反而浪费时间。可疑的患儿可以观察或即刻行腹腔镜检查,阳性者同时进行镜下或开腹手术。血、尿检查仅供参考,对确诊意义不大。

为了决定是否手术,分型分期诊断也有必要。因为局限期患儿多可自然控制感染,手术有可能使感染扩散增加损伤。脓肿一般不需手术,有张力者也只需抽脓或切开引流。因此对疾病发展动态必须核对准确。腹痛、压痛肯定但症状轻微,时间在 12 小时内者可诊断为早期阑尾炎;24 小时或更长时间,症状仍较轻,则应考虑卡他型阑尾炎;12 小时内明显加重,则为典型化脓型阑尾炎;24 小时以上各项症状明显加重,压痛、肌紧张波及全腹,当考虑阑尾穿孔,腹膜炎。以上均应即刻手术切除阑尾。对 3 天以上的患儿一般情况(精神、食欲和活动)"今天比昨天更坏"者应手术,阻止病灶继续扩散。"今天比昨天好转"则不应手术,只需抗生素、输液及休息治疗。为了明确病理进程,B 超可见脓肿及浸润区。双合诊可摸到右下腹包块。

阑尾切除手术虽然简单,但术前仍应给必要的治疗。包括:抗生素、禁食禁水、晚期腹膜炎腹胀需鼻管胃肠减压,静脉输液保证水电解质平衡。即使患儿就诊很早,一般情况完全正常,也应给抗生素。以后继续在手术台上点滴至术后一般情况恢复平稳为止。早期阑尾炎无论何型均应立刻手术。浸润期及脓肿期、一般情况已见好转的患者,继续上述内科疗法。如果饮食已正常,则应改用口服广谱抗生素和对厌氧菌有效的抗生素。

无论患儿大小,常规开腹阑尾切除手术均以下腹横纹偏右切口为佳。阑尾切除法与成人无差别,只是小婴儿阑尾残端内翻有可能形成肠套叠起点,很小的残端电灼后用系膜掩盖缝合即可。术中保护切口避免污染,尽量减少腹内打击,充分冲洗腹腔,可以减少术后合并症。

目前对于腹腔镜阑尾切除术的价值仍存在争议,但不可否认腹腔镜阑尾切除术已开创了一个新的治疗方法。在诊断及治疗阑尾炎中是一个划时代的进步。

目前比较公认的适应证:①早期急性阑尾炎,尤其是诊断不明确有开腹探查指征;②女孩阑尾炎,术中需探查子宫及附件,排除其他疾病;③肥胖儿阑尾炎,常需较大的切口才能探查,腹腔镜阑尾切除术切口小,探查全面,感染少。

目前比较公认的禁忌证:①浸润期及脓肿期阑尾炎;②腹膜后位阑尾炎;③阑尾根部穿孔及糜烂。腹腔镜发现上述情况时不少人主张立即改为开腹手术。

小儿腹腔镜阑尾切除术通常选用气管内插管全身麻醉。缺点为高压气腹影响呼吸,头低脚高体位等不适于硬膜外或腰麻等。学龄前小儿一般经三个穿刺点,即:A 点为脐缘上或下方,作气腹针人工气腹和放置 10mm 套针作置入腹腔镜用;B 点和 C 点分别在下腹横纹左右两端,放置 10mm 及 5mm 套针作操作孔及作牵引器械孔用。推荐参考性操作步骤如下:

(1) 建立人工气腹后,腹腔镜及手术器械经套管针入腹。
(2) 确认阑尾炎后,用无刨抓钳牵起阑尾尖端,将阑尾系膜拉开。
(3) 阑尾动脉用钛夹钳闭,系膜小血管电凝后切断。
(4) 分离至阑尾根部,用滑动结结扎,或另置一钛夹钳闭。
(5) 距结扎点 6mm 处将阑尾切断,电凝残端。包埋缝合与否均可。
(6) 阑尾经套筒取出。
(7) 清洗回盲部周围的积血、积液。
(8) 全腹脏器探查:依次探查肝、胆囊、肝外胆管、胃、肠、系膜及盆腔。
(9) 放出腹腔内气体,拔除套针套管,缝合或不缝切口。

(张金哲)

第 12 节　腹膜粘连的认识和预防

腹膜粘连是腹盆腔手术后常见并发症之一,是引起慢性腹痛、女性不育及机械性肠梗阻的主要原因。许多因素与术后腹膜粘连的形成有关,如手术损伤、异物残留及组织缺血等。这些因素引起腹膜组织损伤及炎症反应,是导致腹膜粘连形成的触发机制。近年来,对腹膜粘连的大量研究仍未取得突破性进展,其主要原因可能是:许多研究延续以往的经验;缺乏适宜的动物模型;粘连的形成机制复杂;涉及创口的正常愈合。

一、腹膜粘连的机制

正常腹膜愈合过程中,白细胞、间皮细胞及巨噬细胞是主要的细胞成分。细胞浸润及损伤部位间皮细胞反应性增生是腹膜愈合的特点。愈合初期,腹膜自身细胞如间皮细胞和巨噬细胞产生细胞介质,这些介质调节参加炎症反应的其他细胞。最先出现在损伤区的是多型核中性粒细胞,持续 1~2 天后,出现单核细胞并分化为巨噬细胞,进而黏附于创伤表面。第 3 天间皮细胞覆盖在巨噬细胞表面,这时巨噬细胞在创面浸润得更深。第 4~7 天,创伤表面主要是间皮细胞，从第 5 天起巨噬细胞起主要作用。间皮细胞广泛增生遍布整个创面并形成细胞岛，细胞岛相互融合使创面愈合。

腹膜损伤后常造成局部缺血，粘连带通常发生在相接触的两片腹膜都受到损伤的时候。腹腔内感染、炎症及腹膜损伤是腹膜粘连的重要启动因素，腹膜损伤时局部血管渗透性增强，炎性细胞渗出，导致纤维蛋白基质形成。纤维蛋白基质很快机化并被含有成纤维细胞和巨噬细胞的组织代替，纤维蛋白基质连接两个受损伤的腹膜形成纤维索带，纤维索带可以被降解为像纤维蛋白降解产物这样的小分子物质。缺血、感染、炎症及损伤可以抑制纤维蛋白溶解过程，促进纤维蛋白索带的形成。纤维蛋白索带的持续存在导致粘连形成，粘连组织主要由巨噬细胞、红细胞及纤维细胞混合而成。随着粘连组织的成熟，细胞成分也在变化，第 1~3 天主要是多型核白细胞，第 5~7 天主要是成纤维细胞。研究认为，无粘连的间皮形成与粘连的形成是腹膜受伤后机体反应的两种方式，以伤口的凝固开始，产生一系列生化反应。无论何种原因造成腹膜损伤都包括渗出、凝血、炎症、血管化及纤维化几个过程。在这个过程中首先渗出的是多型核中性粒细胞，并在 1~2 天后变为巨噬细胞，巨噬细胞在环境因素（如 LPS 和 PMA 等）作用下进入启动状态，再经生理性信号（如干扰素和 IL–2）作用进入激发状态。巨噬细胞并非单独发挥生物活性，在体内微循环的调节及促进下可表现为分泌表型，在其分泌的 50 多种生物活性物质中，较为重要的有：①酶类：纤溶酶原激活剂、弹性蛋白酶、溶细胞蛋白酶、补体、凝血因子、血管紧张素转换酶、酸性裂解酶、精氨酸酶、溶菌酶及脂蛋白脂酸等，这些酶在参与炎症、清除炎性部位异物、杀伤肿瘤及脂蛋白代谢方面有广泛的作用。②酶抑制剂：仅巨球蛋白和纤溶酶原激活物抑制剂对调节周围微循环内的酶能有重要作用。③血浆蛋白：包括一些补体、凝血因子、纤维结合素、运钴胺素蛋白、巨球蛋白以及载脂蛋白 E 等。这些蛋白在炎症、组织修复和分子传递等方面起作用。④调节作用物或其他生长细胞因子：干扰素、抗病毒因子、细胞毒细胞因子或微生物以及血管生长因子 IL–1、TNF、EGF、FGF、PDGF 和 TGF 和有丝分裂等。这些因子参与炎症反应，调节组织修复过程。刺激成纤维细胞迁移和内皮细胞增殖，促进创伤愈合。⑤低分子量物：如反应性氧代谢产物和花生四烯酸衍生物。实验证明，粘连主要是伴随腹部手术而发生在组织、器官间及腹膜边缘的一种现象。粘连是否形成取决于术后 5~7 天。当覆盖了纤维蛋白胶原的两块腹膜并列就形成一条粘连带。腹膜纤溶系统可溶解纤维蛋白胶原。但手术可减弱溶解纤维蛋白的酶的活性，其途径为：①增加纤溶酶原激活剂抑制因子的水平；②减低组织型纤溶酶原激活剂的水平，从而造成腹膜之间的粘连。T–PA 和 PAI 两者的平衡决定了纤溶酶原激活剂（PAA）的活性。腹膜损伤后受伤的纤维蛋白胶原开始重建，这一过程需要 5~7 天。如果纤维蛋白胶原不被清除，就作为粘连的初始物，合并白细胞、红细胞、血小板、细胞碎屑及手术中的碎屑，成为粘连索带。腹膜纤溶系统可溶解纤维蛋白胶原。如果延长 PAl 等抑制因子的作用时间，可以使纤维蛋白组织的粘连形成永久性的纤维粘连。感染及腹膜损伤后 IL–1、TGF 和 TNF 等细胞因子刺激间皮细胞产生 PAI–1 和 PAI–2，并刺激腹膜巨噬细胞，使作用于血管的组胺和激肽释放，促进血管通透性增加，导致纤维蛋白渗出，纤维蛋白的释放增加或纤溶蛋白溶解受阻，引起粘连形成。另外巨噬细胞通过分泌 IL–1、TGF 和 TNF 等炎性因子调节间皮细胞功能，进而调节纤维蛋白的去向。因此粘连形成是一个细胞及细胞因子间相互作用的复杂过程。

另外，局部的炎症反应对间皮细胞的抑制作用可能是腹膜粘连形成的另一个主要机制。

二、粘连的分类及临床诊断

（一）粘连的分类
1. 根据粘连索带的形状分类
（1）广泛性粘连（包括片状粘连）。
（2）索带状粘连。
2. 根据粘连覆盖的面积及涉及的器官分类
（1）表面粘连：即两个浆膜粘在一起，它们的面积明显减小。
（2）丝状粘连：较薄，弹性索带粘连大网膜或盆腔脂肪和其他的脏器。

（二）粘连的评定
1. 分级法 根据粘连带的多少及涉及的脏器分为五类：①零级：完全无粘连；②一级：内脏间或内脏与腹壁间一条粘连索带；③二级：内脏间或内脏与腹壁间两条粘连索带；④三级：多于两条粘连索带；⑤四级：内脏直接粘连到腹壁，而不管粘连带的多少。

根据粘连剥离的修复面积及有无肠梗阻分为四级：①一级：剥离回肠浆膜修复面大于75％，肠管创面与大网膜、腹膜及肠系膜仅有疏松的少量粘连，易分离，无渗血；②二级：剥离回肠浆膜面为50％~75％，有两处以上一级粘连，浆膜未修复处互相粘连使肠管呈 U 型，分离时有渗血或局部浆膜轻度损伤；③三级：离回肠浆膜面小于50％，肠管粘连成团或与其他脏器广泛粘连，引起不完全或完全性肠梗阻，近段肠管明显扩张，直径超过1倍以上。

2. 评分方法 根据粘连程度评分：①无粘连为0分；②1~2处轻微粘连，轻拉即开为1分；③2处以上粘连，尚能分离，分离后不留痕迹为2分；④多处粘连，较难分离或粘连虽不多，但不能分离为3分；⑤粘连成团，不能分离为4分。

根据粘连带及粘连覆盖的面积评分：①0分：无粘连；②1分：1条粘连带或脏器与伤口粘连；③2分：2条粘连带，或1条粘连带及脏器与伤口粘连，或粘连覆盖伤口的40％；④3分：3条粘连带，或粘连覆盖伤口的40％~60％，或2加伤口以外的粘连；⑤4分：粘连达伤口的60％以上，或3加伤口以外的粘连。

（三）粘连的影像学诊断
1. 磁共振（MRI） 利用 MRI 对腹腔粘连的患儿进行检查，发现其敏感度为87.5％，特异性92.5％。优点是探测腹壁粘连、腹壁面积准确，对伴有慢性腹痛和可疑肠梗阻的患儿，使用 MRI 观察腹腔脏器运动，易于诊断腹腔粘连；缺点是可能过度估计肠袢间粘连。

2. CT 在诊断粘连性肠梗阻方面，CT 具有快速、简便及非侵入性的特点，能全面了解整个胃肠道的解剖关系，尤其适用于急性肠梗阻患儿，同时可明确肠梗阻的原因和位置；缺点是具有放射性，并需注入造影剂。

3. 超声 超声可对肠粘连和腹腔粘连进行诊断，还可显示：①肠管蠕动异常；②肠袢分布异常；③肠腔内径节段性异常（扩张或狭窄）；④肠袢固定在腹壁某一处；⑤肠袢呈蜂窝团块状。

三、腹膜粘连的防治

（一）术中预防措施
1. 手术操作的改进 细致的腹腔手术操作能减少机体的炎症反应、减轻组织的损伤和异物刺激，是降低腹腔内粘连的最基本和最重要方法。

2. **减少异物进入腹腔**　医用缝线、医用手套上的粉末以及其他难吸收的异物会造成不同程度的腹腔粘连。选用较小的缝线、尽可能洗净手套的粉末以及尽量避免腹腔内放置难吸收的外源物等可减少粘连发生。

3. **尽量减少组织的缺血及损伤**　组织的缺血和损伤会加重粘连的发生。因此,手术时应避免组织的大面积剥离及大块组织的结扎、避免长时间暴露肠管、避免使用过热的腹腔灌洗液、避免在过度的张力下缝合腹膜以及尽量减少使用电灼,这些都是减少腹膜粘连的一系列有力的措施。

4. **腹腔冲洗**　手术结束前,使用大量的无菌等渗盐水冲洗腹腔,尽量清洗干净腹腔内已存在的血凝块、坏死组织以及分泌至腹腔的细胞因子、炎症介质等,均有利于减轻腹腔粘连的程度。

5. **腹腔镜手术可以减少粘连的发生**　腹腔镜技术具有切口小、损伤少及术后恢复快等优点,可以减少对腹腔内脏器的干扰,最大限度地减轻腹腔内炎症反应,降低各种炎性因子的释放,并使肠道尽早恢复功能。腹壁伤口与腹腔内手术操作部位不相邻,可以有效减少索带形成。这些优点可使腹腔粘连降低到最小程度。

（二）分阶段中药预防术后腹膜粘连

作者研究发现,大黄、败酱草、丹参、皂刺及丹皮可分别对炎症反应、纤维蛋白溶解过程、间皮细胞修复及成纤维细胞功能进行有效的调控,从而减轻腹腔粘连的发生。大黄和败酱草可以明确下调活化的巨噬细胞分泌炎性因子的水平,并抑制巨噬细胞和间皮细胞分泌 PAI。同时,丹参和皂刺可随术后时间的变化上调 t-PA 的水平,这与丹参和皂刺可以部分增加巨噬细胞及间皮细胞 PA 的分泌有关。败酱草、丹皮、丹参及皂刺均有直接抑制成纤维细胞活化增殖的作用,而丹参和丹皮对间皮细胞的增殖具有调节作用。根据以上结果完成的临床研究也同样证实,在腹腔镜手术的基础上,早期应用中药大黄和败酱草等可以抑制炎症反应过程,继而联合应用丹参、丹皮和皂刺,启动纤维蛋白溶解过程,促进腹膜间皮细胞对浆膜层的修复,抑制成纤维细胞的增生,最终达到预防腹膜粘连的目的。

丹皮的主要成分——丹皮酚又称牡丹酚,是毛茛科植物牡丹根皮和萝科植物徐长卿干燥根或全草的主要有效成分,药理活性广泛:①抑制超氧化物歧化酶 (SOD) 活性下降及丙二醛 (MDA) 含量升高,增加内源性氧自由基的清除率;②改变脂蛋白的构成而调节脂质的分解、代谢和转运过程;同时还可升高 HDL/TC 比值,保护血管内皮细胞功能,抑制血小板聚集,防止机体血栓;③丹皮酚具有钙拮抗剂作用,可发挥抗不同类型心律失常的作用。此外还具有镇静、解热、催眠、抗过敏、抗肿瘤及免疫调节等作用。体外细胞培养发现,丹皮酚能促进间皮细胞修复,抑制成纤维细胞增殖;并且参与调控间皮细胞及巨噬细胞分泌 t-PA 及 PAI 的含量和比值,改变 PAA 的活性。通过动物模型制作及丹皮酚干预治疗后的 HE 染色表明,丹皮酚可以在术后增加损伤组织周围间皮细胞数量,抑制局部巨噬细胞聚集和活化,抑制成纤维细胞增殖,起到预防腹膜粘连的作用。

壳聚糖及其水溶性衍生物——羧甲基壳聚糖是具有良好成膜性的生物材料。以壳聚糖和羧甲基壳聚糖混合物作为基质,采用溶剂挥发法制备丹皮酚壳聚糖膜,具有较理想的物理性质和药物缓释能力。

通过体内、体外实验证实,丹皮酚—壳聚糖膜细胞相容性好,无细胞毒性,无溶血性,无致热源物质,组织相容性好。药膜在体内的降解速率符合短期屏障膜的要求。在动物模型中证实丹皮酚—壳聚糖膜对防治创伤性腹膜粘连有明显疗效。

（三）腹膜间皮细胞膜移植防治腹膜粘连

在腹膜创伤后,成纤维细胞增殖、机化的时间窗内早期修复间皮细胞的延续性,消除腹膜粘连形成的空间基础,可以有效预防粘连松解术后腹膜再粘连。我们将结扎后的网膜组织直接用胰蛋白酶消化,仅需要 10 天左右细胞即可达融合,产量和纯度高,重复性好。纤维蛋白原与凝血酶混合后纤维蛋白原在凝血酶的作用下裂解,随之聚合成纤维蛋白多聚体,从而形成斑斓状结构的纤维蛋白。无细胞毒性,无溶血性,无致热源物质,组织相容性好,7 天后降解消失。在本实验里,作者将原代的间皮细胞接种到纤维蛋白膜上,并正常生长。纤维蛋白膜可以作为间皮细胞的载体,因此间皮细胞移植到腹腔后可以固定于创面处。实验证实,纤维蛋白间皮细胞膜移植可以有效防治腹膜粘连松解术后再粘连的发生。

（四）腹腔内隔离物的应用

1. 生理性膜结构　包括羊膜和大网膜等。近年来,随着新一代隔离物的发现和临床应用,这类物品已有被淘汰的趋势。

2. 氧化再生纤维素 (oxidized regenerated cellulose,ORC)　其预防粘连的机制是进入腹腔后转变成为明胶样团块并覆盖于受损的腹膜,待再生上皮覆盖后被水解吸收。目前,Interceed 作为新一代的氧化再生纤维素,已被较多地应用于临床,也收到了较好的效果。

3. 透明质酸 (hyaluronic acid,HA)　属于一种天然降解且具吸收性的生物医学材料。通过覆盖并润滑浆膜缺损区,防止浆膜的继续损伤并维持受损浆膜有序的修复,从而预防粘连的发生。

4. 聚乙二醇 4000(polyethylene glycol 4000,PEG)　通过抑制腹膜的炎症反应及胶原的合成而减少粘连。在动物实验的研究中,经腹腔内滴注不同浓度的 PEG 均收到良好效果。

5. 纤维蛋白胶 (fibringlue,FG)　FG 减少腹腔内粘连形成的机制目前尚未明了。理论上讲纤维蛋白沉积物是粘连形成的一个组成部分。但一些动物实验都表明 FG 能减少腹腔内粘连的密度及严重性。这可能是因为 FG 起着一个密封作用,从而防止引起网膜与肠管表面粘连物质的渗出,达到预防粘连的效果。

（五）腹腔内其他药物的应用

1. 促进纤维蛋白溶解的药物　包括纤维蛋白溶解酶、链激酶及尿激酶等,通过干预纤溶系统及减少纤维蛋白的沉积起到降低粘连的作用。组织型纤溶酶原激活剂作为新一代的溶栓剂,因抗原性及副作用小,其实验研究已取得了良好的效果。

2. 肝素、亚甲蓝及血管内皮生长因子抗体等也报道有预防腹腔粘连的作用,其效果尚需进一步考证。

3. 术后预防措施

（1）减轻炎症反应的药物:抗生素类,通过预防感染、减轻腹腔内炎症,从而预防术后粘连的发生,但不能完全预防粘连。皮质类固醇及其他类固醇类药物,皮质类固醇作为抗炎效果较确切的药物,用于预防粘连的作用已得到公认。但由于其抑制免疫功能以及其他副作用,影响了其临床的作用价值。对其他类固醇类药物的研究越来越多,目前研究较多的是 5- 羟色胺受体拮抗剂酮色林,非甾体类药物布洛芬及秋水仙素等诸多药物,这些药物的临床效果尚须进一步验证。

（2）促进胃肠动力的药物：西沙必利及新斯的明等药物主要是在肠道形成顽固性粘连之前恢复术前自然状态并保持通畅，避免因肠管膨胀所致的屈折，从而减少术后粘连性肠梗阻的发生。

（崔华雷　王晓晔　谷继卿）

第 13 节　Pena 无肛手术的误区

　　Pena 无肛手术是小儿外科的基本手术。近年来，我国发展了不造瘘的改良 Pena 一期肛门成形术，受到临床欢迎。然而，不少不造瘘的 Pena 手术后患儿出现了一些后遗症。反思其原因，发现存在两个误区。

一、对尾路直口手术理解浮浅

　　自从 Pena 尾路直口肛门成形手术盛行以后，疗效有了很大提高，肛门外观与功能均较过去的横口尾路手术优越。但仍然存在一些后遗症，如个别女婴发生会阴广泛裂开，甚至子宫颈脱垂。多数患儿表现为纵行稍长的肛门口（非圆形），不同程度的污裤或失禁。家长的不满意，不能不引起医生们反思。其根本原因在于省却造瘘，后遗轻微缺陷仍为合算。但是家长面对长期污粪不无遗憾。关于造瘘问题，1986 年在北京曾与 Pena 讨论过，1999 年又在亚特兰大讨论过，基本达到共识。典型的 Pena 手术要求：①切断环形括约肌，将直肠盲端放入正常位置，感染必然裂开；②盲端短时需广泛分离，甚至进腹，感染扩散的危险性大；③盲端尾状修剪要切开直肠，感染机会多。因此必须造瘘。

　　典型的横口尾路肛门成形手术是：①横断尾骨，连同附着的盆底肌括约肌群，一起翻开暴露直肠盲端，在括约肌收缩的中心点，慢慢扩张一个孔隙拖出修剪的盲端，不切肌肉，如感染则不会有肌肉裂开；②盲端短则靠松解直肠纤维膜（张氏膜）延长，不做骶前广泛分离，更不进腹，污染范围有限；③盲端做黏膜外修剪，不切开直肠，感染机会减少。因此可以考虑不造瘘。两法可以各取所需。Pena 手术复原解剖，为医者所追求。然而患儿更反对横口的尾骨根部大横瘢痕，不如直口在双臀沟中隐蔽。因此 Pena 直口更受欢迎。

　　我国实行不造瘘手术，常用的预防感染措施包括术前洗肠彻底，术中用大量黏液状石蜡的绷带填塞直肠（至少半卷绷带），填塞后再消毒直肠内外。保证术中无污染。术后 3 天禁食，随时用吸引器清洁肛门分泌物。大多数患儿术后无严重感染，少数主要是肛门口皮肤裂开。事实上多数手术只是外表为直切口，里边并未按 Pena 要求进行肌肉逐个分开缝合。也很少做直肠全层修剪。事实上是外用直切口、内用横切口的减少切断分离技术。如果把直口从尾骨根到肛窝后 1cm，向两侧做弧形延长。既满足了横口操作，整体翻开盆底肌群需要的手术野，又保护肛窝皮肤完整，即可避免肛门裂成长窄口。环肛门的小弧形瘢痕也较隐蔽。当然，如果具备 1 年的护理肠瘘条件，家长也有要求，造瘘后行典型 Pena 手术仍为上选。

二、对术后常规扩肛认识片面

　　术后扩肛 6~12 个月是公认的常规，现在基本上走了形式。询问家长，几乎都说不清为什么扩肛。术后家庭扩肛的目的是：①预防狭窄；②训练排便；③随诊联系。多数家长只知道预防狭窄。事实上手术成功无感染裂开，本不应该发生狭窄。交代扩肛时，应该使家长了解每天定时扩肛,刺激排便,也是为了训练患儿定时排便,每次应要求排空。半年之后,自然就养成每天定时排便的习惯。如果家长不理解,很可能不定时扩肛、排便。使患儿养成排便紊乱的习惯,甚至不知道需要排便。以致后遗"顽固便秘"而就诊。患儿出院后,术后反应如何,医生不得而知。每天定时扩肛排便,一切顺利,大家都放心。一旦扩肛发生异常,家长自然来找医生,成为随诊信号。因此应该使家长了解扩肛时要观察什么。首先教会家长扩肛必须保证操作稳定,从小号探子逐渐增加到要求的大小。插入时有阻力、疼痛、出血(每次扩完后用白纸或白布擦净探子检查出血),或扩肛后精神食欲不佳,都应及时与医生联系。家庭扩肛只允许做维持性扩肛,不能做治疗性扩肛,不允许超过出院时的号码。如需增号(Pena 尾状修剪做得很小,必须半年内逐渐增号。要求在造瘘条件下扩肛),必须在医生示范增号证明安全后,家长在新增号码内维持性扩肛。这是随诊联系的具体要求。如果出院后家长不了解为什么扩肛,则半年的扩肛只是增加痛苦,增加麻烦,增加危险。因为事实上极少病例真的发生狭窄,常规扩肛反而成了有害无益之举。

(张金哲)

第 14 节　矩形瓣手术的应用

矩形瓣手术是在肠管中制造单向瓣的技术,用以阻止肠管内容物反流。可用于很多种手术。起始是 1960 年张金哲设计了为了小儿胆肠吻合手术防反流之用。当时通用的胆肠吻合多采用空肠上端 Roux-Y 手术。但 Y 型的两升支可能因长期蠕动而变成 C 型,因此仍有反流。曾宪九将两升支并拢缝合,保持 Y 型稳定。张金哲在小儿再次手术中发现仍有部分患儿 Y 型缝合裂开。为了防止缝合后裂开,张金哲剥除 Y 型并拢肠管相贴的半周肠壁浆肌层,使两升支间创面互相愈合,形成顽固粘连。动物实验中偶然发现一侧肠管无肌层被对侧肠管压瘪,形成单向活瓣作用。于是设计了将胆道支剥除肌层(半周肠壁 5cm 长)的 Roux-Y 手术。因为并拢的共同肠壁呈长方形舌状瓣,故称矩形瓣。

一、制作技术

在胆肠吻合 Y 型吻合口起始分叉处,将胆道支肠管用示指与拇指捏紧,使肠系膜对缘折叠并紧有些张力。在肠系膜对缘用刀轻轻划开浆膜层,从吻合口延续 5cm 长,然后用刀柄钝性划开肌层,暴露黏膜。沿黏膜下层将预备并拢的半面肠壁分离,从吻合口处向上分离 5cm,从肠系膜对缘到肠系膜缘,充分分离半周,形成一个长方形(矩形)游离浆肌层片,用剪刀剪除,使该部黏膜完全暴露,形成矩形创面。完善止血后与相邻的肠管并拢缝合(图4-14-1)。注意使暴露的黏膜创面完全展平与对面肠壁贴严,不留死腔,以免渗血。小儿正常小肠黏膜层相对较厚,只要层次找准,很易分离,一般从无穿孔或出血。

二、理论启发

1. **胆内压防反流的理论**　动物实验中发现矩形瓣单向活瓣作用的同时,又发现胆肠反流有两种形式。平时肠蠕动可出现低压反流,这种反流在正常胆道中靠胆内压阻挡;肠梗阻时肠管膨胀出现高压反流,正常时则需 Oddi 括约肌单向(瓣)阻挡。原始的 Roux-Y 设计是靠肠蠕动方向的推动力防止反流,防高压反流则需较长的肠段。其他任何单向瓣膜(肠

131

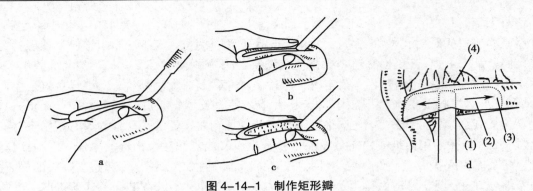

图 4-14-1　制作矩形瓣
a. 划开浆膜；b. 压开肌层；c. 暴露黏膜；d. 剥离肌瓣；(1) 刀柄；(2) 剥离方向；(3) 肌瓣；
(4) 保护血管小支

套叠瓣和矩形瓣等)均需在高压下,压动瓣膜,才能起关闭作用。事实上肠梗阻或高压蠕动紊乱的发生率很低,或者只是偶然意外。而平时都是正常蠕动使食物残渣反流后滞留在代胆道内,导致结石形成,进一步成为逆行感染灶。正常情况下肠蠕动的反流只能靠持续保持的胆内压所阻挡,而正常胆内压的形成取决于胆道管径细小与细长,能自然存留一定量的液体。按流体力学的毛细管现象原理,胆内压是由于较细的胆管内胆汁的黏着力与表面张力形成一个滞留水柱,在人类是保持 2.45kPa(25cmH$_2$O)压力。Roux-Y 的空肠内腔太大,胆汁的黏着力与表面张力不足以维持胆汁的水柱存留,不可能形成持续的胆内压,因此不能抵抗低压反流。但是矩形瓣的肠腔瘪陷成为狭小缝隙,胆汁的附着力与表面张力足以保存缝隙中胆汁的扁薄片形水柱,维持一定的胆内压(实验中称顺流压),以阻挡平时的蠕动压反流。试验证明 5cm 长的缝隙能保持 1.96kPa(20cmH$_2$O)压力,符合正常要求 [肠蠕动压约为 490Pa(5cmH$_2$O)]。因此可以证明矩形瓣有双重防反流功能(图 4-14-2)。与常用的肠套叠式瓣比较,显然有其优越性(图 4-14-3)。胆内压防反流设计的提出,在胆道防反流手术中是个新的启示。

2. 反流感染的核心　目前研究认为各种防反流瓣形式并不重要,而维持胆内压正常,

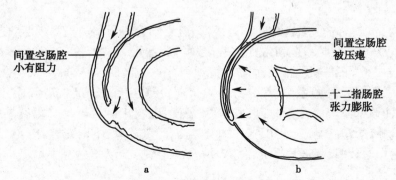

图 4-14-2　两种防反流的模式
a. 胆内压阻止反流；b. 单向瓣阻止反流

保证合理储存与必要时通畅排放,更为符合生理。复杂的造瓣手术反而后遗狭窄的机会更多,后遗症更多。如能及时排除反流,一般无大危害,问题是有残渣滞留,则成为胆结石的核心,成为反复感染的病灶。动物实验发现吻合口瘢痕不平滑常为小颗粒残渣滞留的原因,

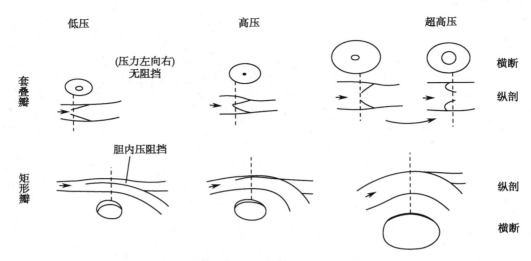

图 4-14-3　矩形瓣与肠套叠式瓣比较

并且很难排出。因此吻合口平滑非常重要。首先要保证切缘血运良好,其次要切缘对齐,在放大镜下用细线作黏膜下缝合。

三、临床应用

20 世纪 60 年代,张金哲设计了矩形瓣(当时无名称),并在 Roux-Y 手术中使用。国家实行改革开放后,1980 年日本小儿外科年会后,该方法有了很多改进,并引起国外同道的兴趣,推广用于很多手术。下面介绍 7 种应用成功的手术,以供参考。

(一)张金哲典型短段空肠间置矩形瓣胆肠吻合手术

1980 年芝加哥的 Raffensperger 介绍了短段空肠间置手术,张金哲加入了矩形瓣,并且改进了胆肠吻合技术。20 世纪 90 年代称为芝加哥北京手术。方法如下:

取空肠上段 15~20cm,远端口与十二指肠降段行端侧吻合,就地做成矩形瓣(长 5cm)。近端口封闭盲端的侧壁与肝管断端行端侧吻合。先在空肠侧壁做小切口,与肝管口切缘缝合,边缝边切,使两边切缘等大、完全对齐,以防瘢痕不平。多余的封闭肠段插引流管,置于切口皮下。以备随时穿刺、造影或插入腔镜检查吻合内部。事实上,两三年后因从未用过此口,渐渐自流废除了(图 4-14-4)。

(二)传统 Roux-Y 加矩形瓣手术

矩形瓣方法传入夏威夷后,Shim 来信称用于 Roux-Y 仍有反流。张金哲在动物实验中发现胆道支为原来的主通道,而胃肠支为吻合的侧通道,不如主通道通畅,高压时可能被压闭。于是修改了吻合方法,把并拢侧的吻合口缘切成楔形。使侧通道口扩大。做矩形瓣后拉直并拢将原主通道压瘪(图 4-14-5)。Shim 试用成功,发表文章称"Roux-Y 加张氏瓣"手术。比上述典型空肠间置少做一个吻合,现在北京地区基本上均用此法。

(三)Thal 胃底折叠加矩形瓣手术

Thal 胃底折叠防食管反流手术比传统 Nissen 手术简单得多。但是日后折叠处常有部分分开。日本的葛西做 Thal 手术时把食管末端前壁肌层切除 5cm,形成矩形瓣,加强防反流,避免术后分开(图 4-14-6)。

133

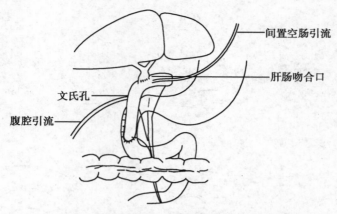

图 4-14-4　典型短段空肠间置矩形瓣胆肠吻合术

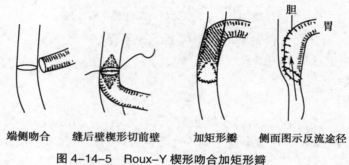

端侧吻合　　缝后壁楔形切前壁　　加矩形瓣　　侧面图示反流途径

图 4-14-5　Roux-Y 楔形吻合加矩形瓣

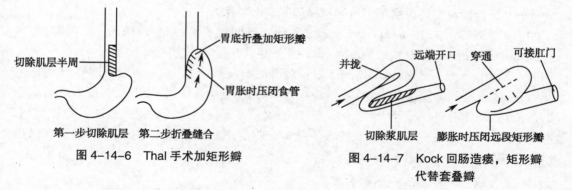

第一步切除肌层　第二步折叠缝合

图 4-14-6　Thal 手术加矩形瓣

图 4-14-7　Kock 回肠造瘘，矩形瓣
代替套叠瓣

（四）Kock 回肠造瘘加矩形瓣手术

1980 年世界小儿外科技术援助基金会长 Bronther 访问北京，见到矩形瓣手术，提出用于 Kock 回肠造瘘，代替套叠单项控制瓣。他亲自在张金哲实验室用狗试验成功。回美国后用于临床，并在胃肠道杂志发表文章称为张氏瓣（当时用 Chang' valve），并说明张氏瓣优于套叠瓣（图 4-14-7）。

（五）侧侧短路肠吻合矩形瓣防盲囊手术

侧侧短路肠吻合在严重广泛粘连性肠梗阻治疗中常用。但因吻合口距梗阻点距离很难估计。常常后遗盲段太长，而发生盲囊症状群。1982 年张金哲的研究生王义的论文证明了矩形瓣手术的防盲囊效果。方法：找到梗阻远近端肠襻，少量分离后，将近端膨胀之肠管

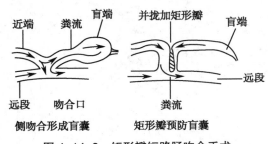

近端　　粪流　　盲端　　　　　并拢加矩形瓣　　　盲端

远段　　　　　　　　　　　　　　　　　　　　　　远段

远段　　吻合口　　　　　　　　　　粪流

侧吻合形成盲囊　　　　　　矩形瓣预防盲囊

图 4-14-8　矩形瓣短路肠吻合手术

断开并拢缝成双腔管道,并将远侧段肠管并拢面的浆肌层切除,形成矩形瓣。然后将此双口肠管与远段瘘肠行端侧吻合。食糜可直接排入远段瘘肠,不需推至梗阻点再返回吻合口。而盲段的分泌物不需高压可自由返回吻合口。从而避免了盲囊症状群(图 4-14-8)。如能事先用钡餐确定梗阻点部位,切口合适,则可分离不多而完成短路手术。

(六) 矩形瓣可控代膀胱手术

代膀胱常需用尿袋,难免遗撒。用一段回肠做成 Kock 氏囊及引流管道,同时加用矩形瓣,即可不用尿袋,改为定时清洁导尿(图 4-14-9)。

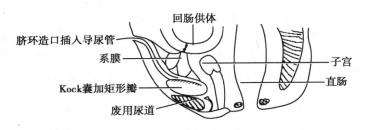

脐环造口插入导尿管　　　　　　　　　　回肠供体

系膜　　　　　　　　　　　　　　　　　　　子宫

Kock囊加矩形瓣　　　　　　　　　　　　直肠

废用尿道

图 4-14-9　代膀胱加矩形瓣通道

(七) 回肠末端矩形瓣 Malong 洗肠手术

顽固便秘或失禁常需 Malong 手术,行阑尾造口,定时插管灌洗结肠。但有时开腹后发现阑尾已烂掉、梗阻,甚至已切除。只好切断回肠末端,近端与升结肠行端侧吻合,远端提出脐窝作为插管外口。同时与盲肠前壁做成矩形瓣,加强原有回盲瓣的单向控制力度(图 4-14-10)。

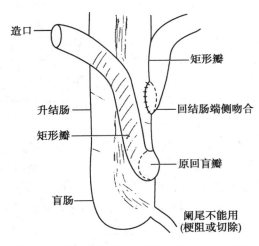

造口　　　　　　　　　　　　　　矩形瓣

升结肠　　　　　　　　　　　　　回结肠端侧吻合

矩形瓣

原回盲瓣

盲肠

阑尾不能用
(梗阻或切除)

图 4-14-10　回肠加矩形瓣改良 Malong 手术

(张金哲)

第五章 肝胆疾病

第1节 小儿外科性黄疸的诊治进展

小儿肝胆疾病,特别是先天性胆道疾病在我国很常见,其发病率远远高于欧美国家。提高小儿肝胆疾病的诊疗水平,发展相关学术研究,对于促进儿童健康和提升我国小儿外科在国际上的学术影响力具有极为重要的意义。小儿外科性黄疸与胆道畸形是小儿肝胆外科领域最常见的临床问题。近年来,在诊断、治疗和临床学术研究等方面均取得了令人瞩目的成绩。

一、小儿外科性黄疸与相关疾病的关系及治疗观念的变迁

临床上往往通俗地将需要外科治疗的黄疸称为外科性黄疸,小儿外科性黄疸多为先天性胆道系统发育异常所致的梗阻性黄疸,梗阻时间越长,肝功能受损越严重,晚期可引起不可逆转的胆汁淤积性肝硬化。小儿外科性黄疸的病因由于小儿解剖生理特点以及发病年龄的不同而异。在众多的原发病因中,以先天性胆道闭锁及先天性胆总管囊肿最为常见,两者占小儿外科性黄疸的85%左右,其次是炎症、结石和寄生虫(如胆道蛔虫症),胆道系统的肿瘤在临床上也会屡屡遇到。在发病年龄上,新生儿及婴儿期以先天性胆道系统发育畸形为主,年长儿多由于炎症、结石及寄生虫所致。

由于不少外科性黄疸的处理有严格的时间限制,错过手术时机便丧失了挽救患儿生命的希望。因此,当遇到黄疸,特别是以直接胆红素增高为主的梗阻性黄疸时,应尽早明确是否需要手术,进行何种手术。另外,在外科性黄疸中,新生儿梗阻性黄疸病因繁多,早期判断和处理困难,与此密切相关的新生儿肝炎综合征的概念变迁和处理原则已日益引起人们的关注。

关于新生儿肝炎综合征的概念,由于对其研究探讨及关注的角度不同,曾有多种不同的病名,至今未能得到完全统一。国内有学者特别是部分儿内科医生将新生儿期发病,并延续至婴儿期,以阻塞性黄疸、肝脏及胆管系统病损、肝脾大和肝功能异常为特征的临床综合征统称为婴儿肝炎综合征,包括感染、先天性代谢异常及肝内外胆道阻塞,如胆道闭锁及先天性胆管扩张症。但有学者认为,若婴儿肝炎综合征本身包括胆道闭锁和先天性胆管扩张症,而临床又将婴儿肝炎综合征与胆道闭锁和先天性胆管扩张症相鉴别,于逻辑上难以成立,概念较为混乱,可能使临床医生尤其是小儿内科医生在反复进行鉴别诊断和激素保

守治疗的过程中丧失了手术治疗的最佳时期,影响了包括在婴儿肝炎综合征范畴中的胆道闭锁的手术治疗。目前,随着对本病认识的深入,特别是诊断技术的提高,近年来小儿外科学者多主张本病的概念应与国际统一,推荐使用新生儿肝炎综合征的命名,即包括感染和遗传代谢性疾病造成的阻塞性黄疸、肝脏及毛细胆管损伤、肝功能障碍等,而胆道闭锁和先天性胆管扩张症不属于新生儿肝炎综合征的范畴。新生儿肝炎综合征与胆道闭锁在治疗上截然不同,需明确诊断后再决定是否手术,以往因临床观察、试验治疗而导致延误手术时机的事例时有发生。现国内外小儿外科界意见已基本统一,认为胆道闭锁手术应在出生后2~3个月内进行,若新生儿梗阻性黄疸于出生后7周尚不能确诊者,应积极进行手术探查。

二、小儿外科性黄疸与胆道畸形的诊断和治疗进展

明确胆道梗阻的原因,重建、疏通或恢复胆道通畅,改善肝脏胆汁淤积是小儿外科性黄疸的诊治原则。对于新生儿期梗阻性黄疸,通过临床及各种辅助检查方法仍难以作出诊断者,宜尽早手术探查,以免影响治疗效果。手术治疗时可以遵循以下原则:①消除胆道梗阻的病因,如先天性胆道畸形、结石、肿瘤及压迫胆道的因素;②疏通胆汁,使胆汁向肠道排泄,尽量符合生理要求;③通过抗反流手术措施,尽可能防止消化道内容物的反流,避免上行性胆道感染。

目前,B超、CT的广泛应用为肝胆疾病的早期诊断提供了可靠的依据,特别是B超检查已普及到基层医院。经十二指肠胰胆管逆行造影(ERCP)对胆胰疾病的诊断和治疗具有重要价值,很多单位取得了丰富的经验。近年来,有些单位应用磁共振水成像功能进行胰胆管造影(MRCP),由于是一种非侵袭性检查方法,用于肝胆疾病的诊断效果良好,特别是诊断胰胆管异常合流时可以取得类似ERCP的清晰图像。此外,核素肝胆显像及术中胆道胰管造影等也广泛应用于小儿胆道疾病的检查。

小儿腹腔镜技术的发展也极大地推动了小儿外科性黄疸与胆道畸形的诊治。对内科保守治疗无效的婴儿阻塞性黄疸,行腹腔镜探查可明确病因,同时可在腹腔镜直视下行肝外胆道冲洗及肝组织活检等,能有效协助诊断与治疗,具有创伤小、恢复快的特点。近年来,更有国内多个医疗机构的小儿外科学者将此技术应用于胆道闭锁的肝门空肠吻合手术和先天性胆管扩张症的囊肿切除、胆道重建的根治手术,均取得令人瞩目的成就。

另外,近20年来,儿童肝脏移植也取得了巨大进步,目前,肝移植已被作为儿童终末期肝脏疾病的标准治疗方法。导致儿童需要进行肝脏移植的疾病包括新生儿胆汁淤积、代谢性疾病、暴发性肝功能衰竭、肝炎、肝硬化及肿瘤等,约一半以上的胆道闭锁患儿需行肝移植治疗。

三、相关科研工作的开展

与临床工作同步发展的还有本领域的相关科研工作。国内许多大学的小儿外科在进行医疗工作的同时也担当着培养硕士、博士研究生等高层次人才的重任,这些学科成为科研的中坚力量。如关于胆道闭锁发病机制与病理改变、先天性胆管扩张症胆道癌变机制、复杂类型先天性胆管扩张症的治疗、新生儿梗阻性黄疸等的临床和分子生物学研究等都取得了令人瞩目的成就。关于胆道畸形、梗阻性黄疸的动物模型制作和动物实验研究的报告也逐年增多,为临床诊治工作起到了很好的推动作用。回顾和浏览国际上主要的小儿外科杂志,也经常欣喜地发现来自中国小儿外科学者的论文,甚至有小儿肝胆外科方面的论著位列国际小儿

外科杂志的首篇。而在亚洲小儿外科的论坛及国际小儿外科的论坛上也常常可以见到活跃在国际学术舞台上的我国小儿外科界的中青年学者。在专业学术著作的出版方面也有较大的发展,近年来相继出版的小儿外科学专著中,小儿肝胆外科均占有重要的地位,更有中青年学者出版了国内首部《小儿肝胆外科学》。正如我国小儿外科泰斗张金哲院士在书评中评说:"主编都是改革开放后新一代的杰出代表,所组织的著者们都是改革开放后正规学制下培养的新一代,得到了前辈专家的精心培养与可意选拔,并且广泛学习了国外的先进技术,他们的经验记录与总结的观点,无疑是最宝贵、最可靠、最切合实际、最可推广的。该专著的出版为本学科的发展起到了很好的促进作用"。

尽管我国小儿肝胆外科事业已经取得了巨大的进步,但与先进国家相比,与提升我国整体国际学术地位的要求相比还有一定的差距,摆在我们面前的任务依然任重而道远,但相信随着我国整体小儿外科诊疗技术的进步和广大小儿外科同道们的努力,我国的小儿外科事业一定会不断发展壮大,国际学术影响一定会日渐增强。

(董 蒨)

第2节 胆道闭锁的病因、诊断与规范化治疗

胆道闭锁是一种极为严重的疾病。如果不治疗,不可避免地会发展为肝硬化、肝衰竭以至死亡。在发展中国家,此病是小儿肝移植的最常见原因。其发病率亚洲高于西方国家,日本的发病率为 $1:9600$,美国及英国等为 $1:15\,000$ 左右。

一、病因学研究

胆道闭锁的病因至今仍不清楚。目前的观点认为胆道闭锁是新生儿肝胆系统受胚胎期和围生期多种因素影响所致。这些因素(包括病毒和免疫异常等)作用于疾病的易感期,干扰胆道的正常发育成熟而致病。

(一)病毒感染

因为胆道闭锁的发生有季节性群集现象,提示其可能与环境中的某种感染因素有关。英国病理学家 Landing 更提出胆道闭锁、新生儿肝炎及胆总管囊肿可能是由同一损伤因素攻击肝胆系统的不同部位造成的结果,并提出乙肝病毒可能与发病有关,但是嗜肝病毒(A、B、C)与胆道闭锁发病的关系很快被否定。最近人们的注意力主要集中在5种病毒上,即CMV、呼肠病毒和轮状病毒、人类乳头瘤病毒和反转录病毒。

(二)免疫/自身免疫损伤

Schreiber 和 Kleinman 提出胆道闭锁是一个"多次打击"的病理过程。在此过程中病毒或毒性因素对胆管上皮的初始损伤作用导致胆管上皮表面新的抗原表达或抗原变异,适宜的基因决定的免疫环境下,被巨噬细胞递呈给 T 细胞,然后由细胞毒性 T 细胞激活 Th1 细胞反应,引起胆管上皮进一步损伤。由此再释放隐蔽抗原或新抗原导致免疫瀑布,进一步激活并最终导致肝外胆管的纤维化和梗阻。新生儿先天性和获得性免疫的特殊性可能决定了为什么这种疾病只发生于生后 3 个月内,并被认为感染了某种物质的一小部分儿童。

越来越多的分子病理学证据支持细胞毒性 T 细胞反应在胆道闭锁发病中的重要作用。

研究发现汇管区病灶内浸润的炎性细胞主要为 $CD4^+T$ 淋巴细胞以及 $CD56^+NK$ 细胞。肝窦上皮和胆管上皮 ICAM 的表达增强。最近又发现 B7-1、B7-2 和 CD40 分子在胆管上皮、肝细胞及库普弗细胞表面的强阳性表达，其中 B7-1 及 B7-2 与 T 细胞上 CD28 受体相互作用，可为 T 细胞的充分激活提供强大的协同刺激信号。CD40 分子也可能与这样的协同作用有关。炎性介质 ICAM 的表达与抗原呈递细胞与 T 细胞的黏附密切相关，在细胞—细胞介导的免疫反映中起核心作用。研究还发现 $CD8^+T$ 细胞在肝门区以及汇管区的明显浸润，尽管没有发现 $CD8^+T$ 细胞毒性标志物穿孔素及颗粒酶的表达，其也有可能通过细胞因子间接作用于靶细胞。

胆道闭锁与一些自身免疫性疾病有着相同的特点，使得人们推测胆道闭锁的组织损伤也可能是一种自身免疫过程。曾有报道在胆道闭锁患儿以及患儿母亲的血浆中存在某些针对自身细胞的抗体。最近对被认为与调节自身免疫有关的 *TNF-α* 基因的操纵区、两个 *IL-1(ILIB 和 IL1RN)* 基因以及 *IL-10* 基因操纵区的基因多态性进行分析，分布无统计学差异，提示这些基因可能与对胆道闭锁的易感性无关。

（三）血管异常 / 缺血

血管异常 / 缺血学说是建立在实验室发现之上的。肝内外胆道的血液供应主要来自于肝动脉，因此，肝动脉的缺血就可能导致胆道的狭窄或闭塞。实验中结扎胎羊的肝血管可导致胆道梗阻的形成。也有人发现胆道闭锁患儿的肝外胆道肝动脉的分支存在血管病变。对胆道闭锁而言，这种病变可能是原发的，但是引起血管损伤的原因以及其继发的改变过程目前并不清楚。研究还发现敲除了 *HNF-6* 基因或 *HNF-1[beta]* 基因缺失的小鼠，胆道发育不良并伴有肝动脉及其分支的发育异常，提示血管结构与胆道发育也存在相互作用。

（四）胆道形成缺陷

部分的胆道闭锁伴发内脏的位置异常（如多脾综合征），提示这些病例的病因可能与胆道形成异常有关。胚胎前 3 个月中，肝脏具有双向分化潜能的前体细胞与门脉周围的间充质接触后分化形成胆管板。这些胆管板再经过塑形形成成熟的肝内管状胆道。所有肝内胆道的先天畸形都可能与此过程有关。而经过将胆道闭锁患儿的肝外胆道残余纤维块与胚胎标本对照，发现肝外胆道在胚胎发育的过程中始终是贯通的。胆道闭锁的发生可能与肝门部的肝内胆管塑形失败有关。如果塑形不成功，随着出生后胆汁流量的增加，胆汁可能从这些异常的胆管壁漏出，从而激发强烈的免疫反应最终导致整个胆道的进行性梗阻。在胆管板形成以及塑形过程中，肝细胞生长因子及其受体间的相互作用起着极其重要的作用，而胆道闭锁患儿可能存在某种缺陷，使得激活肝细胞生长因子的信号传导受阻，从而干扰了胆管的发育。

（五）毒性物质

到目前为止，除了感染性物质，还没有发现其他环境因素与胆道闭锁的发病相关。胆汁中的毒性物质或炎性因子可能会通过损伤的胆管上皮层作用于肝外胆道，导致胆道继发性炎症硬化。这可能是胆道闭锁初始损伤因素之外的另一重要病因。

二、病理改变和临床特征

（一）病理改变

肝外胆管表现为不同程度的炎症梗阻。完全闭锁的胆道残余为瘢痕结节样慢性炎症。

显微镜下肝门部胆道残余的横断面上可见直径不等的小胆管样结构,其中部分小胆管样结构是由于炎症破坏而形态异常。这些管状结构可以引流胆汁,对 Kasai 术的成功来说是不可或缺的因素,但是在成功的肝肠吻合术后数月会由于持续的胆汁引流而形成内源性胆汁瘘管。肝脏实质内可见胆汁淤积、肝细胞索的紊乱、巨细胞变性、肝细胞局灶性坏死和小叶内纤维化。这些改变并不具有特异性,但是在胆道闭锁,门脉区增宽伴肝脏纤维化和水肿、胆管增生、小叶内炎性细胞的浸润以及胆汁淤积的程度都较感染性肝脏病更为严重。

(二)诊断

梗阻性黄疸的鉴别需要很长时间的努力。除了与其他外科性黄疸鉴别外,新生儿肝炎、α1-抗胰蛋白酶缺乏、巨细胞肝炎、巨细胞病毒性肝炎和囊性纤维病都是诊断时要考虑的疾病。胆道发育不良也可能是 Alagille 综合征的表现,但是这样的患儿有特征性的精灵样面容、蝴蝶形脊椎和心脏瓣膜异常。

胆道闭锁的术前诊断率大于 80%。重要的检查包括胆道超声及生化检查,理想一些的是能进行肝脏穿刺活检,穿刺取到汇管区结构对于确诊胆道闭锁极为重要,否则活检意义有限。另外许多地区,尤其是日本,十二指肠插管测肠腔内的胆汁含量仍被认为是较好的检查方法。其他检查如 ERCP 和 MRCP 的应用存在争议。无论如何,对于胆道闭锁的诊断和鉴别诊断,临床上没有特异性方法,主要根据进行性加深的黄疸、陶土样便和一系列提示胆道梗阻的实验室检查,往往一边进行检查,一边进行诊断性利胆保肝治疗,2 周无效即可剖腹探查及胆道造影,这一过程不得超过患儿 3 个月。应该指出的是,有部分胆道闭锁患儿到达医院诊断和治疗的时间并不晚,由于认识的不足,使他们失去了手术的最佳时机。因此,对于已经 2 个月多来就诊的患儿,应采取积极的探查态度。2011 年《中华小儿外科杂志》报道的"胆道闭锁多中心综合诊断治疗方案研究",诊断标准为:①临床上出现皮肤巩膜黄染、大便颜色变淡(甚至呈陶土色),体检发现肝脏肿大;②血清胆红素进行性上升或持续不变,直接胆红素占 60% 以上;③超声显示胆囊充盈不佳,肝门部的三角形纤维块具诊断特异性;④放射性核素显像胆道排泄受阻。

上述检查应在生后第 6~8 周内完成,诊断不明确者应及时进行手术探查。

三、胆道闭锁的治疗现状与预后

大量文献报道胆道闭锁早期诊断和治疗可以提高患儿自体肝脏存活率,同时,术后综合性应用激素、抗生素及保肝、利胆药物可以提高黄疸清除率和降低术后反流性胆管炎的发生率,进而提高患儿自体肝生存率。然而,目前国内外对其诊断和治疗方案尚无一致意见,2007 年美国一项 9 家医疗机构的多中心调查显示,参加研究的医院对胆道闭锁诊断使用的检查方法和治疗手段均不同,术后 80% 患儿口服熊去氧胆酸,69% 患儿继续使用抗生素 1~3 个月,仅 16% 患儿术后使用激素治疗;同期,日本一项由 54 个医疗机构参与,包括 228 例胆道闭锁患儿的临床多中心研究显示,208 例胆道闭锁患儿术后接受激素治疗,但激素使用剂量及维持时间不完全相同。国外的流行病学调查结果并不能完全反映我国的诊治情况,2011 年《中华小儿外科杂志》"胆道闭锁多中心综合诊断治疗方案研究"推荐方案为:符合诊断标准者均采用腹腔镜或剖腹探查,胆道造影如显示胆道通畅,排除此方案;如造影显示胆道闭锁,均由高级职称医生进行相应的根治手术(Kasai 术或胆总管空肠 R-Y 吻合术)。术后药物综合治疗包括:①术后可进食后开始服用熊去氧胆酸 10mg/(kg·d),每日

2 次；②泼尼松龙（氢化泼尼松）术后 5~7 天开始，20mg/(kg·d) 静脉滴注 ×3 天（如果粪便内胆汁不明显，可以重复 20mg/(kg·d) 静脉滴注 ×3 天），后改 15mg/(kg·d) 静脉滴注 ×3 天，10mg/(kg·d) 静脉滴注 ×3 天，5mg/(kg·d) 静脉滴注 ×3 天后停止；如果 1 周后大便颜色仍不满意，可长期用药；③静脉三代头孢霉素 50~80mg/(kg·d)×(2~4) 周，甲硝唑 15~20mg/(kg·d)×(2~4) 周；④静脉美能、肝利欣等保肝药物；⑤静脉洛赛克防止应激性溃疡出血：0.6~0.8mg/kg，每日 1 次，连用 1 周等。

　　影响手术预后的因素主要包括来诊时肝硬化的程度、肝门部微胆管的数量、手术者的经验及有无胆管炎发生等。在经验丰富的治疗中心，50%~60% 的患儿会有理想的胆汁引流，胆红素恢复正常（<20μmoL/L）。这些患儿的长期生存质量良好。而 Kasai 手术无效者（术后 2~3 个月即可判断），需要考虑早期进行肝移植。伴有脾发育异常的胆道闭锁预后不良，其中一个重要原因在于其所伴发的畸形，特别是严重先天性心脏病以及由严重肝肺综合征所致的猝死。后者的发生考虑与肠系膜循环的血管活性物质经过侧支循环而未被肝脏灭活有关。患儿的年龄也会影响预后，但是并没有确定的年龄界限。手术的预后并非与年龄呈线性相关，而且对 >80 天的患儿来说，预后的好坏更难预测。因为对于超过这个界限的患儿来说，Kasai 术即使有效，纤维化的损伤作用也开始显现了。几乎所有的患儿在 Kasai 术时已经存在门脉压力升高。但是继发性门脉高压的发生取决于肝脏纤维化的程度和患儿对手术治疗的反应。肝功能指标的改变与食管胃底静脉曲张以及肝衰竭的发生相关。约 30% 的肝衰竭患儿会发生食管胃底静脉曲张出血。对 Kasai 术反应良好但是手术时已存在纤维化的患儿，静脉曲张会延迟发生。在婴幼儿，硬化剂注射治疗静脉曲张破裂出血的方法仍占有一席之地，而大部分较大儿童更适于内镜结扎止血。肝功能严重恶化者应尽早行肝脏移植。

　　到目前为止，从统计资料来看，Kasai 术后 5 年自体肝生存率为 30%~65%。由于 Kasai 术式的广泛开展只是近二三十年的事，10 年以上生存率的统计资料还不多。对于大部分胆道闭锁患儿而言，先接受 Kasai 术维持肝功能和生长发育，如不幸肝硬化失代偿，再等待稍晚时候进行肝脏移植可能是非常现实的目标。

（郑　珊）

第 3 节　改善胆道闭锁葛西手术治疗效果的策略

　　胆道闭锁（biliary atresia，BA）是新生儿和婴儿黄疸的常见原因之一。发病率约 1/3500，该病在亚洲地区高发，若不及时治疗，患儿最终因肝功能衰竭而死亡。尽管学者们曾提出一些学说以解释其发病机制，但目前该病的确切病因仍不十分明确。胚胎时期胆管发生过程中，病毒介导免疫炎症反应与自身免疫之间的相互作用及遗传易感性是目前该病病因学研究的热点。各种病因作用下肝内外胆道系统发生炎症硬化性改变，最终导致肝组织纤维化和胆道闭锁。1959 年 Kasai 教授首创肝门 – 空肠吻合术式之前，该病被认为是无法救治性疾病。Kasai 术式的手术要点是彻底切除肝外闭锁的胆道，借助肝门 – 空肠吻合来恢复胆汁引流。但即使手术顺利，仍有很大比例的患儿在术后发生肝功能衰竭。据报道，全球范围内 Kasai 手术后成功的胆道引流率为 50%~65%。许多小儿外科医生一直在努力寻找有助于提高 Kasai 手术疗效的各种因素，包括手术时间的选择、手术医生技术熟练的程度和经验以及 BA 的解剖学类型等。作为香港及其邻近城市的三级转诊中心的香港大学玛丽医院,在过去 20~30 年间已积累了 100 多名 BA 患儿诊治的经验。现介绍 Kasai 手术围术期可提高 BA 疗效的各种因素以及本治疗中心的策略与建议。

一、胆道闭锁患儿治疗策略的改良

(一) 手术时间

尽管 Kasai 手术效果存在差异,但多数学者认为,BA 患儿应早期手术,最好在出生 60 天以内实施手术。Altman 等支持这一观点,他们对 BA 患儿采用对多变量危险因素进行分析并得出结论,认为 ≤ 49 天的 BA 患儿手术疗效最佳,而 >70 天的 BA 患儿手术失败的风险极高。瑞士国家研究中心对 BA 患儿资料进行回顾性分析后得出结论:年龄超过 75 天的 BA 患儿手术成功率仅 11.3%。如果患儿就诊较晚,多数小儿外科医生推荐进行肝移植。然而,近年来研究结果对这一治疗观念提出了质疑,研究显示:BA 患儿在出生后早期或晚期接受手术,疗效没有显著差异。作者曾对 86 例接受 Kasai 手术的 BA 患儿进行回顾性分析,认为 BA 患儿接受 Kasai 手术的最佳年龄为出生后 61~80 天。在这一年龄段接受手术的患儿成功率最高,术后更容易恢复到最低平均胆红素水平。这一结果也可从该病的病理生理学角度给予解释:BA 在病理学上以进展性炎症反应为主要特征,这将导致患儿胆管组织纤维化,若手术时间过早,纤维索条未完全形成,致使肝门部纤维索条剥离不彻底;此外,由于年龄过小的患儿营养状态相对差,这也不利于提高手术疗效。但从另一方面来说,若患儿手术时间过晚,则受损肝功能不可恢复。

(二) 外科手术方法

随着微创手术的出现,越来越多的小儿外科医生开始采用腹腔镜完成复杂手术。在小儿肝胆外科领域,胆总管囊肿切除和 Kasai 手术是两个常见的术式。到目前为止,已有许多小儿外科医生报道采用腹腔镜完成上述两个手术的可行性及满意疗效。虽然腹腔镜下 Kasai 手术在技术上是可行的,但作者认为该技术目前并不是治疗 BA 患儿的最好方法。作者曾回顾性分析传统开腹 Kasai 手术与腹腔镜辅助下 Kasai 手术患儿的临床资料,发现开腹 Kasai 手术疗效更明显,患儿未接受肝移植下存活率和术后并发症的发生率比较,明显优于腹腔镜辅助下 Kasai 手术组。作者推测腹腔镜辅助下 Kasai 手术疗效欠佳的原因是多方面的。首先,在世界范围内 BA 的发病率相对低,医生们需要更多的实践来掌握操作技巧;其次,开腹 Kasai 手术可以借助悬吊肝叶在腹部外的办法来充分暴露肝门,而腹腔镜手术无法采用该技术。加之腹腔镜手术器械在灵活性方面有固有的局限性,这使肝门区难以得到充分和彻底的解剖和分离(尤其是门静脉后纤维索条的剥离),从而导致胆汁引流不畅;第三,开腹 Kasai 手术中采用手控压力止血,极少采用电凝止血,相反,腹腔镜 Kasai 手术很难利用手压止血,术中多采用电凝法止血,这本身也是对肝门区受损微小胆管的再次破坏。作者亦不主张采用达芬奇机器人系统(Intuitive Surgical 公司,美国) Kasai 手术,因为达芬奇机器人系统同腹腔镜手术一样,对 Kasai 术式而言,它并没有提供操作和治疗上的优势。

(三) 手术技能的提高

Kasai 术式的手术要点主要是切除肝外硬化的胆管系统,并最大限度地暴露健康胆管系统以重建胆道,并恢复胆汁引流。在了解和熟悉该术式的操作之后,许多小儿外科医生试图通过进一步熟练手术操作技能来提高疗效,他们多数将重点放在肝门区组织剥离的程度和范围上。在这方面作者持同样观点,认为合理的组织剥离对手术成功至关重要,若组织剥离过深,可能会引起肝内小胆管和肝实质损伤;相反,若剥离过浅,一些健康的细小胆管无法充分暴露,两者均可导致胆汁引流不畅。此外,组织剥离范围也是非常重要的因素。组织剥离应足够宽,术中在视野 2 点和 10 点钟位置上应分别剥离至左、右胆管,但不要超过左、右肝血管进入肝实质。

（四）术后类固醇的辅助应用

由于炎性改变能够影响横断面微小胆管的通畅,因此,早在 2000 年初曾有学者提出 Kasai 术后使用类固醇辅助控制术后组织炎症反应。在该药的抗炎作用下,BA 患儿术后胆管纤维化和硬化程度得以改善。此外,类固醇具有利胆作用,能促进泪小管内电解质的交换和刺激胆汁分泌。Karrer 和 Lilly 等报道在 Kasai 术后短期内采用大剂量类固醇治疗胆汁引流不畅的经验,认为类固醇能有效减少胆管周围的炎症反应和淋巴细胞浸润。在此基础上,Dillon 等提出 Kasai 术后长期大剂量应用胆固醇能有效减少黄疸的发生。此后,来自日本和欧洲(Muraji 和 Mauricio 等人)的研究也得出同样结论。自 2004 年以来,作者探索和建立新的 Kasai 术后类固醇使用方案(图 5-3-1),并于 2008 年发表了该方案的临床研究结果,认为类固醇的应用能有效改善 Kasai 术后的胆汁引流,从而提高 BA 患儿的手术疗效。

（五）胆管炎的积极治疗

Kasai 术后胆管炎的发生率较高,术后 2 年内胆管炎呈高发风险。BA 患儿术后频发胆管炎会严重影响治疗效果;并提出早期、经验性应用抗生素对控制 Kasai 术后胆管炎的发生尤为重要。在这方面,作者的经验是延长静脉使用抗生素的时间,并作为 Kasai 术后胆管炎的一线治疗方案,同时主张早期有效控制胆管炎症,这对于预防不可逆性肝组织损伤至关重要。

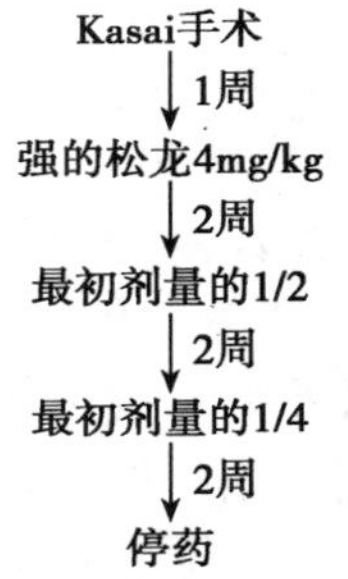

二、手术疗效的改善情况

自 2008 年以来,作者将上述治疗策略(对年龄介于 61~80 天的胆道闭锁患儿采用开腹 Kasai 手术,术后辅助性应用类固醇,积极控制胆管炎的发生)纳入 BA 患儿的治疗方案中。截至目前,已对 15 例 BA 患儿进行了相应治疗,其中仅 3 例患儿需接受肝移植(自身肝存活率为 80%;中位随访时间为 21 个月)。近年来作者对不同时间段进行治疗的患儿进行分组对照研究,结果显示:采用上述诊疗策略治疗之后,术后胆红素水平和 1 年内自体肝存活率均明显改善(表 5-3-1)。

虽然 Kasai 手术已有 50 多年的历史,但疗效仍不十分理想。从各种国际期刊和文献引用来看,Kasai 术后患儿长期存活率为 50% ~60%。作者通过引入上述新的治疗策略,BA 患儿的近期疗效明显改善。尽管早期的成功经验尚不能证明其远期疗效亦佳,但一些前序研究数据已显示:近期效果和远期效果之间存在明显的相关性。此外,上述治疗策略没有较大改变,且不需要特殊支持或设备材料,可方便引入临床实践中。随着更多经验的积累,相信 BA 患儿的疗效将有望得到进一步提高。

Kasai 手术
↓ 1周
强的松龙4mg/kg
↓ 2周
最初剂量的1/2
↓ 2周
最初剂量的1/4
↓ 2周
停药

图 5-3-1　Kasai 术后
类固醇应用方案

表 5-3-1 香港大学 1980~2012 年 Kasai 手术疗效情况（例，%）

项目	1980~1995	1996~2007	2008~2012	P 值
BA 患儿例数	52	48	15	
术前胆红素（μmol/L）	178.4 ± 44.5	129.6 ± 26.7	140.0 ± 34.2	0.082
肝功能正常患儿例数（术后 3 个月）	21/40(52.5%)	32/48(66.7%)	12/15(80%)	0.053
肝功能正常患儿例数（术后 1 年）	21/40(52.5%)	34/48(70.8%)	12/15(80%)	0.063
肝功能正常患儿例数（术后 5 年）	15/32(53.5%)	31/45(68.9%)	N/A	N/A
肝功能正常患儿例数（术后 10 年）	13/25(52.0%)	28/45(62.2%)	N/A	N/A

（黄格元 钟浩宇）

第 4 节 预防小儿肝胆疾病术后并发症的策略

小儿肝胆疾病有先天性和后天获得两大类：①先天性：多因遗传、代谢异常及胚胎发育畸形引起，如胆道闭锁、先天性胆总管扩张及肝豆状核变性等；②后天性：可因创伤、感染及获得性代谢异常病引起，如肝破裂、胆系感染和胆结石等。在先天性和后天性肝胆疾病中，有些疾病必须外科手术矫治，而手术存在发生并发症的风险。术后并发症的预防和治疗是围术期处理的重要问题。

术后并发症一般分为两大类：一类是腹部各种疾病手术后都可能发生的并发症，如粘连性肠梗阻及腹腔内渗血等，另一类是与病变部位、性质、范围及手术方式相关的特殊并发症，如胆瘘和胆道出血等。以下仅对小儿肝胆疾病术后可能发生的并发症作简单论述。

一、小儿肝胆疾病术后并发症的预防

1. **术前准备** 根据病情的轻重缓急，小儿手术有择期、限期和急诊手术之分。无论哪种手术，术前均要对患儿进行全面了解，包括病前和病时心、肺、肝、肾功能；水电解质平衡以及营养状态；所患疾病的性质、程度、部位及范围；对周围脏器的影响等，然后作出手术计划，并评估手术中以及手术后可能发生的问题，如何预防等。

2. 熟悉小儿肝胆系统的正常解剖以及可能发生的畸形和变异，避免术中不认识而产生错误的手术操作。

3. **术中及术后要求** 手术操作要轻柔、细致，减少损伤、出血及污染，避免不必要的探查及化学性、机械性刺激，尽可能缩短手术时间，以减少肠管及脏器的暴露。术中要注意输血、输液的数量及速度,尤其对休克患儿边抢救、边手术时,往往因掌握不恰当而引起肺水肿、心脏超负荷的并发症。注意减少异物的存留,止血要可靠,彻底清除腹腔内存留的脓液、胆汁、积血、肠液及渗出物,尽量减少腹腔内放入化学性、刺激性物质,减少对腹腔脏器的污染和损伤,对肠壁浆膜、肌层的撕裂及损伤,应尽量使其浆膜化。术后应继续消炎、利胆、保肝,鼓励患儿早期活动,早进食,促进肠蠕动的尽快恢复。

二、肝胆疾病术后并发症的诊断及治疗

(一)肠梗阻

腹部手术后早期肠梗阻多发生在术后 5~10 天内,可表现为胃肠引流液增多、肠蠕动紊乱、恢复延迟及持续腹胀。年龄稍大的患儿可感觉阵发腹痛。

1. **功能性肠梗阻(肠淤张)**　多发生于 1 岁以内患儿,术前营养不良、低蛋白或贫血、黄疸较重,术后肠蠕动功能恢复较慢,小肠积气淤张,结肠胀气,应加强保守治疗,矫正贫血、低蛋白状态,保持胃肠减压通畅,肛管排气、针灸等使肠蠕动恢复。

2. **术后小肠套叠**　多继发于腹膜后较大的手术,正常情况下,腹部手术后,肠蠕动的恢复经过三期:①术后 1~3 天为暂时性麻痹期,腹部较胀,听不到肠鸣音;② 2~4 天胃肠蠕动紊乱期:肠鸣音较弱且不规则;③ 3~5 天为肠蠕动恢复期:肠鸣音规律,腹胀消失,开始有肛门排气。术后小肠套叠多发生在术后 4~6 天,多因手术过程中肠管的暴露、损伤、出血及异物等刺激,使肠管功能恢复期由于机体的应激反应不同而发生不同的紊乱,如紊乱期过长可致痉挛段小肠套入远端形成顺行性小肠套叠,亦可产生逆行性小肠套(发生率低),多为一处套叠,亦可发生两处套叠,此种小肠套叠多不能自行脱套复位,需进行手术复位。术后小肠套叠与术后早期粘连性肠梗阻从临床症状上难鉴别,可借助腹部 B 超肯定诊断后手术治疗。

3. **术后粘连性肠梗阻**　腹膜及肠壁浆膜经过手术的暴露和刺激,随即产生渗液,渗液中含有血浆、白细胞、蛋白质及纤维蛋白原,附着在腹膜及肠壁表面。术后早期肠蠕动未恢复,呈静止状态,使附着的浆液性渗液形成一层似脓性的薄膜,结果在肠管与肠管间,肠管与腹膜间,与其他脏器间产生粘连,为炎症性粘连,正常情况下经术后抗感染、减压增加肠蠕动,肠功能逐渐恢复后可使粘连松解吸收,若肠麻痹期过长或因患儿个体因素,纤维蛋白溶解及吞噬系统异常,粘连吸收障碍,使浆液性纤维蛋白变成胶原纤维(约在术后 40~60 天形成)粘连逐渐牢固,虽然部分粘连可吸收,但剩余粘连形成索带或薄膜,在肠管间及肠管腹膜间难以分开,限制了肠管的自由活动。

(1)围术期早期粘连性肠梗阻:多发生在术后 5~10 天,此阶段为炎症性浆液纤维蛋白性粘连,在严密观察下加强对症治疗,促进肠蠕动恢复,可使部分粘连松解、吸收,梗阻解除。根据术后粘连病理变化过程,随时间的延长,肠间粘连则不能自行分离、吸收,肠梗阻多不能缓解,需要手术松解梗阻部位的粘连。

(2)术后远期肠粘连:肠间炎症性浆液、纤维蛋白性粘连,逐渐形成较厚纤维性粘连,随时间的延长和肠管的蠕动部分粘连可松解吸收,粘连减少,但可残留索条状或膜状粘连,长期存留。正常情况下粘连的存在绝大多数患儿无任何不适,偶因某种因素的刺激,肠蠕动功能发生紊乱,部分肠管受到残留粘连压迫牵拉成角扭转产生梗阻,多需要手术解除梗阻。少数患儿术后因浆液性纤维蛋白的吸收不良可形成腹腔内广泛粘连,日后发生肠梗阻

的机会增加,须多次手术解除梗阻,结果粘连愈来愈严重,给再次手术增加了困难。反复发生梗阻,经多次手术仍不能解决肠梗阻的患儿,可考虑行肠排列术,即将部分或全部小肠分离松解粘连后,按顺序排成数行,使其形成有规律的粘连,避免梗阻再发生,但此种手术打击大、出血多、体弱的患儿很难耐受,应慎重考虑。肠排列术有以下几种方法:① noble 肠排列术:将已有的肠粘连完全分开,将小肠从近端到远端按顺序排列成数行,在肠袢间缝合固定;② child 肠排列术:如上将小肠按顺序排列后经过各行肠袢的肠系膜,用粗线贯穿缝合三排,起到固定作用;③粘合剂代替缝合法:将小肠按顺序排列成数行后,用医用粘合剂代替缝线,粘合固定。

(二) 术后出血

因出血的原因不同,术后出血的时间也不同,可表现为腹腔引流管出血、胃肠减压出血、呕血和便血。

1. 应激性溃疡出血　多发生在术前病情重、心肺功能受损的患儿,如手术及麻醉时间长,打击大,可引起血管收缩代偿功能失常,细胞内环境代谢发生改变,消化道局部可发生缺血、溃疡及出血,多于手术后 3~5 天发生。胃应激性溃疡出血发生率高,消化道其他部位亦可发生。出血量大时,即出现呕血、便血,应输血及输止血药如西咪替丁、奥美拉唑等,小量出血可自行停止,若出血量大,持续时间长应准备手术止血。

2. 腹腔内出血　多表现腹腔引流管出血,术后 1~2 天内发现,小量出血,多为剥离面、吻合口、创面,术中止血不完善,血管结扎不确切,术前凝血机制不正常,凝血酶原减少引起渗血,出血量不大时给以止血药多可自行停止。大量出血可发生于肝外伤创面血管结扎不全、结扎线脱落或误伤较大血管未行处理引起,出血量较大时,应准备再次手术探查止血。

3. 术后胆道出血　是肝胆疾病术后严重并发症,出血量大,处理困难,死亡率高。经保守治疗,出血可以停止,但近期或远期可复发出血,多由以下原因引起:①先天原因:先天性肝内血管发育异常与胆管形成病理性内瘘,于某种肝胆手术后可引起血液经胆管流出入十二指肠;②肝胆外伤或手术损伤:使肝内血管、胆管同时断裂,局部形成血池,血液流入胆道引起胆道出血;③感染:肝脓肿、胆结石及胆道蛔虫继发感染破坏血管与胆道,两者形成病理交通。对反复出血的患儿应查明原因,进行手术治疗。

(三) 术后感染

1. 切口感染　切口局部有肿胀或跳痛,周围红肿、压痛,应拆除部分缝线,清除异物、血块、脓液,充分引流。

2. 腹腔残余感染　可发生在腹腔内、肠间隙、盆腔、膈下及肝内,如形成脓肿后患儿可持续高热,腹胀恢复慢,腹部 B 超可提示脓肿的具体部位、大小及范围。发生感染后应使用敏感有效的抗生素,加强全身支持疗法及腹部理疗,脓肿若增大 ≥ 5cm 时,可考虑在 B 超引导下行穿刺或切开引流。

3. 胆道感染

(1) 肝外胆道感染:多因术前感染未完全控制,术后吻合口狭窄、消化道内容反流引起,术后近期感染应消炎、利胆、保肝治疗,其经久不愈者应根据引起反复感染的原因再次手术矫治。

(2) 胆道闭锁术后胆管炎:是最难处理的并发症,反复发作,次数愈多肝纤维化愈重,严重影响其预后。术后 1 个月内即发生胆管炎,持续发烧、黄疸,多因肝门处吻合口狭窄、水肿梗阻及反流引起,可考虑再次手术,若因肝内胆管发育不良引起持续黄疸、发烧,预后不良。在 1~2 个月后发生胆管炎者,多为暂时性,用消炎、利胆、保肝药可缓解治愈,预后较好。

（四）胆汁瘘

引起胆汁瘘的原因包括:先天性胆管畸形,副肝管未结扎或未内引流;术后胆汁流入腹腔;胆囊管过长屈曲与胆管汇合处变位,处理不满意;吻合口有张力术后血运不良,局部坏死、裂开;胆肠吻合口口径相差悬殊,针距间有较大空间或吻合口口径狭窄;局部因术前炎症组织水肿肥厚质脆,缝线割伤组织形成裂口,漏胆汁;肝外伤或手术创面内胆管回缩或结扎不满意,术后形成胆瘘。

处理措施:术后自腹腔引流管有胆汁流出 200~400ml/d,无腹胀、无全腹压痛者,可保守治疗,静脉补足胆汁丢失量,若胆汁引流量逐渐减少,胆汁瘘多在 5~7 天愈合,若胆汁引流量不减少,且出现全腹压痛,有胆汁性腹膜炎症状,应考虑再次手术探查。

（五）其他少见并发症

1. 乳糜腹　特点:①术后 1~2 天腹腔引流液较多,无色或淡黄色;②进食后腹腔引流液变成乳白色;③腹水行苏丹Ⅲ染色变成橘红色,乳白色腹水静置后可分成三层,上层如胶冻状,中层水样,下层白色沉淀;④乳糜液加乙醚后变清。

原因及预后:婴幼儿腹腔小,分离十二指肠周围组织时过度牵拉,可损伤第 12 胸椎至第 1、2 腰椎脊柱前乳糜池或脊柱右侧较大的淋巴干,而产生术后乳糜腹。但因患儿术前淋巴回流无障碍,发生乳糜腹后,给予禁食、静脉营养 10 天左右,减少乳糜液的形成,损伤处多可自行愈合。

2. 胰瘘

（1）胰外瘘:由于胰酶的消化作用,引起皮肤引流口周围糜烂、水肿及出血,应加强保护局部皮肤,使其引流通畅,可口服生长抑素抑制胰液分泌,2~3 个月后仍不愈者,需手术探查,根据手术所见进行处理。

（2）胰内瘘:早期,若形成胰液刺激性腹膜炎,应行开腹探查,根据胰腺损伤情况进行内引流或外引流手术。手术 1 个月经久不愈的胰内瘘多形成假性胰腺囊肿,若囊肿逐渐长大对周围组织产生压迫,在 2~3 个月后胰液引起纤维组织增生的囊壁已形成,可行囊肿内引流术。如囊肿不继续长大,但长期不吸收,考虑胰腺损伤处已愈合,可行囊肿穿刺术,抽出囊内液体。

总之,为了消除和减少小儿肝胆疾病手术后并发症的发生,除了加强预防外,要求小儿外科医师应熟悉小儿肝胆系统解剖、生理特点及各种小儿肝胆疾病术后可能发生的并发症,掌握并发症的症状、发生时间、诊断方法和治疗对策,做到早诊断、早干预,以提高各种肝胆疾病的手术治愈率和远期效果。

（王燕霞）

第 5 节　小儿肝移植技术的难点与技术进步

经过几代外科医生及相关学科专家的共同努力,目前小儿肝移植技术已趋于成熟,现就小儿肝移植技术的难点与技术进步介绍如下。

一、移植肝重量的计算

肝脏是人体最重要的代谢和免疫器官,移植肝的重量与患儿的预后密切相关。如果供肝体积过小,不足以满足机体代谢需要时,就会导致术后肝功能不全,甚至导致移植后早期肝无功能。动物实验结果表明,门静脉血流通过相对较小的移植肝脏会对肝组织造成严重的灌注损伤;进而导致肝功能衰竭;反之如果移植肝体积过大,会导致腹腔压力增高,呼吸困难,心脏和肾脏血液回流障碍,特别是移植肝体积过大导致的血流灌注不良是门静脉血栓的重要原因。小儿移植肝的重量受患儿的体重、腹腔情况、身体状况和供肝质量等因素的影响。例如合并门静脉高压或者肝功能晚期的危重受体比一般受体需要的肝脏要大,供肝为脂肪肝或者缺血时间过长时,需要的肝脏也要相应增大。日本京都大学在实验和临床研究的基础上提出了最低移植肝重量的标准。他们发现移植肝重量与受体的体重比 (GW/RW)<0.8% 的患儿术后 5 年生存率为 59.7%,GW/RW 为 0.8% ~1.0% 时的生存率为 79.5%,GW/RW 为 1.0% ~3.0% 时的生存率为 91.8%,但是当 GW/RW>5.0% 时生存率又降为 62.5%。他们提出了标准移植肝的最低重量是 GW/RW 值≥ 1.0%,这个重量相当于受体标准肝重量的 50%。也有人提出移植肝重量不应该低于标准肝重量的 40%。尽管研究发现移植肝在术后 7 天内开始增生,但是术后早期是受体对肝脏功能需要的高峰,肝功能不足会给患儿造成致命的危险。

二、小儿肝移植供肝切取的手术方式

部分肝脏移植是小儿肝移植技术的特点。成人供体的供肝有如下 3 种切取术式:减体积、割离式 (即将肝脏一分为二,分别移植给两个受者) 和活体部分肝移植术式。

(一)减体积肝移植术

1. 移植肝切取方法　此手术于 1984 年首次报告,以解决小儿合适供肝匮乏的矛盾。它是将成人的肝脏剪裁缩小为适合于小儿需要的、保留完整进出管道的肝脏,废弃剩余的另一部分肝组织。目前建立了许多减体积肝移植的术式,总的原则是保证移植部分的肝脏在重量和形态上符合受体,同时在切割过程中必须保存供肝的门静脉、肝动脉、胆管和肝静脉完好无损。根据受体的体重,小儿常用肝脏切取叶段如下:左外侧叶 (Ⅱ + Ⅲ段);扩大左外侧叶 (Ⅱ + Ⅲ + Ⅰ段 + 下腔静脉);左叶 (Ⅱ + Ⅲ + Ⅳ段或Ⅱ + Ⅲ + Ⅳ + Ⅰ段 + 下腔静脉);右叶 (Ⅴ + Ⅵ + Ⅶ + Ⅷ段或Ⅴ + Ⅵ + Ⅶ + Ⅷ段 + 下腔静脉)。从目前减体积肝移植应用情况来看,受体与供体的体重比 (RW/DW) 在 1/10 以下时,取左外侧叶;RW/DW 比在 1/10~1/4之间时,取扩大左外侧叶;RW/DW 比在 1/4~1/2 时,取左叶;RW/DW 比在 1/2 以上时,取右叶。

2. 血管的保留和成形　移植肝血管的条件是肝移植手术成功的关键。减体积肝移植的优势在于:术者可以根据受体的需要选择保留供肝的血管,而不必顾及残余部分肝组织的损害。术前根据影像学资料了解门静脉、肝动脉和肝静脉的解剖特点,计划所需供肝血管的长度和直径。例如,胆道闭锁患儿常常合并门静脉狭窄或闭塞,要留取供肝的门静脉主干替代受体的门静脉;肝肿瘤患儿的下腔静脉受累时,可以保留供肝的下腔静脉,以达到最佳吻合。供肝的肝静脉越短吻合口越大,术后发生流出道扭转和梗阻的可能性越小。选择右半肝作为移植物时,因为右膈下肝窝是其自然位置,术后肝脏稳定,不易移位而导致血管扭曲;而取左半肝或左外侧叶移植,术后肝脏极易向右膈下肝窝内移位,术中要尽可能短地保留肝静脉,而多保留一定长度的门静脉和肝动脉,以备肝脏向右后移位后血管免受牵拉。将供肝的镰状韧带与白线缝合固定也有减少肝脏移位的作用。

3. 肝管的保留　小儿肝移植术后肝管吻合口狭窄仍然是并发症的首位,减体积肝移植术后肝管并发症与冷缺血时间、肝管吻合端血运以及吻合技术等因素密切相关。尽可能短地保留供肝侧胆管的长度,保证断端有活动性出血,避免对肝管游离,减少肝门解剖可以有效地预防术后吻合口狭窄。

4. 肝实质割离技术　肝实质割离是减体积肝移植术中的重要步骤,在保留侧肝脏血管和胆管完好无损的同时,要求确切结扎断面上的血管和胆管分支,以防止恢复血流后断面渗血和胆漏发生。首先根据供体所需肝重量选择保留肝段或肝叶,然后沿其边缘及所要保留的血管画线。用超声吸引刀(CUSA 刀,功率 20~30Hz)沿切线破碎肝组织,剩余的索条一一仔细结扎,其内含有血管和胆管。在离体状态下无法看到肝断面上是否有开放的细小血管和胆管,确切结扎所有断面上的索条组织是预防术后渗血的有效措施。为了杜绝保留侧肝叶门静脉、肝动脉和胆管主干的损伤,在割离肝实质后再在肝内断离缝合这些管道,最后在肝实质的断面上喷涂一层纤维蛋白生物胶以预防小血管渗血。

减体积肝移植的优点是可以根据受体的需要随意保留肝实质和血管,技术相对简单,增加受体手术的安全性。缺点是离体状态下切割肝脏,术后创面容易渗血,浪费了另一半肝脏。

(二) 割离式肝移植

割离式肝移植首次报告于 1988 年,是将一个成人肝脏分割成左、右两部分,分别移植给两个受者,较大的右叶移植给成人,较小的左叶往往移植给小儿。它最大限度地利用了供肝,增加了供肝的总数,有希望取代其他术式。

供肝按常规灌注修剪后,为了更精确地了解移植肝的解剖情况,及早发现变异和指导分离手术,应该分别从门静脉、肝动脉主干和胆总管注入造影剂行动脉和胆管造影。由于肝脏的解剖非常复杂,变异极为常见,故并非每个供肝均可以分离。有人研究显示,约 86% 的供肝适合作割离式肝移植术。从肝门的后侧入路,分离门静脉的左支和右支,分离肝左动脉和肝右动脉。在大多数病例中,应离断门静脉的左支和肝右动脉,因为两者相对较长,这样有利于受体手术时血管吻合更加方便。胆总管绝大多数保留在右半肝,这是因为左肝管较长。如果一侧供肝的血管不足,可以采用血管移植物架桥以延长血管长度,保证吻合的无张力。

肝实质的分离线要位于主肝裂的左侧,将肝中静脉保留于右肝。其他肝实质分离方法与减体积式肝移植相同。若将Ⅳ段与右叶一起分离,则植入前必须将第Ⅳ段切除,以免发生胆汁漏和肝段组织坏死。若将第Ⅳ段与左外侧叶一起分离,因为肝中静脉保留在右肝,则其静脉回流受阻,所以目前主张也应将第Ⅳ段做大部切除。近年来原位割离式肝移植在欧美国家广泛开展,它具有冷缺血时间短、避免两侧肝叶管道损伤和隔离断面止血好等优点。

(三) 小儿活体部分肝移植

1. 供体的选择　与患儿血型匹配者均可作为供者,这里包括父母、祖父母及父母的兄弟姐妹。供者需做严格的体检,血型力争同型,至少需按照输血规则,即 O 型血供者植入任何受者,A 与 B 型血可给予同型受者,AB 型可以接受各血型供肝。术前行 CT 肝扫描,计算供者左外侧叶肝体积,因为肝的比重大约为 1,所以肝脏的重量与体积的数值相同,了解其是否与患儿腹腔相配。一般来说供肝左外侧叶不超过 350g 即可。术前需做腹腔动脉造影以了解肝血管的解剖。

2. 供肝切取术　双肋弓下切口,利于清楚暴露手术区,必要时在切口正中向剑突方向上切开,切断肝三角韧带。游离出所取肝叶的肝静脉、门静脉支及肝动脉支,间断阻断这些血管可减少出血。确定肝脏的切线后,采用超声刀或蚊氏钳夹碎肝组织断离肝实质,避免挤压移植侧的肝实质。肝脏一旦离体后立即经门静脉灌注 4℃ 保存液。

3. 受体手术

(1) 全肝切除术:患儿以往多次行肝门部手术,由于粘连及门脉高压,在行肝切除手术时,失血会非常严重,甚至会危及患儿生命。为了避免出血,从未曾手术的区域入路游离肝脏,如从肝右外侧叶、升结肠侧韧带及十二指肠侧韧带部位开始,然后找到 Roux-Y 的肝支肠管,进而找到肝门,将 RotLx-Y 的空肠袢从肝门部松解,解剖游离门静脉及肝动脉。向肝内游离,在左右肝动脉及门静脉的分叉处远端断离血管,结扎远端。对于门静脉近端要游离到肠系膜上静脉与脾静脉的汇合处,切除肝脏,而保留下腔静脉完整。

(2) 肝静脉重建:根据供体肝静脉的解剖形态和供体肝段的数目,来选择肝静脉与腔静脉吻合的部位。在行受体全肝切除时,要尽量多保留肝静脉的残端,以便于吻合。一般移植肝叶有一个肝静脉开口,它可以与受体的左肝静端直接吻合。如果移植肝叶有两个静脉开口,开口距离不超过 10mm,可将两血管之间缝合,形成一个共同开口管腔与受体肝静脉吻合。当移植肝叶的两个静脉开口距离超过 10mm,这两个开口只能分别与受体的肝右和肝左静脉端相吻合。

4. 门静脉吻合重建　移植肝的左门静脉平均长 (20.3 ± 1.5)mm,直径 (7.1 ± 0.3)mm,一般与受体门脉相吻合。为了增加受体门脉吻口端的直径,在其左右分叉处切断,然后修剪成喇叭口状。受体门静脉的口径在 4mm 以上,均可与移植肝的门静脉直接端端吻合。供体的卵巢静脉、肠系膜下静脉、供体的肾静脉以远的下腔静脉以及受体的髂外静脉均可用于替代门静脉的长度不足。小儿的肝脏血管细小,壁薄,为了避免吻合口狭窄,特别是考虑到日后生长的需要,在做血管吻合时吻合线要细,常用 "6-0" 或 "7-0" Prolene 尼龙线或 PDS 可吸收线吻合肝静脉和门静脉,血管后壁连续缝合而前壁间断缝合,针距和缘距要小,一般在 1mm。在取成人供肝的门静脉主干与小儿受体的门静脉做吻合时,后者需要做相应地扩大成形使两者的口径相吻合,以防止口径相差悬殊后,门静脉血流入粗大受体血管后产生涡流,导致血栓形成。

5. 肝动脉吻合重建　肝动脉的吻合是肝移植术中难度最大及问题最多的步骤。例如肝左动脉直径小和长度短,一旦吻合失败出现栓塞就会导致急性移植肝缺血坏死或肝管缺血所致的一系列并发症。目前为了保障肝动脉吻合的成功,许多肝移植中心采用显微血管吻合技术。肝动脉的弹性好,壁较厚,在 5~10 倍的外科显微放大镜下显示得非常清楚,通常用 "8-0" 或 "9-0" 的尼龙线间断吻合 8 针即可。为了避免血栓形成,术中需要肝素抗凝,这样术中必须严格止血,因为血肿是术后感染的主要原因。

小儿的肝动脉较细,为了预防术后狭窄和血栓发生,在肝动脉吻合中选择粗大的动脉分支或主干做吻合。尽量选择与移植肝动脉直径相同的受体肝动脉主干或分支。受体可供选择的血管有肝右动脉、肝左动脉、肝中动脉及肝固有动脉。在血管分叉处,采用分支补片技术可以大大增加吻合口的直径。如果供体和受体的动脉管径仍有差异,可将小口径血管修剪成斜面、劈开吻合。移植肝段如果有两个肝动脉开口,尽管肝实质内两者间有吻合,但是为了增加手术的安全,两个主要动脉均要与供体肝动脉做吻合。自从显微血管吻合技术的进入,保障了肝动脉吻合的成功率,肝动脉造影已不再是术前准备的必须检查项目。

6. 胆道吻合重建 胆道的重建采用胆总管 – 胆总管端端吻合或 Roux–Y 肝管空肠吻合术式。为了避免术后发生胆汁漏,可用电凝在空肠祥侧壁上切一小孔,因为移植肝管的口径通常很小,此孔要尽量地小些,以恰好容纳肝管为度,使用"6-0"无损伤可吸收缝合线间断缝合胆管胆管或胆管空肠吻合口。有学者报告吻合口放置支架管可以降低吻合口狭窄并发症的发生率。

三、小儿肝移植展望

40 年来,小儿肝移植在发达国家中无论在基础理论还是在临床技术上均获得了巨大成功,在我国也开始起步。我国是先天性胆道畸形的高发病国家,目前有许多问题需要解决,应普及肝移植技术,建立小儿肝移植专业队伍或中心,吸引留学海外高层次的肝移植专家回国工作,提高手术技术和围术期监护管理水平;大力鼓励和宣扬义务供肝,提高供肝质量,建立全国和地区性患儿协助和器官分配网络;在技术水平成熟基础上,降低医疗费用;政府部门从经济上应大力支持,设立专项基金,扩大小儿肝移植数量,提高移植成功率;大量开展小儿活体部分肝移植和割离式肝移植术,增强国际间的交流与合作。在这些问题逐渐解决后,肝移植在不久的将来一定会发展成为挽救终末期肝病患儿生命的常规性治疗方法。

(李龙　张金哲)

第 6 节　胆肠内引流术中的
防反流技术

临床上因各种原因行胆肠内引流术后,由于肠内容物反流致胆道系统感染的发生率为22.6%~45.5%。对这一问题至今未能完全解决。因此,防反流措施一直成为外科医生探索的主要课题之一。

一、胆肠内引流术后肠内容物反流的原因

1. 胆管及十二指肠正常局部解剖关系的改变 胆总管远端与胰管两者均在十二指肠降段左侧中间部位穿入肠壁,经一短段后汇合为 Vater 壶腹和乳头,统称为胆道口括约肌。它由复杂的肌鞘构成,排泄胆液时有节律性运动,其运动方式首先为括约肌上部舒张,然后壶腹舒张,最后乳头开口,从上到下肌纤维依次收缩,使胆液定向流入十二指肠。因此。胆道口括约肌在控制胆汁定向排泄方面有重要意义。在行胆肠内引流术后,则破坏了胆管及十二指肠间正常解剖关系,使胆道口括约肌失去了控制定向排胆的功能,因此不可避免地发生肠内容物反流,易导致胆管炎的发生。

2. 肠管的逆向蠕动 胆肠吻合实质上是旷置胆道口括约肌的一种胆道重建方法。无

论是胆管十二指肠吻合或胆管空肠 Roux-Y 吻合,都因肠管本身具有逆行蠕动作用,使得其内容物反流,胆道内就会存有较多的肠道细菌,倘若胆道有狭窄,细菌就容易停滞繁殖导致胆管炎的发生。

3. **食后体位的影响**　胆肠内引流术患儿,在饱餐后平卧休息时,由于食糜重力关系可使其向低位移动,出现反流:故术后患儿进食后不宜立即平卧休息,当食物排入远端肠管,近侧空肠排空后再平卧为妥,这样可减少食物反流机会。

4. **胆肠吻合的方式**　目前多数学者认为胆肠内引流术难免发生食物反流,这是导致术后胆管炎的主要原因:因此胆管十二指肠吻合较胆管空肠 Roux-Y 吻合发生食物反流的机会要大得多。若吻合口狭窄,排胆不畅,胆汁在肝内滞留,长期则会导致胆汁淤积性肝硬化及门静脉高压症等并发症,威胁患儿生命。

二、胆肠内引流术中防反流措施的应用

1. **胆管空肠 Roux-Y 吻合术**　人们早已注意到胆总管十二指肠直接吻合术后发生肠内容物反流的机会最多,因而广泛应用了胆管空肠 Roux-Y 吻合术。从理论上讲,空肠 Y 形吻合口以上代替胆道的肠管(胆支肠袢)的长度与术后肠内容反流程度有密切关系。胆支肠袢越长,其防反流作用就越明显;相反,胆支肠袢越短,则反流发生机会就越多。Scott(1956) 从动物实验中得出结论,指出胆支肠袢在 35cm 以上时,才能起到防反流作用。目前临床上常以此为依据,成人多采用 35~45cm,儿童多在 30cm 左右。因为过长易致胆支肠袢迂曲扭结,亦影响胆汁的排泄,且要求胆肠吻合口大小合适,但即使这样,临床上也难免发生肠内容物反流。

2. **改良式空肠 Roux-Y 吻合术**　传统空肠 Roux-Y 吻合系近侧空肠端与远侧空肠系膜对缘肠管行纵行切开后端侧吻合,实践表明,这种吻合方法两肠管间所形成的角度近似直角,呈"卜"型,而不是 Y 型,故难免进食后食糜向上下移动,这样就增加了逆流机会。倘若在屈氏韧带下的空肠支过长,则吻合后其肠袢形态呈 C 型,更易致反流。为改变此种情况,Kasai(1974) 将空肠 Roux-Y 吻合改为近侧和远侧空肠袢并拢一起,然后缝合固定数针,使其间形成锐角,这样食物几乎成直线方向无阻力向下位空肠推进,从而起到一定程度的防反流作用:曾宪久 (1977) 又将空肠 Roux-Y 吻合作了进一步改进。方法为将近侧空肠断端沿远侧肠管系膜对缘横轴行半圆周式的端侧吻合:这样吻合口以上两空肠袢间形成一锐角,构成真正的 Y 型。若将此两空肠袢用数针缝合使其并拢一起,长约 8cm,则更缩小了 Y 型角度。吻合口后面的肠壁可能起到活瓣作用,这种方法操作简便,对预防食糜反流效果显著。

3. **人工肠套叠瓣的应用**　取足够长度的空肠作为胆支肠袢,通过横结肠系膜戳孔向上拉与胆管吻合,再行空肠 Roux-Y 吻合,然后在胆支肠袢中段做一个人工空肠套叠瓣,即向远端套入肠曲 2.0~2.5cm,用丝线间断缝合浆肌层 1 周,但肠系膜应尽量少套入或以不致造成套入段肠管血液循环障碍为准。部分作者主张应剥去套入部肠管浆肌层长 3cm,形成黏膜脱垂式套入的永久性人工套叠瓣,这就避免了脱套的可能性,这种单向套叠瓣可起到防反流作用。王训颖 (1980) 的胆总管空肠定向引流术,实则在胆支肠袢行等距的两处人工肠套法及在空肠 Roux-Y 吻合处并拢近段浆肌层 10cm,这样可使食糜接近直线方向间接排入空肠下段,明显地减少了反流机会。

4. 矩形瓣成形术　张金哲(1980)对先天性胆总管囊肿行切除后,在Roux-Y吻合的胆支肠袢上改为矩形瓣成形术,即空肠Roux-Y两肠袢并拢,从吻合处向近端缝合5cm。缝合前需将胆支肠袢一侧半边肠壁浆肌层剥除,长约5cm,宽3cm,这样可使缝合处粘连。因胆支肠袢一侧只有黏膜层,故失去原有的肠壁弹性,并行缝合后受到胃十二指肠支空肠袢的压挤而凹瘪,致使缝合后的两侧肠腔不等大。胃十二指肠支空肠腔越胀大,则胆管支空肠腔开口就越瘪,在无胆汁情况下可呈闭合状态,这样就使缝合的隔成为一矩形瓣,而起到防反流作用。

5. 胆道空肠袢式吻合术的改进　张伯良(1984)的胆管-空肠B形吻合术,在屈氏韧带下相当长的距离将空肠袢通过结肠后上提(不切断空肠)行胆肠吻合,并在吻合部位下方,每隔10cm以远做一个长5cm的空肠侧侧吻合,一般行两处侧侧吻合。此法由于增加了一个肠与肠间的高位吻合,则反流至肠袢的肠内容物可经高位吻合口进入下行空肠内,从而减少了肠道内容物反流及胆道的逆行感染,主要适用于:①先天性胆总管高位狭窄;②胆总管下段狭窄或癌变。但此法操作较繁杂,临床上很少应用。

6. 用回盲部肠段再建胆道　Freund(1979)对1例胆道闭锁患儿为预防术后上行性胆管炎采用一种防反流措施,主要利用回盲瓣的生理功能。方法:切取回盲部肠段,回肠约为10cm,注意肠管血运情况,用等渗盐水冲洗回盲部肠段,在重建防反流过程中,回肠与胆管吻合,并用丝线将回肠末端再套入盲肠1~3cm缝合,这样末端回肠被浆肌层缝合的盲肠包绕,更进一步加强回盲瓣的防反流作用,结肠与空肠行Roux-Y吻合;作者认为其防反流作用可靠;但这种手术操作繁杂,又切取回盲部肠段,容易增加手术污染机会,会给机体造成不利影响,因此临床难于推广。以上胆肠吻合形式都是基于空肠Roux-Y吻合法,在胆支肠袢的长度和方法上作了改进,从而起到一定程度的防反流作用。目前常用的方法有曾宪久改良空肠Roux-Y吻合法、人工肠套叠瓣法及矩形瓣成形术法。

近年来,一些学者注意到胆管空肠Roux-Y吻合不符合胆汁排入十二指肠的生理途径,且不能起到消化液的中和作用。术后胃酸分泌增高。因此消化性溃疡的发病率有增高趋势。

7. 间置空肠、胆管十二指肠吻合术　Lopez Gibert(1963)提出此手术方法。Moreno-Gongalez总结其优点:胆汁经十二指肠第二段流入空肠,保持了十二指肠正常功能,且很少发生消化性溃疡,游离的空肠段可防止食物反流。Pappalardo(1980)认为置入的空肠段应以45~50cm为宜。石益龄(1985)对9例采用50cm空肠置入,术后1~2个月头低位钡餐检查,证实50cm长的空肠段确实可以起到防反流作用。为减少置入空肠段过长、迂曲扭结的可能性,临床上多取间置空肠段长15~30cm,并在间置空肠上采取上述可行的防反流措施。北京儿童医院将矩形瓣用于间置空肠段,其间置空肠长度缩短到10~15cm;并测定该瓣的顺流压为1.86~2.16kPa,逆流压为5.29~6.86kPa,并用此法治疗先天性胆总管扩张患儿31例,术后随访6个月~2年,均获良好效果。Kaufman(1981)采用在间置空肠段上行人工肠套叠瓣起防反流作用。日本东京大学第二外科部通常采用在间置肠段中部,切除1.5cm肠管浆肌层后行套叠瓣防反流,报告9例,术后仅1例发生胆管炎。

8. 间置空肠、胆管十二指肠吻合术的改进——空肠远端外翻乳头成形术　间置空肠段为15~20cm,保证血运并在无张力下吻合,间置空肠必须顺蠕动方向,其远端外翻0.3~0.5cm。过短起不到防反流作用,过长则可致十二指肠腔梗阻。有人对8例行肝管一间置窄肠人工乳头-十二指肠吻合术,将间置段空肠远端全层外翻2.0~2.5cm,肠缘间断缝合固定在空肠浆肌层上作成"人工乳头"：术后 15 天作胃肠钡透检查，在头低位加腹压时，也未见钡剂反流至间置空肠。

钱光相 (1986) 提出人工乳头式间位空肠胆管十二指肠吻合术，将远端空肠剥除浆膜 5.0cm 后翻转缝合形成 2.0~2.5cm 长的人工黏膜乳头，游离十二指肠 2、3 段，横行切开十二指肠降部外侧 2.0cm，将人工乳头置入十二指肠腔内并行间断十二指肠空肠吻合。由于人工乳头的作用，有助于防止食糜及肠内容物反流入胆道，同时由于十二指肠环肌的收缩和人工乳头使之具有一定的括约肌作用。作者报告 13 例，随访 6~26 个月疗效优良。张祖萄 (1988) 对间置空肠胆管十二指肠吻合又做了改进：取间置空肠 50cm，远端吻合口则建于十二指肠第一部而不是第二部，吻合口直径均在 2.5cm 以上，同时采取胃后式吻合。这是依据流体力学原理，向前速度越大则旁流的压力和流量越小，因此吻合口近幽门处可减少逆流的发生，而且胃后式吻合又避免了胃前式吻合后间置空肠段系膜压迫十二指肠引起胃潴留的可能，临床效果良好。

9. 胆总管十二指肠吻合活瓣成形术　于十二指肠第一部，接近胆总管切口处的前上壁，设计一圆瓣，该处即为吻合所在，所取圆瓣的直径应和吻合口直径相符。基底部向胃端，余下的 1/4 为圆瓣的基底部，用细丝线缝合瓣的周缘以达到止血及使瓣周边光滑的作用，吻合时使活瓣翻入吻合口内，在缝合吻合口左侧角时，应将胆总管壁、肝十二指肠韧带腹侧及十二指肠活瓣基底中部稍远处浆肌层作半荷包式缝合结扎，活瓣有较持久的防反流作用。

10. 阑尾间置肝门十二指肠吻合术　由 Valla J S(1988) 提出此手术方法。作者对 1 例先天性胆道闭锁患儿采用此方法，随诊 2 年无上行性感染发生。手术方法：游离、解剖升结肠及其肝曲，以使盲肠位于肝下，然后切断阑尾并带血管蒂行阑尾基底与肝门区吻合，阑尾尖端潜入与十二指肠吻合。此后亦有应用于先天性胆总管囊肿，并达到了防反流作用。

11. Roux-Y 的空肠胆支段套叠瓣法　是一种套叠瓣的改进。结扎黏膜血管 4.0cm 长，在远端 15cm 长度区剥除其浆肌层，准确测定 A-B 图，改良胆支空肠段 Roux-Y 吻合法点为 2.5cm，然后将 A 点与 C 点行浆肌层缝合。作者自 1982~1986 年应用本法对 23 例胆道闭锁及 10 例先天性胆管扩张症治疗，皆收到了良好的抗反流效果，无一例出现与套叠瓣有关的并发症。

总之，胆肠内引流术防反流措施的各种方法的应用，各有其指征及优缺点，目前尚无一种完善的解决办法。上述方法由于缺乏对每种防反流措施的远期随访观察，故不能过早作出比较评价，有待做出统一判断标准及长期临床实践加以证实，在小儿外科较常采用的胆肠吻合防反流方法目前多采用曾氏防反流法、矩形瓣法及套叠瓣法。

（陶文芳　孙岩　于有）

第六章 胎儿与新生儿外科疾病

第1节 胎儿外科的建立及发展

20世纪中期以前,医学界将新生儿作为医生们救治的最小患儿。随着对各种先天性畸形自然病程的深入认识,学者们逐渐意识到宫内干预有可能改变某些严重先天性畸形的病程和预后。对于在宫内有生命危险或者一出生就必须接受紧急处理的先天性畸形,是有必要在胎儿期进行外科干预的。胎儿外科的建立不仅仅是对某些严重畸形进行宫内干预,以改变疾病的预后,同时还包括全面的产前诊断、为孕妇提供最合适安全的分娩方式以及为胎儿或新生儿科学安排外科干预的时机等。

一、胎儿外科产前诊断新技术

(一)超高速胎儿磁共振成像

随着MRI诊断技术的提高,超高速胎儿磁共振成像(ultra fast MRI)目前已广泛应用于产前诊断中。胎儿MRI主要是为了全面评估胎儿的全身状况,尤其是明确其原发畸形和相应的并发症,如排除基因病变导致的多发性畸形、明确双胎输血综合征(twin-twin transfusion syndrome,TTTS)中是否合并胎儿脑部缺血缺氧性病变等。MRI亦适用于羊水过少时,弥补B超检查在诊断胎儿泌尿系统梗阻中的不足。MRI还可准确评估胎盘的形态学改变及位置,为实施胎儿手术时选择合适的操作窗口提供帮助。

此外,产前MRI可客观评估先天性膈疝(congenital diaphragmatic hernia,CDH)的胎儿肺发育情况,对决定CDH的干预时间有着重要的指导意义。MRI评估胎儿肺容积(fetal lung volume,FLV)的准确性极高,可通过产前MRI计算胎儿肺容积的比值(percentage of predicted lung volume,PPLV)。该数值与CDH患儿是否需要长期使用体外膜肺氧合(extracorporeal membrane oxygenation,ECMO)、住院时间及生存率显著相关,且与胎龄无关,可为产前咨询提供全面的信息。但是产前MRI价格昂贵,不适用于产前筛查。此外,MRI在胎儿腹部畸形诊断中的作用还有待进一步评估,在胎儿心脏畸形的诊断中也受到一定的应用限制。

(二)三维超声

三维超声重建技术在某些合并特殊胎儿面容的罕见综合征、神经管畸形、骨骼及心脏畸形的诊断方面优势明显,且图像直观、清晰;在产前咨询中对家属全面认识胎儿的畸形有极大的帮助。但其图像的准确性受超声技术、分析软件及胎儿位置移动的影响较大。

（三）胎儿超声心动图

利用超声心动图检查在妊娠 15 周时即可发现大部分胎儿心脏结构异常和胎儿心律失常。在 TTTS、胎儿巨大肿瘤、CDH 及先天性肺囊腺瘤样畸形（congenital cystic adenomatoid malformation of lung,CCAM）等病例中,定期进行胎儿超声心动图可评估胎儿心脏功能,早期发现胎儿心脏功能不全,指导胎儿干预时间的选择。但胎儿位置、活动会影响胎儿超声心动图的准确性,且评估心脏功能的各项指标正常值范围尚存在争议。

（四）其他有创产前检查

有创产前诊断技术包括妊娠 14~20 周进行的羊膜腔穿刺羊水检测诊断胎儿染色体异常,羊水细胞培养准确率在 90% 以上;妊娠早期即妊娠 9~12 周开展的绒毛膜活检,但报道有 2%~3% 的流产率;胎儿脐带血检测可明确胎儿基因染色体异常、某些代谢性疾病及血液方面疾病;妊娠 17~20 周开展的经皮胎儿皮肤活检,可以明确胎儿有无汗性外胚层发育不良症、大疱性表皮松解症及眼皮肤白化病等大部分先天性皮肤病变;其他如经皮胎儿肝脏活检可明确胎儿有无鸟氨酸氨基转移酶缺乏症、葡萄糖六磷酸酶缺乏症及糖原累积症等病变。

二、胎儿外科手术治疗新进展

（一）胎儿微创手术

胎儿微创手术包括胎儿镜手术及经皮 B 超指引下的各种操作。与开放手术相比,胎儿微创手术可减少手术对孕妇腹部及子宫的创伤,减少产科用药和降低早产的发生率,优势明显。

Kohl 等报道对 3 例 23+4~25+3 周脊髓脊膜膨出胎儿进行经皮胎儿镜下补片手术,2 例成功补片覆盖骶尾部创面至患儿出生。与开放性手术相比,胎儿镜手术明显减少了对母亲的手术打击。Keswani 报道早期对 2 例患羊膜束带综合征的胎儿开展胎儿镜下激光融解束带,手术后彩超证实胎儿肢端获得了良好的血供,避免了残肢、截肢的危险,手术安全,围术期无并发症发生。有报道证实经皮子宫内膀胱镜诊断胎儿下尿路梗阻的可行性,术中可清楚观察到输尿管开口、膀胱颈及尿道是否存在梗阻。近期 Clifton 等成功开展了经皮胎儿膀胱镜机械性去除后尿道瓣膜,有望恢复膀胱的正常排空功能。基于对 CDH 自然病程的认识,目前普遍认为肝脏疝入胸腔且胎肺头比（LHR）<1.0 的 CDH 患儿出生后手术将难以生存,有条件者应行胎内干预。在美国和欧洲,对于严重 CDH 病例已在胎儿期应用经气管内放置气囊技术（fetal endoluminal tracheal occlusion,FETO）,该技术发展迅速,在某些胎儿医学中心,熟练的手术医生仅需 20 分钟即可完成操作。在欧洲,其手术疗效令人鼓舞,对肝脏疝入、且 LHR<1.0 的 CDH 患儿进行 FETO,术后生存率达 48%,而同期未行胎儿干预手术者生存率仅 8%。FETO 手术后 2~7 天内三维超声可探查到肺容积增加,则提示预后较好。胎儿镜下选择性激光凝固胎盘血管交通支是治疗 TTTS 最有效的方法。欧洲比较胎儿镜手术与羊水减量术后单胎存活率,分别为 76% 和 56%,而患儿神经系统并发症分别为 31% 和 52%。

但胎儿镜手术操作空间较小,操作相对困难,就目前医疗器械而言,有一些操作仍难以开展。经皮超声指引下的各种操作主要包括脐血管射频消融手术治疗 TTTS、双胎动脉逆行灌注症（twin reversed arterial perfusion,TRAP）、胸水 - 羊水引流术、膀胱 - 羊水引流术及主动脉肺动脉狭窄中的主动脉成形术等。胎儿胸腔积水少见,中、重度积水常导致胎儿心脏衰竭及水肿而死亡。Smith 等随访 92 例胎儿胸腔积水,结果显示,21 例胎儿(16 例合并胎儿水肿)接受了微创胸腔 – 羊水引流术,引流后胎儿总体存活率达到 48%。

(二)产时手术

产时手术(ex-utero intrapartum treatment,EXIT)是指在分娩时胎儿已取出,但保持胎盘循环,在胎儿循环和血氧交换稳定的情况下开展相关的外科操作或手术。目前 EXIT 的适应证主要包括:胎儿颈部巨大包块、CCAM、纵隔肿物、EXIT-to-ECMO、连体婴儿的产时分离及先天性高位气道梗阻等。EXIT 切除 CCAM 或纵隔肿瘤,不仅对胎儿出生后有效的机械通气大有帮助,而且有效提高了回心血量,这对必须行 ECMO 治疗的患儿至关重要。Kunisaki 报道了对高危 CDH 患儿采用 EXIT-to-ECMO 的治疗方法,以提高严重 CDH 的生存率。先天性高位气道梗阻过去为致死性疾病,自开展 EXIT 以来,存活率逐渐提高。

相对于开放性胎儿手术和胎儿镜手术,EXIT 操作技巧与常规新生儿手术的差异最小。但 EXIT 毕竟不同于常规剖宫产手术,前者临床处理要复杂得多。需要充分考虑 EXIT 中可能出现的困难及其后果,EXIT 并非胎儿开放性手术或微创手术与常规新生儿手术之间的过渡手术,一旦失败,胎儿将难以平稳过渡到新生儿期。因脐带血管压迫、胎盘早剥及子宫肌肉松弛不成功等造成手术失败,有可能导致胎儿心动过缓或出血、低血容量性脑损害等并发症。在胎儿颈部巨大包块及 CHAOS 等致死性疾病中,如无法建立通畅的胎儿气道,将导致胎盘早剥或持续的胎心过缓,胎儿最终难以挽救,为了产妇安全,将不得不立即终止 EXIT。

(三)开放性胎儿手术

开放性胎儿手术是指在妊娠中期切开母体子宫,对胎儿进行手术或操作。开放性胎儿手术对麻醉、手术技巧的要求极高,打开子宫后胎儿手术应尽可能在 20 分钟内完成,否则对母体和胎儿的影响很大。其并发症包括绒毛膜羊膜炎、早产、出血以及手术对母体和胎儿造成的直接创伤。

开放性胎儿手术的适应证包括:危及胎儿生命的巨大畸胎瘤、先天性肺囊性腺瘤样病、完全性胎儿心脏传导阻滞及肺动脉 / 主动脉梗阻等。骶尾部巨大畸胎瘤因"盗血现象"而出现胎儿心脏衰竭,10% 的 CCAM 可发展为胎儿水肿,出生后病死率达 100%,胎儿如在 30 周前出现这些症状均不得不采用开放性胎儿手术治疗。

目前开放性胎儿手术面临着许多挑战,如何提供更好的手术后母体 – 胎儿的监护?如何维持可靠的胎儿静脉补液?如何为母体 – 胎儿提供无创的血流动力学监测?如何有效控制早产及进一步提高早产儿的存活率等,仍需要大量的临床和实验室研究来解决。

三、胎儿外科的建立及未来发展

1. 提高产前诊断水平,提供全面的产前咨询。准确全面的产前诊断是开展胎儿外科的先决条件。胎儿外科临床工作中,产前诊断和咨询非常重要。胎儿手术的风险及并发症较高,流产的风险大,子宫切开后对后续妊娠有影响;某些严重畸形,一次手术不能够完全矫正,需要后续治疗等情况都需要取得家人的充分理解。手术团队在开展每一项手术或操作前,都应当充分考虑治疗的风险、可能出现的困难、相应的对策以及患儿的接受程度。

2. 提高新生儿科及 NICU 对早产低体重儿的治疗水平。随着胎儿外科的发展,很多患有严重畸形的胎儿得以挽救。各种胎儿外科手术会带来早产率的升高,很多高危妊娠中需要在胎儿孕 30 周时终止妊娠,以控制胎儿或母体病情的发展。这些都需要进一步提高国内早产儿、低出生体重儿的综合救治水平。

3. 需要足够的动物实验基础。胎儿外科医师并不是一名单纯的小儿外科医师或产科医师,胎儿外科医师要求具备精细的手术技巧、较强的空间感和想象力以及广泛的专业背景。即使是一名资深的儿外科医师,如要从事胎儿外科,也需要先进行一些基础研究,做一些动物模型以熟悉如何在受孕的子宫内进行外科手术操作。此外,需要建立相关动物模型,全面了解先天畸形的自然病程,客观评估每一项胎儿外科操作技术开展的可行性及疗效。

4. 应加强多学科合作。胎儿外科的开展需要多学科的参与,良好的沟通与配合才能够保证胎儿手术的顺利完成。合作的专家必须包括:有丰富的产前操作经验和高危妊娠处理经验的产科医生、熟练掌握新生儿尤其是极低出生体重儿手术技术及实验室胎儿手术技术的小儿外科医生、对产前畸形有丰富诊断经验的影像学科医生、ICU 护理队伍、基因诊断学家、心理咨询师及其他与本专业相关的专家。在胎儿外科发展的早期阶段,胎儿治疗中心应建立在小儿内、外科及产科临床能力较强,同时兼具较强科研能力的医疗机构。

(夏慧敏)

第 2 节　建立新生儿严重出生结构异常的筛查与诊治规范

出生缺陷严重影响人口素质,是导致流产、死胎、死产、新生儿死亡和婴幼儿夭折的重要原因。目前国际上广泛认可的出生缺陷定义是根据世界非政府防治出生缺陷合作组织(World Alliance of Non-Governmental Organizations for the Prevention of Birth Defects)的建议:环境因素或遗传异常所致的、在出生之前产生,在出生后任何年龄所表现出的人体结构或功能的异常。其中严重出生结构异常是危害新生儿生命和健康的重要出生缺陷性疾病,主要指一些影响生命和生存质量的重要脏器结构异常,包括神经系统、心脏、消化系统和泌尿系统结构异常。据美国 March of Dimes 出生缺陷基金会 2006 年估计,全世界每年约有 250 万因遗传或环境因素所致的严重结构异常,占出生人口总数的 2%。中国是一个有 13 亿多人口的发展中国家,据有关部门估计,每年有 80 万 ~120 万先天残疾儿童出生,即每 30 秒就有 1 个出生缺陷儿问世。国际经验表明,当一个国家或地区的婴儿死亡率降到 4‰ 左右时,出生缺陷就将成为重要的社会公共卫生问题。2012 年中国出生缺陷防治报告指出,2011 年我国婴儿死亡率为 12.1‰,出生缺陷占婴儿死亡的第二位,构成比为 19.1%;以上海为例,2012 年婴幼儿死亡率为 5.04‰,其中出生缺陷连续 8 年占上海市婴儿死亡率的第一位。因此,提高严重出生结构异常的诊治水平是历史赋予小儿外科医师,特别是新生儿外科医师的重要使命,也是我们必须认真面对的技术、机制和体制的综合挑战。

严重出生结构异常的早期诊断和治疗涉及产前诊断的多科协作及产科 – 儿科的无缝衔接,发达国家对于多数严重出生结构异常的产前诊断率已达到 90% 以上,通过无缝衔接,为这些已获得产前诊断的患儿争取到了最佳治疗时机。我国现有体制是多数儿童医院和妇产科医院分离,组织构架上相互独立,即使在同一家医院,相互联系少,没有完善的联合定期多科会诊制度,仍然存在大多数孕妇在获得产前诊断后,往返在产科和儿外科之间咨询,疑虑、担忧使部分患儿对可治性畸形选择放弃;而对于产科医师、儿外科医师和遗传病学家来说,没有很好的相互交流和提高,胎儿的生长发育及畸形产前干预的归属问题也仍然存在矛盾。目前,国外著名的产前诊断中心和胎儿外科中心均已明确,孕妇的治疗问题归属妇产科范畴,胎儿的治疗和干预归属儿科和儿外科范畴。因此,以上诸多问题使我国目前对严重结构异常的围生期处理与国外还有相当大的差距,胎儿外科的进展亦近乎原地踏步。2006 年复旦大学附属儿科医院联合上海 3 家产前诊断中心进行 1000 余例高危孕妇的定期多科会诊,创新性地建立了符合我国现有体制的多科会诊模式,通过试行的诊断流程,横向联合弥补了制度上的不足,严重出生结构异常早期诊断率达 80%,也为进一步开展胎儿外科干预奠定了基础。目前,这一模式已为国内较多单位引用,并已发表了相关结果。

对于出生后的一些严重内脏畸形,国内在新生儿期的诊断和治疗已有了很大的进展,抢救成功率亦有明显改善。常见的消化道发育畸形,特别是食管闭锁的手术成功率普遍提高,在各儿童专科医院,不伴严重畸形的Ⅲ型食管闭锁患儿存活率可达 90% 以上,对于低出生体重儿食管闭锁的治疗在新生儿监护病房(neonatal intensive care unit,NICU)完善的专科医院诊治亦不是问题,但随之而来的术后并发症逐渐引起重视,例如食管狭窄的处理、食管气管瘘复发的再手术和长段型食管闭锁的治疗原则等,2007 年北京儿童医院和上海新华医院分别做了相关经验介绍。随着经肛门直肠拖出术根治先天性巨结肠的普遍开展,其操作简便,损伤少,使新生儿期进行先天性巨结肠手术也有较多报道。但是,对于新生儿期先天性巨结肠的诊断标准目前尚不完善、不统一,容易造成误诊、误治,由于肠神经元发育的病理诊断依赖病理科医师的判断能力和协作精神,也是影响新生儿期先天性巨结肠诊断的重要因素,因此,为进一步降低新生儿先天性巨结肠的死亡率,减少并发症,如何判断、利用现有的诊断技术形成一个规范的诊断指标体系是目前亟待解决的课题。最常见的消化道发育畸形 – 肛门直肠畸形是典型的小儿外科疾病,其治疗起始于新生儿期。随着我国近 10 年来 Pena 术式的推广,术后肛门排便控制功能已有了一定的改善,从各大医院接受的肛门直肠畸形术后并发症需再手术的病例看来,严重的、因手术操作产生的肛门失禁病例逐年减少,但是肛门直肠畸形术后并发症仍然存在较多问题。张金哲教授认为,我们对 Pena 手术技巧的掌握还存在较大差距,典型的 Pena 手术技术要求较高,不适宜向广大基层推广。目前,腹腔镜下腹会阴肛门成形术已报道获得良好近期疗效,但腹腔镜操作对于不需要经腹手术的中位畸形,显然是不合理的,更何况其远期疗效尚存在争议。目前已有新生儿中位肛门直肠畸形进行一期改良(不切开耻骨直肠肌环)、后矢状入路骶会阴肛门成形术的临床疗效总结,希望为简化手术步骤、适应发展中国家的治疗研究提供经验。

对于体壁先天性缺陷疾病的治疗疗效已接近国际水平,如先天性膈疝,以往的观念是急症进行根治手术,尽早解除疝入肠管的压迫,有助于患侧肺的发育和功能的恢复。目前认为,孕 26 周以前诊断且伴有羊水增多的先天性膈疝患儿预后均不良,出生后即需要呼吸支持且靠呼吸支持疗法能够维持生命体征平稳的患儿可待情况稳定后再进行手术,存活率得到了一定的提高。这一延期时间可以是几小时,也可以是 2~3 天,通过呼吸支持、一氧化氮(NO)吸入降低肺高压、维持血压及纠正酸碱平衡失调等措施,使患儿逐渐耐受单肺有效气体交换的状态。先天性腹裂治愈率的明显提高有赖于产前诊断和早期处理,由于先天性腹裂伴发畸形较少,通过交流和宣传,妇产科医师和新生儿科医师逐渐认识到这种畸形不是"绝症",早期要求治疗的病例逐渐增多,随着 Silo 袋的应用和一期无缝合肠管回纳技术的引用,临床上报道先天性腹裂治疗成功的病例也明显增多。

　　胆道系统的畸形起始于围生期,但其治疗往往不在新生儿期。随着产前诊断水平的不断提高,先天性胆道扩张症在胎儿期获得诊断的愈来愈多,新生儿期进行手术的报道也越来越多,由于新生儿扩张的胆管没有炎症,粘连少,只要麻醉和围术期处理得当,其实是没有困难的;胆道闭锁是新生儿胆汁郁积的常见原因之一,该病是目前诊治困难、预后较差的疾病,胆道闭锁的病变少数可以在新生儿期发现,但往往获得正确诊断和决定手术治疗的年龄在 2 个月左右。直至目前,Kasai 根治术仍然是胆道闭锁的首选手术方法,而肝移植是针对晚期病例和 Kasai 根治术失败病例的方法,术后药物综合治疗对提高疗效有重要作用。国内对于胆道闭锁的治疗仍然存在一定差距,首先是早期诊断问题,其次是对 Kasai 手术技巧的掌握,另外,术后规范的综合治疗和长期随访也是影响疗效的关键。随着腹腔镜技术的广泛应用,在腹腔镜下进行胆道闭锁的根治手术已有相关报道,但其临床疗效尚待探讨和随访。因为胆道闭锁是一种少见病,手术操作经验的积累对于医师个体较困难,一旦疗效欠佳又将影响患儿终身;同时,腹腔镜手术的止血只能通过电凝,对于血供丰富的肝门部操作,电凝可能会同时影响肝门残存微胆管的胆流,这也将影响术后疗效。故目前认为对于腹腔镜胆道闭锁的根治手术应慎重。应用腹腔镜进行胆道造影,的确有微创的特点,但如果不具备进行胆道闭锁根治手术的能力,不主张仅仅进行造影,然后武断地作出肝门区肝外胆系完全消失的结论,因为月龄 3 个月以内的胆道闭锁患儿 90% 以上在分离肝门时,可发现存在肝门纤维块。临床上我们已发现越来越多的仅进行腹腔镜胆道造影而延误治疗的病例,希望相关医师及时转诊,以免发生医疗纠纷。

　　关于新生儿严重出生结构异常的手术时机,以往的观念是愈早愈好,目前认为影响其存活率的往往是同时存在的其他畸形,所以术前应做全面的检查,如超声心动图检查是否存在心脏畸形、超声波检查有无肝肾畸形等,在等待手术的同时应改善全身状况,如治疗吸入性肺炎和高胆红素血症,进行静脉营养支持,如此可以明显提高生存率。另外,先天性畸形的新生儿常为低出生体重儿或早产儿,这类患儿围术期管理需兼顾其未成熟的特点,对各器官系统进行综合管理,尤其对极低出生体重儿,术后更易发生早产儿并发症,如脑室内出血、感染、代谢紊乱、动脉导管开放及未成熟儿视网膜病等,术后应在新生儿重症监护室进行管理。目前在国内一些儿童中心,新生儿外科与 NICU 密切配合,对一些重症病例开展新的生命支持疗法,如应用高频通气、NO 吸入甚至 ECMO 治疗伴呼吸衰竭的病例,应用血液净化治疗消化道穿孔腹膜炎伴败血症的病例等,使新生儿期重症畸形的手术成功率和存活率已有了明显提高。新生儿泌尿系统畸形和心肺畸形的治疗近年来也有了许多重要的进展。

　　由于严重出生结构异常治疗棘手,并发症多,用于救治和进行康复的费用较大,不恰当和不及时的治疗会直接影响患儿预后。因此,探索一种适合我国国情的规范化诊治体系,无疑可在最大程度上降低医疗成本,这不仅造福病患家庭,也造福国家。未来医学的发展要从经验医学转向给予患儿最佳治疗的循证医学方向发展,这就要求我们对严重出生结构异常患儿进行临床多中心的治疗和研究,建立一套符合我国国情的严重出生结构异常病例的筛查、诊断和治疗的规范化方案,为我国卫生经济政策的制定提供可靠的数据和经验,对降低我国婴儿死亡率、提高人口素质、增强综合国力及扩大国际影响,均具有重要的意义。

(郑　珊)

第3节　重要脏器结构畸形的围生期处理

重要脏器结构畸形是危害新生儿生命和健康的重要出生缺陷性疾病。由于重要脏器结构畸形治疗棘手，并发症多，用于治疗以及维持生命和进行康复的费用庞大，除医疗费用的直接成本，还涉及诸多间接成本，例如中高位肛门直肠畸形，常规手术需3次完成，除直接费用外，间接费用包括护理、耗材及人力等，还不包括各种术后并发症和后遗症。不恰当和不及时的治疗会直接影响患儿的预后，在不当治疗的基础上进行畸形的纠治不仅效果远远不及一期根治术，而且需要投入更多的资金和人力。因此，探索一种合适的医疗诊治流程和优化方案，可以最大程度地节约医疗成本，使效益最大化，这不仅是造福患儿的需要，也是造福国家的需要。

一、产前诊断的模式

在国外发达国家，多数严重结构异常患儿的产前诊断率已达到90%以上，产前诊断中心的多科会诊协作及产科-儿科的无缝衔接，使这些获得产前诊断的患儿得到了最佳的处理。我国许多大的儿童中心与产科医院分离，即使同处妇幼医院，组织构架也相对独立，缺乏统一和协调。使既往产前怀疑严重结构异常的孕妇奔走于产科、儿科，得不到正确信息，要么错误地处理了可治的结构异常胎儿，要么轻视了需早期外科治疗的新生儿，延误了最佳治疗时机。2005年复旦大学附属妇产科医院产前诊断中心和复旦大学附属儿科医院新生儿外科首先成立围生期胎儿诊治网，形成了交叉学科的新模式和优势互补的新颖学科研究群体，把相关专业人员（包括产科、胎儿超生、生化、遗传、新生儿科和儿外科等）组成多科会诊团队，共同商讨诊断及治疗，创新性地建立了符合我国现有体制的多科会诊制度模式和诊断处理流程。自2006年这一经验于《中华小儿外科杂志》报道以来，已有许多儿童医院和妇幼中心采用这一模式，获得很好的临床效果。

由于医院机制的不同，一些报道仍采用产前诊断在产科、咨询在儿外科门诊的方式，同样给予孕妇一些有益的信息，但这种模式需要不断联系相关产科，形成相对固定的关系，同时儿外科接诊医生要负责向产科医生反馈诊断信息和相应的处理意见，帮助产科医生充分了解严重结构畸形的治疗现状和胎儿预后，以此合作，降低围生期死亡率。

二、产前诊断的方法

超声检查及时、直观、准确，可反复进行，作为一种无创伤性产前常规检查技术容易被孕妇接受。现代超声技术从常规关注胎儿发育及大体结构变化，到关注胎儿各个组织结构之间的比例关系及结构异常，是产前诊断宫内畸形的首选方法。近年来，随着超声诊断技术的提高，越来越多的先天畸形在较早的时间内得到诊断，但清晰显现胎儿各主要脏器及体表的畸形需在孕16周以后。约45.7%的产前胎儿先天性畸形在孕28周以前得出诊断。因此，孕中期是发现先天性畸形的重要时期，加强这一时期的监测十分重要，对先天性畸形的早期诊断、早期处理及宫内治疗都具有重要的意义。

超速胎儿MRI是近年发展起来的新技术，可重建胎儿解剖结构，提高产前诊断的准确性，特别是对于胎儿的脑、脊髓、颈、胸、腹和泌尿系统方面的畸形，可提供详细而重要的解剖信息,帮助制订生产计划和外科治疗方法,其对发育中胎儿的安全性是公认的,在国外发达国家已开始广泛应用,我国亦有许多产科中心开始应用。

三、常见严重脏器结构畸形的围生期治疗

1. **先天性心脏病** 目前医疗水平已经有可能在患儿出生后不久即施行治疗,但手术时机的选择因病种不同而异,如大动脉换位一般主张尽早手术治疗。大多数先天性心脏病可通过开胸手术或非开胸的心导管介入方法治疗,均效果良好。

2. **肺部畸形** 有些肺部疾病将严重影响新生儿的呼吸功能,必须于产前进行治疗,如胎儿胸腔积液及胎儿大叶肺气肿等,胎儿胸腔积液可造成胎儿积水,存活率仅21%~23%,通过胸腔羊膜囊穿刺引流,存活率可达75%;胎儿大叶肺气肿也常发生胎儿水肿,使胎儿或新生儿死亡率升高,采取开放式胎儿外科手术,切除肿大的肺叶,已有成功的报道,包括一些影响胎儿肺发育的巨大肺内肿瘤的切除。

3. **胸部畸形** 有关先天性膈疝前期各种胎仔实验的思路和临床经验为人们提供了许多有益的资料。但到目前为止,胎内手术治疗和ECMO处理尚未得到肯定的结果,比较统一的只有出生后"延期手术"概念,即延长术前准备时间,尽可能先改善内环境并保持血流动力学稳定再手术。有报道认为:延期手术对提高新生儿先天性膈疝的生存率有重要意义。先天性膈膨升也是新生儿期的一种影响肺发育的外科疾病,患儿呼吸困难或反复感染,X线检查发现膈肌位置抬高达第3~4肋间,双侧膈肌有矛盾呼吸运动时需要安排择期手术。

4. **神经系统畸形** 围生期神经系统畸形中需要外科处理的疾病为先天性脑积水和神经管闭合不全。对于新生儿中度以上的脑积水,任何年龄段均可进行脑脊液分流术,以早期恢复神经功能;对于脊髓脊膜膨出的治疗,国外学者提出应该从产前开始,因为早期关闭神经管,可避免脊神经暴露于羊水而产生不可逆转的神经损伤,目前已有胎内应用胎儿镜进行修补的成功报道,如果没有条件产前治疗,则应行选择性剖宫产,避免产道挤伤,加重神经损害。出生后发现的脊髓脊膜膨出最好在出生48小时内手术,然而,术后长期随访的效果并不令人满意。对于一般的有完整皮肤的脊膜膨出,大多可以在出生后3个月左右进行修补手术。

5. **消化道闭锁** 消化道畸形是需要新生儿期进行手术治疗的常见疾病。对于不伴有其他严重畸形的食管闭锁,治愈率已达到98%~100%,包括低出生体重儿和极低出生体重儿,伴有复杂性先天性心脏病的食管闭锁治愈率可达70%,新生儿期手术治疗食管闭锁在具备小儿外科的专科医院已不是问题,但对于长段型食管闭锁的治疗仍十分棘手;对于各部位的肠闭锁,只要生命体征平稳,新生儿期均可安全进行手术,但如果同时伴有肠穿孔和胎粪性腹膜炎,临时性的肠造瘘手术可能是必需的;中、高位肛门直肠畸形,目前多主张新生儿期进行结肠造瘘术,3~6个月后经骶肛门成形或经腹骶肛门成形;新生儿期进行先天性巨结肠根治手术,在国内儿童专科医院已成功开展,并获得与年长儿同样的效果。而新生儿期确诊的胆道扩张症完全可以进行根治手术。

先天性肠旋转不良仍只能在出生后得到诊断,80%的患儿在新生儿期出现症状并进行急症根治手术,其中最为严重的是中肠扭转伴坏死,此时治疗应在积极纠正休克的同时,尽早进行剖腹手术,对于挽救肠道活力是极其重要的;对于复位后仍怀疑肠道血供障碍,手术

中不能明确判断肠道是否完全坏死的患儿,应尽可能保留肠道,暂时关闭腹腔,术后 24~48 小时后再次进腹,切除完全坏死的肠管,保留有活力的肠道,这对于患儿终生的营养吸收极为重要。

6. 腹裂和脐膨出 腹裂胎儿选择剖宫产的原因包括避免生产过程中的肠管损伤,避免外露肠管影响生产过程,减少肠管在经阴道分娩时的感染机会。外科手术原则为尽早修补。脐膨出多为未成熟儿,当心功能不稳定、未成熟儿伴肺透明膜病变及持续肺动脉高压等难以耐受手术时,可采用保守治疗:用硝酸银溶液外涂,外加用保鲜膜均匀加压,用有弹性的包裹袋提供外压,逐渐减少外露的内脏进入腹腔。保守治疗往往需花上几个星期才能达到上皮完全覆盖缺损的目的,期间有囊膜破裂及严重感染等并发症,大多数学者将此方法作为不得已而为之的手段。如果患儿无严重心肺功能不良,能够耐受手术治疗,可行手术修补。

7. 泌尿系统畸形 大部分胎儿及新生儿肾积水是一个相对良性的过程,许多研究结果显示,多数患儿肾功能保持稳定,并有很多病例在延长随访期后,显示出病变自发的退化。因此认为,对新生儿无症状原发性肾盂扩张予保守处理是安全的。因此,多数泌尿系统畸形均可以选择在围生期以后进行随访或手术治疗,唯有梗阻性尿路病变引起严重双侧肾积水者,必须在围生期进行治疗,阻塞性尿路病变宫内干预的指征是:男性胎儿,存在严重尿路梗阻,出现羊水过少,肾功能正常且在孕 32 周以内。主要方法包括超声引导下膀胱羊膜囊分流、胎儿镜下记忆合金支架植入术和胎儿直视下尿路造口术。

未来医学的发展要从经验医学向遵循证据、给予患儿最佳治疗的循证医学方向发展。这就要求有意识地、前瞻性地设计一种规范的治疗方案,并在临床实践中加以验证。由于我国对严重脏器畸形的诊治起步较晚,各地治疗方案差异很大,尚有很多不规范的临床实践,因此,通过对严重脏器畸形进行临床多中心的治疗和研究,建立早期诊断和规范化治疗方案,探索新的术式和支持治疗的优化方案,可为该类疾病的诊治积累大量的数据和经验,不仅可以建立符合中国儿童体质特点的严重结构异常的筛查、诊断和治疗的规范化方案,还可以为我国卫生经济政策的制定提供可靠的数据和经验。

(郑 珊)

第 4 节 畸胎瘤的胎儿干预技术

胎儿肿瘤虽然并不多见,但随着产前超声检查的常规应用及超声技术水平的不断提高,绝大多数胎儿肿瘤可以在孕第二期末或第三期发现,畸胎瘤是最常见的胎儿肿瘤。畸胎瘤是由包括内胚层、中胚层和外胚层三个胚层组织来源成分组成的肿瘤。超声检查肿瘤显示为含有实性、囊性或囊实性混合性的肿物,通常富含血管。胎儿畸胎瘤发生的常见解剖位置包括颅内、口咽、骶尾部、纵隔、腹部和性腺。

一、骶尾部畸胎瘤

骶尾部畸胎瘤是胎儿最常见肿瘤,占所有胎儿肿瘤的 50%。发病率为 20 000~40 000 个活产儿中有 1 例,女性多于男性,比率约为 3:1。约 60% 的畸胎瘤发生在骶尾部,20% 发生于性腺,15% 发生在纵隔和腹部。超声检查显示位于脊柱远端不同回声的由血管/囊实性组成的混合性肿物,实性肿瘤可能有主要的动静脉分流。具有快速生长的可能,一旦发现需要密切监测,10%~40% 的胎儿合并其他畸形。据报告畸胎瘤可以最早于孕 13.5 周发现,鉴别诊断包括脊髓脊膜膨出和脊膜膨出。通常根据肿瘤位于盆腔内外的位置不同而分型: ① I 型(显露型):肿瘤完全位于骶尾部,骶骨前没有肿瘤;② II 型(混合 I 型):肿瘤主要位于骶尾部,并有少部分肿瘤向内延伸至骶骨前;③ III 型(混合 II 型):骶尾部有肿瘤,且肿瘤向盆腔及腹部延伸;④ IV 型(隐匿型):肿物完全位于盆腔和腹部,骶尾部没有肿瘤。

骶尾部畸胎瘤的瘤体大小可以如胎儿腹部或胎头,巨大或迅速生长的肿瘤血管丰富,肿瘤内动静脉分流可造成高输出性心脏衰竭,称为胎儿水肿,其往往是致命的。主要表现为皮肤水肿、腹水、胸腔和心包积液、巨胎盘。高输出性心脏衰竭可以在早期发现,其特点为下腔静脉扩张(直径 >6mm)或心结合输出量 >600ml/(kg·min)。肿瘤中的动静脉分流或出血还可以导致胎儿严重贫血。此外,盆腔内肿瘤可以造成膀胱颈梗阻、肾积水、输尿管扩张和肿瘤破裂,盆腔肿瘤压迫也可造成胃肠道梗阻。肾脏肿瘤和骶尾部畸胎瘤的血液输出增加可以造成羊水过多,而由于膀胱颈梗阻导致的巨膀胱则造成羊水过少。骶尾部畸胎瘤可发生自发破裂,造成宫内死亡。

胎儿干预是指对即将出现水肿或水肿早期的、胎龄小于 26 周的骶尾部畸胎瘤胎儿进行宫内治疗。目的是阻止动静脉分流,减小肿瘤容积,减轻胎儿水肿,从而挽救胎儿。胎儿干预的方法包括:囊肿抽吸、羊水减少术、羊水灌注术、酒精硬化、胎儿肿瘤切除术及经胎儿镜或超声引导下的经皮激光消融术等。囊肿抽吸和羊水减少术的指征是母体不适、早产和防止分娩时肿瘤破裂。肿瘤切除的依据是超声和超声心动图检查显示高输出性心脏衰竭的早期特点,骶尾部畸胎瘤的解剖位置便于手术,胎儿干预选择在妊娠时间 21~26 周。胎儿干预可以出现手术后子宫刺激和早产,甚至胎儿死亡,还可造成母体并发症。对于超过 30 周的即将出现水肿的胎儿,此时胎儿肺发育可能已成熟,可以采取选择性分娩和产后肿瘤切除。

骶尾部畸胎瘤具有迅速生长的可能,发现后需密切进行宫内监测,包括每周超声检查测定肿瘤的大小 / 容积,确定实性和囊性成分的变化。这些变化可能改变心脏输出量和肿瘤内出血的危险性。需根据具体胎龄选择宫内胎儿干预或分娩。大的骶尾部畸胎瘤需要定期进行胎儿超声心动图检查,监测心结合输出量,心结合输出量 <500ml/(kg·min) 属于正常范围。胎儿超声心动图检查的频率需根据骶尾部畸胎瘤的大小和生长速度而定。绝大多数骶尾部畸胎瘤可以在孕 33 周后剖宫产,需要宫内肿瘤切除者 <10%。

二、颈部畸胎瘤

颈部畸胎瘤和淋巴管瘤是颈部常见肿瘤,颈部畸胎瘤一般为单侧,有包膜,大小各异,由囊性和实性混合组成。通常表现为颈前肿物,并延伸到周围组织,肿物常常很大,造成耳和颌部变形,畸胎瘤中常见有钙化。头部经常过度伸展。畸胎瘤最常见的发生部位是骶尾部,其次就是头颈部。恶变非常罕见,在新生儿期手术完整切除后,复发较少。

根据肿瘤的发生部位需要进行鉴别诊断的疾病有先天性甲状腺肿、实性甲状腺肿瘤、神经母细胞瘤、错构瘤、血管瘤和淋巴管瘤。由于肿瘤内的动静脉分流,可以造成高输出性心脏衰竭,出现胎儿水肿。因而需要定期行胎儿超声心动图检查,测量心脏结合输出量以评估胎儿状况。要注意区别是真性水肿还是由于肿瘤直接压迫静脉造成的头部水肿。超声检查发现水肿时,如果孕期>28周,应及时分娩胎儿,如孕期<28周,应考虑胎儿手术切除肿瘤,挽救胎儿生命。气管和食管梗阻可以导致新生儿急性呼吸衰竭而死亡,如果没有胎儿水肿发生,要注意确定是否存在潜在的气道受压,通常直接观察到气道梗阻很困难。肿瘤造成的气道梗阻常合并食管梗阻,而羊水过多是胎儿食管梗阻的一个征象。此外,胎儿MRI检查对评估胎儿气管有价值,可以清楚观察到受压的胎儿气管。如果确定巨大的颈部肿物伴有气道梗阻,在分娩时应计划采用子宫外产时手术(EXIT)。Steigman等认为虽然颈部肿瘤都可以导致出生时的呼吸困难,但颈部畸胎瘤最易发生,需要EXIT者为淋巴管瘤的5倍。

分娩时的EXIT可以挽救存在气道梗阻的颈部巨大肿物的新生儿的生命,在维持胎儿胎盘循环的情况下,通过气管插管、支气管镜或气管造口可以获得充分的气道通气,分娩后再行肿瘤切除;如果肿瘤压迫造成气管造口困难,可以在维持胎儿胎盘循环的状态下,进行肿瘤切除。EXIT需要多学科合作,包括产科、新生儿科、新生儿外科及麻醉科专家的协作。这种分娩策略虽然可以挽救一些新生儿,但不能预防由于持续存在的呼吸因素即肺发育不良而造成的新生儿死亡。Liechty等对23例伴有颈部巨大肿物的胎儿采用分娩时EXIT,3例巨大颈部畸胎瘤患儿死于严重的肺发育不良,尸检结果显示3例均存在因肿物压迫造成严重的气道变形,虽然气道通畅,但气管在肿物上方被拉伸,隆突回缩至第一或第二肋骨,肺压缩至胸腔顶部造成肺发育不良。产前超声检查确定的有气道梗阻的高危胎儿需采用分娩时的EXIT挽救患儿,但尽管获得通畅的气道,肺发育不良仍然是导致新生儿死亡的一个重要因素。

三、纵隔肿瘤

纵隔肿瘤罕见,鉴别诊断包括先天性囊性腺瘤样畸形、肺隔离症、心包内畸胎瘤、心脏横纹肌肉瘤、先天性膈疝和支气管源性囊肿。纵隔肿瘤可以压迫重要的纵隔结构,造成水肿和胎儿死亡。如果胎儿存活,在分娩时可以因气道受压而并发呼吸循环功能衰竭。胎儿纵隔畸胎瘤只占儿童先天性畸胎瘤的10%、儿童胚芽细胞畸胎瘤的7%。畸胎瘤通常位于前上纵隔,在狭小受限的空间迅速生长,造成心脏和大血管受压,导致水肿,表现为皮肤水肿、腹水,胸腔积液和巨胎盘,食管受压可以引起羊水过多。超声检查显示有钙化的实性和囊性混合的多分叶肿物,胎儿快速MRI检查可以分辨解剖结构,显示纵隔的血管和非血管结构,区分低信号钙化和高信号脂肪组织,辅助诊断。

对于纵隔畸胎瘤的处理需根据胎儿胎龄、有无水肿和气道梗阻的危险而定。对于孕期<28周的纵隔畸胎瘤,出现水肿时需进行胎儿手术切除肿瘤,无水肿的胎儿应定期进行超声检查和超声心动图监测。孕期>28周的纵隔畸胎瘤需对气道受压和肺发育情况进行评估,存在气道受压者需实施分娩时EXIT,畸胎瘤切除后可以缓解升高的胸内压力,使肺膨胀,有利通气和氧合。

综上所述,影像学检查在胎儿畸胎瘤的诊断、鉴别诊断及监测方面起重要作用,超声检查和MRI是互补的技术,超声心动图检查在肿瘤的监测中发挥作用。大的生长迅速的畸胎瘤可以通过各种机制导致胎儿或新生儿死亡,为取得成功的治疗结果,需要多学科产前或围生期的多方面协作。

(陈永卫)

第 5 节　新生儿消化道畸形的微创化与营养治疗

消化道畸形是新生儿期常见畸形之一,是由于母孕早期胚胎受多种因素干扰,如病毒感染(单纯疱疹病毒、风疹病毒、巨细胞病毒和乙肝病毒等)、接触及口服各种药物、食用含有农药的食物、接触放射性物质、精神神经因素以及遗传因素等造成胚胎及胎儿消化道的分化和发育障碍,可在消化道的任何部位产生不同类型的消化道畸形,种类较多,临床表现各异。对消化道畸形的早期诊断、早期治疗尤为重要,是改善预后及降低病死率的关键。

一、临床表现

新生儿消化道畸形种类较多,但绝大多数有消化道梗阻,表现为呕吐、腹胀、不排大便、便秘或胎便排出延迟、腹部包块等。常见病种有食管闭锁、肥厚性幽门狭窄、膈疝、十二指肠闭锁或狭窄、环状胰腺、肠旋转不良、肠闭锁或肠狭窄、肠重复畸形、先天性巨结肠及无肛等。

1. **呕吐**　呕吐是消化道畸形的常见症状,占 70% ~80%。食管闭锁患儿表现为出生后即有不断流涎、吐泡沫黏液及喂奶即吐(经口鼻冒出),并有阵发性发绀、呛咳。膈疝患儿出生后不久有呕吐、吐奶及黏液,进奶后症状加重,伴有呼吸急促、点头样呼吸,严重者发绀。肥厚性幽门狭窄患儿多为足月儿,出生后半个月左右出现呕吐,呈喷射状,逐渐加重,吐奶,不含胆汁,吐后食欲强。十二指肠梗阻多于生后 1~3 天出现呕吐,呈反复持续性不进食也呕吐,呕吐物含有胆汁。肠旋转不良患儿呕吐多发生在生后 3~5 天内,呕吐物为墨绿色胆汁样物。肠闭锁、先天性巨结肠症及无肛为低位肠梗阻,呕吐出现较晚,多于生后 3~4 天出现,呕吐物含有奶、胆汁及粪臭样物。

2. **腹胀**　腹胀也是消化道畸形常见症状体征之一,占 50% ~60%。高位肠梗阻早期无腹胀,多数腹部平坦柔软,此时极易与儿内科疾病相混淆,易被误诊,至出现腹胀、腹膜炎、甚至广泛性小肠坏死时才确诊。低位肠梗阻均有明显腹胀,尤以巨结肠症及肛门闭锁更明显。慢性不全肠梗阻患儿有时有肠型、蠕动波,并可触及扩张的肠袢。

3. **不排大便、便秘或胎便排出延迟**　正常新生儿生后即有墨绿色胎便排出,200~250g,一般至 24~48 小时排完,生后 48~72 小时为移行便,以后转为正常便。肠闭锁患儿生后无胎便排出,或仅有少许白色黏液或灰白色米粒样便。先天性巨结肠症患儿生后排胎便延迟,常常在生后 3~4 天用开塞露或肥皂条通便,肛门指诊或在医院洗肠后才排正常胎便,持续3~7 天才排完,排气少,反复出现便秘、腹胀。肥厚性幽门狭窄患儿在频繁呕吐、进奶明显减少时可出现尿量减少及便秘。

4. **腹部包块**　肠重复畸形如为囊肿型,肿物较大时,腹部体格检查可触及囊性肿块,轻度活动,无明显触痛;肥厚性幽门狭窄患儿在腹部体格检查时,于右上腹腹直肌外缘触到软骨样或韧性、稍活动的橄榄形或纺锤形肿块,即可确定诊断。

5. **血便**　肠旋转不良合并中肠扭转出现肠管血运障碍时,可出现暗红色血便,同时伴有腹膜炎体征;部分肠重复畸形或梅克尔憩室患儿存在异位胃黏膜或胰腺组织,可以出现大量无痛性全血便,新生儿极少见,多见于婴幼儿及儿童期。

6. **电解质紊乱、贫血及营养不良**　消化道畸形患儿多数有呕吐,不能正常进奶,呕吐后导致额外丢失液体及电解质,因此,患儿就诊时常常伴有脱水、电解质平衡紊乱、贫血及不同程度营养不良,应予以重视,及时纠正。

二、诊断

消化道畸形的诊断依据除病史及临床表现外,常需要一些特殊检查辅助才能确诊。

1. 放射性检查 腹部正立侧卧位 X 线平片应作为常规检查。如腹部平片显示巨大胃泡影,应注意有无幽门瓣膜闭锁或狭窄,如显示双泡征或三泡征,腹部气体极少,为十二指肠梗阻的表现,应进一步作钡餐或泛影葡胺胃肠透视以确诊。如发现十二指肠降段有环形笔杆样狭窄,钡灌肠显示结肠无异常者为环状胰腺;如钡餐透视发现十二指肠近端明显扩张,呈圆柱状突起,远端无气或仅有极少许钡剂通过,同时钡灌肠出现幼稚型或胎儿型结肠,即可确定为十二指肠瓣膜闭锁或瓣膜狭窄;如钡餐透视在十二指肠第二、三段通过受阻,或空肠起始部位于脊柱偏右侧,或空肠位于右上腹,钡灌肠见盲肠及阑尾位于右上腹、中上腹或左腹部,可确定为肠旋转不良;如同时发现梗阻远端呈漏斗状或螺旋形下降,则提示肠旋转不良伴中肠扭转。

腹部 X 线平片如发现有 4~6 个液平面或更多的液平面,其中一个液平面直径达 3~5cm 宽,侧卧位直肠内无气体者,考虑为完全性肠梗阻,多见于空、回肠闭锁,如钡灌肠检查发现有幼稚型或胎儿型结肠,即可确诊。梗阻的同时伴有钙化斑块者可确诊为胎粪性腹膜炎所致肠梗阻。腹部 X 线平片见多数液平面,盆腔内气体极少,表现为低位肠梗阻,钡灌肠见直肠及乙状结肠呈痉挛状,骶前间隙增宽,乙状结肠近端及降结肠扩张,中间有呈漏斗状移行段者,可诊断为先天性巨结肠症。对无肛的诊断并不困难,但也应于生后 12 小时拍摄腹部倒立侧位 X 线片,根据直肠盲端气体影像与耻尾线的关系,确定无肛的类型(高、中、低位),以便决定术式。

食管闭锁患儿用 8 号导尿管自鼻腔插入 8~12cm 时出现受阻,或导管经口腔内返出;也可用 20~50ml 注射器,经导管边注气边摄胸腹部正侧位 X 线片,确定食管闭锁及其类型以及是否并发肺炎或肺不张。目前为防止加重肺炎或误吸,已很少应用碘油及其他造影剂进行食管造影检查。如患儿有呼吸急促、呼吸困难、发绀,进奶后加重,并伴有纵隔移位,怀疑膈疝者,应拍摄胸腹部正侧位 X 线片,可发现胸腔内有多数充气肠曲,呈蜂窝状,如小肠内液体多,刚进奶不久者,可见患侧一片密度增高阴影,患侧膈肌影像不清、中断或消失,心脏及纵隔向健侧移位。单纯 X 线片不能确诊者,应作消化道造影,明确进入胸腔内的消化道,即可作出诊断。临床怀疑肥厚性幽门狭窄者,若在腹部触不到橄榄形肿块,应作钡餐透视,如见胃扩张,幽门管细长而弯曲,通过受阻,呈线样征、双轨征,幽门窦部呈鸟嘴样改变等,即可确诊。

总之,胸腹部 X 线透视、平片、钡餐、钡灌肠以及各种胃肠道造影检查,是新生儿消化道畸形常用的检查手段,大多数消化道畸形可于手术前确诊。

2. 超声检查 随着现代科学技术的发展,超声检查已在医学上广泛应用,不但应用于产后,也应用于孕期产前检查上,使绝大多数先天性畸形在胎儿期得到确诊。一般从妊娠12 周起,通过 B 超扫描可诊断某些胎儿畸形,随着妊娠月数的增加,产前诊断的准确性随之增加。如在胎儿腹腔内有多个肠扩张的低回声及反射区,有时呈蜂巢状分布,表示胎儿可能有小肠梗阻,应连续多次密切复查彩超。每次检查不超过 5 分钟,对孕妇及胎儿是安全的。

对怀疑有消化道畸形胎儿的孕妇,应到有新生儿内外科的医院分娩,新生儿娩出后,立即进行临床监测、体格检查和必要的 X 线及彩超检查,以便早期诊断、早期治疗。

彩超还可以对膈疝、肥厚性幽门狭窄及腹腔肿物等作出诊断,肥厚性幽门狭窄的典型声像图改变为幽门肌增厚及幽门管延长,其横断面呈"靶环"状,纵切面呈宫颈样改变,均较正常儿增大。如果幽门管前后径 >13mm,幽门管长度 >17mm,肌肉厚度 ≥ 4mm,即可以诊断为肥厚性幽门狭窄。B 超检查还可以作为肥厚性幽门狭窄幽门肌切开术后简单有效的观察方法。

3. 放射性核素检查　对伴消化道出血的消化道重复畸形、梅克尔憩室患儿,放射性核素检查有一定诊断意义。

4. 胃肠电图检查　肠电图检查对诊断先天性巨结肠有一定意义。对先天性巨结肠症患儿的术前检测发现,结肠、直肠肠电图出现特殊波型:即无波 (仅为一条直线)、偶发波 (在无波基础上偶尔出现双向波) 及微小波 (波幅很小,呈波浪状)。正常结肠肠电图波型为锯齿波。而婴幼儿先天性巨结肠症患儿中,肛管、直肠异常波型出现率为 100%,乙状结肠为45%,升结肠为正常波型,可作为诊断该病的依据之一。对个别复杂的消化道畸形,可以应用 MRI 或 MRCP、ERCP 等检查,确定畸形的种类及类型。

三、治疗和预后

消化道畸形的治疗结果取决于对畸形的早期诊断、治疗时机、新生儿出生体重、是否伴有肺炎、硬肿症及败血症以及是否伴有其他严重畸形等因素。

早期新生儿消化道畸形的病死率很高,随着医学科学技术的发展,新生儿内外科医师队伍壮大,能在产前或产后对新生儿畸形作出早期诊断,在没有出现并发症之前及时诊断,并手术治疗。新生儿外科手术技术及麻醉技术也不断提高,对一些复杂疑难低体重儿的消化道畸形,能早期诊断、及时手术,术后予 NICU 及静脉高营养,维持正常新陈代谢及生长发育,合理应用有效的抗生素,控制和预防感染,使消化道畸形患儿得到有效的治疗,大大提高了治愈率,获得了较好的治疗效果。

(王练英)

第 6 节　新生儿腹裂的规范化治疗

新生儿腹裂是一种严重的先天性腹壁缺损。20 世纪 70 年代以前,欧美国家发生率一直低于另一腹壁缺损——脐膨出,但在过去 30 年间,其发生率已超过脐膨出的发生率,约为存活新生儿的 0.02%~0.49%,可能与未成熟儿的发生率提高及未成熟儿的总体生存率提高有关。周光宣等于 1996~2000 年的调查显示,先天性腹裂的发生率为 2.56/ 万。上海市计划生育科学研究所车焱等曾对上海市户籍人口的新生儿出生畸形发生率进行调查,结果显示 2003 年、2004 年和 2005 年上海户籍的新生儿腹裂发生率分别为 5.2/10 万、7.4/10 万和 8.5/10 万,明显低于欧美国家和周光宣报告的发生率,这可能与上海地区孕妇的生活条件和医疗保健条件较好有关。

目前,先天性腹裂的确切病因尚不十分清楚,许多学者认为腹裂是由于胚胎早期腹壁形成过程中因致畸因素导致一侧腹壁发育不全所致。近年来,一些学者提出腹裂是早期宫内脐带破裂或早期宫内脐膨出破裂所致。许多研究证据表明,腹裂和脐膨出是两种不同的畸形。腹裂患儿伴发畸形的概率较低,约 10% 的患儿因宫内肠扭转、肠套叠或腹裂缺损压迫暴露在外的肠段致使血供受阻引起肠闭锁。男婴发病率略高,大多数患儿为年轻母亲所生,约 40% 的患儿为早产儿或小于胎龄儿。腹裂患儿存在脱出肠管在羊水中时间过长、产后暴露在外引起热量损失、体温过低、低血容量和败血症等问题,有学者认为腹裂患儿外露的肠管大多在出生后暴露在空气中 20 分钟后开始出现特征性改变。

通常产前 B 超检查可发现腹裂,因此,产前获诊的孕妇应在产时由新生儿外科医师介入,对患儿在产后进行及时正确的处理,以减少继发性损伤。40%~50% 的患儿无法进行一期腹壁修复,勉强关闭会引起横膈抬高和通气受限而影响心肺功能,也可引起腔静脉受压导致回心血量减少,以及因肠系膜血管受压导致肠管灌注减少和缺血坏死。新生儿腹裂如能得到及时正确的处理,大多数愈后良好,存活患儿生长发育正常,远期并发症少。产前诊断及产时正确处理是提高该病生存率的重要保证。

在欧美发达国家,新生儿腹裂的生存率已达 90% 以上,这种生存率的提高主要得益于产前超声检查对该病的高诊断率,产时新生儿外科医生的及时介入以及新生儿营养支持和重症监护水平的提高。一些学者提倡尽可能一期关闭腹裂,即使是在张力下关腹后,也可给予肌松药物降低腹压及呼吸机辅助通气。在发达国家其高生存率很大程度上得益于整个社会的高水平的医疗网络,使孕妇能得到明确的产前诊断、正确的产时处理和患儿在出生后第一时间内得到专科医生的处理。

Silo 技术的临床应用使无法一期肠管回纳的患儿获得了生存的机会,在过去几十年中,各种合成材料被用于分期关闭腹壁缺损,但至今应用最广并被广泛认可的仍是运用硅胶制成的 Silo 袋,硅胶材料具有质软、透明及刺激小的优点,可通过袋壁在直视下观察肠管及肠内液体的色泽,以判断肠管有无缺血、坏死、穿孔和感染等。

Fischer 等于 1995 年首先介绍了袋口装有弹簧圈的免缝 Silo 袋后,使 Silo 技术操作更为简单方便,并可于床边非麻醉状态下操作。该方法主要见于近年来在美国的报道中,为了减少肉眼评估肠管血供的主观性,Kim 等提出将脉搏血氧计绑于 Silo 袋上,可连续监测肠管的氧饱和度和脉搏,以观察袋内肠管的血液灌注情况。

我国各地处理新生儿腹裂的总体水平参差不齐,文献报告中大宗病例的临床资料较少,虽然有少量小宗病例的报道显示能获得较好的疗效,但由于多数病例发生于基层医院,大多数基层医务人员对本病了解甚少,缺乏正确及时的处理手段,故少量的病例报告并不能客观反映我国新生儿腹裂的诊治及预后的真实情况。周光宣等 2005 年报告了我国 1996~2000 年全国先天性腹裂畸形患儿监测资料,较为客观地显示了我国腹裂患儿的实际情况,资料显示,1996~2000 年我国先天性腹裂的发生率为 0.026%,围生期死亡率为 74.69%,其中死胎率为 42.07%,早期围产儿死亡率为 32.62%。与发达国家相比,我国先天性腹裂的死亡率仍非常高,也提示我国在新生儿腹裂的产前诊断及产后处理水平上有待进一步提高。

无法一期回纳的严重腹裂患儿是发生死亡的高风险人群,这些患儿已分别成为一些儿童医疗中心的重点研究对象,上海儿童医学中心自 2004 年开始应用床边免缝 Silo 技术分期处理新生儿腹裂,使这类患儿的安全性和生存率有了大幅度提高。上海复旦大学儿科医院提出将肠内容物清除后,一期回纳疝出肠管,非缝合关闭腹壁的方法也取得了较好的疗效,也有学者报告应用各种 Silo 替代物分期处理外露肠管取得良好效果。但所报告病例数均较少,相信仍有较多的病例在出生后因各种原因被放弃治疗或治疗后因效果不佳而没能被报告,其中基层医院处理手段的缺乏和对该病的认识不足是使这些患儿失去治疗机会的主要原因之一,由于该病总体上合并畸形的发生率不高,预后较好,因此,应加强对该病规范化处理的宣传和培训,从而使这些患儿获得更多的生存机会。

随着我国人民总体生活水平的提高,基层卫生医疗网络的健全,将使绝大多数孕妇获得产前筛查的机会,超声检查是先天性腹裂获得产前诊断的有效手段,如能使孕妇得到必要的指导和随访,将使更多的患儿获得治疗的机会。有条件时可以建立专项网站,利用网络宣传本病的相关知识,树立家长对该病的治疗信心,使家长能有渠道获得必要的指导和帮助。

加强产科医师与新生儿外科医师的合作,推广新生儿产房外科的概念,使新生儿外科医生在患儿出生后的第一时间介入,对腹裂情况进行及时评估并进行规范化的处理,对可以回纳的给予一期回纳,无法回纳的进行分期处理,并使外露肠管减少污染、绞窄及缺血坏死的机会,使这类患儿获得更多的生存机会。对无法一期回纳的腹裂患儿,Silo 技术是一种已被长期认可的有效方法,但从已有报告来看,我国尚缺乏统一市场化的 Silo 产品,各家医院百花齐放,各种替代物纷纷出现,客观上也为这些患儿的治疗带来了困难,并不利于 Silo 技术在我国规范化普及。因此,规范的市场化的 Silo 产品将有利于这类患儿治疗,对 Silo 技术的培训和指导有利于减少各类并发症,提高生存率,也有利于这些患儿在基层医院得到及时的处理。

(吴晔明)

第7节 一种罕见的新生儿肠梗阻——左半小结肠综合征

新生儿肠梗阻在新生儿外科中甚为重要,有时诊断也困难,除了先天性巨结肠外,还有很大一部分患儿临床表现为功能性低位肠梗阻,如:胎粪塞综合征、新生儿坏死性小肠结肠炎、肠狭窄及肠闭锁等。各种疾病发病机制不一,外科处理也存在很大差别。本文介绍一种罕见的新生儿肠梗阻——左半小结肠综合征,在我国医学期刊上虽然报告极少,但难免也有些认识问题。

新生儿左半小结肠综合征(neonatal small left colon syndrome,NSLCS)是一种功能性低位肠梗阻,其特点是有一个狭窄的左半结肠段,且在造影剂灌肠时可显示在脾曲有一突然移行部位。临床上主要表现腹胀、便秘和呕吐。1974 年 Davis 首先描述了这一种罕见的新生儿肠梗阻。目前病因仍不清楚,但在病史询问中可以注意到 NSLCS 与母亲患糖尿病有显著关联。日本 Helen 等人于 2009 年调查了 2004~2008 年母亲有糖尿病史的新生儿 105 例,其中有 6 例发生新生儿期肠梗阻左半小结肠综合征,占 5.71%。

近期已经发现孕妇糖尿病的发生率明显增多,在美国 1989~1990 年妊娠期糖尿病的发生率由 1.9% 增加到 2003~2004 年的 4.2%,相对增加了 122%。美国与澳大利亚报告母亲妊娠期糖尿病发生率分别是 2% 和 5%,妊娠期糖尿病可以是 1 型或 2 型。据 Weindling 2009 年统计观察,不管妊娠期或妊娠前期患糖尿病的母亲,其出生的新生儿住在 NICU 的比例增加 40%~47%，新生儿常见的疾病有低血糖症、未成熟儿、呼吸窘迫综合征和先天性畸形。

关于 NSLCS 发病机制的解释早在 1975 年 Philippart 等人就有推测，认为新生儿低血糖症引起胰高血糖素释放和交感肾上腺刺激，使胰高血糖素释放，从而引起空肠和左半结肠运动减弱。NLSCS 似乎对胰高血糖素及其他物质所致的结肠肌肉收缩敏感。低血糖症的结果是刺激迷走神经，引起其分布区域肠管运动增加，其终止端在脾曲，而交感神经刺激导致运动减少。

NSLCS 的临床表现为腹胀、便秘和呕吐，X 线直立位平片提示低位肠梗阻征象，偶可导致穿孔，钡剂灌肠造影提示典型的 NSLCS X 线征象，即左半结肠变狭窄，脾曲处有移行区，近端结肠增宽、变粗。

几乎所有病例在出生后 3 天之内均有排胎粪困难、腹胀及呕吐，尤其在出生 36 小时内最甚。大多数在清洁灌肠或高渗性造影剂灌肠后肠梗阻体征得到缓解，其临床症状是暂时的。随着婴儿自身产生的胰岛素含量正常，常在出生后 24~48 小时得到缓解。但也有少数病例需外科干预。一些 NSLCS 患儿临床被怀疑为先天性巨结肠而行直肠活检病理检查，但其结果均提示肠壁上存在正常神经节细胞。

（施诚仁）

第七章 腔镜技术

第1节 小儿腔镜外科现状和展望

1981年,世界小儿腹腔镜外科的先驱 Stephen Gans 访问中国,介绍小儿腹腔镜技术。近10年来,随着国际小儿腔镜外科的飞速发展,我国小儿腔镜外科迅速跟上国际步伐。目前我国大多数省市级医院小儿外科都具备了开展腔镜外科的条件和经验,在一些开展较好的单位,已有80%左右的小儿腹部外科疾病采用腹腔镜技术治疗,治疗病种达40多个,基本上接近发达国家的技术水平。小儿腔镜外科技术也得到广大患儿及家长的认可和接受,病患对治疗要求的提高也促进了小儿腔镜外科在我国的迅速发展。

一、腹腔镜在小儿外科的应用现状

小儿腹腔镜技术是一项高、精、尖技术,是治疗小儿外科疾病的重要而有效的方法,它所具有的微创性和精确性,可以让患儿以微小的损伤达到常规开放手术的最佳疗效,已逐渐成为小儿外科的重要组成部分。

过去十余年中,小儿外科医生几乎对所有疾病都做了腹腔镜手术治疗的探索。近年来开展腹腔镜技术较为成熟的大宗病例的随访结果显示,腹腔镜作为一种微侵袭外科技术,目前在诊断和治疗如下小儿外科疾病中有重要的应用价值,显示出明确的优越性,如:阑尾切除术、疝囊高位结扎术、幽门肌切开术、胆囊切除术、贲门胃底折叠术、巨结肠根治术、高中位肛门直肠畸形成形术、肠切除肠吻合术(梅克尔憩室和肠重复畸形)、肠旋转不良 Ladd 松解术、卵巢部分切除术、肝囊肿开窗术、脾切除术、膈疝修补术和食道裂孔疝修补术。腹腔镜在不明原因的内外科疾病的诊断方面也得到肯定,如:黄疸、腹水、腹部外伤、肠梗阻、腹痛的诊断、肿瘤的分期与活检、淋巴结活检、肝活检和肺活检等。

泌尿系统的解剖特点决定了腹腔镜治疗小儿泌尿系畸形的优势,目前研究结果显示,腹腔镜治疗以下小儿泌尿系畸形疗效确切,优于传统的开放手术,如:精索静脉结扎术、腹腔内和腹股沟型隐睾的睾丸固定术、发育不良肾的切除术、重复肾切除术、肾盂输尿管吻合术、膀胱输尿管再吻合术及前列腺囊肿切除术等。

腔镜技术实施如下复杂的手术尚有争议,大宗病例报告不多,仅在个别中心取得了良好的效果,需要进一步积累经验,如:胰十二指肠切除术、胆总管囊肿切除空肠肝管 Roux-Y 吻合术、肝门肠吻合手术(Kasai)、食管闭锁食管端端吻合术、肌性斜颈的胸锁乳突肌切断术及甲状腺瘤切除术等。

二、小儿腔镜手术的优势

既往人们对小儿腔镜手术的适应范围存在争议,认为手术时间长、费用高等,但随着技术的不断提高,近年来大宗病例的研究结果显示,这些问题已经被一一解决而显示出腹腔镜技术在小儿外科领域应用的强大优势:①创伤小,恢复快,住院时间短;②切口小,对腹壁损伤极小,术后瘢痕不明显,切口美观,避免了切口瘢痕对患儿心身发育的影响;③由于腹腔镜视野清晰,有放大作用,便于外科医生精密准确地进行分离、止血、结扎和缝合操作;④观察腹腔全面,可以同时处理上腹部和下腹部并存的病变;⑤可显露常规开腹手术难以暴露的部位,如膀胱后区和膈下区等;⑥利于教学和留取资料。最近的研究显示腹腔镜技术已经越来越广泛地应用于小儿外科疾病的治疗中,且部分手术已经达到了艺术化的程度。随着腹腔镜手术器械的不断改进和创新,腹腔镜手术术式不断涌现,特别是随着腔镜技术的深入开展,微创的观念被引入常规开放手术中,推动了小儿外科医生素质和整体技术的提高。

三、存在问题及发展趋势

张金哲院士指出,"小儿腹腔镜外科与其他新技术一样,需要经过3个阶段:即提倡推广阶段、规范化阶段和提高发展阶段"。当前,尽管有些医疗中心的技术水平已经进入了国际先进行列,但总体而言,我国小儿腹腔镜工作的开展仍然处于提倡推广阶段,面临的问题主要如下。

第一,首先是与国外发达国家相比较,我们存在的首先问题是小儿腔镜外科开展不够普及,手术仅限于大城市的小儿外科中心开展,由于受到技术和资金的限制,一些县市级儿童医院尚未全面开展;其次,开展的小儿腹腔镜手术不够深入,大多数医院处于开展简单小手术的水平,如阑尾切除术和疝囊结扎手术,腔镜技术治疗其他小儿外科疾病的优势尚没有充分发挥出来。所以普及和创新是我们面临的急需解决的问题。应不断积累经验,尽快建立手术操作标准和技术常规。

第二,缺乏小儿腹腔镜外科的学术团体,技术发展不平衡,并且有些混乱。为了更广泛地进行学术交流、推广技术和促进学科的发展,应着力提高小儿外科界对微创外科的认识和地位;有组织地建立正规的培训基地和培训计划,规范化和高效率培养小儿腔镜外科医生,以提高我国小儿腹腔镜外科工作的整体水平。

小儿与成人胸、腹腔镜外科技术的不同之一是涉及精细的重建吻合操作技术(如腹腔内缝合、吻合及打结技术),医生培训时间长,成长慢。而目前我国小儿腔镜外科技术的培训体系尚不健全,缺乏教程正规和设备完善的培训基地。腔镜外科手术操作是一项复杂的技能,必须要在正规的教员精心指导下,通过学员花费足够的时间亲自动手操作和实习方能掌握,避免开展工作的初期出现并发症。而目前一些单位采取的"重授课,轻操作"的"纸上谈兵"式教学方式很难培养出高水平的小儿腔镜外科人才。

第三,应加强小儿腹腔镜外科实验基础方面的研究,加强国际交流与合作。与国外同行相比,我国小儿外科医生的优势在于病例集中、常规开放手术经验丰富。通过国内医疗中心强强联合的方式,有希望在最短的时间内集中大量病例,总结出说服力强的研究结果,探索出让同行们信服的经验和应用规范、原则,扩大现有手术的应用范围,可望迅速带动和推广小儿腹腔镜外科在我国的全面开展,提高我国整个小儿外科的整体水平和国际地位。

总之,小儿腹腔镜外科工作已经逐步在我国普及与开展,这是我国小儿外科发展的又一个里程碑。从开展时间看,国际上比我们早不了几年。21 世纪小儿腹部外科发生革命性转变,我们与先进国家基本上同时起步。目前我们已经可以看到腔镜技术越来越广泛地应用于小儿外科疾病治疗中,且部分手术已经达到了艺术化的程度,显示出了腔镜在小儿外科领域应用的强大优势,有巨大的发展空间。随着腹腔镜手术器械的不断改进和创新,腹腔镜手术术式将会不断涌现,不久的将来大部分常规手术必将会被取代。因此,我们有理由、有信心按照我国病患儿童以及医疗技术的特点,创造出更多多快好省的腹腔镜技术,造福更多的病患儿童。

(李　龙)

第 2 节　发展以人为本的小儿腔镜外科

传统外科手术常需要较大切口充分显露,才能达到治愈疾病的目的,这样会造成人为的组织破坏,给患儿带来不同程度的疼痛、出血和术后切口瘢痕的永久保留,甚至影响功能康复。近 20 年来,随着自然科学与社会科学的飞速发展与相互渗透,在人类崇尚和追求健康与美的消费驱动下,促使现代医学由单一的生物医学模式向生物－心理－社会医学模式转型,要求在解除疾病痛苦的同时更体现人文关怀。微创外科或外科的微创化作为一种新的医学理念,就是在这样的时代背景下诞生的,这无疑是外科技术史上发生的一场革命,是21 世纪外科发展的主旋律。"腔镜外科"作为微创外科的杰出代表,已从通过自然孔道的"无孔不入",发展到人工通道的"无孔也入",在治愈疾病的同时尚能保留外表完整、美观的躯体,恢复人体的生理功能,努力实现在整体上最大限度地减少医疗过程中对患儿的各种损害,从而达到治疗患儿、善待人体及关切人心的目的,充分体现了"以人为本"的微创医学服务理念,这显然符合患儿的最高利益,也满足了外科医生科学与艺术相结合的追求境界。

1. **以人为本的医学内涵**　"以人为本"是指在一切医学活动、医疗活动以及医疗服务活动中,以充分考虑在此活动过程中的所有"人"的最大健康利益为首要前提,充分顾及人的心理损害和社会属性,以实现预防疾病、治疗疾病和恢复健康的目标。对患儿的"以人为本"主要体现在医疗过程中"以患儿为主体",以最小的创伤为患儿提供最大的利益和最好的服务。正是在"以人为本"的人文精神驱动下,伴随现代科学技术的飞速发展,真正体现微创技术的腔镜外科才得以不断更新和完善。就小儿外科而言,已从 20 世纪 70 年代单纯对胆道闭锁和性腺发育异常的腹腔镜检查,发展到现在几乎对所有小儿外科疾病都采取腔镜手术治疗的尝试,特别是许多大型手术也开始广泛应用,如全胸腔镜下先天性心脏病的矫治、腹腔镜次全结肠切除术、胆总管囊肿根治切除术及胆道重建术等复杂手术,甚至可以通过像钥匙孔样的小洞也能将巨脾切下取出来,使小儿外科患儿能在良好的内环境稳定的状态下,以较小的手术切口、较轻的全身应激反应治愈疾病,达到更好的医疗效果、更短的医疗时间和更好的心理效应。

2. **正确理解腔镜技术**　腔镜技术是将传统的外科手术操作与现代高科技成果完美融合所形成的一种新的诊断和治疗手段,其特点是以套管针作为进入体腔的通道,借助腔镜及摄像系统显示手术视野,采用专用器械来完成手术操作。它是传统外科技术上的创新,是对传统外科技术的补充和发展,但并不改变外科技术的实质。因此,应正确理解"腔镜外科"这门技术,开展腔镜手术与传统外科一样,要以良好的解剖和临床技能为基础,必要的传统手术为退路,治疗疾病必须以"循证医学"为基本原则,慎重、准确和明智地应用当前所能获得的最好研究证据,同时结合临床医师个人的专业技能和多年的临床经验,考虑患儿的价值和愿望,将三者完美地结合起来,制定每个患儿的最佳诊治措施。否则,腔镜技术的应用不当会导致其人文医学价值的削弱。

腔镜技术虽然具有创伤小、恢复快及外观美的优势,但由于腔镜手术只是"一孔之见",存在视野局限、缺乏手部触觉功能和三维视觉效果等不足,具有产生一些严重并发症的潜在危险。例如在腹腔镜胆总管囊肿根治术中,长时间人工气腹可造成高碳酸血症的病理生理学变化;由于囊壁反复发作炎症粘连,剥离囊肿时误伤门静脉可造成致命性大出血或切除远端囊壁,损伤胆胰管合流部,导致胰漏等并发症。所以在尚未熟练掌握腔镜技术及其适应证之前仓促应用、勉强为之,或不根据患儿具体情况,以完成腔镜手术为目的,则会使手术难度过大,拖延手术时间,甚至中转开腹,花费很大的代价,增加对患儿的打击,反而使"微创手术"变为"巨创手术"。再者,也不能只把目光集中在技术革新上,不顾及手术中的具体情况,片面注重腔镜手术的"微创性"。以常见的腹腔镜阑尾切除术为例,不管患儿的胖瘦和体型、阑尾的位置和病变情况,一律采用单孔或两孔操作,对处理化脓性阑尾炎就难以得心应手,容易导致误伤,病灶清除也难完善,以致并发戳孔感染或遗留盆腔脓肿,使结果事与愿违,反而给患儿造成额外的创伤。此外,还要考虑到患儿家庭对昂贵医疗费用的心理承受能力,有些腔镜手术相对于传统手术来说,价格较昂贵,不要为使手术达到"微创",而使患儿的家庭、心理遭受"重创"。因此,医生在选择腔镜手术之前,必须根据患儿的病情、适应证、家庭经济承受能力以及自身的业务能力来选择最适宜的治疗方法。只有这样,"以人为本"的口号才能落实到实处,患儿是患病的"人",需要先进和高超的医疗技术,更有情感需求,也需要人文关怀。

3. 以人为本,促进小儿腔镜外科发展。

(1) 重视腔镜外科的相关基础研究:腔镜外科是通过监视器进行的一种视觉解剖操作,使外科医生丧失了宝贵的手感,增加了手术危险性和出现并发症的机会。传统外科对人体结构层次的认识是由表及里,由浅入深;而腔镜手术操作却反其道而行之,若能熟悉腔镜外科中解剖结构的特征,可以提高手术的安全性。例如通过彩色多普勒超声显像,手术前胸有成竹地掌握脾脏血管的走行、分支类型及其与胰腺的毗邻关系,提供安全(入路经过的重要血管和神经越少越好)、距离短(从皮肤至靶区最直接)和显示清(靶区显露越清楚越好)的入路途径,以减免手术操作的失误。除此之外,气腹对小儿肝肾功能、心肺功能及人体免疫功能的影响等知之还少;对一些疾病(如肿瘤)的治疗,腔镜的安全性及有效性也还有待于进行前瞻性临床随机对照研究。因此,在不断的临床应用中需要加深相关基础研究,以获得更丰富的确实可靠的循证医学证据。

(2) 规范化培训小儿腔镜外科医师:由于腔镜外科在诊断和治疗上具有显著的优越性,已成为诸多年轻外科医生争相学习的目标。而且,在市场和经济利益的驱动下,不少医院争先引进设备,有些在技术力量准备不足的前提下急于开展腔镜手术业务,导致一些并发症的发生率仍然较高,引起不少医疗纠纷和医患关系的矛盾,既损害了患儿的利益,也不利于腔镜外科事业的健康发展。为此,国家卫生和计划生育委员会(原卫生部)为规范内镜诊疗管理,提高内镜医师技术水平,保证医疗质量和医疗安全,已授权中国医师协会开始推行《内镜诊疗技术培训与准入制度》,建立了完善、统一、规范的内镜医师培训考核机制,对内镜各专业学科的医师进行统一规范的基本理论学习和操作培训,实行内镜医师执证上岗,以促进内镜医师专业化、职业化进程,保证我国内镜医学的健康、稳步发展。

(3) 努力降低医疗成本:虽然腔镜手术减少了患儿的痛苦,但医疗成本却较传统手术为高,由于设备投入、手术耗材费用的剧增,超过了许多家庭的经济和心理承受能力。在常规腹腔镜脾切除手术中,一副切割钉合器需花费 2000 元,如果应用 2~3 副,仅该项费用就多出 4000~6000 元,如此昂贵的医疗费用很大程度地限制了此项技术的临床应用。如果通过提高腹腔镜操作技术,改用丝线脾蒂内结扎法完成腹腔镜脾切除术,既可降低医疗成本,又能减轻患儿家庭经济及心理负担,促进小儿腔镜技术的发展。

(4) 进一步改进小儿腔镜技术:由于小儿腹腔内脏器体积小、重量轻,可以采用经腹壁缝合牵引技术,悬吊肝脏、膈肌、膀胱或子宫等脏器,达到更好地显露术野,这种方法简单易行,费用低廉,不必专用器械,同时也可减少套管针的放置数量和替代辅助器械的插入,更能体现微创的理念。通过研制缝合套管针可在单孔腹腔镜监视下完成疝环缝扎术,仅脐部隐蔽一个小切口,不需拆线,具有更美观的效果。利用幽门相对固定的特点,结合右肝叶悬吊,可采取单操作孔完成幽门肌切开术,使腹壁创伤更小。基于小儿处于生长发育时期的特点,消化道重建不宜采用昂贵的钉合器或吻合器,开腹小切口辅助手术创伤仍相对较大,如果充分发挥医务人员的主观能动性,克服困难,可以完全掌握腔镜下的缝合吻合技术,将腔镜辅助手术的创伤降至最小。

总之,小儿腔镜外科的发展始终贯穿着"以人为本"的微创理念,其发展历史虽然不长,但却有着广阔的发展前景。随着设备、器械的改进和更新,操作技术的不断完善与成熟,手术范围将会进一步扩大,治疗效果也会进一步提高,对改善预后及提高患儿生活质量,将起到至关重要的作用。正如张金哲院士所说:"小儿腹腔镜技术开创了小儿外科新的篇章,必将在 21 世纪广泛开展,成为治疗小儿腹部疾病的常规技术"。由此可见,腔镜手术将会成为外科患儿重要甚至首选的治疗方法。

(李索林)

第 3 节　如何开展小儿腹腔镜外科

随着自然科学与社会科学的飞速发展及其相互渗透,在人类追求健康和美的消费驱动下,外科治疗微创化作为一种新的医学理念应运而生。20 世纪 70 年代,美国 Gans 和 Berci 倡导采用腹腔镜诊断胆道闭锁和性腺发育异常,标志着小儿腹腔镜外科开始起步。国内小儿腹腔镜技术早在 1981 年就由 Gans 亲自携带器械传入北京,这无疑是我国外科技术史上的一场革命,全国各地各级医院纷纷开展了小儿腹腔镜手术,但效果参差不齐。如一些开展腹腔镜手术较早的儿童医院满足于简单的腹腔镜阑尾切除、疝内环缝扎及辅助巨结肠切除等几种式式,而一些新开展腹腔镜手术的单位医生未经正规培训即仓促手术,致使手术并发症较多。一些出现严重并发症的单位甚至由此而将腹腔镜长期闲置,使得该项先进的技术在这些单位不得不终止。总体而言,我国小儿外科医生对开展腹腔镜手术的积极性很高,但缺乏正规培训,急需技术标准规范化。因此,确立严格的腹腔镜手术规范,建立培训制度以及对从事腹腔镜手术的医师进行资格认证和质量控制是非常必要的。

1. 腹腔镜手术的特点　腹腔镜手术与传统手术完全不同,术者必须一边观看二维监视器,一边操作器械,完成三维空间的手术。在二维显示屏上缺乏深度的感知,腹腔镜医生必须通过触觉及光和影的改变来感知深浅,这要求术者必须有良好的手眼协调能力及三维空间感知能力。手术中术者手眼分离,没有手对操作组织和器官的直接接触,只有通过器械传导的间接触觉。另外,在所用器械以及切割、分离、结扎、止血等基本操作方面,与传统手术也有很大的不同。手术者必须学习操纵长的手术器械,器械轻微的抖动即被放大,而且这一器械的活动范围受到穿刺孔(Trocar)的限制,这使操作更加困难。腹腔镜手术时主刀医生基本上独自完成所有的手术操作,作为助手没有太多的机会进行其中的操作。而腹腔镜手术中必须面对二维显示器上的三维感知能力及手眼运动协调能力,只有操作者本身才能感悟。因此在开展腹腔镜手术的初期,常常需要经过一个手术时间长、中转开腹率高及有较高的腹腔镜手术并发症发生率的过程。这一现象可以用“学习曲线(learning curve)这一术语来描述。即初学者常常需要在完成一定数量的手术后,才能成为低手术并发症发生率的有经验的腹腔镜手术医生。通常根据不同手术类型,进行一定数量手术才能达到“学习曲线”的平台期,即使是富于经验的腹腔镜外科医生在学习新的腹腔镜技术或使用新的手术器械时,同样需要再次经过“学习曲线”这一过程。因此,无论对任何级别的外科医师而言都是全新的技术,腹腔镜外科医生的培养训练与传统外科医生不同,有其特殊的方式和规律。

2. 初期腹腔镜技术学习及训练方法

(1) 模拟训练器模式:目前有多种用于腹腔镜训练的商品化的模拟器。最简单的包括监视器、训练箱、固定的摄像头及照明灯。这种模拟器成本低廉,操作者可边看监视器边在箱外使用器械完成箱内的操作。这种设备模拟了腹腔镜下手眼分离的操作,能锻炼操作者腹腔镜下空间感、方向感及手眼的协调运动,是初学者较好的一个训练工具。目前模拟器下的训练模式有多种,其目的是为了训练操作者的手眼分离、双手协调运动及精细操作,或模拟实际手术中的一些操作。较通行的用于初学者的标准化的训练项目通常包括以下5项内容,按成功完成任务的时间对初学者加以评价。

1) 棋盘训练(checkerboard drill):在棋盘格上分别标记数字及字母,要求受训者用器械拾起相应的数字及字母并放入棋盘格上相应标记的位置。主要培养二维视觉下的方向感及手对操作钳的控制。

2) 拾豆训练(bean drop drill):主要是训练操作者的手眼协调能力。操作者一手把持摄像头,另一手用腹腔镜器械拾起豆子移动15cm后放入开口为1cm的容器内。

3) 走线训练(running string drill):主要是训练操作者的双手协调能力。模拟腹腔镜下双手持器械把持并移动检查小肠肠管的过程。受训者双手器械持起一段线,通过双手协调运动将线段由一端开始逐渐移至另一端。

4) 木块移动训练(the block move drill):用于训练手的精细运动。在三角形木块上有一金属环,训练时首先用钳抓持一弯针,然后穿过金属环钩住并将其抬起移动到指定位置。

5) 缝合训练(suture foam drill):要求训练者用持针器持针将两块泡沫材料缝合在一起

并在箱内打方结。这被认为是腹腔镜操作中最难掌握的技巧。

　　上面的训练课程只是训练操作者的一些腹腔镜操作基本技术而非整个手术过程。为了使模拟器下的操作更加接近临床实际手术，国外出现了各种材料制作的手术模型，如腹股沟疝修补模型、胆囊切除模型、胆总管切开模型及阑尾切除模型等。这些模型都部分模拟了手术实际情况，操作者可以在这些模型上完成相应手术，通过在这些模型上的训练，受训者可以很快适应和掌握这些手术。

　　(2) 动物试验模式：采用动物作为腹腔镜技术操作的训练对象。腹腔镜技术开展的初期需要先采用这种模式，活体动物为外科医生提供了最真实的手术环境。比如手术过程中正常组织反应、操作不当时周围组织脏器的损伤、出血，甚至动物的死亡等。手术者在这个过程中可以熟悉腹腔镜手术的设备、器械、腹腔镜系统及配套设备的组成功能和应用。熟悉建立气腹及放置套管的方法，完成手术后，可打开腹腔检查手术完成情况及有无周围脏器损伤。在此阶段除了要求受训者掌握腹腔镜手术的实际操作及有关式式以外，还要注意术者与助手及持镜者、器械护士之间的配合。其主要不足之处是训练成本花费太高，对于小儿外科医师，可采用家兔进行阑尾切除、胃肠吻合及胆肠吻合等手术训练，类似婴幼儿手术环境，成本相对低廉。

　　(3) 虚拟现实方式：虚拟现实(virtual reality)是借助于计算机技术及硬件设备产生三维空间，其主要特征是以人为核心，使人身临其境并能进行相互交流，实时操作有如在真实世界中的感觉。

　　腹腔镜虚拟现实模拟出的环境和操作较普通的机械视频训练箱相比，更接近真实情况。较理想的虚拟现实训练可完全实时模拟现实中的实际操作过程，包括光学设备、操作器械以及操作器械与组织器官的相互作用过程，比如组织器官的弹性变形、回缩、出血以及操作者可以感受到使用器械的触觉感及力反馈。较理想的虚拟现实设备除可以用来训练腹腔镜下的基本操作外，还可以完全模拟整个手术过程，就如在真实人体上手术的感受。目前已有商品化的虚拟现实训练系统能部分实现上述功能，完全可以想象这样的场景在不久的将来当一个初学者初次为患儿行腹腔镜胆囊切除前，他已经在虚拟现实系统上独立完成50例的虚拟腹腔镜胆囊切除并且成功率在98%以上，而一个有经验的腹腔镜外科医生在开展新手术或复杂的外科手术前，已经在虚拟现实系统中进行了多次成功的演练从而保证了手术的成功。

　　初学者经过上述训练课程后，熟悉了腹腔镜下常用手术器械及操作技巧，但与临床现实中的手术终究存在差别，一个完整的手术是多种技巧的综合并需要助手及护士的协调配合，在进入临床阶段时，训练箱下学到的腹腔镜手术技巧仍然需要一个转化到临床的过程。因此，初学者必须进一步接受手术台上的训练，在手术中学习和熟练腹腔镜手术操作。

　　3. 重视留取影像资料及手术观摩学习，在实践中锻炼技能。腹腔镜手术由于均在视频设备下完成，手术如有必要每个手术均可以保存录像资料，通过复习录像资料，找出不足，不断改进优化，提高操作技术水平。另外，腹腔镜影像资料还可从多个渠道获得，包括教学单位录制的教学影片、单位或个人交流影片、会议交流影片以及在互联网上可以查到的大量的影片资料。一个主动的学习者应该善于在这些影像资料中吸取别人的优点和长处，总结经验，使自己不断提高技术。

(李索林)

第4节　儿童肿瘤手术应合理应用
胸腹腔镜技术

胸腹腔镜技术引入儿童胸腹部手术已超过20年历史,几乎已涉及儿童的各类疾病和手术。一些手术已成为新的首选手术途径和新的金标准。但在儿童肿瘤手术中胸腹腔镜的介入明显滞后于其他手术,也落后于成人恶性肿瘤手术中腔镜的应用,一些手术是否适合于CO_2气腹或镜下手术仍有争议。以下内容将结合文献及自身的一些体会就儿童肿瘤手术中如何合理应用胸腹腔镜技术作一讨论。

一、胸腹腔镜在儿童肿瘤手术中的应用现状

早在1988年就有关于腹腔镜在儿童肿瘤病例中应用的报告。进入20世纪90年代后,各类儿童肿瘤应用腔镜手术治疗的报告日渐增多,手术几乎涉及所有儿童常见肿瘤。包括腹腔神经母细胞瘤、肾母细胞瘤、肾上腺肿瘤、骶尾部畸胎瘤及肝脏肿瘤等。随着腔镜技术的提高和设备器械的改进,镜下操作难度也日趋提高。成人腔镜之后,儿童病例也出现了腹腔镜下保留脾脏、部分胰腺切除治疗实性假乳头状瘤的病例报告,以及腹腔镜下部分脾脏切除治疗脾脏良性肿瘤等具有很大操作难度的腔镜手术报告。随着近年来单孔腹腔镜的兴起,在儿童肿瘤手术中也出现了单套管针或单切口镜下切除儿童腹腔良性肿瘤的报告。国内有关腔镜手术治疗儿童肿瘤的报告近年来有出现,但总体较少,明显滞后于西方发达国家。纵观国内外文献报道,对儿童肿瘤应用胸腹腔镜手术的认识尚不统一,并有争议。观点之一认为CO_2气腹及腔镜手术不适宜于儿童恶性肿瘤的应用,手术操作可能会提高肿瘤的分期,并可能导致肿瘤的远期转移,该观点也得到一些动物实验结果的支持;但相反的观点则认为,腔镜手术适用于各类儿童肿瘤的手术,包括恶性肿瘤,其结论也得到一些实验室和临床的支持,认为镜下手术对机体免疫功能影响较小,有助于减少因手术导致的远处转移,并且认为使手术受到限制的仅仅是肿瘤的体积问题,镜下手术适用于一些体积较小的实体肿瘤(<5cm)。从多数报告来看,肿瘤患儿的年龄及体重并非是腔镜手术的禁忌。

二、腔镜下儿童肿瘤手术面临的常见困难

儿童肿瘤大多为一些胚胎性肿瘤,如神经母细胞瘤、肾母细胞瘤、畸胎瘤及卵巢肿瘤等,许多肿瘤位于腹膜后并紧贴或包绕重要血管,为镜下游离带来很大困难。相比于成人,儿童腹腔较小,即使是满意的腹腔充气后,腹腔可操作空间仍较小,尤其是小婴儿,要求CO_2气腹压力较低,可能导致腹腔充盈欠满意,更为镜下操作带来困难。许多肿瘤发现时即已体积较大,使腹腔镜手术失去了应用的机会。虽然腔镜器械目前已成为一庞大的产业链,但真正适合于儿童肿瘤的镜下专用器械极少,客观上也为手术带来诸多不便。术中出血是肿瘤手术中常见现象之一,但镜下手术时出血将会给手术带来极大困难,尤其是较大血管的破裂出血,常是中转开放的主要原因之一。肿瘤游离后完整取出是肿瘤手术中的基本要求之一,有利于术后病理判断肿瘤是否完整切除及肿瘤分期。但镜下手术的小切口常使肿瘤完整取出发生困难,延长切口常是解决的手段,而切口延长过度常使镜下手术小切口的

优点尽失。

三、如何在儿童肿瘤手术中合理地应用腔镜技术

如同国内外的一些报道,我们近 10 年来也将胸腹腔镜技术应用于儿童胸腹腔肿瘤病例的手术,并积累了一定的经验。至今已完成各类肿瘤的镜下手术 200 例。如何合理应用胸腹腔镜技术于儿童肿瘤病例,需要有综合完善的术前评估和充分的准备,避免明知腹腔镜并无优势而用腹腔镜,导致无谓的增加手术时间和手术风险。由于各单位胸腹腔镜手术技术发展的不平衡,很难用同一标准来判断不同的个案,术者之间的个人技术能力也决定了手术的风险程度。

综合我们的经验和国内外的报告,目前,在儿童肿瘤病例中应用胸腹腔镜技术较为一致的观点有以下 5 点。

1. 各类肿瘤病例的手术探查和活检 由于腔镜的优势和特点,可以利用微小的切口进入胸腹腔,并对胸腹腔进行全面的观察和探查,尤其是对于深部的肿瘤和不同部位的肿瘤探查,可在镜下直接完成肿瘤的活检,避免了利用较大的胸腹部切口来完成肿瘤的探查和活检,减少了传统开胸开腹手术切口的创伤和切口并发症。腹腔镜监视下肝脏肿瘤的穿刺活检也确保了肝穿刺后止血的完全性,规避了传统肝穿刺后潜在的出血风险。

2. 良性肿瘤的镜下切除 儿童胸腹腔良性肿瘤种类不多,主要有良性畸胎瘤、胸腺瘤、各类囊肿、淋巴管瘤及一些神经源性肿瘤,对于这类肿瘤手术受到限制的原因是良性实体肿瘤的体积,过大的肿瘤在完整游离后需扩大切口取出肿瘤,失去了微创小切口的优势。儿童较多见的囊性肿瘤,如卵巢囊肿和淋巴管瘤,镜下可将囊液抽除出后经小切口取出。

3. 对于一些跨越胸腹腔的肿瘤,如椎旁神经源性肿瘤,腔镜的优势明显于传统的同时开胸开腹手术或胸腹联合切口手术。可于镜下先完成胸腔侧肿瘤分离或腹腔侧肿瘤游离后再转入腹腔或胸腔手术,甚至胸腹腔手术都在镜下完成。有学者曾成功应用胸腔镜完成 1 例跨越横膈的椎旁神经节细胞瘤切除手术,肿瘤在镜下完整切除后经胸壁小切口取出。术后迅速恢复,其微创理念中的微创美容、减轻疼痛及早期恢复的优点尽显。

4. 对于恶性肿瘤虽然存在争议,并有套管针切口肿瘤转移及实验室中 CO_2 气腹有增加全身转移的报告,但更多报告仍显示体积较小的恶性肿瘤($< 5cm$)仍可选择腔镜下手术切除。如能加以术前化疗将有助于防止术中肿瘤的播散。胸腹腔镜手术也为恶性肿瘤患儿术后早期进行化疗提供了有利条件,避免了早期化疗对传统开放手术切口愈合影响的担忧。

5. 对于胸腔、肺的原发性恶性转移灶,选择胸腔镜下切除转移灶更易于被家长所接受,也为一些单发性结节性转移灶提供了二次甚至三次手术机会,也大大减少了开胸手术所带来的一些远期并发症,如胸部畸形等。

胸腹腔镜下儿童肿瘤手术仍是一个新的手术径路,技术仍不完善,仍有较多想象空间和发展余地,如何合理、巧妙地应用值得探讨。除微创、美容的考虑之外,还应保证手术过程严格依从肿瘤手术原则。以不影响肿瘤患儿最终疗效为前提,并借助镜下手术对机体免疫干扰小的优点,提高患儿的最终疗效和长期生活质量。相信在儿童肿瘤外科和儿童微创外科工作者的努力下,腔镜微创外科手术将在儿童肿瘤患儿中得到更为合理的应用和推广。

(吴晔明)

第 5 节　小儿腹腔镜手术中 AESOP 机器人辅助手术系统的应用

1993 年,美国摩星公司的 AESOP 内镜定位器成为第 1 台由美国食品药品局(FDA)批准的外科手术机器人系统,1994 年开始运用于临床并逐步改进普及。此后医用机器人的研制开发成为生物医学领域的一个热点研究课题,机器人辅助手术系统逐渐在临床应用,并得到不断改进。Aesop 3000 Hermes-Ready TM 是第 4 代伊索机器人装置。该装置采用 Aesop-HR 平台将赫米斯控制中心的专有语音技术嵌入易于操作的机器人手臂中,使得外科医生能用语音控制内镜的位置,这就提供了一种直接观察手术部位图像的方法,同时手术区域的杂物、不必要的移动错误也就更少,从而减缩了手术时间。

一、医用机器人装置的 4 个基本要点

1. **与 OR 的兼容性**　医用机器人装置最重要的一个特点是它在标准手术室环境中的适应性,它必须能和新技术紧密结合而不改变外科医生与手术室人员的基本操作。

2. **结构紧凑的几何形状**　对于手术室通常有限的空间必须有充分的考虑。伊索机器人手臂近似于人类手臂的大小与形态,重量约 18kg,这种结构紧凑的设计为外科医生和多名助手在手术台边提供了宽阔的空间。

3. **开放式装置结构**　能适用于直径 3~10mm 和任何角度的硬镜,适用范围广。组件式结构为使用者提供了灵活选择合适内镜的可能性。

4. **机器人装置的精度**　腔镜显示要求两种类型的精度,即稳定的外科图像和能对内镜作准确定位以满足精细手术的需要。保持手术区域的图像稳定远优于采用人工扶持的方法。

评价任何一种新技术的第一步是确认能用来评判的标准。按照医用机器人装置将医用机器人技术的 4 个基本要点体现得如何,即可对其做出评价,所有的医用机器人均可依此做出评价。

二、机器人辅助手术系统的基本构成

1. **HERMES(赫米斯) 声控中心**　20 世纪 90 年代,国外开始出现手术室专用语音技术。1996 年,具有语音控制的伊索 Z000 已成为首台获得 FDA 批准的语音识别外科手术机器人装置。此后,随着计算机技术的进步,语音识别装置又有了许多改进与提高,发展成为赫米斯控制中心。赫米斯控制中心是一种开放性的语音控制平台,可以通过预先录制的语音指令,指挥智能化手术室内的各种设备。赫米斯语音技术能准确识别每位外科医生的语音特点,有极高的语音识别准确性,保证在手术室环境中安全、准确和可靠地执行主刀医生的指令,不会因为干扰疏忽而意外启动外围设备。赫米斯系统共有 8 个控制通道,理论上可向 8 台设备发出指令。我们使用的 HERMES 声控中心开放了 4 条通道,分别指挥 AESOP 3000 机器手、史赛克公司腹腔镜摄像系统、氙光源和气腹机。

2. **AESOP 3000 内镜定位器**　具有 7 个自由度的声控手臂,能在术者声音控制下,模仿人类手臂的动作,对腹腔镜进行高精度定位。尤其为长时间的复杂手术提供稳定清晰的图像,彻底改变了内镜外科手术的现状。内镜随着机器人装置的显现情况平稳的移动,减

少了在不需要的范围内移动,并能调整画面的清晰度。它使得外科医生能在接近静止的画面上直接操作,不需要手术助手来扶持腔镜,使手术医生能发挥最好的技术水平,仿佛是手术医生的第三条手臂。

在整个手术过程中,外科医生采用语音指令能平稳调整视野的位置,并能按术者要求储存 3 个特定位置的信息。一旦需要,机器人手臂可在指令控制下,精确返回到特定部位,精确显现该视野。精确的移动与存储信息有助于减少手术时间。

3. **与 HERMES 控制中心声控模块兼容的小儿腹腔镜设备** 我们选用史赛克公司全套腹腔镜设备,其中 1088 型摄像系统、40 升气腹机及氙光源可被声控。

三、基本操作程序

1. **声卡录制** HERMES 声控中心只听从预先录制的手术主刀医师声音指令,不受外界杂音干扰。采用容量为 4M 的特制 PC 卡,其内固化有加密程序,不可使用其他 PC 卡。声控中心只能识别英语,术前先在安静环境下预先录入规定的约 200 个英语单词及短句,常用指令有 30 条左右,如 move in(前进)、move back(后退)、move left(左移)及 move right(右移)等。对机器自动与内存标准语言资料对比分析,记忆手术者发音特点,一次录入后,每次手术者操作机器时,须预先将声卡插入 HERMES 声控中心专门插槽内。

2. 将机器人通过挂钩装置悬挂于手术台侧滑轨适当位置,并悬紧固定。将腹腔镜镜体固定于机器人手臂,穿套无菌塑料隔离罩,将声卡插入 HERMES 声控中心,术者佩带头戴式麦克风发出声音指令。

3. 手术者上台后,利用简短英语口令,如"right,left","up,down""bright,dawn"等,设定腹腔镜摄像系统、调整气腹压力与光源亮度。手术开始后,根据手术需要,术者可随时发出语音指令,调整以上参数,并指挥机器臂操纵腹腔镜,在前后、上下、左右、前进及后退等 7 个自由度内操纵腹腔镜镜体,使视野清晰、图像稳定、完成手术。该机器定位精度很高,每个指令根据手术需要可作快速移动或精确步移。可记忆三个位置,因手术需要,机器臂临时移位至其他位置后,可用口令迅速精确调整到记忆位。

四、分析与展望

20 世纪 70 年代,外科医师已能够实施视频辅助内镜外科手术。这类手术要求使用内镜以能观察到体内的手术部位,但是,采用手持内镜保持稳定、适当位置的手术野是一项十分艰巨的工作。1993 年,美国模型公司的 AESOP 内镜定位器成为第一台由 FDA 批准的外科手术机器人装置。AESOP 装置具有 7 个自由度的声控机器人手臂,能模仿人类手臂的形态和功能,以对内镜进行置位。尤其为长时间复杂的手术提供了稳定的清晰的手术图像。

内镜随着机器人装置的显现情况平稳的移动,从而减少了在不需要的范围中的移动,并使随后的范围清晰,使得外科医师能在手术图像上直接操作,而不需要外科医师作为手术助手来扶持内镜。按照外科医师的口令,AESOP 机器人手臂可将内镜返回到特定的精确部位以再现视野。精度和存储部位的结合节省了移动,有助于减少外科手术和时间。精度的另一方面是能精确地对内镜进行定位,以提供手术区域的最佳视图。AESOP 装置的多学科性能支持自大外科到显微外科的各种手术,这要求根据手术区域的大小将大的内镜移动变化为细微的移动。为做到这一点,AESOP 装置具有多种速度设定,能使内镜作出精确和方便的移动,仿佛是外科医师的第三条手臂,从而提高了治疗的效果。

我们采用的是美国摩星公司的第 4 代机器人 AESOP 3000,该装置采用了 AESOP–HR 平台,使得外科医师能用语音控制内镜的位置,同时手术区域中的杂物,不必要的移动和错误的交流也都更少,从而减缩了手术时间。术中 HERMES 声控中心只识别手术者的语言命令,不受手术室周围环境的干扰,提高了操作的安全性。AESOP 还有定位自动记忆功能,可根据术者需要在 X、Y、Z 三个轴向上迅速切换,以高质量的操作配合手术医生实施手术。

虽然 AESOP 只是一"扶镜"的电子机械手,但与传统的人工扶镜比较,AESOP 辅助手术的视野图像精确、稳定,手术者的思维与视线达到高度统一,使疲劳减轻,效率提高。AESOP 机器臂识别口令准确,移动精确到位,错误动作的发生率很低,远小于人工操控腹腔镜体;在大型手术中优点更突出。

同时,我们也看到,就机器人辅助腹腔镜手术本身而言,与传统腹腔镜手术相比,机器人辅助微创外科手术具有以下优点:①机器人装置的紧凑性和兼容性(通用性),占用较少的手术台空间,可适用于多种外科手术。②机器人灵巧的结构和装置的精度,可实现精确的定位和保持稳定的手术图像,从而能进行精确的外科手术。已有报道,Mitsuishi M 等操纵医用机器人对一根直径仅 1mm 的人造血管进行了缝合手术。③机器人可以连续工作,不会疲劳,不仅工作可靠,而且可减少劳动力成本。④可提供一个适合人类工程学的操作环境,使外科医师的疲劳程度降低到最小,从而提高了手术的安全度,不会由于疲劳和人手操作不稳定等因素影响手术质量。⑤由于放射性药物注入过程对医务人员会造成一定的伤害,使用机器人手术可减少 X 线等放射线对医务人员的辐射。

机器人外科手术更具革命性的优点是把手术图像以及外科医师的手术操作步骤,转化为可以通过互联网超远距离传送的电信号,使外科远程手术会诊成为可能。

(周小渔)

第 6 节　腹腔镜治疗先天性巨结肠症的技术要点及疗效评价

先天性巨结肠症(hirschsprung disease,HD)是小儿常见的消化道畸形之一,腹腔镜下 HD 手术开始于 20 世纪 90 年代中期,我国自 1999 年 8 月武汉协和医院报道腹腔镜辅助下 HD 根治术以来,相继有多家医院开展了腹腔镜下 HD 手术,腹腔镜辅助下 HD 根治术已日益作为常规手术来开展。以下介绍腹腔镜辅助下 HD 手术的进展及相关热点问题。

一、开展状况

自 1886 年丹麦医生 Hirschsprung 确切描述先天性巨结肠症以后,历经了各种治疗方法的探索,直到 1948 年 Swenson 的开腹直肠切除、结肠拖出与肛管吻合术开创了新的根治方法。近 50 年来世界各国小儿外科医师进行了各种手术技术(包括 Swenson、Duhanmel、Rehbein 和 Soave 等)的改进,使 HD 手术效果及并发症的降低等均有明显进步,HD 的治疗有了两个显著性改变:一是手术从二期或三期向一期方向发展;二是引入微创治疗(单纯经肛门手术和腹腔镜手术)。

25 年前,So 和 Carcassonne 分别报道了一期 HD 拖出术并取得满意疗效,但直到微创技术发展后一期拖出术才得以在 HD 治疗中广泛应用。1994 年由 Smith BM 首先应用腹腔镜辅助 Duhemal 根治术获得成功,1995 年 Georgeson KE 等报告了腹腔镜辅助下 Soave 根治术,随后相继有大量报道腹腔镜下各种 HD 手术的方法。Georgeson 总结了 5 年间 6 个中心 80 例腹腔镜辅助 Soave 手术的早期结果,平均手术时间 147 分钟,平均出血小于 10ml,平均住院时间 3.7 天,中转开放手术率为 2.5%,术后小肠结肠炎的发生率为 7.5%,吻合口瘘的发生率为 2.5%,便秘复发的发生率 1%。早期并发症与开放手术相类似。Ghirardo 比较了腹腔镜辅助下 Duhamel 和开放 Duhamel 手术结果,两组早期和晚期并发症发生率没有太大差别,但腹腔镜手术时间(253 分钟 VS 297 分钟)及术后住院时间 (6.8 天 VS 10 天) 明显缩短。腹腔镜手术疗效不减,具有创伤小、恢复快、住院时间短及切口美观等优势。

我国腹腔镜辅助下 HD 手术的开展晚于国外 4~5 年,因病例多,发展迅猛,在 CNKI 上以腹腔镜和巨结肠关键词进行检索,自 1999 年至 2010 年报道的文章有 97 篇(除去成人和护理论文 31 篇),基本上是单中心回顾性研究,其中 3 篇文献的病例数在 100 例以上。汤绍涛等总结了腹腔镜辅助改良 Swenson 手术的近期疗效,腹腔镜手术与开放手术费用基本相同,没有增加术中和术后并发症,但明显缩短了术后恢复时间。肖雅玲等报道了 152 例腹腔镜辅助改良 Soave 手术,平均手术时间 130 分钟,平均出血 40ml;术后小肠结肠炎的发生率为 6.5%,明显低于开放手术,随访 3 个月至 4 年,便秘 1 例,污粪 4 例,疗效满意。刘继炎等介绍 100 例腹腔镜下改良 Swenson 法治疗 HD 的体会,平均手术时间 110 分钟,术中出血量不足 10mL,随访 6~18 个月,术后小肠结肠炎 5 例,污粪 2 例,吻合口狭窄 1 例,吻合口瘘 1 例,但有 6 例尿潴留。2010 年我们总结了腹腔镜辅助改良 Soave 手术 10 年的经验,258 例 HD 患儿中,218 例获随访,中转开腹率为 1.9%;术后小肠结肠炎的发生率为 6.4%,吻合口瘘为 1.8%,便秘复发为 1.9%,没有出现肌鞘感染和小便失禁病例;182 例 5 岁以上患儿平均随访 68 个月,排便优良率达 86%,污粪发生率为 4.4%,疗效优于传统手术。

近年来随着经肛门手术的发展,经肛门手术的报道越来越多,而腹腔镜辅助下 HD 手术的文献有所减少。

二、技术要点

腹腔镜手术改变了传统的手术途径,但维持了经典 HD 根治术的原理,因此大多数医生采用传统开腹手术进行腹腔镜手术,目前,腹腔镜辅助 Soave 根治术是最流行的术式,技术随经验积累不断改进。

1. **腹腔镜辅助下 Soave、Swenson 手术**　小儿仰卧于手术台末端,应用 3 个或 4 个套管针。镜下确定移行区位置,剪下浆肌层组织送冰冻切片。约 15% 的患儿,尤其是小于 3 个月的婴幼儿在直视下确定移行区较困难,不够准确。如果快速冰冻切片不易分辨,术中可适度扩大移行区近端肠管切除范围,以确保切除病变肠管。一旦确定切除范围,即用电刀或超声刀分离直肠乙状结肠系膜及侧腹膜,肠系膜下动静脉的远端主要分支应尽量保留,将结肠分离至移行区以上 10~15cm(这样可避免近端神经节细胞减少或发育不良肠段残留的可能性)。乙状结肠系膜应尽量向远侧游离至腹膜反折,年长患儿应游离至腹膜反折以下,以使经肛门游离相对容易。注意需紧靠直肠壁,避免盆丛神经和膀胱的损伤。2 岁以下患儿游离系膜至腹膜反折水平已足够,因为这些患儿经肛门游离较容易。对移行区位于乙状结肠近端、降结肠或横结肠的患儿,在向下拖出有神经节细胞的结肠过程中需要一蒂状结构。系膜游离至预计切除水平时应保留边缘动脉以提供拖至盆腔的结肠的血供,尽可能松解筋膜及周围组织,以保证结肠及血供在拖至肛门吻合过程中没有张力。

经肛门游离直肠或直肠黏膜,在齿状线上方 0.5~1.0cm 处作环形切口。太靠近齿状线可能损伤黏膜感受器,导致肛门失禁。若离齿状线太远,可能增加患儿术后便秘复发的机会。近端黏膜层间断缝线用作牵引,应用电凝向近端进行黏膜分离(Soave 术式),或在齿状线上方向近端进行全层直肠游离(Swenson 术式)。游离至腹膜反折水平,Swenson 术式是将直肠或乙状结肠脱垂,Soave 术式是环形切开直肠肌鞘,拖出正常结肠完成吻合。原始Soave 术式分离至少 5cm 肌鞘,现在大多数医生推荐 3~4cm 以下肌鞘,肌套后壁纵行劈开。因为长肌鞘可能引起便秘、肌鞘感染及小肠结肠炎等并发症。但长肌鞘的游离可避免直肠周围结构如神经丛、卵巢、输卵管及尿道等的损伤。Nasr 报道保留短肌鞘术后需要扩肛的患儿少,小肠结肠炎的发生率更低(9％ VS 30％)。我们的方法是分离时采用长肌鞘,吻合时环形切除部分肌鞘直至 2~3cm,肌鞘后壁 V 型切除,这样既避免了直肠周围结构的损伤,又减少长肌鞘的缺点。最后重建气腹,仔细检查结肠有无扭转,如结肠 180°扭转可致梗阻;有无腹腔内出血;拖下肠管有无张力。

2. 腹腔镜辅助下 Duhamel 术　1994 年由美国医生 Smith 等描述,这种手术需要切缝设备,费用较高,国内开展不多。腹腔镜游离切除结肠、保留直肠;右下腹 12mm 套管针置入离断直肠,钝性分离直肠后间隙;齿状线上方肠后壁做 1.2cm 横切口,置 12mm 套管针,腹腔镜下抓住乙状结肠远端,通过直肠后切口随套管针一齐拖出。环形吻合直肠后壁,将切缝器两肢分别放入原直肠和新直肠,切开两段肠管间隔,盲袋长度应小于 4~6cm,多余的直肠盲袋可通过内镜切割器切除,防止形成大盲袋或闸门综合征。2004 年 Georgeson 报道,由于建立更好的贮袋,术后大便次数明显减少,能获得更好的排便功能,因此该术式更适合于右半结肠或全结肠型 HD。

三、手术途径

在小儿腹腔镜技术开展初期,腹腔镜辅助 HD 手术被应用于各种类型的 HD,部分医生对长段型 HD 辅以腹部小切口完成手术,而全结肠型 HD 是手术禁忌证。随着经验的积累,目前腹腔镜手术主要用于长段型、全结肠型和部分常见型患儿,而短段型和大部分常见型HD 采用单纯经肛门手术。腹腔镜一期拖出手术禁忌证包括:婴幼儿合并严重畸形、患儿一般情况较差、并发重度小肠结肠炎、病情难以控制的患儿以及成人患者。以上患儿应行一期结肠造口术,再二期行拖出手术。那么二期手术还能不能用腹腔镜呢?答案是肯定的。Shah 等研究表明,二期腹腔镜辅助拖出术同样能够取得好的疗效。Kumar 等比较了腹腔镜辅助下 Swenson 术在一期、二期手术中的效果,两组手术时间差异无统计学意义,无术中并发症和中转开腹患儿,随访 6 个月至 7 年,在 19 例随访超过 3 年的患儿中,15 例获得满意的排便控制。

单纯经肛门 HD 根治术于 1998 年由 DeLa Torre 报道,此方法不需开腹,不用腹腔镜,创伤更小,恢复更快,术中术后并发症少,能达到最大的美容效果,适合于大多数新生儿和婴幼儿 HD 患儿。由于不需要腔镜技术,这种手术在国内流行也很快。文献报道经肛门能够拖出肠管 60cm,也有报道能拖出 80cm,甚至更长。单纯经肛门手术与腹腔镜相比,少了浆肌层活检和腹腔内系膜的游离,因此对于病变部位不清和病变肠管较长的患儿不合适。到底病变位于什么部位是单纯经肛门拖出手术的最佳适应证,是需要研究的课题。我们的经验是对于年龄大于 3 岁,扩张段较长或管径较粗,病变位于乙状结肠以近的 HD 患儿单纯经肛门手术较困难。很少有文献比较腹腔镜和单纯经肛门手术的优劣,我们的研究结果是单纯经肛门手术能完成大多数短段型和常见型 HD 的治疗,费用低于腹腔镜 Soave 手术,近期排便功能良好,常规应用腹腔镜没有必要。但当拖出困难、疑为长段型时则应使用。腹腔镜辅助手术是更全面的技术。2009 年 Keckler 统计了美国 270 名小儿外科医生开展 HD 手术情况,80% 的医生采用微创手术,其中 42.3% 的医生应用腹腔镜手术,37.7% 的医生经肛门手术,只有 5.4% 的医生应用 Duhamel 手术。因此,腹腔镜手术仍然是 HD 主要的微创治疗方法。

对于 HD 患儿,如果单纯经肛门手术困难或肠管游离不够,此时辅以腹腔镜技术非常必要。从微创的角度来讲,腹腔镜技术是单纯经肛门手术疗效的保证。需要指出的是,应用腹腔镜游离系膜会使经肛门拖出更容易,而且腹腔镜游离二级血管(单纯经肛门游离三级血管),使拖出的肠管更松弛,血运更好。近 1~2 年出现了经肛门自然通道 HD 根治术的个案报道,是腹腔镜辅助下 HD 手术的进一步发展,可应用于长段型甚至次全结肠切除的患儿,近期结果满意,远期疗效需要将来评估。

(汤绍涛)

第 7 节　后腹腔镜技术在小儿泌尿外科的应用探讨

随着微创外科的发展,腹腔镜手术被广泛应用于临床。与传统开放手术相比,腹腔镜手术损伤小,身体恢复快,留院时间短,具有明显的优越性,已广泛应用于各个系统的手术。后腹腔镜手术是泌尿外科特有的微创手术方法,是利用后腹膜潜在的解剖间隙形成气腔进行腹腔镜手术,可应用于多种既往需要开放手术的泌尿系统疾病手术,如后腹腔镜下肾盂整形、输尿管上段切开取石术及复杂性肾囊肿开窗去顶术等。

一、小儿后腹腔镜手术的概念及在泌尿外科的应用进展

小儿常用腹腔镜手术途径有两种,即经腹腔入路和经腹膜后入路。后腹腔镜手术是指经腹膜后入路的腹腔镜手术,是通过向腹膜后间隙内注入 CO_2 气体,建立腹膜后腔气腹,在腹膜后腔内进行的腹腔镜手术。该方法于 1992 年由 Caur 医生首先报告,他做的第一例手术是经后腹腔镜肾切除术。通常情况下,对于肾上腺、肾脏及输尿管这些腹膜后器官来说,后腹腔镜手术有入路直接,操作简单,对腹腔内器官影响小的优势。而经腹腔入路行肾上腺腔镜手术曾有损伤胰腺,引起严重术后并发症的个案报告。经腹膜后入路腹腔镜手术可避免发生上述意外损伤,是近年来开始尝试的新方法。

二、优点和适应范围

小儿后腹腔镜手术安全可行,应用在泌尿外科具有切口小、出血少、损伤轻、术后恢复快和并发症少等优点。可广泛应用于重复肾输尿管切除术、肾发育不良切除术、肾囊型变切除术、肾囊肿去顶术、无功能肾切除术、输尿管切开取石术、肾上腺各种肿瘤切除术及肾盂输尿管成形术等。

部分医院在机器手的配合下进行后腹腔镜下泌尿外科手术,具有术野图像稳定、可减轻手术者视觉疲劳,达到人机合一及手术更安全等优点。但目前机器手只能听懂英文指令,英文发音必须准确,才能较好的使用。否则,可能会出现机器手不听话或不能准确执行命令,而引起并发症。另外,目前机器手软件尚不十分成熟,使用起来尚有不方便之处。而机器人腹腔镜手术系统除具备常规腔镜系统的优点外,因其具有双镜头,可以提供三维立体影像,图像更清晰、稳定,且操作臂为手腕样设计,更具灵活性,便于精确缝合和打结。因机器人系统的费用高,准备时间长,需要人员培训和较庞大的机器工程技术人员协作等,目前该技术仅适合于精细的小儿外科手术,如肾盂成形术等。

三、基本手术方法及注意事项

后腹腔镜手术在泌尿外科应用的基本方法:采取全身麻醉,取健侧卧位。在髂嵴上1cm处作第一切口,分离腹膜后间隙,放入水囊,根据患儿年龄的不同,注水300~500ml,扩大腹膜后腔。在髂嵴上第一切口处放入第一腔镜套管,进入腹腔镜观察。在肋缘下与腋前线、腋后线交叉点处,穿刺置入第2、3个腔镜套管,进入器械开始操作。

注意事项因手术不同而异,下面分别叙述如下:

(一)重复肾输尿管切除术

手术前应全面了解患侧肾、输尿管的相关信息,如肾功能状况、输尿管是Y型还是双输尿管、是否合并输尿管囊肿或异位开口等,以明确手术指征。进行腹腔镜手术前,应特别了解重复肾的上、下肾之间的结构关系。因为重复肾手术绝大多数情况下是行半肾切除术,即把连在一起的两肾分开,像分开连体婴儿一样,因此,必须首先了解两肾之间的连接特点。

根据我们的观察,上、下肾之间的结构关系是多样的,识别时有一定的特点。如重复肾的积水程度不一,上肾大小不等,上、下肾之间有的分界清晰,有的无明显分界。根据手术所见、结合CT检查,可将重复肾按解剖特点分成5种主要类型,即赘生型、融合型、积水型、双劣型和双良型。不同类型重复肾的腹腔镜手术各有特点。

(1)赘生型:是由于重复肾在胚胎发生过程中,两个肾发育不均衡所致。可见到两个重复肾中,一个肾(多为下肾)发育良好,肾盂和输尿管影像清晰,大小、结构及功能均正常;另一个肾(多为上肾)发育不良,功能差,体积小,为正常肾的1/8~1/5,似板栗状附着于下肾的顶端,似正常肾的一个分叶。在肾的表面,可见上、下肾间有浅沟状分界。上肾盂多轻度扩张积水。上肾的输尿管呈轻或中度迂曲、扩张,多数伴有输尿管开口异位,少数为Y型输尿管或伴有输尿管末端囊肿。

此型手术的特点是:先找到上、下肾之间的分界浅沟,在靠近上肾侧行切除术,目的是避免损伤下肾。切面上残留少许上肾组织,不影响手术效果。术中游离上肾输尿管时,应避免损伤下肾肾蒂。

(2)融合型:是由于重复肾在胚胎发生过程中相距很近所致。表现为两个重复肾位于同一个包膜中,肾轮廓表面无明显的分界痕迹,形似一个单一的肾。切开包膜后,可见上肾较小,只及正常肾的1/10~1/8,融合在下肾的内上方。下肾发育良好,功能正常。两重复肾的肾盂虽独立存在,但上、下肾实质融合在一起,无明显分界线,上肾盂轻度扩张积水,上肾的输尿管明显迂曲、扩张,常伴有输尿管开口异位或输尿管囊肿。

因上、下肾位于同一包膜内,上、下肾的界线不明显,因此,确定切线的位置是手术的关键。手术要点是:先解剖出上肾的输尿管及肾盂,沿上肾肾盂的边界切除上重复肾。

(3) 积水型:为发育不良的一个肾伴重度肾盂积水,表现为两个重复肾中,肾表面有分界痕迹。一个肾(多为下肾)发育正常,功能良好,肾盂和输尿管显影清晰;另一个肾(多为上肾)明显扩张积水,肾皮质菲薄,输尿管重度迂曲扩张,多伴有输尿管异位开口或输尿管囊肿。

因重度积水的上肾挤压下肾,常导致下肾肾蒂移位。因此,手术时应避免损伤下肾血管,仔细解剖上、下肾肾蒂,重点保护下肾肾蒂血管,此外,因切除积水的上肾时范围较大,应注意围绕整个肾一周切线,勿损伤下肾。

(4) 双劣型:两个重复肾均发育不良。体积小,约 2cm×1.5cm×1.5cm。肾盂和输尿管在静脉肾盂造影(IVU)时均不能显影。只有螺旋 CT 三维尿路成像(CTU)可见肾盂、输尿管显影,无扩张。输尿管呈 Y 型,末端异位开口。此类畸形的上、下重复肾几无功能。可采用后腹腔镜切除发育不全的重复肾,操作简单。

(5) 双良型:是由于在同侧发生 2 个输尿管芽或一个输尿管芽产生 2 个分支,诱导出 2 个发育良好的肾。形成两个相互连接并在一个包膜内的独立肾。两个重复肾呈上、下位置排列,大小相似,发育良好。两肾盂及输尿管显影良好,一些病例为 2 条独立的输尿管,分别开口于膀胱。但多数为 Y 型输尿管,在膀胱只有一个开口。肾盂和输尿管无或仅轻度扩张和积水。仅少数合并输尿管开口异位。一般不需要治疗,有输尿管开口异位或积水者,可行膀胱输尿管再植术。

(二)发育不良肾的切除术

应用腹腔镜切除发育不良的小肾,是首选的治疗方法。肾发育不良或肾发育不全多合并输尿管异位开口,患儿在正常排尿之间有不能自控的持续滴尿。手术前应进行 B 超或 CTU 检查,确诊发育不良肾的位置,如肾的位置在髂嵴以上,经后腹腔镜途径切除较好。如肾的位置在髂嵴以下,则经腹腔途径更方便。手术简单,术中供应肾脏的血管一般较细,只用超声刀即可安全处理,应尽量低位切断结扎输尿管。

(三)输尿管切开取石术

输尿管中、上段及肾盂内结石较适合经后腹腔镜手术取出,而输尿管下段结石经腹腔途径较方便。纵行切开输尿管或肾盂取出结石后,应在腹腔镜放大监视下,仔细严密缝合输尿管壁或肾盂,可不放置双 J 管,但一般应放置腹膜后引流管。

(四)肾上腺肿瘤切除术

治疗原发性醛固酮增多症、皮质醇症、嗜铬细胞瘤及肾上腺神经节细胞瘤等肾上腺良性肿瘤,也应选择后腹腔镜手术,以肿瘤直径在 5cm 以内最合适。作者经后腹腔镜切除的最大神经节细胞瘤为 7cm×5.4cm。术中除注意血压的变化外,应特别重视处理好供应肿瘤的血管,避免出血。切除肿瘤后可装在标本袋中,自第一切口中提出标本袋口,将标本剪碎后取出。不提倡应用腹腔镜手术切除肾脏或肾上腺的恶性肿瘤。

(五)肾盂输尿管成形术

经腹腔镜操作难度较大,手术步骤基本同开放手术,手术效果与缝合技术有较大关联。随着腹腔镜下缝合技术的提高,目前经腹腔镜肾盂成形术与开放手术的疗效已无明显差异。

(六)其他

1. 肾囊性变切除术 肾囊性变多无肾功能,处理原则同发育不良肾切除术。

188

2. 肾囊肿手术 肾囊肿腹腔镜手术的处理原则是开窗去顶,吸净囊肿内液体并用生理盐水冲洗。

3. 无功能肾切除术 对于严重肾积水、肾发育不全伴肾积水及严重肾萎缩的病例,肾脏已失去功能,可经后腹腔镜行肾切除术。

四、后腹腔镜手术的并发症

后腹腔镜手术常见的并发症有以下几种:肾血管损伤、肾实质损伤、腹腔内脏器损伤、腹膜破裂、肾盂输尿管吻合口瘘、高碳酸血症及纵隔气肿等。前3种一旦发生,往往后果严重。腹膜破裂较常发生,多在建立腹膜后气腹或游离肾脏的过程中,意外损伤腹膜形成气腹,使腹膜后腔空间缩小,虽会对手术操作产生影响,但仍然能够完成手术。有报道手术时间过长,可导致高碳酸血症或纵隔气肿,预防的方法是术中控制气腹压力不宜太高。

(吴荣德)

第8节 腔镜技术在小儿矫形外科的
应用及评价

腔镜在小儿矫形外科中的应用已有多年的历史,以往主要用于膝关节疾病,并主要应用于诊断性检查。近年来,国内利用腔镜技术治疗先天性髋关节脱位、骨盆截骨、髋关节及膝关节结核病灶的清除、减压、活组织检查、先天性肌性斜颈的矫正、臀肌挛缩松解手术、股骨头坏死、骨囊肿以及脊柱侧弯等均取得了较好疗效。下面就腔镜在先天性髋关节脱位、髋关节相关疾病的诊治、膝关节病变的检查与治疗以及其他常见疾病中的应用分别介绍。

一、先天性髋关节脱位

1. 手术要点

(1) 清理和扩大髋臼,包括清除髋臼内肉芽组织,剪去肥厚增粗的圆韧带,剪开修整肥厚关节囊葫芦颈部、髋臼横韧带;翻入髋臼影响复位的盂唇,必要时适当加深髋臼。

(2) 松解剥离髋臼周围软组织及假髋臼外关节囊,延长松解挛缩的肌肉及筋膜,髂腰肌作 Z 型延长切断。

(3) 骨盆截骨,降低髋臼指数(髋臼角),修正髋臼方向。

(4) 修复加强关节囊,吻合离断肌腱。术中保护髋臼软骨,避免损伤髋臼骺的生发部位,减少髋关节动力肌的破坏,保持术后髋关节运动的良好动力,减少手术区域的创伤。

2. 适应证

(1) 年龄 1~2.5 岁,经非手术治疗失败者。

(2) 年龄 6 个月以上,影像学检查显示关节腔内有肥厚增粗的圆韧带,或复位后影像学检查显示头臼间隙增宽,可能有狭窄关节囊和圆韧带阻碍头臼复位者。

(3) 非手术治疗后发生股骨头缺血性坏死,可能存在无血运、肥厚增粗的圆韧带使关节腔内压力增高,影响股骨头营养供应者。

(4) 年龄 2.5~6 岁以下者。

3. 禁忌证

（1）大龄儿童股骨头高于髋臼外缘 2cm 以上者。

（2）年龄 5 岁以上，前倾角大于 60°，或加行粗隆下截骨者。

（3）年龄 5 岁以上，颈干角大于 140°，或加行粗隆下截骨者。

4. 手术方式的选择

（1）关节腔单纯清理或加简易复位：适用于非手术治疗后发生股骨头缺血性坏死，或复位后影像学检查显示头臼间隙增宽，可能有狭窄关节囊和圆韧带阻碍头臼复位者。

（2）髋关节脱位复位：适用于 3 岁以下手术复位者，或 3~4 岁髋臼指数在 30° 以下，前倾角小于 25°，颈干角在正常范围内的患儿。

对不适合上述两种术式而需行手术治疗的患儿可采用髋关节复位加骨盆截骨术。

二、髋关节其他疾病

1. 髋关节结核 髋关节结核病灶清除术的操作比先天性髋关节脱位简单，手术过程与髋关节腔清理基本相同。由于不需要行髋关节囊修整，手术切口可选用髋前切口或髋外侧切口，切口长约 1cm。病灶清除的主要操作是刨削、冲洗和关节腔内置入抗结核药。术后行半人字石膏固定或牵引下休息 3 个月左右。

2. 化脓性髋关节炎 婴幼儿及小儿的急性化脓性髋关节炎，髋关节腔内积脓加重全身感染，影响抗感染疗效，关节腔内压力增高，降低股骨头的营养和血液供应，易发生股骨头坏死吸收，导致股骨头缺如。因此，除了全身抗感染治疗外，急性化脓性髋关节炎常常需要减压引流。其手术操作可参照单纯关节腔清理术，手术切口选髋外侧切口为好。

3. 股骨头缺血性坏死 股骨头缺血性坏死早期，股骨头无变扁，头臼对称，此时期由于关节腔内压力增加，降低了股骨头营养，影响血液供应，可行髋关节减压术，手术操作可参照单纯关节腔清理术，手术切口以髋外侧切口为好。在股骨头缺血性坏死中、晚期，股骨头变扁增大，头臼不对称，髋臼不能包容股骨头时可采用髋关节减压术及髋臼延伸扩大术，选择髋外侧切口，由于需要骨盆截骨或植骨，手术切口应相对长一些。以上两种手术方式均需行半人字石膏固定或牵引下休息 3 个月左右。

另外，临床上也可通过关节镜行髋关节检查或取滑膜活组织送病理学检查，以确诊相关疾病。手术可参照单纯关节腔清理术。用腔镜手术治疗髋关节相关疾病时应注意以下几点：①髋前切口要保护好内侧的神经血管；②后外侧切口注意不要伤及坐骨神经；③先天性髋关节脱位行髋关节前游离和骨盆截骨时，注意保护股直肌；④术中止血要彻底；⑤切除组织应送病理学检查。

三、膝关节病变

儿童膝关节疾病的临床诊断准确性较差，小儿关节镜技术的发展正好弥补了这一缺点。关节镜可在直视下对关节腔内进行系统检查，能发现一些肉眼不易发现的微小病灶，可行组织活检，并根据病情作出相应的治疗。随着关节镜技术的普及和成熟，胫骨平台骨折也用关节镜技术进行治疗。儿童膝关节疾病中最常见的是半月板的异常或损伤，以盘状半月板患儿居多。

1. 盘状半月板和半月板损伤 盘状半月板以膝关节外侧多见，内侧罕见。Smillie 将盘状半月板分为原始型、幼儿型及中间型。Middleton 把盘状半月板分为圆形、方形及逗点形。

盘状半月板及其损伤时表现为疼痛、弹响及交锁。关节镜下可在股骨外侧、内侧与前交叉韧带之间找到盘状半月板的蒂,再沿蒂找到胫股关节之间的条束状物,或盘状半月板破裂。治疗方法是在关节镜下行半月板成形术,通过剪切、切断盘状半月板的蒂及内侧的增厚部分,形成一个类似正常形态的半月板结构。盘状半月板损伤严重时可行半月板次全切除术或半月板全切除术。

2. 关节感染　感染性关节炎指特异性和非特异性细菌感染引起的关节炎症,以化脓性关节炎和结核性关节炎多见。非手术治疗效果常不理想。1920 年关节镜研制成功后,首次应用于膝关节结核,随着关节镜技术的成熟,目前已应用于诊断和治疗感染性关节炎,适应证包括化脓性关节炎、结核性关节炎、致病菌不明的感染性关节炎及可疑感染性关节炎,可利用刨削、钳切及冲洗达到关节内减压、清除感染组织和将钳切组织送病理检查的目的。对金黄色葡萄球菌感染引起的化脓性关节炎,在关节镜直视下将一根进水的硅管引流管从膝前上外或膝前上内入路进入髌上滑囊,另外将两根出水的硅管引流管从膝前下外及膝前下内入路进入外侧或内侧隐窝,为保证引流管不折叠,进出水管可通过关节镜套管进入,进出水管与皮肤接口缝合。

四、其他

1. 先天性肌性斜颈　先天性肌性斜颈是由于出生时胸锁乳突肌肌内出血或胸锁乳突肌自身有病变而发生胸锁乳突肌的胸骨头或锁骨头挛缩紧张所致。治疗方法是松解紧张挛缩的胸骨头或锁骨头。用腔镜手术松解治疗先天性肌性斜颈,可减小手术创伤,避免颈前皮肤瘢痕。操作时在锁骨外 1/3 部位、锁骨上 1~2cm,锁骨下 2~3cm 各用导针穿一小孔,上部小孔进入腔镜(关节镜),下部小孔用剥离器游离挛缩的胸骨头或锁骨头,用探钩剥离器游离挛缩的胸骨头或锁骨头,显露清楚后于直视下用电钩从肌附力点切断,一并切断前外部分挛缩紧张的筋膜。手术应在显露清楚的情况下进行,注意不要损伤周围血管和神经,术后用颈围固定一定时间。

2. 注射性臀肌挛缩症　注射性臀肌挛缩症与臀部肌内注射次数过多、过敏体质或遗传基因导致臀部肌肉纤维化挛缩有关,临床表现为外旋步态,双脚靠拢时下蹲困难,正坐位时跷腿困难等。治疗方法为松解挛缩的臀肌和挛缩的髂胫束。患儿取侧卧位,双侧消毒铺单,在大转子前上方 5~6cm 处作 1~2cm 小切口,在大转子后上方 5~6cm 处作 1cm 切口。于后侧切口内插入关节镜,前侧切口内插入剥离钩,游离挛缩臀大肌髂胫束止点部分和向下股骨大转子止点部分。术中注意谨防损伤坐骨神经。术后 3 天可开始功能训练。

总之,腔镜在小儿矫形外科中的应用已日益广泛,临床医生应熟练掌握其手术方法以及适应证。

(胡月光)

第 9 节　小儿支气管镜的诊断及应用价值

支气管镜检查的临床应用已有一个世纪,但长期以来,始终是以取气管、支气管异物为主要指征。近 30 年来,由于医学科学的发展、器械和麻醉技术的提高,支气管镜检查已成为诊断和治疗气管、支气管疾病的重要方法,临床应用日渐广泛。许多气管、支气管疾病只有经支气管镜检查,才能明确诊断和达到良好的治疗效果。因此,小儿支气管镜检查的临床应用范围也更加广泛。目前临床常用的支气管镜有两种类型,即硬管支气管镜和软管纤维支气管镜检。

一、支气管镜检查在小儿气管、支气管疾病中的诊断作用

支气管镜诊断小儿气管、支气管疾病主要见于以下情况。

1. **气管、支气管异物**　多发生于年幼儿,对病史明确、症状明显者,诊断较容易。但对于幼儿,特别是家长没有注意异物吸入的情况,患儿又不能自述发病经过,加以异物反应多种多样,有的表现为肺不张,有的表现为咳嗽,有的表现为呼吸困难等,因此明确诊断较为困难。无论是已明确诊断或怀疑气管、支气管异物者,均应行支气管镜检查。临床遇反复咳嗽、低热而病因不够明确者,应行支气管镜检查。

2. **新生儿窒息的病因诊断**　新生儿窒息多由羊水、胎脂及胎粪引起,少数由先天性畸形引起。

3. **先天性喉鸣的病因诊断**　先天性喉鸣包括先天性喉发育异常、先天性声门下梗阻、先天性喉囊肿或肿瘤等。

4. **梗阻性呼吸困难的诊断**　如小儿急性细菌性气管炎及气管白喉等。

5. 小儿气管、支气管结核的诊断。

6. 肺炎经久不愈或反复肺炎的病因诊断。

7. 气管软化的诊断。

8. 气管、支气管肿瘤的诊断。

9. **喘鸣的病因诊断**　如先天性气管软化、纵隔大血管异常压迫气管及气管畸形等。

10. 支气管、肺真菌感染的诊断。

二、支气管镜检查在小儿气管、支气管疾病中的治疗作用

(一) 气管、支气管异物的治疗

支气管镜检查是治疗气管、支气管异物唯一有效的方法。异物较大者需在硬管支气管镜下取出,异物细微而下落至周边者可用软纤维支气管镜取出,或在 X 线配合下取出。

1. **硬管支气管镜下取异物**　硬管支气管镜下取异物的最大优点是先检查到异物,然后钳取,成功率高。适应于直接喉镜不能取出或未取出的气管、支气管异物;异物存留日久,已并发阻塞性肺不张、肺气肿或肺炎者,需了解和处理支气管内病变。通常无绝对禁忌证,对存在严重并发症,如高热、脱水,而呼吸困难不严重者,应先予抗感染、消肿、补充液体和营养,待病情好转后再行取异物手术。

传统硬管支气管镜检查采取直视下自硬支气管镜置入异物钳进行操作,视野较窄,分辨率较低,操作者往往只能凭经验盲目钳取异物,增加了手术的难度及风险。

自 2005 年以来我们引进具有显像系统的德国产 Storz 小儿气管镜,此套设备是包括先进照明、摄像和放大作用的小儿支气管镜,管壁薄,管腔大,支气管镜近端的折光镜可以调节,冷光源的光亮度强,观察视野大,分辨率高。图像可放大,能更好地观测异物形状、位置及与管壁的关系,定位方便,便于更准确地选择适当角度张开钳叶钳夹异物,提高一次钳出

异物的成功率。连接图像显示系统,助手也可以看清手术野,术中更易配合,缩短了手术时间,减少了异物残留机会,可有效提高抢救成功率。另外,检查时可多人同时观察,便于临床教学,录像装置可将手术过程贮存,便于留存资料和会诊。在内镜电视系统下进行支气管镜检查术,可增加手术的安全性,缩短手术时间,提高患儿存活率,减少并发症的发生,改善患儿生存质量。

2. 导光纤维支气管镜下取异物 导光纤维支气管镜下取异物在直视下可以将异物看得很清楚,夹取准确;可进入较细支气管取异物;可取上叶、舌叶内异物;对张口困难、颈椎有病者也可应用;患儿痛苦少,创伤小。缺点是镜身为实体,部分阻塞呼吸道,容易加重呼吸困难;异物钳头小,种类少,夹取较大异物有一定困难,易将易碎异物夹碎。目前国内对气管、支气管异物仍以硬管支气管镜为主,只有硬管支气管镜达不到的异物,如金属针类,才使用纤维支气管镜。

(二)梗阻性肺不张的治疗

梗阻性肺不张的发病机制主要是支气管梗阻致使空气不能进入肺泡,使这段支气管肺泡内的原有空气被血液循环吸收,加以肺组织自身的收缩作用,因而形成梗阻性肺不张。此病多发生于年幼儿童。因小儿支气管管腔细,管壁柔软,咳嗽无力,支气管容易被肿胀的黏膜、分泌物、异物或支气管外肿大的淋巴结压迫而发生梗阻。施行支气管镜检查和抽吸分泌物常可获得满意疗效。

(三)肺脓肿的治疗

小儿肺脓肿多数是由于支气管梗阻,分泌物不能排出而进入肺组织内,继发感染后肺组织坏死形成脓肿。支气管镜检查对肺脓肿有预防、诊断和治疗的作用。

(四)下呼吸道分泌物潴积与淹肺的治疗

严重喉炎、气管支气管炎时由于水肿、分泌物和炎症渗出物增多,可发生下呼吸道分泌物潴积。淹肺是指大量分泌物潴积于支气管内,并进入肺泡而引起肺体积增大,严重影响肺泡气体交换,临床常被误诊为"肺炎"或"肺不张"。通过支气管镜抽吸出支气管内潴积的分泌物,可以保持呼吸道通畅,恢复肺泡正常气体交换。

(五)气管、支气管病变的局部治疗

气管、支气管病变如:溃疡、肉芽及黏膜糜烂等,全身药物治疗常达不到良好的效果。在支气管镜检查下进行局部涂药或烧灼,可以收到良好的治疗效果。

(六)小儿气管、支气管狭窄的诊断与治疗

对气管、支气管狭窄的患儿采用硬管支气管镜扩张或在硬管支气管镜直视下扩张器扩张常可获得满意的效果。

三、支气管肺灌洗的临床应用

自纤维支气管镜应用于临床后,近年来临床又开展了支气管肺灌洗,因方法简便以及良好的治疗与诊断效果,现已广泛应用于临床。根据临床应用目的的不同,支气管肺灌洗分两种,即支气管灌洗和支气管肺泡灌洗。

任何病因引起下呼吸道分泌物积聚,特别是经过各种治疗,包括支气管镜抽吸后,缺氧情况无明显改善时,应进行支气管灌洗。方法:按常规进行纤维支气管镜检查,在直视下将支气管腔内分泌物吸出,再慢慢将生理盐水(或其他灌洗液)10ml 注入,灌注后用 80~100mmHg 负

压抽吸。

　　支气管肺泡灌洗的方法与支气管灌洗大致相同,但支气管镜进入的深度更深,其目的是检查灌洗液中各种细胞、免疫球蛋白、补体、免疫复合物、电解质及酶等各种成分,以了解肺泡的病变性质、程度和进展情况。

　　随着小儿支气管镜技术的提高,小儿支气管镜检查的适应范围不断扩大,支气管镜检查的意义已得到儿科医师、小儿耳鼻喉科医师以及外科医师广泛认可,是一种安全有效的疾病诊治手段,应做进一步推广。

(赵斯君)

第 10 节　应用内镜诊治小儿消化道
出血应注意的问题

　　小儿消化道出血原因复杂,按体重和循环血量计算,小儿消化道出血的安全系数远较成人低,对小儿来说,损失不多的血量也可危及小儿生命。消化道出血有很多分类方法,按出血部位可分为上消化道出血和下消化道出血。前者指食管、胃、十二指肠、胰腺、胆道即 Treitz 韧带以上的消化道出血,后者指十二指肠、空肠连接处 Treitz 韧带以下的消化道(小肠和大肠)出血。本文因考虑内镜治疗学的实际需要,将消化道出血分为曲张静脉性出血(variceal bleeding) 和非曲张静脉性出血 (no-variceal bleeding) 两大类。内镜治疗消化道出血有疗效迅速、创伤小等特点,随着消化内镜在小儿应用范围的拓展及其他新诊断技术的开展,小儿消化道出血的诊治水平得到了迅速的提高。

一、引起消化道出血的病因

　　引起消化道出血的病因包括消化道局部病变及全身性疾病。

　　消化道局部病变包括以下方面:①食管:感染和非感染因素所致的食管炎、门脉高压所致食管下段静脉曲张破裂、食管裂孔疝、食管贲门黏膜撕裂症及食管异物损伤;②胃和十二指肠:是消化道出血的常见部位,各种原因所致胃溃疡或胃炎、十二指肠炎或溃疡及胃底静脉曲张破裂;③肠:各种肠道特异性和非特异性炎症、梅克尔憩室、肠重复畸形、血管畸形、肠套叠、肠息肉、肛裂、痔疮及脱肛。

　　全身性疾病可见于:①血液系统疾患:白血病、血小板减少性紫癜及再生障碍性贫血;②感染性疾患:新生儿败血症、肠伤寒、副伤寒及肠炎;③维生素缺乏症;④过敏:食物、牛奶及蛋白过敏;⑤严重代谢障碍:尿毒症及肝硬化;⑥药物。

　　不同年龄段患儿病因各有特点,如新生儿以败血症、应激性溃疡及维生素 K 依赖因子缺乏多见;婴幼儿以机械性损伤、食管裂孔疝、应激性溃疡、糜烂性胃炎、肠套叠及过敏因素多见;儿童则以溃疡和多种类型胃炎、梅克尔憩室、结肠息肉、溃疡性结肠炎及全身疾病多见。

二、临床表现

　　消化道出血的临床表现包括:①呕血:可呈鲜红色或咖啡色;②便血:出血部位不同,便血颜色不一样,可呈柏油样、暗红色、淡红色及鲜红色;③腹痛:肠腔内积血刺激导致肠蠕动增加,肠鸣音活跃,引起肠痉挛性疼痛;④发热:可达 39℃ 以上,可能与肠腔内积血、分解产物吸收或血流量减少、循环衰竭与体温调节中枢功能紊乱有关;⑤氮质血症:血蛋白质消化产物在肠道中被吸收,肾供血受影响、缺血而引起肾功能减退;⑥急性大量出血:急性大量出血引起低血容量休克,24 小时内出血量占全身出血量超过 15%~25%,急性出血量超过血容量的 1/5,慢性失血量超过血容量 1/3 时可出现休克;⑦慢性少量消化道出血:血管少量出血可导致小儿贫血,大便外观正常,隐血试验多为阳性。

三、诊断

明确病因是诊断消化道出血的关键。由于病因繁多,出血时某些检查受到限制,而某些检查又必须在出血时进行,故需综合分析临床资料,推断出血部位,正确选择特异性检查方法尤为重要。

1. 确定是否存在消化道出血 有 3 种情况应注意区分:①口腔、牙齿及鼻咽部出血,可吞入消化道后引起呕血和便血;②食物、药物,如西瓜、猪血、铁剂及中药等可引起黑便,但不是出血;③正确区别呕血和咯血:一般咯血为支气管病变,咯血时有刺激性咳嗽,咯血中混有较多的痰液;呕血一般为消化道病变,呕血时主要是恶心,呕出的血液主要为胃内容物。

2. 鉴别出血的部位及性质

(1) 经鼻胃管抽取胃液:抽出液为鲜红色或咖啡色液体后转变为鲜红色,提示为新的活动性出血;如抽出液清亮,但隐血试验阳性,或抽出液为咖啡色提示为上消化道出血。

(2) 肛门指检:大便颜色呈柏油样提示上消化道出血;为暗红色提示横结肠以上消化道出血;鲜红色提示乙状结肠以下的直肠、肛门出血。

(3) 呕血与黑便同时存在,为上消化道出血的特征性表现;黑便、果酱样便及咖啡色便,而不伴有呕血,提示小肠或右侧结肠出血;鲜红色或暗红色便多为左半结肠或直肠出血,附着于成形大便外或便后滴血多为直肠、肛门病变;大便混有黏液及脓血多为肠道炎症性病变。

(4) 中等量或大量急性呕血伴肝、脾肿大、腹水多提示肝硬化;少量隐血或中等量亚急性出血、柏油样便,伴脐周上腹部不适、疼痛或平时有反酸、呃逆等提示为消化道溃疡;中等量或大量急性便血,鲜红色或暗红色便伴阵发性哭吵甚至休克,2 岁以下者考虑肠套叠;果酱样便、腥臭伴发热、腹痛多考虑急性坏死性小肠炎,暗红色伴剧烈腹痛者考虑肠系膜血管栓塞及过敏性紫癜;少量或中等量无痛血便提示肠道息肉或憩室较多;黏液血便伴发热多为肠道炎症改变;呕血、便血伴皮肤及其他部位出血者,多为血液系统疾病、急性感染性疾病、肝脏疾病及尿毒症。

3. 检查方法

(1) 内镜检查:是消化道出血定性、定位的首选方法。胃镜对上消化道出血的诊断正确率为 72%~96%,结肠镜对下消化道出血的诊断正确率为 85%~96%。结合小肠镜、胶囊内镜、腹腔镜及 CT 仿真结肠镜,使小儿消化道出血的确诊率达 98% 左右。紧急内镜(指出血后 24 小时进行)检查可提高诊断率,区分活动性出血或近期出血,安全可靠。超声内镜检查主要可以观察黏膜下各层及邻近脏器的病变。

(2) 放射性同位素扫描:用于诊断先天性胃黏膜异位病变(梅克尔憩室和肠重复畸形)。常用核素为锝(Tc 和 TcO_4),异位胃黏膜与正常胃黏膜一样对其有较高的亲和力,静脉注射

后用 γ- 照相机或单光子发散计算机断层显像扫描,显示在胃和膀胱正常显影的同时,肠区特别是回盲部出现放射性浓集影像,位置、形状及浓度在 1 小时内无明显变化,可确定为异位胃黏膜,肠区浓影为梅克尔憩室,呈索条状考虑为肠重复畸形。

(3) 选择性主动脉造影:对于反复消化道出血而内镜检查和胃肠道钡剂造影未获确诊或各种原因不能接受急诊内镜检查者,可做选择性动脉血管造影。常用选择性腹腔动脉、肠系膜上动脉和肠系膜下动脉,当出血量在每分钟 0.5ml 以上时,可显示造影剂外渗,从而确定出血的部位。对于血管畸形、动脉瘤及一些血管性肿瘤,即使在出血间歇期也可显示血管形态异常而明确诊断,同时可采用介入性治疗达到立即控制出血,但因为是创伤性检查,不作为首选方法。

(4) X 线检查:钡餐造影和钡灌肠可以观察全消化道的形态和功能,仍是消化道出血病因检查的措施,但对出血的定位诊断有一定的局限性。不宜在出血活动期检查,可作为内镜检查后的补充检查手段。

(5) 一般检查:三大常规、凝血全套、肝功能全套及骨髓检查,对病因诊断有很大的帮助。

四、治疗

(一) 一般性治疗

由于出血部位和血便在肠道内停留的时间不同,不能单纯从排出体外的血便量来判断,应结合不同年龄患儿的生理特点,根据脉搏、血压、心率、外周血管收缩等循环系统功能变化及血红蛋白、血细胞比容下降程度等综合反应来判断血容量的丢失程度、丢失速度及机体代偿情况,以便采取相应的措施。对于消化道大出血,应快速补充血容量,当失血量超过 20% 时即可发生失血性休克,应尽可能快速输入足量的红细胞或全血,以维持有效血容量,并根据不同病因进行有针对性的治疗。

(二) 内镜治疗

1. 曲张静脉性出血 可分为食管静脉曲张、胃底静脉曲张及结合部静脉曲张。食管胃底静脉曲张破裂出血是门脉高压的严重并发症,在成人 95% 因乙型肝炎及酒精后肝硬化所致,而在小儿动静脉瘘及布加综合征等先天性疾病占较大的比例。曲张静脉破裂出血病情凶险,病死率高,在内科治疗保证生命体征平稳的情况下,可行紧急内镜下处理。

(1) 硬化止血术:内镜下静脉曲张硬化疗法 (endoscopic variceal sclerosis ,EVS) 主要是通过注射硬化剂使局部黏膜和曲张静脉发生化学炎症,曲张的静脉内形成血栓,肉芽组织机化。静脉周围黏膜凝固坏死形成纤维化,增强静脉的覆盖层,从而防止曲张静脉坏死出血,适用于各种类型的食管静脉曲张出血和 II 度以下的胃底静脉曲张,但在长期用三腔二囊管压迫形成广泛食管溃疡坏死时,硬化治疗疗效不满意;II 度以上胃底静脉曲张为禁忌证。常用的硬化剂有 5% 鱼肝油酸钠、1% 乙氧酸醇、1%~1.5% 十四烷基乙酸钠及 5% 油酸氨基乙醇,以 5% 鱼肝油酸钠的使用较为普遍。内镜型号以前端细小电子胃镜为宜,各种前视型和斜视型内镜皆可应用,以前视式超细径和细径型胃镜,如 peatax FoT-24x、olympus XQ-230、XQ-240 和 XQ-260 等较常用。注射针有 Nm1 k 及 Nm3 kE 等。注射方法有 3 种:静脉周围法、静脉内法和静脉内与静脉周围结合注射法。一般 4~6 周为 1 个疗程,常见并发症有食管溃疡、食管狭窄及食管穿孔等。

(2) 栓塞治疗术:栓塞治疗特别适用于急性活动性食管和胃底静脉曲张出血期和结扎

治疗及硬化治疗中并发大出血的患儿,是胃底静脉曲张出血内镜治疗唯一可选择的有效措施。其治疗原理与硬化注射法相似,适应证也基本相同。可用于胃底静脉曲张的治疗,故较硬化治疗适应证更为广泛。其目的是急诊止血,消除静脉曲张并长时间预防复发。目前广泛使用的栓塞剂为组织黏合剂 n–丁基–乙–蓝丙烯酸盐和异丁基乙蓝丙烯酸盐。内镜选择同硬化治疗。为了预防黏合剂和内镜前端黏合造成内镜损害,可使用硅油涂抹内镜前端蛇骨管部位及镜面,形成硅油保护层,工作通道也吸入硅油形成硅油保护膜。操作时最好在出血点直接注射,如不可能时,可在出血点旁穿刺破裂出血的血管,于选择的被穿刺部位准确进行静脉腔内注射,快速强力准确地将组织黏合剂推入血管,并且快速更换注射器,注入 0.7~1ml 蒸馏水,以确保所有黏合剂完全注入曲张静脉腔内,迅速将注射针头退入注射针外管内,并使整个注射针前端于食管腔中央向前插入,使针端远离镜面以确保内镜镜面不被粘住为栓塞技术的关键。绝对禁止静脉旁黏膜层或深部肌内注射,以防黏膜局部深溃疡等并发症。该技术的并发症为大出血、食管狭窄、溃疡穿孔及异位栓塞等。

(3) 结扎治疗术:内镜结扎术(endoscopic variceal ligation,EVL)主要用于食管静脉曲张急性出血的紧急止血和延迟止血,预防静脉曲张复发及预防首次出血等。目前市场上的结扎器有单发和多连发两种,单发结扎器因操作复杂,患儿痛苦大,已逐渐被多连发结扎器取代。常用的多连发结扎器有赛德 4、6、10 连发结扎器和 spead 5 连发结扎器。小儿可选用工作通道为 2.8mm 的普通胃镜(如 olympus XQ 230、XQ260),结扎时注意选择静脉明显隆起处,环行多部位结扎。被结扎的静脉出现红色征为释放结扎器的内镜下标准,一次治疗过程中,通常最多结扎数不超过 10 个,结扎过程中如并发大出血,应尽可能对准出血点结扎止血。如无法结扎出血点或结扎失败,应立即退出内镜,卸除结扎器后复插内镜,采用硬化或组织黏合剂栓塞紧急止血。该治疗并发症少,可引起食管撕裂伤及出血、挤压伤。但由于需置放外套管等原因,尚未在儿科患儿中普遍应用。

2. 非曲张性静脉出血　非曲张性静脉出血是消化道出血的另一重要类型,根据临床表现可分为活动性出血、自限性出血和慢性出血,常见原因有溃疡、炎症、黏膜病变、黏膜撕裂、息肉及憩室。通常 80% 的此类出血可自行或经药物止血,另有 20% 需要介入止血。治疗方法有很多,如普通电凝、激光、热凝、微波注射、机械缝合、喷洒术及钳夹术等。其中以喷洒术、注射术、钳夹术和电凝止血简便有效,而成为临床最常用的方法。下面着重介绍以下几种方法。

(1) 喷洒止血术:此方法操作简单安全,易于掌握,适用于局限性的较表浅的黏膜面糜烂或溃疡面出血、贲门黏膜撕裂综合征、内镜下黏膜活检术后及息肉切除后的出血。对于弥漫性黏膜病变、巨大血管瘤、毛细血管瘤出血、应激性溃疡、食管、胃及肠滋养动脉破裂出血无效。喷洒药物有去甲肾上腺素(浓度 8mg/100ml)、孟氏液(一种强烈的表面收敛剂,遇血后发生凝固,在出血创面形成一层棕黑色的牢固粘护在表面的膜,以 5%~10% 的浓度合适)、凝血酶及 5% 精氨酸钠(在出血后形成一被覆层,防止血液外渗)。常用内镜为工作通道 28mm 的普通前视内镜。一般在内镜下见到活动性渗出病灶后,从活检管道插入塑料套管,先以蒸馏水冲洗病灶表面渗血血块,继而在内镜直视下向出血灶喷洒止血药物。

(2) 注射止血术:已成为内镜治疗消化道出血的基本技术之一,适用于溃疡面显露的小血管出血、贲门黏膜撕裂综合征及局限性血管畸形出血等。对于广泛损伤性出血,大而深的十二指肠球部和胃溃疡并出血效果不满意。常用药物有 1:2000 去甲肾上腺素、95%~100%

无水酒精及 1% 乙氧硬化醇等。内镜注射针有金属和塑料两种,常用塑料注射针有外径 5F(1.65mm) 和 7F(2.31mm) 两种。小儿常用内镜为 Olympus XP260。注射针头刺入出血灶的深度为 3~5mm,使针头刺入黏膜层、黏膜下层,可分为溃疡基底部直接注射、出血血管周围注射及可见血管直接注射。应注意去甲肾上腺素吸收可导致心动过速、血压明显升高,预防措施是降低注射浓度、减少注射剂量。

(3) 金属钛夹止血:是近几年来国外开展的一种有效的内镜止血方法,适用于急慢性消化性溃疡出血、直肠孤立性溃疡出血、贲门黏膜撕裂综合征及活动憩室出血等。对于直径大于 2mm 的动脉出血,溃疡大穿孔合并出血糜烂性黏膜出血,效果差。其原理是利用特制金属小止血夹,经内镜活检孔插入内镜、对准出血部位直接将出血血管或撕裂的黏膜夹持后,起到机械压迫止血及缝合作用。选用工作通道为 37mm 和 42mm 的治疗内镜,次选工作通道为 2.8mm 的普通胃镜。金属止血夹为 MD-850 和 MD-39,金属囊持放器为 HX-3L 和 HX-4u 型,儿童以使用 HX-3L 型多见,并发症很少,主要为消化道穿孔,夹子通常在 1~3 周后自行脱落随粪便排出体外。

(4) 电凝止血术:高频电流通过人体时会产生热效应,使组织凝固坏死而达到止血目的,适用于溃疡病出血、局限性胃黏膜糜烂出血、胃肠息肉切除术后出血、贲门黏膜撕裂综合征及小血管畸形出血等。弥漫性胃黏膜糜烂出血及深溃疡底部出血为禁忌证。内镜为 Olympus XQ240、XQ260,高频电源为 Olympus PSD-10、uEs-10 等。电凝电极有单极电凝、液单极电凝和多极电凝。其原理是电流经电极头流经组织达到负极板,使组织加热、脱水,凝固固缩为一层变性组织,并发症有穿孔和出血等。为预防并发症的发生,电凝强度不能过高,通电时间不能太长,电凝创面不宜过大,术后要给予口服肠道抗生素、止血剂、黏膜保护剂及润肠通便剂,患儿应进食半流质饮食,以促使电凝创面愈合。

(5) 热探头止血术:热探头是一种接触性探头,可以压迫出血的血管阻断血流,然后供热闭塞血管,起到压迫和凝固血管的双重止血作用。热探头为一中空铝制圆锥体,内有线圈,顶端表面涂有聚四氟乙烯层,探头将电能转化为热能,温度可达 150℃,传导到组织表面,使组织脱水,蛋白凝固,血管萎陷而止血。探头上带有间歇水喷头,可同时灌洗,以清除血液和其他组织碎屑。适应证和禁忌证同电凝止血术。热探头凝固止血方法简单,疗效确切,安全,有效率达到 90%、尚未发现穿孔及其他严重并发症,且仪器价格低廉,应用广泛,临床应进一步推广。

(6) 腹腔镜技术:小肠出血占消化道出血的 1%~5%,尽管内镜与影像水平不断提高,但小肠出血的病因诊断仍是一个棘手的问题。应用电子胃肠镜联合腹腔镜诊治小肠出血可取得满意疗效,对于消化道大出血的患儿,根据出血的临床症状和体征,分别采用电子胃肠镜检查,如果检查结果阴性,估计出血部位在小肠,可进行腹腔镜探查以明确诊断。小儿小肠出血的主要原因是梅克尔憩室、肠重复畸形及血管畸形。通过腹腔镜在腹腔、肠腔外逐段观察小肠表面以发现出血病灶,并且可以引导电子胃肠镜在肠腔内进一步检查,发现病灶可用腹腔镜一并切除,具有诊断率高、创伤小的优点。

(游洁玉)

第八章 心胸外科疾病

第1节 先天性心脏病镶嵌治疗的现状与展望

镶嵌治疗(hybrid procedure)是指外科手术结合影像学技术和介入方法治疗先天性心脏病的方法,最早由 Hjortdal 等提出。该方法通过两种技术的合并,达到缩短或避免体外循环时间,减轻手术创伤,提高手术精确度的目的。实际上,早在外科手术发展时期,就有介入治疗的参与,这可以追溯到 1966 年,Miller 成功为室间隔连续的完全性大动脉错位(TGA)完成球囊扩张房间隔造口术 (BAS),可视为先天性心脏病镶嵌治疗的里程碑。介入技术虽不能达到根治的目的,但可用于姑息性治疗或与外科手术联合,达到解剖或功能矫治的效果。镶嵌治疗先天性心脏病,特别是复杂型先天性心脏病,可最大程度地发挥两者的优势,是今后先天性心脏病治疗的趋势和发展方向。

一、介入治疗在外科手术前的应用

1. 建立或扩大房间隔缺损 房间隔缺损建立或扩大术可以通过提高体、肺静脉血流的混合程度,提高血氧饱和度,从而使先天性心脏病患儿的血流动力学得到改善,并能缓解患儿临床症状,为手术争取时间。其适应证包括:完全性大动脉错位(TGA)、完全性肺静脉畸形引流(TAPVC)、左心发育不良综合征(HLHS)、二尖瓣闭锁(MA)、三尖瓣闭锁(TA)、右心发育不良综合征(HRHS)及室间隔完整的肺动脉闭锁(PA/IVS)。Cheatham 等认为球囊扩张房间隔造口术对房间隔完整的左心发育不良综合征有较为广阔的应用前景。需要引起重视的是,这种镶嵌治疗方法会引起心脏穿孔、房室瓣损伤、栓塞及术后心律失常等并发症,需要相关介入技术水平的提高。

2. 体肺动脉侧支血管及体肺分流管道栓塞术 体、肺侧支血管是法洛四联症、肺动脉闭锁等发绀型心脏病常见的伴随血管异常,这些血管在病理条件下使患儿肺血流灌注增多,氧合血含量增加;应实施外科根治术结扎这些血管,否则随着术后血流动力学的改变,会导致右心容量负荷增加、低心排血量综合征等严重后果。这些血管的数量及走行不确定,手术结扎难度很大,采用介入方法行侧支血管栓塞术可有效简化手术操作,降低手术的难度和风险,减少并发症。但单纯介入方法栓塞侧支血管和结扎会引起肺血减少,加重患儿发绀症状。因此,介入方法与外科手术联合应用,可获得满意效果,不仅简化外科手术过程,提高手术成功率,还能改善术后心功能,提高患儿生存率及生存质量。体肺分流管道是肺动脉闭锁等发绀型心脏病姑息治疗的重要方法。它通过建立体、肺之间的通道,增加肺的血液灌注,促进肺发育。同体肺动脉侧支血管一样,行根治手术时应关闭体肺分流管道,否则会引起肺灌注增多,不利于右心功能的恢复。目前,常规手术需要再次开胸,通常管道周围组织会粘连和形成瘢痕,导致分离结扎、分流管道困难,并且存在结扎不完全引起再通的风险。镶嵌治疗技术可以通过介入方式封堵分流血管,避免二次手术对患儿的打击,减少术中周围组织、血管及神经的损伤。但是术中封堵所用的弹簧圈本身存在一定的缺陷,容易出现移位和栓塞,存在残余分流等问题。SIV akumar 曾报道接受过体肺分流的法洛四联症行经导管体肺分流管道封堵术,术后无残余分流,但保留分流管道是否会对患儿未来的生长发育造成影响还待观察。

二、介入治疗在外科手术中的应用

1. **肌部室间隔缺损封堵术**　肌部室间隔缺损的发生率占室间隔缺损(VSD)的5%~20%,传统心脏外科手术方法治疗肌部室间隔缺损为从右心室或左心室径路,但从右心室径路通常很难充分暴露缺损部位,且修补困难,而从左心室径路虽可以很好地暴露缺损,并完成修补,但可导致严重左心功能障碍、心律失常,创伤大,并发症的发生率高。单纯心导管介入治疗受限于患儿体重及肌部室间隔缺损的部位和缺损大小,且对于多发畸形,仍然需要外科手术纠正。虽然有报道为极低体重儿(1.5kg)成功实行心导管介入的案例,但其所用的生物可降解材料目前尚未推广,且疗效并不确定。胡盛寿等报道一组 20 例应用镶嵌治疗修补肌部室间隔缺损的患儿,术后仅 1 例再次行外科手术,手术效果满意。Bacha 等报道了多中心、多种心脏复杂畸形伴肌部室间隔缺损镶嵌治疗的疗效,20 例患儿中,仅 2 例存在轻微分流。但由于目前应用的封堵器本身设计有缺陷,封堵术后仍存在残余分流多、心室功能不全、心律失常及封堵器移位等问题,特别是复杂心脏畸形的手术,更容易术后表现出封堵器本身设计缺陷所产生的问题。如何做到既能避免对心脏的损伤,又能牢固有效地封堵肌部缺损,是新型封堵器系统及技术发展的开发方向。

2. **左心发育不良综合征的镶嵌治疗**　左心发育不良综合征是指患儿主动脉闭锁或狭窄、升主动脉和主动脉弓发育不良、二尖瓣严重狭窄或闭锁及伴有发育不全的左心室等一系列畸形,传统手术方法包括 Norword 手术和心脏移植。Norword 手术分为三期,第一期手术后死亡率最高,有学者报道了一组多中心治疗的左心发育不良综合征患儿,接受传统手术治疗后,仅 28% 的患儿完成了 Fontan 手术。因此,对于患有左心发育不良综合征的患儿,无论从长期或短期结果来看,应用传统的分期开胸手术效果欠佳。左心发育不良综合征的镶嵌治疗最早由 Konerta 等和 Hausdorf 等提出,后逐渐改良成如下手术方式:①一期处理在新生儿期,行左右肺动脉环缩术,限制肺血流量。动脉导管及房间隔处置入支架。②二期在患儿 6 个月时取出支架,拆除环缩带,行 Gleen 吻合术和半 Fontan 术。③三期通过介入方法完成经皮 Fontan 术。

Galatowicz 指出,这种方法在早期可为新生儿创造一个稳定的生理过程,控制肺动脉血流,提供可靠的心输出量通过动脉导管,并且创造来自左房的非梗阻血流,使其获得有效的姑息治疗而能存活到外科手术年龄,降低死亡率和发病率,保存心室功能,也确保了正常的生长发育,尤其是促进了原始肺动脉或主动脉弓的发育,为下一步手术打好基础。

随着介入技术和产前诊断技术的发展,人们正在研究通过母体纠正左心发育不良综合征的一些畸形,目前有报道的技术包括胎儿房间隔造口术及胎儿主动脉瓣膜成形术,相信在不久的将来,会有更多在胎儿期纠正心脏畸形的手术方法出现。

三、介入治疗在外科手术后的应用

1. 肺动脉分支狭窄球囊扩张及支架置入术　球囊或支架血管成形术主要适用于主动脉狭窄术后再狭窄或未经外科手术治疗的主动脉缩窄、肺动脉分支狭窄、肺静脉狭窄、体肺分流术后吻合口狭窄、完全性大动脉转位进行 Mustard 或 Senning 术后发生体、肺静脉梗阻及其他周围血管狭窄,通过球囊或支架血管成形术,较外科开胸手术方便,风险小,并发症少,可提高血管成形术后狭窄血管的再通率。该方法对于肺动脉分支狭窄疗效较确定,肺静脉异位引流、完全性大血管错位手术后肺静脉梗阻的疗效尚待研究,目前正在研制生物材料及新型金属材料等,降低再狭窄率。

2. 法洛四联症术后肺动脉瓣成形术　行法洛四联症根治手术过程中,右室流出道梗阻的矫正是手术能否达到预期效果的重要步骤。大多数矫正过程需切开肺动脉瓣环,裁剪肺动脉瓣,达到解除右室流出道梗阻的目的。但从长远来看,缺乏肺动脉瓣的右室流出道会因反流而引起右心功能受损,通过镶嵌治疗修补肺动脉瓣,为法洛四联症根治术的远期治疗提供了新的方法,虽然目前技术还不成熟,但我们相信,在未来必将为患儿带来福音。

总之,镶嵌治疗的应用、介入治疗技术的发展、介入装置的完善以及手术技术的改良,改变了传统先天性心脏病外科纠治模式,弥补了一些传统治疗方法的不足或缺陷,并可提高先天性心脏病,特别是复杂先天性心脏病的手术成功率,改善了患儿近、远期疗效。相信随着技术的进步,各学术领域合作的加强,镶嵌治疗技术必能更好地为病患儿童服务。

(李晓峰　张雪溪)

第 2 节　先天性心脏病的镶嵌治疗技术

先天性心脏病是常见的小儿心血管疾病,发病率占全部活产婴儿的 0.6%~0.9%,我国每年新增先天性心脏病患儿高达 15 万 ~20 万,及时诊治是减少先天性心脏病并发症及降低病死率的关键。传统治疗方法为外科手术。1967 年 Porstmann 应用海绵塞首次成功介入治疗动脉导管未闭(PDA),随后陆续出现多种介入治疗 PDA、房间隔缺损(ASD)及室间隔缺损(VSD)的封堵装置。但由于设计上的种种缺陷,先天性心脏病的介入治疗一直在低谷中徘徊。1997 年 Amplatzer 堵闭装置的出现使介入治疗的成功率大大提高。随着介入器材和技术的成熟,先天性心脏病的治疗策略正在改变,小儿心脏内科医师从听诊器 + 口服药→造影剂 +X 线机→ DSA 技术 + 支架 + 封堵器→日益增大的有创化,而小儿心外科医师则从传统开胸→微小切口手术→孔穴手术 + 经皮体外循环→日益明显的微创化。两种方向各具优势,日益融合,使先天性心脏病的治疗逐步朝着安全、微创、无痛苦的方向努力。介入治疗和外科手术相互结合应用的镶嵌治疗(hybrid approach)成为趋势,它既包含围术期各个环节中应用介入治疗技术辅助和外科支持手术,又包含介入治疗前、后采用手术方法为介入治疗提供条件、便利和保证。

一、手术前镶嵌介入治疗

1. **球囊房隔造口术**（balloon atrial septostomy，BAS） 1966 年，Rashkind 等研制成头端带有扩张球囊的专用房隔造口导管，经股静脉插入右房至左房，以稀释造影剂扩张头端的球囊后，快速将导管自左房拉至右房，造成房间隔缺损，称为球囊房隔造口术（BAS）。BAS 术后可有效扩大心房间交通，增加心房水平左向右分流血量，提高体循环动脉血氧饱和度，使酸中毒及低氧血症得以纠正，从而改善患儿的血流动力学和临床症状，为手术争取时间。BAS 至今仍是治疗重症及复杂性先天性心脏病的重要手段之一，多用于室间隔完整型完全性大动脉错位、肺动脉瓣闭锁、三尖瓣闭锁及左心发育不良综合征等患儿手术前的减状治疗。

2. **经皮球囊肺动脉瓣成形术**（percutaneous pulmonary balloon valvuloplasty，PBPV） PBPV 适用于跨瓣压差 >30mmHg 的各种肺动脉瓣狭窄患儿，通过扩大肺动脉瓣口、增加肺血流，同时促进发育不良肺动脉的生长；在 PBPV 后也有利于进行经皮球囊肺动脉扩张成形术，增加发育不良肺动脉的直径。目前已将 PBPV 用于婴儿法洛四联症姑息治疗上，对 1 岁以内有反复缺氧发作而内科治疗无效或因肺动脉发育差无法进行完全根治手术的患儿，可用球囊扩张术使狭窄的肺动脉瓣膜撕开增大，肺动脉扩张，肺血流量增加，动脉血氧饱和度升高，待半年至 1 年后再施行根治术，用此方法可代替主动脉 - 肺动脉分流术，降低分流手术死亡率及减少再次手术瘢痕化等缺点。PBPV 还可用于室间隔完整型肺动脉闭锁或重度肺动脉狭窄的初期治疗，从而促进右心室发育，有利于二期手术治疗。

3. **主肺侧支血管栓塞术** 对于包括重症法洛四联症在内的复杂发绀型先天性心脏病患儿，如存在肺动脉发育差、周围肺动脉纤细并伴有丰富的侧支循环血管时，由于受解剖位置、侧支血管变异和手术野等因素的限制，术中不易探查，外科手术中对其处理颇多困难，甚至导致手术失败或造成术后肺过度灌注、胸液增多或胸腔积液，或出现低心输出量综合征及充血性心力衰竭等并发症。如果在外科矫正术前，通过造影指引栓塞明确的体肺侧支血管，不仅可减少因手术野限制结扎体肺侧支血管的困难，而且可提高手术成功率。但由于大的侧支血管栓塞后患儿肺血进一步减少，血氧饱和度会明显下降，甚至造成严重低氧血症，主肺侧支血管栓塞术后需及时行外科手术纠正心内畸形。

4. **经皮肺动脉扩张成形术** 对于局限性或弥漫性肺动脉狭窄，可以通过球囊或支架扩张肺动脉，为复杂先天性心脏病根治手术或 Fontan 手术做准备。球囊肺动脉扩张成形术成功率为 50%~75%。Hosking 等报道，为手术而准备的球囊肺动脉扩张成形术成功率为 53%。支架肺动脉扩张成形可以提高成功率。

二、手术中镶嵌介入治疗

1. **室间隔缺损关闭术** 该方法目前受到临床的极大关注。在手术中应用 VSD 关闭器可以避免左心室切口和避免切断心内肌束，避免心内广泛缝合和减少主动脉阻断时间，并且缩短整个手术时间，对婴儿，特别是新生儿具有重要意义。Okubo 等报道，使用 Rashkind 双伞装置、Clamshell 关闭器和 CardioSeal 关闭器治疗 14 例 mVSD 患儿，早期仅 2 例发生明显残余分流。南京儿童医院对 23 例肌部和膜部 VSD 患儿采用手术中镶嵌治疗,其中 21 例选用圆形双侧对称封堵器,2 例毗邻主动脉瓣环者选用偏心型封堵器,手术全过程≤ 60 分钟,安置封堵器过程均在 5~20 分钟内完成,手术成功率 100%,术后经心脏超声检查无残余分流,封堵器位置固定,对周边毗邻结构无影响,随访 1 个月至 2 年无不良反应。

2. **房间隔缺损关闭术**　镶嵌治疗房间隔缺损首先按照介入条件进行选择,房间隔缺损边缘应距上、下腔静脉、冠状静脉窦口及二尖瓣、三尖瓣至少 3~4mm。缺损大小尽量不超过直径 3cm。房间隔最大伸展径超过缺损 14mm。手术方法:取平卧位,于胸骨右缘第四肋间取 0.5~2cm 切口,切开皮肤及相关组织达胸膜前,推开胸膜,提出心包,在膈神经前方作一个十字形切口,在食管超声(TEE)指引下,用手指探查右心房,明确缺损部位。在心房表面缝一荷包,将房缺输送器穿入右心房到达左心房,经输送器将封堵伞的第一个伞释放。到左心房后,回拉,输送器退到右房后,释放第二个伞,TEE 检查无残余分流,各瓣膜无影响后,推出输送器。封堵伞大小选择以大于缺损直径 2~4mm 为合适。心包切口一般不做缝合,大多数患儿无须放置引流管。

3. **室间隔完整型肺动脉闭锁肺动脉瓣成形术**　室间隔完整型肺动脉闭锁体外循环手术创伤大、死亡率高。采用直视下经右室室间隔完整型肺动脉闭锁肺动脉瓣成形术,创伤小,可促进右心室发育,有利于二期手术治疗。手术方法:于胸骨正中开胸,于右室流出道无血管区缝一荷包,带套管穿刺针穿过右室流出道经肺动脉瓣环进入肺动脉,退出针芯,置入导引钢丝,导入扩张器,置入球囊,逐步扩张。如动脉导管较细,同时行 Blalock–Taussig 分流术。文献报道,该方法明显降低了手术死亡率。

4. **肺动脉狭窄扩张术**　对于心导管无法进入的严重动脉狭窄,同时必须进行手术的患儿,可在手术直视下置入血管内支架。在处理肺动脉狭窄,特别是肺动脉分支狭窄时,体外循环直视下置入支架速度快,效果好,缩短了体外循环时间,必要时也有利于再手术治疗。有报道肺动脉狭窄采用支架扩张的同时进行其他手术,效果亦满意。

三、手术后镶嵌介入治疗

1. **PDA 结扎术后和 VSD 修补术后残余分流**　再次开胸手术增加患儿痛苦,且首次术后胸腔内纵隔、心脏及大血管周围纤维组织增生粘连,暴露手术视野难度增加,手术创面渗血多,并发症多,危险性增加。采用经导管非手术介入治疗 PDA 和 VSD 术后残余分流,封堵未闭导管,封闭 VSD,即能减轻患儿痛苦,达到治愈目的。有学者对 PDA 结扎术后残余分流患儿于术后 5 个月至 3 年时采用镶嵌治疗,对残余分流 <2.7mm 者用弹簧圈封堵,>2.8mm 者用蘑菇伞封堵,均获成功。PDA 术后残余分流采用经导管介入镶嵌封堵治疗,损伤小,操作较简单,成功率高。VSD 修补术后残余分流的介入镶嵌治疗技术要求高,操作较复杂,应严格掌握适应证。

2. **肺动脉残余狭窄**　可采用球囊扩张和支架置入两种方法。肺动脉球囊扩张的成功率仅 50%,再狭窄的发生率高达 17%。近年来多采用支架置入。血管内支架主要有球囊扩张型和自膨型两种,对小儿多采用前者,金属支架在置入后 2~3 个月很快内皮化。文献报道支架置入血管扩张的成功率高,中期再狭窄的发生率低。

3. **主动脉缩窄(CoA)术后再狭窄**　球囊扩张或支架置入术是治疗 CoA 术后再狭窄的首选方法,也是最简便有效的治疗方法,且支架可将撕裂的内膜紧贴中膜,有效抵抗缩窄段血管的弹性回缩力。主动脉管壁中膜平滑肌有较强的弹性回缩力,对植入支架的支撑性与坚硬度要求高,因此国外文献报道多选用球囊扩张式支架。

4. 完全性大动脉错位手术后病变　肺动脉狭窄是大动脉错位手术中、远期较常见的并发症。对于肺总动脉和肺动脉分叉处的狭窄最好再手术,而对于肺动脉分支狭窄或远离肺动脉瓣的狭窄通常采用球囊血管成形术。完全性大动脉错位 Musturd 手术早期可出现体、肺静脉回流梗阻,但多数是因为患儿生长发育造成的远期梗阻。对体静脉梗阻多置入支架扩张,也可采用球囊扩张。Sharaf 等报道,采用 Amplatzer 装置和支架同时纠正 Musturd 术后心房板障残余分流和上腔静脉梗阻。

5. Fontan 类手术后病变　对于单心室等复杂性先天性心脏病的患儿,在进行心房内侧通道或心外管道腔肺血管吻合术时,通常在心房间板障上开一个窗口,防止术后早期静脉压过高。但在完成血流动力学调整后,该通道的持续存在可引起低氧血症,而且有发生栓塞的危险,因此需要将窗孔关闭。文献报道采用 Clamshell、CardioSeal 及 Amplatizer 房隔关闭器或动脉导管关闭器或弹簧圈来关闭窗孔均可达到满意效果。Fontan 类手术后另一并发症是侧支血管形成。侧支血管包括体静脉侧支(如无名静脉至左房和上腔静脉至肺静脉等)和体肺侧支,前者导致低氧血症,后者导致单心室慢性容量负荷增加以及肺血管压力上升。可采用堵塞器和弹簧圈栓塞侧支血管。

四、围术期监护

术前准备工作要充分,协助做好血、尿、粪便常规以及电解质、肝肾功能、心肌酶、出凝血时间等检验,并配合心电图、胸部 X 线片和超声心动图检查等,严格掌握镶嵌治疗的适应证。术前应预防、控制感染,改善心功能,纠正营养不良、贫血,保证热量摄入。

镶嵌治疗虽然相对于外科手术具有创伤小、手术时间短及术后恢复快等优点,但仍然存在一定并发症。术后注意加强心电监护及呼吸道管理,术后即进行抗凝治疗,要常规使用阿司匹林 $5\sim10mg/(kg\cdot d)$,避免和及时处理相关并发症。

1. 残余分流　镶嵌治疗房间隔缺损、室间隔缺损等,术后存在少量残余分流的发生率,主要是封堵器偏小或封堵器移位所致。对于术后出现不明原因的心力衰竭、血红蛋白尿、细菌性心内膜炎或有较响杂音时应考虑有残余分流的可能。术后应密切观察患儿有无呼吸困难、心悸等临床表现,详细记录 24 小时尿液出入量,听诊心脏杂音的变化情况,及时复查超声心动图。对分流量较小且无明显症状的患儿,可暂不处理,但应密切随访。

2. 溶血　溶血是由于存在残余分流时,血液经未能完全阻断处与封堵器发生摩擦并形成高速射流而造成红细胞机械损伤所致,表现为排茶色尿、酱油色尿或红色小便,多发生于术后 24 小时内,对于术后尿色改变者应考虑到"溶血"的可能。因此术后应严密观察尿液颜色、量等变化,术后 24 小时内查尿常规,一旦发生溶血,应用糖皮质激素,碳酸氢钠碱化尿液,鼓励患儿多饮水、多排尿,并做好输血和准备抢救物品。

3. 心律失常　心脏镶嵌治疗后可发生室颤、室速及房室传导阻滞等严重心律失常,也是导致患儿死亡的重要原因。心律失常主要是由于封堵器压迫或机械损伤造成缺损周围组织水肿,从而影响传导,以术后 3~5 天最为严重。术后应连续心电监测,密切观察心率及心律变化,并卧床休息 48~72 小时,避免剧烈活动。多数患儿经使用激素类药物,静脉滴注异丙肾上腺素可逆转。对于术后房室传导阻滞,如考虑手术因素,应立即拆除补片,重新缝合。如认为不是缝线直接损伤传导束,一般采用心包脏层临时起搏导线起搏观察 2~4 周,绝大部分病例随着缺损部位水肿的消失在此期间恢复。如封堵器引起,大多为封堵器过大,可选择小一型号的封堵器。如 1 个月后仍未恢复窦性节律,多为缝线直接损伤传导束所致,产生永久性完全性房室传导阻滞,需置入埋藏式起搏器。

4. 出血 微创外科封堵术时,切口较小,要切忌损伤乳内动静脉及肋间血管,一旦损伤,一定要缝扎止血,避免术后出血。另外由于术中应用肝素,术后继续抗凝治疗,致术后仍有出血发生,应加强血压监测,观察局部敷料渗血,并及时处理。

5. 急性心包填塞 急性心包填塞是心脏镶嵌治疗少见但极严重的并发症,一旦发生,可引起严重的血流动力学障碍,且进展迅速,若不及时作出诊断,势必延误抢救时机,危及生命。急性心包填塞的发生与术者经验、对心血管系统解剖及手术操作的掌握程度等有很大关系,术后应密切监视心电变化,一旦出现进行性加重的胸闷、胸痛、呼吸困难伴血压下降以及周围循环衰竭等心包填塞征,应立即行床边 X 线胸片或超声心动图检查,并做好紧急术前准备,行心包穿刺术排除心包积血,解除心脏受压,同时迅速采取一般抢救措施,如高流量吸氧、大量快速输液以扩充血容量、静脉注射吗啡镇痛、给予多巴胺、多巴酚丁胺提升血压、阿托品提升心率以及暂时停止使用抗凝剂等。

6. 其他 微创封堵时,如果发生封堵器不牢或脱落,无法补救者,应立即改为体外循环手术。

五、展望

随着介入治疗技术的发展、介入装置的完善以及手术技术的改良,介入治疗手段的应用可有效缓解重症复杂先天性心脏病患儿的危重情况,为手术矫治赢得时间,也可使某些手术过程简化,降低手术难度,提高手术成功率;还可处理外科手术后并发症,进行术后补救性治疗措施,避免再次手术。心脏内外科介入治疗和手术治疗相联合的镶嵌治疗可明显提高先天性心脏病,特别是复杂先天性心脏病的手术成功率,改善手术近、远期效果,具有很高临床价值,随着内、外科医师对先天性心脏病认识水平的提高,镶嵌治疗策略必将越来越多地应用于临床实践中。

(莫绪明)

第 3 节 小儿人工心室辅助装置研发现状

心脏衰竭是 21 世纪人类面临的最具挑战性的心血管流行性疾病。当心脏衰竭发展到终末段,唯一有效的方法是心脏移植,但其实施受到供体短缺的限制。为此人工心脏或心室机械辅助 (ventricular aid device, VAD) 已逐渐成为挽救严重心脏衰竭患儿的必要手段。目前 VAD 的发展与应用已进入崭新阶段,VAD 治疗是通向心脏移植和心肌恢复的桥梁,被越来越多地用于手术期急性心脏衰竭的治疗。

一、心室辅助装置的研发历程

心室机械辅助(ventricular aid device, VAD)又称人工心脏,是将人工制造的血泵植入体内,将心房或心室的血液引出,通过血泵升压后,将血液再输入到动脉系统,起到部分或全部替代左心室作用,维持循环功能,从而挽救心脏衰竭患儿的生命。

人工心脏机械辅助装置的研究是集机械、生物流体力学、监测与控制系统、驱动装置能源供给和医学为一体的巨大工程。国外对于人工心脏的研究始于半个世纪以前,共有四代产品,即 20 世纪 60 年代的心室外气囊泵压挤,70 年代气动、隔膜推压泵,80 年代电动隔膜推压式及指压式泵,90 年代小型化、植入式,开始发展衡体流血泵,到 21 世纪的多种新型轴流式 VAD 和介入式 VAD,全植入式全人工心脏进入临床试用阶段。

(一) 基本原理

VAD 包括人工心室、驱动系统及监测调控系统。动力系统一般植于患儿的腹部,有输出和输入管道与患儿循环系统的相应部位连通。

(二) 种类

1. 按功能及连接方式分类

(1) 左心室辅助装置:从左心房或左心室引出血液,泵入主动脉。

(2) 右心室辅助装置:从右心房或右心室引出血液,泵入肺动脉。

(3) 全心辅助装置。

2. 按应用目的和供能方式分类

(1) 临时性心室辅助装置:暂时性植入,供能或驱动装置放置在体外。

(2) 永久性心室驱动装置:全部装置植入人体,包括供电能源部分。

3. 按植入形式分类　分为部分植入式和全植入式。前者有 Birlin Heart、Medos 及 Thoratec 等,后者有 Novarco、TCI、Lion Heart 和 DeBakey 等;除 Lion Heart 和 DeBakey 外,其他均为临时性。

以上各种人工心脏均是在患儿自体心脏工作状态下加以辅助,而最近美国应用成功的完全性人工心脏则是在移出自体心脏状态下工作。

(三) 各类 VAD 临床应用的优缺点

1. 滚压泵原是人工心肺机转流装置,转流量容易控制,早期曾用于左心辅助循环。但由于对血液有形成分破坏严重,血栓率高,且体积庞大,患儿活动严重受限,故已渐少用。

2. 离心泵的核心结构是转子和附着其上的叶轮。转子可依纵轴方向旋转而产生非搏动性血流。离心泵转流量大,体积小,不需瓣膜,现今广泛应用的 LVAD,缺点是转流量不易控制,长期应用并发症增多。

3. 轴流泵基本结构包括电机、驱动轴、推动叶片和管道系统。工作时电机经驱动轴推动叶片高速旋转 (10 000rpm 以上),从而产生血流推动力。因叶片高速运动,易引起严重溶血。多用于短期左心辅助循环,如何延长安全转流时间仍值得探讨。Lonn 等经动脉途径逆行插入左心室,实现左心室 - 主动脉转流,准备迅速,操作简便,但制造要求极高,尚未广泛应用。

4. 搏动泵通过血囊收缩 - 舒张相交替,配合单向瓣膜产生单向搏动性血流。与非搏动性血流相比,搏动血流能同时进行心电图诱导的同步反搏,对终末器官灌注更有效。搏动泵性能稳定,并发症少,能胜任较长时间工作,作为心脏移植前过渡支持的概念已被广泛接受。

5. **目前几种新型泵**　Cleveland clinic 连续血流泵、振动血流泵、电液压 TAH、植入式微轴血泵、主动脉内插管式血泵、康复型左心室辅助装置及小型植入式右心室辅助装置。

(四) 儿童 VAD

虽然心脏辅助装置在成人和儿童中的使用都是为了替代部分心脏和(或)肺脏的功能,但在这一领域中儿童和成人存在很大差异。儿童,特别是婴幼儿、新生儿进行心脏辅助的历史较短,首例儿童 ECMO 报道于 1969 年,首例儿童植入辅助装置报道于 1991年。长时间的心脏辅助装置在儿童中使用历史更短。至今有关儿童辅助循环的经验仍不多。

在儿童病例中使用的心脏辅助装置,其对机械性能要求更高。因为患儿体积小,要求辅助装置体积更小,设计更加合理,结构更加精密;儿童、婴幼儿和新生儿使用的辅助装置仅需提供很小的流量,故性能和稳定性的要求高于成人;另外,成人和儿童用心脏辅助装置的主要类型也不同,成人较少使用的长时间体外膜肺氧合(extracorporeal membrane oxygenation,ECMO)是儿童中最常使用的心脏辅助装置,特别是对于一些新生儿肺部疾患,持续胎儿循环以及近年来在败血症性休克中的使用,ECMO 都是常用的选择。下面介绍几种小儿常用的 VAD。

1. 小儿心室辅助装置——柏林心脏   目前儿童用的 Excor 电气驱动系统为 IKUS 2000 驱动系统(Berlin heart, GmbH,Germany)。IKUS 2000 辅助装置可产生较大的正压和负压,可克服细小连接管道的较高阻力,适合于小儿的心脏辅助。目前全世界使用 Excor 超过 180 例,德国柏林心脏中心报道 34 例小儿使用 Excor,存活率达 74%,小于 1 岁婴儿存活率达到 70%。

2. 小儿心室辅助装置——Medos HIA 系统   Medos HIA 系统也是搏动性气动心室辅助装置,用聚氨酯做成各种大小的气动泵,用于小儿的规格有 10ml 和 25ml。同样使用聚氨酯做成的三叶瓣,可保证血液的单向流动,不同的是 Medos HIA 系统没有肝素涂层。

3. 小儿心室辅助装置——Micromed Debakey 心室辅助   Debakey 心室辅助是目前美国食品药物监督管理局唯一认可的用于 5~16 岁、体表面积在 0.7~1.5m^2 的儿童心室辅助。它是微小可植入式电磁轴流泵,一根钛合金的流入插管连接泵和左心尖,Vascutec 人造血管作为流出管道连接泵和升主动脉,提供非搏动性心脏辅助。

二、VAD 研发方向

当前 VAD 发展水平为:①国际市场:没有永久型,也没有常规可用的全人工心脏。现有临床可用的 VAD 通常使用数周至数月,主要用于心脏移植的过渡。少数病例可用 2~3 年。②我国:包括中国香港/澳门特别行政区和中国台湾省,主要在实验阶段,没有较成熟的临床用 VAD,均着重在轴流泵上研发。

1. 理想的 VAD 泵应具备哪些条件?

(1) 保持理想的生理、血流动力学,能使心室迅速减小负荷,肺毛细血管楔压下降,平均动脉压上升,终末器官灌注改善。

(2) 具有可操作性,准备迅速,植入与卸除简便,能在一般医院普及应用。

(3) 良好的生物相容性,机械故障和临床并发症少。

(4) 能提供较长期安全的心室辅助循环。

(5) 患儿生活质量好,能从事一般社会活动。

2. VAD 研发应从以下几个方面加强研究。

（1）材料、结构与加工：心脏辅助装置对材料与工艺的要求都极高。一直以来，心脏辅助装置材料是当今生物材料学和医学领域亟待解决的重大研究课题。在材料选择上，要考虑避免对人体组织和血液成分造成损害。在结构与加工上研制小而轻可随身携带的心脏辅助装置，便于患儿长期使用。

高分子材料一直是人工循环选用的主要材料。针对人工心脏的特点，聚酯类有较好的应用前途，如最近研究较多的聚乌拉坦具有耐用、弹性好、抗老化、顺应性好及组织相溶性好的特点。此外，有人将其分子辅基改变、合成进硅和维生素 E 等进一步改善其特性以更有利于人工器官的应用。今后还有可能将人工材料体外塑型后以微创手术将人工心脏置入人体，或者将人工材料做成人体可降解材料，使其在完成功能后自然降解，从而免除二次手术。

血栓和溶血问题仍然是当前和今后要研究的两大课题。血栓形成的根本原因是材料的生物相容性问题。目前解决的方法基本上可分为两种：一是采用涂层办法，使表面光滑，允许有微栓形成，但不会形成大的血栓影响正常的生理功能；二是采用粗糙表面，使血小板沉积其上，形成假内膜，避免血栓形成。

（2）精确测量和控制：精确控制直接心脏辅助装置，在合适的时间点把合适的辅助强度施加给衰弱心脏需要许多生理参数。精确的信号时序控制，首先要有信号源如心电信号、心音信号；其次能提取心脏各个动作过程对应时间点的特征；同时具备在执行单元滞后时，能够引入提前判断的信号。

不同患儿在不同生理条件和生活状况下需求不同，辅助强度不同，必须由精确的自适应控制。精确应用控制参数依赖于新型生物传感器的研发。控制系统发展方向是精确的主动生理控制，控制系统应具备信号发射器，可测量主动脉压、血流量、系统自生电压和电流等信号，并通过无线的方式传至体外。而传送至体外的信号则进一步通过各种通讯方式传送至医院，用于远程监控和诊断。

（3）能源消耗、供给：动力系统必须满足长期稳定使用的要求，最理想的方式是人体自身提供能源如动力性心肌成形术，但目前机械直接辅助装置还必须靠外界提供能源。如何给体内的装置补充能量，需要研发出大功率无线能量传输装置。无线能量传输技术包括通过某种独特的接收器接收空气中尚未散失的辐射能量的辐射技术，能将其转换成电能并储存在电池中；还有磁场共振技术，当两个物体在同一频率实现共振时，可实现能量的无线传输；电感耦合技术通过相对直接的接触进行能量传输。目前还只能在很短的距离实现微小能量的传输。经皮充电是目前研究较热的技术，也是最有希望的技术之一。此外，装置自身必须能耗低，能源使用效率要高，发热要很少，不会影响人体内的温度环境。

（4）自检、维护系统：心脏辅助装置出现故障时会危及生命，因此，自我检测系统必须能提前发出警告，需带有备用系统并在故障发生前切换，随时可拆卸更换或取出。

心脏辅助装置作为一个多学科的产物，随着医学、生物物理学、材料学、工程学和电子学等的发展，向着微型化、可长期植入的方向研究，将会有光明的前途，给终末期心脏衰竭的患儿带来希望。

（周　欣）

第4节 手术治疗室间隔完整型肺动脉瓣闭锁的时机与预后

室间隔完整型肺动脉闭锁（pulmonary atresia and intact ventricular septum，PA/IVS）占先天性心脏病的 1%～3%，占新生儿发绀型心脏病的 1/3，自然死亡率高，如生后不予治疗，约 50% 的患儿在 2 周内、80% 的患儿在 6 个月内死亡。该病患儿主要依赖 PDA 而存活，一旦 PDA 闭合，患儿可很快死亡，因此，一经发现应尽早手术治疗。

手术治疗分为一期根治术和分期根治术。大多数学者认为，右心室、三尖瓣环及肺动脉发育程度和冠状动脉的解剖是决定 PA/IVS 术式选择的主要决定因素，可分别采取双心室矫治术、一个半心室矫治术及单心室手术。Billingsley 及其同事结合 Bull 和 Hanley 等人的分类方法将 PA/IVS 分为轻、中、重三类：①轻度发育不良：右心室发育良好，流入部和漏斗部、小梁化部三部分均存在；右心室腔大小约为正常对照的 2/3 以上；三尖瓣 Z 值为 0~2；②中度发育不良：流入部和漏斗部发育，小梁部闭锁，右心室腔及三尖瓣大小为正常对照的 1/3~2/3，三尖瓣 Z 值为 -4~-2；③重度发育不良：仅存在流入道或三部分无法辨认，右心室腔及三尖瓣大小小于正常对照的 1/3，三尖瓣 Z 值为 -6~-4。常合并右心室冠状动脉瘘甚至依赖右心室的冠状动脉循环。

一、手术方法

（一）一期根治术

一期根治术患儿占患儿总数的 10% 左右，年龄在 6 个月至 1 岁之间。适合于轻度发育不良型，右心室发育良好，流入道、心尖小梁部及流出道三部分均存在，流出道发育良好者；右心室腔及三尖瓣直径大小约为正常对照的 2/3 以上；三尖瓣 Z 值在 0~-2 之间。在体外循环下切开肺动脉瓣环，并用同种或异种带瓣补片扩大右室流出道，修补房间隔缺损，结扎动脉导管未闭。

（二）分期根治术

结合个体化原则，大部分室间隔完整型肺动脉闭锁的治疗需要分期手术根治。分期手术的原则是经一期姑息手术后如果右心室发育良好则二次手术，采取双心室修补术；若姑息手术后右心室发育仍差，采用改良 Fontan 术或 1½ 心室修补。

1. 一期姑息手术 新生儿或 3~6 个月婴儿动脉导管功能性关闭或细小时，缺氧加重，并出现代谢性酸中毒，应尽早行姑息手术。其目的是降低右心室高压，减轻心肌肥厚，提高心肌的顺应性，提供充足的肺血灌注，促进右心室和肺血管的发育，为二期根治手术做准备。一期姑息手术主要有改良 B-T 分流；动脉导管内支架置入；介入肺动脉瓣成形术；体外或非体外循环下肺动脉瓣切开术 ± 右心室流出道补片扩大术。

（1）改良体－肺分流术（blalock-taussing shunt）：一般用于右心室及三尖瓣中－重度发育不良、动脉导管细小或趋向闭合的患儿。如患儿合并冠状动脉右心室瘘甚至依赖右心室的冠状动脉循环，只能行改良 B-T。通常为急诊手术，采用胸骨正中切口，手术相对容易操作，但术后并发症多，远期效果欠佳。

（2）动脉导管内支架置入：对于 PDA 依赖性先天性心脏病，动脉导管保持开放是患儿存活的基础，因而 Alwi 等从 1992 年开始尝试采用成人冠状动脉支架，经皮动脉导管内支架置入保持动脉导管的开放，替代 B-T 分流，以提高手术成功率以及改善预后。经皮放置动脉导管内支架的优势有：①避免开胸手术；②延续了患儿出生后的血流状态，不引起肺血管扭曲、变形；③可以按需要的尺寸膨胀支架或更换支架；④不再使用前列地尔。此技术可使新生儿期动脉导管开放供血能够满足肺血需求，避免产生严重低氧血症，平安度过婴儿早期至婴儿后期或 1 周岁左右，行 1½ 心室修补或双心室根治术。

（3）介入肺动脉瓣成形：有报道 PA-IVS 患儿肺动脉闭锁 70% 左右是纤维膜性，因而有学者考虑可以利用介入技术代替外科手术进行右心室减压。1991 年 Qureshi 等人首次使用介入导管瓣膜穿孔术＋球囊扩张术姑息治疗 PA-IVS，尽管最初的 2 例患儿均死亡，然而随着众多学者的不断努力及介入器械和输送技术的改进，术前诊断、术后监护技术的提高，手术成功率明显提高，此方法被越来越多的心脏中心所使用。本病的介入方法有导引钢丝瓣膜穿孔术 ± 球囊扩张术；激光瓣膜穿孔术 ± 球囊扩张术；射频瓣膜穿孔术 ± 球囊扩张术。

（4）体外或非体外循环下肺动脉瓣切开术＋右心室流出道补片扩大术：适合右心室中度发育不良型：右心室腔及三尖瓣大小为正常对照的 1/3~2/3，右心室三部分存在，均发育不良，右心室流出道发育程度允许行肺动脉瓣膜成形术，三尖瓣 Z 值在 -2~-4 之间。肺动脉瓣成形术后可同期结扎动脉导管或使其自然闭合。

不同期处理其他合并畸形是因为尽管术中肺动脉瓣已尽可能宽地切开，但术后早期由于肺动脉瓣组织水肿及右室流出道肥厚肌束影响，肺动脉前向血流很难达到理想血流量，若闭合动脉导管会导致围术早期低氧血症，因此保持动脉导管开放对术后早期恢复有利，可保障一定的血氧饱和度。另外，因此类患儿可能右室容积小，右室壁肥厚，心室壁顺应性降低，故术后早期右室压均在较高范围。保留卵圆孔未闭或房间隔缺损可起到右心减压作用，否则极易导致严重右心功能衰竭。随着组织水肿的消失和心室壁顺应性的改善，通常在术后 1~2 周右心室压力和肺动脉跨瓣压差会明显降低，三尖瓣反流及心房水平右向左分流消失或减轻。

2. 二期根治术

（1）双心室修补：姑息术后密切随访，二维超声心动图观察右心室发育和三尖瓣环大小，如发育已明显改善则行心导管造影检查证实。早期姑息手术后 1~4 年，右心室发育不良已转为轻至中度，心房水平右向左分流变为轻度或双向分流；三尖瓣反流从重度转向轻度。手术包括内科介入关闭继发孔房间隔缺损，或体外循环下一并解除右室流出道梗阻。

（2）1½ 心室修补术：一期姑息术后或未行姑息手术的婴儿随访至婴儿后期，右心室间隔流入部、小梁部和流出部均存在，心室腔仍小，三尖瓣反流中重度以上的患儿，可行切开闭锁的肺瓣和右心室流出道扩大补片疏通，动脉导管结扎，上腔静脉与右肺动脉行双向腔肺分流术，心房内保留小房缺。术后早期，由于右心室腔小，肥厚的心肌顺应性不足，下腔静脉血及心内冠状静脉窦的血不能完全经右心室搏出，心房内留置的小房缺可限制性允许部分右向左分流进行调节。这样在发育过程中逐渐增加右心室容量及前向血流，有利于右心室发育及改善发绀。待右心室发育功能改善时，行心导管介入房间隔缺损伞片封堵治疗。双向腔肺分流使占体静脉 1/3 的血直接进入肺动脉，既满足了肺动脉血流量，又减轻了右心室压力。临床随访发现,即使是姑息手术时右心室、三尖瓣发育不良及未行右心室减压的患儿,经二期 1½ 心室修补术后右心室得到了良好的发育,可完全满足肺循环需要。

(3) 双向腔肺分流及改良 Fontan 术:适用于姑息术后右心室仍发育不良或合并依赖右心室的冠状动脉循环、三尖瓣下移畸形的患儿。患儿由于右心室补片扩大减压或三尖瓣成形术后依赖右心室的冠状动脉灌注不足,产生严重后果,新生儿期只能行体肺分流术。如开胸后 RVDCC 可见分布在心脏表面,近端无狭窄,正常的冠状动脉循环完整,可结扎冠状动脉–右心室端。如果 RVDCC 无法分辨,则只能行单心室矫治术,3~6 月龄时行格林术,2~4 岁时行 Fontan 术,同时扩大房间隔,含氧高的氧合血经房间隔缺损进入右心室,供应冠状动脉。

二、预后

新生儿 PA/IVS 早期即处于危重状态,根据两所医学中心的调查,远期疗效尚不理想。先天性心脏外科医生协会前瞻性研究表明,在 1987~1990 年的 71 例新生儿中,行手术瓣膜切开加或不加体肺动脉分流术及跨环补片 (RVOT),或仅做体肺动脉分流术,1 个月存活率为 81%,4 年存活率为 64%。出生体重低和右心室依赖性冠脉分流是引起死亡的危险因素。仅在最初治疗为瓣膜切开术或跨膜补片术时,较小的 Z 指数为危险因素,最初治疗为分流术时,则不构成危险因素。在英国与 Eire 合作研究的室间隔完整性肺动脉闭锁资料中,他们对 183 例 1991~1995 年出生的婴儿进行调查。在北美洲对本病的研究中,最初的姑息治疗为经导管治疗者仅占英国调查人数的 22%,但两者存活率相似。近年来,Jahangirc 等报道了在术后生存方面的重大进展,他们将患儿分层次,根据右心室大小和是否伴有右心室依赖性冠脉循环,接受单独的部分的双心室或全部的双心室修补,存活率为 98%,并积累了许多经导管治疗的经验。近年来的报道也令人鼓舞。目前使用激光或射频消融辅助瓣膜切开术及球囊扩张术被认为是一种具有确切意义的治疗方法。

(张泽伟 孙柏平)

第 5 节 Ebstein 畸形实施解剖矫治术应注意的问题

三尖瓣下移(Ebstein 畸形)是一种少见的先天性复杂畸形,发生率为 1/210 000,占先天性心脏病的 1% 左右。病变以三尖瓣发育异常、瓣环扩大、瓣叶下移、关闭不全和房化右室形成为主,也可合并其他心内畸形。1866 年 Ebstein 首次报告了 1 例三尖瓣下移患儿的尸检结果,并对病变与临床表现之间的关系进行了研究。1951 年 Van Lingen 和 Soloff 经心导管检查首次为患儿做出了诊断。1955 年 Lev 发现了三尖瓣下移合并 W–P–W 综合征传导束的组织学改变。1962 年 Barnard 首次采用人工瓣膜置换术治疗本病,之后 Lillehei 等相继进行瓣膜置换术。1964 年 Hardy 等成功进行了三尖瓣下移成形术。

一、病理解剖特点

三尖瓣下移病理改变有明显差异,轻者瓣膜改变接近正常,仅为单个瓣叶的下移或发育不良。重者隔叶、后叶缺如,前叶可以为部分下移或全部下移,下移到右室流出道,可产生狭窄,并存在不同程度的发育不良。前叶游离缘可直接附着在乳头肌上,如与右室前壁粘连,腱索及乳头肌未发育,前叶活动可能受限。前叶也可能单独下移,且重度发育不良。此外,还可见到少数三个瓣叶全部下移的病例。多数情况下,前叶位置正常,面积较大。病变多累及隔叶和后叶,瓣叶明显发育不全,呈螺旋形下移,也可缺如;隔叶可为一膜样残迹。隔叶与后叶交界常常下移至流入道。有时可见后瓣叶直接附着于右室游离壁上。腱索和乳头肌发育异常,表现为腱索短、细,分布异常,乳头肌短小,数目增加。三尖瓣环可以有不同程度的扩大,因而使关闭不全加重。

　　下移的三尖瓣叶将右室分成两部分,三尖瓣叶根部与正常瓣环之间形成房化心室,房化心室范围大小与病变轻重有关。房化心室在心动周期中可产生矛盾运动。房化心室壁薄,有较少心肌。房化室壁多位于右室游离壁,可发生在右后侧或前壁,边缘不规则,内壁光滑,肌小梁少,可见脂肪。功能右室包括右室流出道、心尖小梁部分和前叶下方的心室壁,心室腔小,右室流出道扩张。心室壁亦比正常人明显变薄,可能为发育异常,并非完全是血流动力学结果。右房壁厚,右房明显扩大。

　　本病房室结和希氏束位置正常。有的作者认为心内膜增厚可压迫房室结和束支而造成束支传导阻滞。5% 的患儿可有 Kent 束存在,表现为预激综合征。左室可异常,二尖瓣可脱垂、增厚,关闭不全。可合并卵圆孔未闭或 ASD、VSD、PDA、PS、法洛四联症、主动脉弓缩窄、二尖瓣狭窄和 TGA、DORV。在矫正性 TGA 左侧心室,三尖瓣也可能下移。

　　三尖瓣下移的病理改变有很大的不同,从单纯一个叶的发育不良或下移,到三个瓣叶的病变。房化心室可以发生在不同的部位,大小各异。人们通常看到病变的局部,而忽略三尖瓣下移实际上是整个右心的病变。法国心外科医师 Carpentier 根据病理情况将本病分为四型:① A 型为前叶较大,活动度大,隔瓣和后瓣中度下移,房化右心室小,功能右室容量较大;② B 型为前叶较大,活动不受限,隔瓣和后瓣下移明显,房化右心室腔大、壁薄收缩无力,功能右室小;③ C 型为前叶部分附着于右心室漏斗部和小梁部,造成右室流出道狭窄;④ D 型为前叶明显发育不良,活动受限,功能右室很小,房化心室很大,右房与右室仅以前、隔叶交界的狭窄孔隙相交通。

　　根据我们收治患儿的情况,从临床实用的角度,以前叶是否下移和发育情况为标准,而不考虑房化心室的大小,分可为三种类型:① A 型为前叶位置正常,无下移,活动良好,仅后叶及隔叶下移,功能右室容量足够,房化右室不大。② B 型为前叶部分下移,且发育不良,瓣叶活动受限,后叶、隔叶下移,但其瓣叶面积减少不严重。③ C 型为前叶全部下移,瓣叶面积严重减少或为条索状膜样组织堵塞右室流出道,隔叶或后叶会有不同的病理变化,瓣叶结构、腱索和乳头肌严重发育不全,房化右室明显扩大,功能右室发育不良,心脏显著扩大。此外,C 型也包括单纯的前叶下移,后叶、隔叶位置发育大致正常者,或三个瓣叶同时下移的少数病例。这种分型方法比较简单,且对外科手术有帮助。一般 A 型和 B 型均可施行解剖矫治术。少数 C 型可行解剖矫治,多数需要根据患儿的病理改变选择解剖矫治加双向 Glenn 或全腔静脉 – 肺动脉吻合术、瓣膜置换术或心脏移植术。

　　三尖瓣关闭不全可使右室容量负荷加重,右心室扩大,瓣环扩大,也会进一步加重三尖瓣关闭不全。房化心室可使右室负荷进一步增加,右室功能不全。房间隔缺损或卵圆孔未闭可因心房压力的变化而产生左向右或右向左分流。右向左分流可产生低氧血症和红细胞增多及脑栓塞的危险。合并其他心内畸形也会产生相应的血流动力学改变。不论哪种畸形,都会使心功能损害加重。三尖瓣患儿患病的时间、三尖瓣发育不良的程度和三尖瓣关闭不全的严重性与右心功能的损害密切相关。

二、诊断

病情轻可无症状,仅表现心悸、气短。成年患者易疲劳,可有心律不齐或有预激综合征导致心动过速。重者由于房水平右向左分流出现明显发绀和杵状指,多数为中度发绀。右心功能不全时,静脉压升高,肝大,下肢水肿。体检可见左前胸隆起,很少触及收缩期震颤,听诊可闻及三尖瓣前叶开瓣音,第一心音分裂,第四心音及肺动脉第二心音减弱。X线胸片肺血正常或减少,肺动脉段凹陷可不明显,卵圆形心或形如烧瓶,右房扩大,右室可变化不大或中度扩大。ECG可正常,或为室上性心动过速、Ⅰ°房室传导阻滞、完全性或不完全性右束支传导阻滞、右室肥厚及预激综合征。超声心动图可以明确诊断,可见三尖瓣瓣叶的下移和活动情况,瓣环扩大,右心房室扩大,房化心室形成和运动异常,室间隔反常运动。右室收缩功能减弱。彩色多普勒可明确房水平分流和三尖瓣关闭不全。一般不需要做右心导管和造影,右房造影可见隔瓣和后瓣下移,右房巨大,右房、右室造影剂排空延迟,肺血管影稀疏和三尖瓣反流,有房缺或卵圆孔未闭,可见房水平分流征象。

三、手术原则

术前要对患儿病情进行仔细评估,包括右心室功能以及病理形态以决定手术方案。手术中尽可能修复或重建三尖瓣膜和右心室的结构和几何形态,以利于瓣膜和右心室功能的恢复。根据每个患儿的具体情况决定最佳的手术方法。术中要避免造成房室传导阻滞、损伤右冠状动脉和三尖瓣关闭不全。所以,手术治疗应该从右心房、右心室和瓣膜整体结构上进行矫治。

手术适应证:对婴幼儿患儿如病情稳定,可以待患儿2岁后手术。如症状严重发生心脏衰竭,可先扩大房间隔缺损或切除房间隔,准备将来行双向格林或Fontan系列手术。症状严重者应及早闭合ASD或卵圆孔,同时行三尖瓣置换或解剖矫治术,症状轻、心脏变化不大者可随诊观察,尽量避免对儿童进行换瓣术。三尖瓣严重关闭不全、发绀、心脏扩大明显及心胸比大于0.55者都应手术治疗。A型和B型患儿应行三尖瓣解剖矫治术;单纯三尖瓣前叶下移也可以进行成型。如为C型或心功能不全、心脏扩大显著者,应根据患儿的病理改变选择1½心室矫治、全腔静脉-肺动脉吻合术或心脏移植术。合并畸形应同期手术矫治。如为再次手术仍应尽可能行瓣膜解剖矫治术,对成形困难者必要时行瓣膜置换术。如合并W-P-W应同期手术或先射频消融后再手术治疗。由于三尖瓣承受的压力低,机械瓣置换易致血栓形成,也可多考虑使用生物瓣。

四、手术技术

(一)解剖矫治术

建立体外循环方法与常规手术相同。阻断升主动脉后切开右房,切除房化心室部分,以4-0或5-0 Prolene线闭合切口,注意不要因缝合过深,折叠成角损伤冠状动脉后降支及右冠状动脉主干,再切下下移瓣叶及有关腱索乳头肌。如后叶或隔叶发育不良,可将其修复、互补,形成新的瓣叶,再将腱索及乳头肌移植在相应部位。如部分前叶发育不良或下移,也可采用同法处理,如面积不足可用自体心包重建,注意传导束的位置,缝合可在其下方,以避免造成Ⅲ°房室传导阻滞。用4-0或5-0Prolene线折叠瓣环。当心脏恢复跳动后观察瓣叶活动情况和是否并存关闭不全,连续缝合右房切口,用食道超声心动图观察三尖瓣及右室功能。我们采用此方法连续治疗85例患儿,近期疗效满意,无一例患儿行三尖瓣置换术。

(二) 三尖瓣成形术

建立体外循环技术与其他手术相同。阻断升主动脉,心脏灌注停跳液,切开右房探查。用双头针加垫片间断式缝合方法,从下移的三尖瓣根部起,缝到正常瓣环位置。对房化心室部分进行折叠,应使缝线过处呈放射状,沿心室纵轴方向折叠效果优于横轴方向。闭合房化心室的同时环缩扩大的三尖瓣环,也可加用DeVega法环缩。如瓣叶有裂隙或穿孔,应先行修补,再用3-0或4-0 Prolene线行DeVega法环缩,或加用Carpentier环。行DeVega手术时应注意缝线在瓣环上而不是在瓣叶根部,以免切割瓣叶,不能起到环缩作用。

(三) 三尖瓣置换术

如需行三尖瓣置换术,可先切除病变的三尖瓣及腱索和乳头肌,也可以保留瓣叶及瓣下装置,选择合适的人工瓣。生物瓣包括带支架的同种瓣,多需再手术。机械瓣由于右室腔压力低,易致血栓形成或组织长入瓣环,导致机械瓣功能障碍。可采用单针褥式缝合,也可以连续缝合。我们认为,在行三尖瓣置换时,将冠状静脉窦开口置于人工瓣的瓣下方。另外,在心脏跳动下进行瓣膜置换,将冠状静脉窦置于人工瓣上,或先在危险区预置好缝线亦可防止发生Ⅲ°房室传导阻滞。由于人工瓣位于右室这个低压心腔内,易产生血栓和瓣失灵,如不愿再手术,可用St-Jude双叶瓣,因其血栓栓塞率低。

(四) 处理合并畸形

如合并ASD、VSD、PS或PDA、W-P-W综合征,应同期处理。如合并其他复杂心脏畸形应根据不同情况作相应的处理。

(五) 其他手术

当三尖瓣解剖矫治或置换术后发生明显右心功能不全,双向格林手术可对其有很大帮助。对于右室及瓣叶严重发育不全的患儿可考虑行全腔静脉-肺动脉吻合术或心脏移植术。

五、常见问题及处理措施

(一) 房化室壁的处理

房化心室壁薄,在心脏收缩期可产生矛盾运动,影响心脏功能。术中梯形或三角形切除房化室壁,这样既恢复了右心室的正常形态,又从解剖上彻底消除了房化右室,有助于心功能恢复。术中要防止出血。

(二) 瓣叶及乳头肌移植

B型和C型沿瓣环切下下移的后瓣及其相连的乳头肌,切除隔叶,将瓣叶根部移植于正常瓣环水平,并对瓣叶组织进行修复。若隔瓣仅留残迹,可采用自体心包缝在正常瓣环水平,并将前叶或相邻的腱索或瓣叶组织修剪成新的腱索缝合于心包游离缘重建隔瓣,重新移植并固定乳头肌,缝合要牢固,避免由于乳头肌位置不正常及断裂,或瓣叶撕脱造成瓣膜反流。

（三）瓣口面积

术中要保证合适的瓣口面积,避免过大或过小造成三尖瓣关闭不全或三尖瓣狭窄。

（四）避免损伤冠状动脉

处理房化右室和瓣叶解剖矫治时,注意不要因缝合过深,折叠成角损伤冠状动脉后降支及右冠状动脉主干。

（五）避免房室传导阻滞

重建三尖瓣瓣叶时,应在传导束下方的室间隔上缝合,避免造成Ⅲ°房室传导阻滞。行三尖瓣置换时,可将冠状静脉窦开口置于人工瓣瓣下方。我们多在跳动下进行瓣膜置换,将冠状静脉窦置于人工瓣上,或先在危险区预置好缝线亦可防止发生Ⅲ°房室传导阻滞。

（六）术后处理

应注意减轻右室负荷。在动脉血压平稳、组织灌注好的情况下,CVP应维持在低水平,一般维持在588~981Pa（6~10cmH$_2$O）。尽量在辅助呼吸时不用PEEP,必要时加用强心、利尿药物和控制入量,严密观察心律变化。可酌情静脉使用利多卡因等抗心律失常药和正性肌力药。

（七）手术合并症

1. **低心排血量综合征**　术后血压低,四肢凉,组织灌注不足,心率快,尿少,CVP高于1.47kPa（15cmH$_2$O）,应积极使用多巴胺、多巴酚丁胺等正性肌力药,同时加用毛花苷丙等洋地黄药物,间断给予利尿药。如心率由快变慢,易致心搏骤停,应提高警惕,积极预防及处理。

2. **心律失常**　患儿术后可能发生Ⅲ°房室传导阻滞,应置临时起搏器或静脉泵入异丙肾上腺素,一旦发生室颤,加用利多卡因或己胺碘呋酮。

3. **冠状动脉损伤**　冠状动脉损伤主要是预防,由于房化心室和左室壁薄,做房化心室折叠或行DeVega环缩三尖瓣环时,应避免进针过深,一旦发现应采取松解、搭桥等临时补救措施。

4. **三尖瓣关闭不全**　三尖瓣关闭不全多由患儿病情重、解剖矫治后疗效不好所致,应再次手术或行三尖瓣膜置换术。

5. **三尖瓣膜置换术后合并症**　同其他瓣膜置换一样,出血和血栓形成是术后主要的问题。三尖瓣置换后以血栓形成多见,因此应严格抗凝,一旦发生,应积极手术治疗。

（吴清玉）

第6节　先天性胸壁畸形的治疗选择

先天性胸壁畸形（congenital wall deformities）是胸壁先天性发育障碍,引起部分胸壁外形及解剖结构异常。常见的有漏斗胸、鸡胸、Paland综合征及胸骨裂等。另有其他骨骼性疾病,也可以引起胸壁畸形,但这是全身性疾病在胸部的局部性改变。临床上按其发病率而需施手术矫正者顺序如下:漏斗胸（pectus excavatum, funnel chest）,鸡胸（pectus carinatum, chicken breast）,Poland综合征（Poland syndrome）,胸骨裂（sternal cleft）。鸡胸还有一些其他名称,如船形胸（keel chest）、锥形胸（pyramidal chest）、球形鸽胸（pouter pigeon breast）、驼胸（sternal kyphosis）及楔状胸（sternal cuneiform）等,多与其畸形形状有关。但临床上将鸡胸基本分为三型,即船形胸、单侧鸡胸（Lateral breast）及球形鸽胸。

一、漏斗胸

漏斗胸是胸壁畸形中最常见的畸形,约占胸壁畸形的90%以上,发病率可达0.1%~0.3%,男多于女,约为4:1。90%在出生1年内发现。漏斗胸的特点是胸骨的下部分及其相应的肋软骨向脊柱方向凹陷,形成以剑突为中心的前胸壁呈漏斗状下陷。漏斗胸发生后,可随患儿年龄增长而加重。病变可对患儿造成两方面的影响:①其一,凹陷部分可压迫心脏,严重者可造成心脏移位及大血管扭曲,使心搏出量减少,特别是患儿直立位时更明显。由于胸腔容积受限,肺总容量及肺活量均低于正常。②其二,胸壁的畸形外观使患儿稍年长后产生自卑感,造成心理损害。因而,漏斗胸对患儿的心理发育及生理发育均产生不利影响,妨碍患儿的身心健康。因而对漏斗胸患儿应该给予适时的有效纠正,以提高患儿日后的生活质量。

病因:漏斗胸发生机制仍未肯定。有多种病因学说:如宫内受压、呼吸道梗阻及膈肌中心腱短缩,部分膈肌纤维化,胸骨和肋软骨发育障碍及结缔组织异常,甚至还有虐婴致肋软骨骨折的后果等,但没有一种学说能全面解释漏斗胸的病因。不过临床上该病常有肋软骨纤细、发育不良以及相邻的肋软骨出现连接、融合及分叉等现象,可致肋骨生长的不均衡,需由邻近肋软骨及胸骨移位来协调,致成漏斗胸或鸡胸的成因,也还需要进一步研究证实。该病患儿37%有家族史。而继发于Marfan综合征胸骨劈开手术后发生者也屡见不鲜。

漏斗胸为先天性疾病,可同时合并其他先天性畸形。在四川大学华西医院1999年统计的212例漏斗胸患儿中,合并有脊柱侧弯3例,Marfan综合征1例,心包缺如、左支气管囊肿1例,膈膨升1例,翼状肩胛2例,先天性心脏病1例,髋关节脱位1例,右侧马蹄内翻足1例,骶部隐性脊柱裂及椎体畸形1例。有一家四代人中,有3人患漏斗胸。

病理生理:漏斗胸畸形是以剑突为中心的胸骨及相应肋软骨向脊柱方向凹陷,下陷部分多为第3~7对肋软骨。幼龄儿漏斗胸常表现为局限性对称性。年长儿胸壁凹陷范围可能增宽,部分可出现非对称性凹陷。少年患儿部分伴扁平胸,有的患儿可出现胸骨旋转、扭曲,有的合并有脊柱侧弯。严重的漏斗胸可影响患儿的呼吸及循环功能。胸腔容积的改变可使患儿的潮气量、肺总容量和最大通气量有不同程度减少。心肺受压可迫使心脏转位、移位,影响到心搏出量。

临床表现:中、轻度漏斗胸除前胸壁不同程度凹陷外,一般没有临床症状。但多数患儿与同龄患儿相比不太喜欢运动,有的常有上呼吸道感染。个别严重者运动后常感疲惫,甚至口唇发绀。学龄期患儿不愿参加游泳等体育活动。年长儿常出现典型的漏斗胸体型:"两肩前倾,后背弓起,前胸壁凹陷,腹部膨隆"。青少年常伴有扁平胸。

辅助检查:在检查诊断中,要对3个方面作出评估:①其一,CT胸部扫描凹陷的深度,心脏是否受压移位,术后复查对比;②其二,心脏超声对心功能的评估;③其三,呼吸功能检查对肺功能的评估,术后肺功能的复查对比。

治疗方法:漏斗胸矫正的目的有:①其一,纠正胸壁凹陷畸形,消除病变给患儿带来的心理负担及精神压力,消除患儿自卑感;②其二,纠正胸壁凹陷畸形,消除对心脏压迫等心功能的影响,加大胸腔容积改善呼吸功能。使患儿恢复正常的身心发育,健康成长。

1. 胸骨上举术的手术原创　①从骨膜下切除畸形的肋软骨,应保护肋软骨和肋骨的接合部(costochondral junction),不应牵拉损害和切除。②肋软骨膜的切开,力求整齐,避免撕伤。修复时将肋软骨膜缝合成一个完整的"套管"状,有利于肋软骨的再生和塑形。③不切断肋间束,不作广泛胸壁解剖,保持胸骨体与周围组织结构。④将金属支架按矫形需要向前弯成"弓"形,并将修复好的软骨膜固定于其上,以使胸壁矫形后得到良好的塑形。⑤坚持术后体育疗法。坚持上述手术原则,可避免手术造成的许多并发症,远期效果良好。尤其是病变局限的学龄前儿童及幼儿,手术范围局限,效果良好。

2. Nuss手术 1998年Nuss报道应用微创技术修复漏斗胸的新概念和10年经验总结。手术操作原则是先将不同长度的Nuss钢条(1.5cm宽,0.2cm厚),按患儿将成形的胸廓外形弯成弧形。在患儿腋前线及腋后线间,胸壁凹陷最低水平作皮肤小切口(约2.5cm)、隧道或穿入Kelly长弯血管钳,经左侧皮下潜行,至凹陷边缘最高点肋间进入胸骨后方。此点是钢板穿入和穿出的位点。通过右侧切口隧道或潜行分离至凹陷边缘最高点进入胸腔,并作钝性扩张。将导引器沿此隧道进入,在胸腔镜监视下,用导引器,使两侧隧道连通。导引器在对侧隧道口穿出。用导引器反复提升胸骨。在导引器索带的引导下,将预先按患儿凹陷弧度塑形好的钢板牵拉引导至对侧隧道口穿出。到位后将钢板翻转,使凸面向前,以顶起凹陷,纠正畸形。

是否不用胸腔镜监视辅助可完成Nuss手术?尚有一些争议。操作上不用胸腔镜监视,皮肤切口位置相同,但钢板穿入与穿出胸内的位点有一些差异。即钢板穿入和穿出在胸壁上的位点是紧贴胸骨旁的肋间隙,而不是在凹陷边缘的最高点。这样钢板可以完全不进胸腔,而着力点直接顶在凹陷胸骨后面而托起整个凹陷区。

无论是使用胸腔镜辅助或不用胸腔镜辅助,都应避免严重并发症的发生。Nuss手术并发症包括气胸、心包积液、心脏损伤、胸廓内动脉损伤或假性血管瘤钢板移位等。

Nuss手术的微创主要体现在皮肤切口及其日后不出现切口瘢痕,外观上应较满意。这在范围广泛的漏斗胸,应该颇有创意。但在幼儿很局限的漏斗胸,其隧道、潜在的不局限的组织剥离,反而无微创优势了。到目前为止,Nuss手术在国内已逾千例,北京6000余例,成都200余例,上海也近200例。Nuss教授本人也于2007年4月间在北京参与并示范了Nuss手术,并和中国同道进行了交流。希望能在大量手术病例经验的基础上,进行一些科学性探讨、总结和交流,进一步提高手术治疗漏斗胸的疗效,造福于患儿。

二、鸡胸

胸骨向前隆起称为鸡胸(pectus carinatum),约占胸壁畸形的6%,男:女约为3:1,原因不明,一般多见于年长儿及青少年时期。鸡胸一般对患儿肺功能影响不明显,但畸形的存在会造成心理负担,严重畸形也不利于生长发育。所以有以上两种情况者,也应手术矫正。

传统手术方法是骨膜下切除畸形的肋软骨后,顺肋软骨方向缝合收紧肋软骨床,双侧胸大肌拉拢覆盖于胸骨前,以防矫正后胸骨回弹。我们曾看到过施行该手术的患儿,若干年后形成反向的漏斗胸。说明这种手术效果有不宜之处。我们的手术方法为:于骨膜下切除畸形的肋软骨后,将软骨膜修复缝合成"管套"状,胸大肌不拉拢缝合于胸骨前,而是以适合的医用钢板横穿过胸骨体,钢板两端架于肋骨之上,埋于胸肌之下固定。这样既防止矫正后的胸骨回弹,也防止胸骨下沉形成医源性漏斗胸。

根据鸡胸类型,采用相应的手术方式:

1. 船形胸(keel chest) 主要是胸骨伸长向前隆起,相应的肋软骨亦向前凸,多为对称性，俨如船之龙骨。若双侧肋软骨下陷，则可使胸腔容量减少。手术时应适当切除胸骨下端，以缩短过长的胸骨，但切除应在 2cm 以内。将被分离的剑突重新缝合在胸骨下端，凭借腹直肌牵引力，制约胸骨回弹。

2. 单侧鸡胸（lateral breast） 不对称单侧软骨隆起，常有胸骨向对侧旋转。有时对侧肋软骨不规则下陷，形成混合性胸壁畸形。手术时在骨膜下切除畸形肋软骨后，并在胸骨上作楔形切骨，同时在钢板的支持下，矫正胸骨的旋转。

3. 球形鸽胸（pouter pigeon breast） 特征为胸骨柄与胸骨连接处与相应肋软骨隆起，胸骨角（louis angle）减少，致胸骨体下部下陷，常有胸骨骨化线的早期骨化，此种胸骨角骨化隆起，被称为"胸骨成角性骨连接"。手术时除从骨膜下切除畸形肋软骨外，在胸骨成角最高点行楔形切骨。胸骨楔形切骨应保留其后板，使胸骨矫正时保持连接及血液循环。

三、Poland 综合征

Poland 综合征（Poland syndrome）是一组较少见但包括多种胸壁及肢体缺陷的综合征。如胸大肌、胸小肌的缺损、部分肋骨缺损及并指畸形等。缺损不是各种畸形兼备。临床上常有胸部外观不对称，肋骨缺如常累及第 2~4 肋，缺损较多时形成胸壁软化区。修复方式有两种。

1. 取一段对侧肋骨劈开后缝合于缺失肋骨之两残端，相当于植骨于肋骨缺损部分，再覆盖聚四氟乙烯（teflon）补片，缝合修复胸壁薄弱区域。

2. 肋骨缺损修复和背阔肌瓣转移覆盖。即将同侧背阔肌带蒂转移至前胸壁缺损，覆盖在移植之肋骨上。

四、胸骨裂

胸骨裂（sternal cleft，sternoschisis）是罕见的胸壁发育畸形。很多胸骨裂可从胸骨柄形始向下延伸，形成胸骨上端裂、下端裂或全裂等。严重者合并许多严重畸形，如 Cantress 五联症，包括胸骨缺损、膈肌缺损、腹壁中线缺损或脐膨出、心包缺损及心脏畸形、异位等。单纯的胸骨裂患儿上端裂多于下端裂，呈 U 形或 V 形，多数皮肤完整，没有心脏裸露及异位。手术方法是在胸骨前作纵切口，充分游离胸骨的两半及胸肌，分离胸骨后与心包之间的粘连，使心脏复位。在裂开处切骨造成新的骨创口，整形后拉拢、对合，以钢丝缝合固定。注意不使心脏受压，引起血液循环障碍。复杂的胸骨裂常伴有颈部、胸部或胸腹部的心脏异位，若加之有心脏畸形，治疗难度极大，主要是以皮瓣或医学修复材料覆盖心脏，保护和防止感染。

（胡廷泽）

第九章　泌尿外科疾病

第1节　小儿肾积水的影像学
诊断与治疗策略

　　小儿肾积水多因先天性泌尿生殖系统发育畸形所致,其中约 2/3 为肾盂输尿管连接部梗阻,1/3 为膀胱输尿管反流或梗阻。小儿肾积水的诊断和治疗并不困难,日益进步的产前超声检查,使胎儿期肾积水即可明确诊断;内镜和腹腔镜下手术得以逐步推广,使微创解除梗阻和改善肾功能成为可能。但在选择影像学诊断时机及制定治疗策略方面,尤其是婴幼儿肾积水方面,仍然不规范和存在争论。

一、诊断

　　1. 临床诊断　产前超声检查即可发现胎儿肾积水,新生儿或婴幼儿肾积水常因腹部肿块就诊,年长儿肾积水多以反复间断性腰腹疼痛或伴有血尿而初步诊断。无症状肾积水常在体检或因其他疾病行超声检查时发现。肾积水仅仅是描述尿液收集系统扩张的解剖形态学术语,为进一步明确肾积水的病因、评估肾功能损伤程度以及制订治疗措施,需要进行相应的影像学辅助检查。

　　2. 影像学诊断技术的选择

　　(1) 超声成像:是肾积水最基本和首选的检查,可清楚显示肾实质和扩张的收集系统以及肾血流指数等。完整的尿路超声检查还包括:膀胱厚度、膀胱三角区和输尿管膀胱内喷尿现象、膀胱颈和邻近的尿道以及输尿管扩张程度,尤其是肾盂输尿管连接处和膀胱输尿管连接处的表现。此外,超声检查发现肾盂集合系统内漂浮絮状物时,可为尿路感染提供间接证据。利尿超声可判断肾盂扩张是否由梗阻引起或肾盂低张力所致,但利尿超声仍不具有客观、直观的参数来判断非梗阻性肾积水,尤其是肾盂输尿管连接处梗阻合并膀胱输尿管反流或梗阻者。因此,不能仅根据单一超声辅助检查确定病因,应选择性结合其他辅助检查。

　　(2) X 线检查:IVU 显影良好时,能清晰显示肾盂肾盏的形态、梗阻部位以及泌尿系结石,能确定病变部位。但如果延迟摄片仍不显影,则缺乏诊断的直观证据,存在一定程度的漏诊或误诊的可能性,应进一步结合逆行肾盂造影或肾穿刺肾盂造影,明确病变部位及积水程度。IVU 结合多层螺旋 CT(multislice spiral computed tomography urography,MSCTU) 可一次性获得包括肾盏、肾盂、输尿管及膀胱在内的整个立体泌尿系影像,能准确定位肾、输尿管及膀胱病变。为除外或明确是否存在下尿路病变,必须行排尿性膀胱尿道造影(VCUG)检查。

(3) 放射性核素肾图:包括标准的肾图和梗阻肾低放射线残留的99m-锝(MAG3)肾图。既可评价分肾功能,也可判断有无上尿路梗阻。但首次检测并不能绝对反映分肾功能,于随访观察期间评估肾功能的变化而更具诊断价值。该检查对新生儿诊断准确度较差。为了减少肾图的误差,采用修正的F-15利尿肾图评估分肾功能。

(4) MRU水成像:MRU是直接利用尿液信号成像的尿路造影,具有无肾功能依赖性,是近年来诊断尿路疾病的新方法。对有肾功能损害的重度肾积水,尤其是双侧、重复收集系统或融合异常患儿,MRU更具有定位诊断价值。随着不需镇静或麻醉快速检查技术的发展,MRU将可以替代惯用的小儿泌尿放射学诊断手段。

3. 病因诊断　小儿肾积水多因先天性发育畸形所致,尿液输出不畅或尿液从膀胱内反流,潴留于肾盂及收集系统导致肾积水。临床常见病因包括:非病理性短暂或一过性肾积水、先天性肾盂输尿管连接处梗阻(UPJO)、原发膀胱输尿管反流(VUR)、输尿管末端梗阻、输尿管囊肿、输尿管开口异位、后尿道瓣膜及神经源性膀胱等继发性膀胱输尿管反流等。不同病因肾积水临床表现有所不同,明确病因的关键是正确选择影像学检查。

二、治疗策略

对于严重积水、有明确临床症状和病因、伴肾功能损害的小儿肾积水应早期进行手术,以恢复肾功能或阻止肾功能继续损害。然而,有关新生儿及婴幼儿肾积水以及无症状及无肾功能损害肾积水的治疗时机选择,仍不规范或使临床医师难以决策。有许多研究报道,新生儿重度肾积水通过观察而缓解或消失,也有轻度积水,在观察期间积水加重、肾功能恶化而必须手术治疗者。不同年龄的肾积水进行程度分级管理,应是决定手术治疗还是随访观察的重要依据。

1. 小儿肾积水程度分级　临床常用分级方法是SFU(Society of Fetal Urology)和AP(Anterior-Posterior),即肾收集系统扩张分离前后径。SFU为北美地区最常用肾积水程度分级系统,根据超声肾盂集合系统扩张程度和范围分为5级。AP是北美以外地区常用分级系统,多用于评估胎儿肾积水程度,出生后AP值大于1.5cm提示肾积水。

2. 新生儿或婴幼儿肾积水的管理　产前发现的肾积水患儿于出生后3~5天行超声检查,如果SFU I级或 II级,VCUG检查无反流或下尿路梗阻,则不给予预防性抗生素,也不必进行同位素肾图检查。如果VCUG发现VUR(III度以上),需要给予预防性抗生素,并在出生4~6周行同位素肾图检查。如果SFU III级和IV级,或双侧肾积水,需要在24~48小时内行VUCG检查,确诊或除外下尿路梗阻,以便获得早期治疗。表现为双侧上尿路扩张的男性婴幼儿,应首先考虑膀胱出口梗阻。

关于SFU I级和 II级是否需要VCUG检查,以及观察时机目前存在争议。一方面,尽管SFU IV级和 II级肾积水中,约15%发生VUR,其中,除外膀胱出口梗阻所致的VUR之外,65%的VUR(包括和 V度)在2岁内可以得到自行缓解或消失,且新生儿SFU I级或 II级肾积水多为短暂或一过性,70%~80%随生长发育而缓解或消失,因此,诊断VUR临床意义不大,不需要 VCUG 检查,以避免感染或损伤的潜在危险。然而,主张早期 VCUG 检查者认为,早期诊断 VUR,可以在 VUR 继发感染前得到治疗或预防,降低肾功能恶化的风险。另一方面,仍有约25%SFU Ⅰ级和Ⅱ级最终需要手术治疗者,需要每2~3个月超声随访至1岁,以决定观察和外科手术治疗时机。

单侧肾积水在 3 种情况下应选择随访观察,即无症状和无尿路感染性发热、定期超声随访肾积水稳定或减轻、定期利尿肾图肾功能稳定或好转。针对 SFU Ⅲ或Ⅳ级的所有婴幼儿,至少应在出生第 1 年给予预防性抗生素治疗,因婴幼儿尿路感染并无特异症状,任何发热疾病必须行尿液分析。

3. **手术治疗指征**　随访观察期间的手术指征包括:①至少 2~3 个月内 2 次随访利尿肾图提示梗阻,受损分肾功能低于 40%;②随访分肾功能下降超过 5%;③即使分肾功能为 40%~50%,但有临界尿路感染性发热后的重度肾积水;④有尿路感染性发热等临床症状;⑤肾积水进行性加重的梗阻性肾积水;⑥单侧积水超过 5cm,双侧超过 3cm;⑦孤立肾重度积水。如果同时存在对侧 VUR、多囊肾、肾发育不良,双侧肾积水,同侧 VUR 或膀胱输尿管连接处梗阻等因素,应放宽手术指征。急性感染和腰腹部高张力性包块时,虽是肾盂输尿管成形的禁忌证,仍需积极行肾造瘘引流,避免肾盂内高压导致不可逆转的急性缺血性肾功能不全。

一般根据肾实质厚度、尿液生化及反映肾小管功能的酶系变化确定病肾切除指征。许多临床经验表明对严重肾积水,IVU 及肾图提示肾功能极差的病肾,采取无选择性保留病肾行肾盂输尿管成形,术后远期随访显示均有不同程度肾功能存在或恢复。因此,除了肾实质多发性积脓外,保留病肾的治疗应是明智选择。

4. **手术方式选择**　手术方式因肾积水病因不同而异,应针对病因选择相应术式。经典的 UPJO 外科手术成功解除梗阻和改善肾功能达 90%~99%。近年来,腹腔镜下治疗婴幼儿和年长儿肾积水得到推广。Robotic 外科也已经逐渐用于治疗婴幼儿和年长 UPJO 和 VUR。关于当前所争论的开放术式和内腔镜术式的选择,其实,无论开放术式,还是内腔镜术式,根据肾积水的病因、程度、术者的手术技能和医疗设备,选择创伤最小的术式即是最佳术式。

(魏光辉)

第 2 节　儿童尿动力学检查的利弊分析

尿动力学是泌尿外科学的一个分支学科,尿动力学检查是客观评估膀胱功能的重要检查,是反映膀胱功能的重要依据,其目的是将患儿尿路症状用图和数字表现出来,并为患儿的痛苦提供病理生理上的解释,为临床制定正确的治疗方案和客观评估病情及转归、治疗疾病提供客观依据。它的发展已有 100 多年历史,起初应用于成人,1959 年首次对儿童进行尿动力学检查研究,从此开辟了尿动力学检查的新领域。我国的尿动力学研究起步较晚,20 世纪 90 年代进入迅速发展期,儿童尿动力学检查也逐步开展。临床应用证明,尿动力学检查能够为婴幼儿下尿路功能情况提供宝贵的信息。现将儿童尿动力学检查的适应证、检查方法及注意事项阐述如下。

一、适应证

神经源性膀胱功能障碍患儿均需要做尿动力学检查。神经源性膀胱患儿只有反复行膀胱测压,才能正确了解膀胱功能和正确制订治疗方案。其他适应证包括疑似神经源性和非神经源性膀胱功能障碍或者膀胱出口梗阻患儿、显著膀胱输尿管反流(vesicoureteral reflux,VUR)及周期性尿路感染。尿流率/残余尿测定提示下尿路梗阻及常规治疗(尿疗和药物治疗)1年仍无效的顽固性尿失禁(包括夜间遗尿症)患儿亦需要行尿动力学检查。

二、检查方法

婴幼儿及儿童的尿动力学检查方法与成人相似,使用相同的专业术语,设备亦与成人相似,详细内容包括:

(一)非侵入性尿动力学检查

非侵入性检查包括尿流率、超声检查残余尿、尿垫试验和体表电极肌电图检查。

尿流率测定是一种很有用的儿童非神经源性膀胱/括约肌功能障碍检测项目,包括对尿流曲线形状进行评估。但其用于神经源性膀胱患儿受到一定限制,因神经源性膀胱患儿不能完成正常排尿。年龄较小的患儿因不能自主排尿或不能配合,检查亦受到一定限制。

超声检测残余尿量不受年龄限制,但在儿童需要多次重复检查,才可以作出正确诊断。

尿垫试验是一种非常适合观察漏尿的方法。在新生儿可以用尿垫测定排尿量,但是用于诊断新生儿尿失禁仍有困难。在诊断儿童尿失禁时,可以根据儿童的实际情况每30分钟或1小时更换1次尿垫,将取下的尿垫称重确定漏尿量。每天至少检测1次漏尿量及漏尿频率,根据具体漏尿情况指导治疗。尿垫试验同时成为一种用于评估抗副交感神经药物治疗漏尿疗效的重要方法。

盆底活动的肌电图(electromyography,EMG)可以探测患儿的神经肌肉活动,但其不能确定是哪部分盆底肌肉发出的电信号。因此,在许多情况下,EMG检查不能传递任何临床有用信息。鉴于体表电极EMG检查的无创性,其已被广泛应用于尿动力学检查。

(二)传统膀胱压力测定

经尿道或耻骨上穿刺留置测压管进行膀胱压力测定是常用的尿动力学检查方法,常需要行压力-流率-EMG同步检查,方可提供更加全面的膀胱尿道功能信息,是全套尿动力学检查中最能准确评估膀胱功能的检查。

(三)影像膀胱测压

膀胱测压的同时使用X线或B超监测膀胱尿道情况,能够增加尿动力学检查的诊断准确性,如测定膀胱内压时可同时观测到VUR。这种联合检查方法对疑似反流的患儿价值较大。但影像膀胱测压需配置特殊设备,且操作复杂。与成人相比,开展儿童影像膀胱压力测定更加困难。所以此项检查在国内开展相对较少。

(四)自然充盈性(生理性)膀胱压力测定

自然充盈性膀胱压力测定不同于传统的膀胱压力测定,具有以下特点:①允许患儿移动,不用将患儿固定在检查椅或检查床上;②利用患儿利尿作用产生尿液充盈膀胱。检查结果显著不同于人工充盈方法。由于人工充盈速度相对较快,逼尿肌不稳定发生率低及排尿量高,提示逼尿肌功能受到抑制。自然充盈法在检测逼尿肌不稳定性方面比人工充盈法更灵敏。此外,自然充盈法也能更加真实地反映膀胱尿道功能。

无论儿童还是成人,自然充盈性膀胱压力测定结果与传统方法相比有以下特点:充盈期压力小幅上升,逼尿肌过度活动发生率较高,排尿期逼尿肌压力较高,排尿容量较少。儿童人工充盈性膀胱压力测定充盈期逼尿肌相对过度活动,压力快速上升。自然充盈性尿动力学检查反映了真正的膀胱生理状况,对患儿心理影响较小,尤其对低龄患儿很有必要。

然而,神经源性膀胱患儿自然充盈性膀胱压力测定的相关研究资料少见,传统充盈法在被自然充盈法完全代替之前仍需进行大量研究。自然充盈法中很少见到逼尿肌压力基线增加超过 $1.96\sim2.94kPa$($20\sim30cmH_2O$),但传统充盈法膀胱逼尿肌基线增加明显,有时会误认为与上尿路扩张及肾功能损坏有关。逼尿肌压力基线快速上升是常规尿动力学检查的重要异常表现。尽管自然充盈法可能会使对神经源性膀胱的病理生理学的变化有更深入的了解,但是将自然充盈性膀胱压力测定作为未来神经源性膀胱患儿检查的金标准为时尚早。

三、注意事项

1. 由于全套尿动力学检查是侵入性的,患儿对陌生的检查操作感到恐惧,同时不理解或不甚理解检查的意义,不容易配合检查,不能用任何影响膀胱功能的药物,这就对医护人员及检查环境的要求较高。最好由负责患儿诊断和治疗的专科医生和护士进行。照顾小儿的人员应当确保检查记录和结果真实可靠。对小儿进行尿动力学检查的人员应对小儿有足够的耐心,使他们情绪稳定,分散他们对周围环境的注意力,缓解操作造成的心理压力,使尿动力学检查按计划进行,确保检查结果的准确性。

2. 由于儿童处于不断生长发育阶段,因此,儿童尿动力学检查的正常参数或参考值不是单一固定的,而是随年龄和身高体重的变化而变化。国内外专家对婴幼儿及不同年龄的儿童尿动力学各项参数报道不一。如何计算从新生儿到青少年不同年龄段尿动力学检查参数正常值及如何判断检查结果亦是儿童尿动力学检查的难题。

3. 自然充盈膀胱测压逐步开展,比传统的膀胱测压有一定的优越性,使我们对神经源性膀胱的病理生理学变化有了更深入的了解。但神经源性膀胱患儿自然充盈性膀胱压力测定资料少见,将自然充盈性膀胱压力测定作为未来神经源性膀胱患儿检查的金标准为时尚早。在自然充盈法代替传统充盈法之前,仍需进行大量研究,这也是今后儿童尿动力学研究发展的一个方向。

儿童尿动力学检查不同于成人,有其特殊性,把握好其适应证及检查技巧,相信也会像成人尿动力学检查那样广泛开展,相应的难题也会迎刃而解。相信随着尿动力学检查的深入开展,小儿膀胱尿道功能障碍尤其是神经源性膀胱功能障碍的诊断和治疗,将会提升到一个新的水平。

(文建国　杨黎)

第3节　尿道下裂治疗观念的变迁

尿道下裂是男性儿童泌尿生殖系常见的先天畸形之一。大规模人群报告发生率为3‰~7‰,或占出生男婴的1/300。这一发病率较高的畸形在世界范围内呈逐渐增加的趋势,重型尿道下裂比例也相应增加,给临床治疗带来更大挑战,更多的基础与临床学科,如遗传、流行病学、形态学、内分泌学、泌尿外科及整形外科等介入这一领域中,涉及多学科领域的尿道下裂专科化深入研究的需要,逐渐形成尿道下裂学。

关于阴茎发育机制,尿道下裂病因学和发病机制等方面的研究进展相对缓慢。但十余年来,尿道下裂在形态学方面的研究有新进展,诸如对尿道下裂新生儿及胎儿尿道板结构的组织解剖研究及对阴茎弯曲病因认识的变化等已取得一些研究成果。在此基础上导致了这一领域内众多概念的变革,手术矫治原则发生重大变化,很大程度上影响尿道下裂术式的选择。手术修复需要考虑多方因素,新的手术方式不断出现,术式选择更加注重个性化。

1. 对阴茎弯曲病因的认识和处理在尿道下裂术式选择中占重要地位。研究表明,先天性阴茎弯曲的病变以阴茎皮肤、筋膜挛缩异常(Ⅰ、Ⅱ型)及阴茎背腹侧海绵体白膜发育不对称(Ⅲ型)占大多数,而发育不良的纤维性尿道板及尿道(Ⅳ)型占少数。Ⅰ、Ⅱ型经松解挛缩皮肤筋膜后可矫正下曲,Ⅲ型病例采取背侧白膜折叠,是处理弯曲的主要方法,发病较少的Ⅳ型病例则需切断或切除发育不良的纤维性尿道(板),再重建尿道缺损。这使传统认为阴茎腹侧弯曲是由于尿道海绵体的纤维性残迹与阴茎海绵体形成弓弦关系所致,必须切断尿道(板),松解弓弦关系方能使阴茎伸直这一概念进行了修正,从而影响了手术方式的选择。

2. 保留尿道板的手术比例明显增多。除了在弯曲病因认识上有所改变外,有更多胚胎学和解剖学研究表明:多数尿道下裂患儿的尿道板并非由挛缩的纤维组织构成,而是富含血管、神经分布,有广泛平滑肌及结缔组织支撑以及有腺体形成的组织。用于重建尿道可提供良好的循环保证和上皮生长,功能较好,因此,近年来保留尿道板的手术主要是尿道板纵切卷管尿道成形术(TIP)及onlay术式迅速增加,尤以TIP术式为甚,结合阴茎背侧白膜折叠矫正轻、中度下曲,部分医疗中心甚至达到60%~90%的应用比例。

关于TIP国内外尚有一些争议,其优点不容置疑:即保留了健康的尿道板,节省重建尿道的组织材料;成形外观好,尤其是阴茎头及裂隙状尿道口更接近正常外观;带蒂筋膜组织有效覆盖下尿瘘发生率低;手术相对较简单易行;对部分已矫正弯曲的再手术病例更有优势。

TIP术式的局限性在于修复长段尿道缺损(超过交界区)时效果不佳;限制Ⅲ型、Ⅳ型阴茎弯曲的矫正;背侧白膜折叠解决下曲的有效程度和阴茎短缩问题,目前尚缺乏远期疗效评价;有作者对中重度尿道下裂尿道板做雄激素受体检查,发现其受体水平较之阴茎皮肤及阴茎头海绵体等处为低,对行背侧折叠矫正弯曲,保留尿道板手术后能否保证新尿道与阴茎同步发育生长而不出现继发弯曲,尚需进一步观察;另外有大幅折叠的复发问题及神经损伤问题,且有文献报道约有27.9%的复发率。

目前临床所面临的病例中,中重型病例较多,手术年龄偏大,Ⅳ型下曲比例相对较高,应注意恰当掌握 TIP 手术指征,不宜过宽,应在充分认识阴茎弯曲的病理特点的基础上,权衡弯曲矫正的有效性和是否影响阴茎长度的保留,正确认识判断保留健康尿道板的理念,因此主要用于尿道板质量好,无阴茎弯曲或以Ⅰ、Ⅱ型弯曲为主,程度较轻,以及部分材料较少而弯曲已矫正的再手术病例。

3. 更加强调良好的外观,将"接近正常外观"视为手术治疗的第一目标。对尿道下裂术后成年病例的远期随访表明:外观是影响患儿对远期结果评价的第一因素,不良外观对患儿心理的影响是性功能不良和性生活不满意的重要原因。患儿具有正常性动力,大部分患儿性功能正常,但性生活满意程度不高,特别是中重型患儿对性生活有明显的自我抑制,对自身性能力缺乏信心,有明显忧虑性人格倾向和一定情感障碍,性格内向,术后阴茎外观、手术年龄及术后并发症等对上述心理状态有明显影响。这提示在尿道下裂矫治时更应强调接近正常的阴茎外观,提早手术年龄,防止严重并发症。

4. 对一期修复的要求提高。尿道下裂治疗应达到的目标是:外观接近正常,勃起伸直,正位开口,尿流尿线恰当,并发症低。在专业技术不断进步和熟练的基础上,要求在达到治疗目标的前提下尽可能对尿道下裂做一期修复,在并发症的发生率、再手术次数、再手术难度以及对患儿心理、经济影响等方面均优于分期手术,应严格分期手术指征。

5. **对分期手术的重新认识** 在尿道下裂学知识积累、技术进步及术式多样化的今天,一期完成矫治的技术日趋成熟,是否还需考虑分期手术?由于目前把"接近正常外观"作为尿道下裂修复的首要目标,但少数重型病例及多次手术失败后的尿道下裂病例,需要重建尿道长度大,阴茎阴囊发育差,局部可用重建尿道替代材料短缺,且合并其他畸形,如阴茎阴囊转位、阴囊对裂、阴茎隐匿及前列腺小囊等,进行一期修复,则可能重建外形差,并发症的发生率较高,再手术更为困难,应选择分期手术。但传统分期手术,在第一期主要是以解决阴茎弯曲问题,预铺尿道床,扩增阴茎头等为主,长段尿道成形及合并畸形均放在第二期完成,并发症发生率较高,且常难以达到接近正常的外观。

谈到分期手术,其概念是分期手术的第一期任务应为第二期手术的重建创造有利条件,并降低并发症的风险,对外观及生活质量应有改善,因此第一期除矫正下曲,预铺尿道床和扩增阴茎头槽沟外,应完成部分尿道成形至阴茎阴囊交界区远侧,使患儿可能站立排尿,且这部分近侧段重建尿道技术上易于完成,并发症的风险低,将重型尿道下裂转化为中轻型,此时也可以矫治阴囊对裂及部分阴茎阴囊转位,对修复材料短缺者,可在第一期引入额外修复材料,如口腔黏膜等弥补材料的不足,为二期重建良好功能和外观创造条件,将复杂的重建手术过程及风险分散到两期手术中,总的并发症风险大大减少,外观矫治更为满意。因此,慎重选择分期矫治手术并采用恰当的策略,不应是一种技术上的倒退与落后。

6. **口腔黏膜替代修复尿道的应用增加** 目前认为,由于局部替代材料不足,尿道重建困难时需要引入游离移植物,特别是即使通过分期手术,其局部材料的困难亦难以达到重建良好功能及外观的目标时更应考虑引入游离移植物。目前国内外已成共识的观点是,口腔黏膜是游离移植物中最好的选择。游离移植物的存活需要准确的、良好的底层血供,如果一次性植入并卷管成形较长段尿道,腹侧部往往难以得到有效血供,易发生移植物失活、挛缩,成形尿道狭窄、裂开及瘘等。口腔黏膜可以应用于短段卷管,但主要应用 onlay 或

inlay方式重建尿道、处理狭窄。对于重型尿道下裂或残废性尿道下裂应用口腔黏膜进行分期手术也是良好的选择。

7. 尊重手术医生的经验性选择　尿道下裂修复术式选择较多,在遵循尿道下裂治疗的基本原则并达到治疗的主要目标时,也可有诸多术式的选择,手术者对某些术式有更多的经验和更满意的结果,应尊重经验选择的偏好。

8. 尿道下裂与再生医学——组织工程材料的应用　对某些重型尿道下裂及残废性尿道下裂的修复,材料短缺是一个突出的问题,再生医学的发展为此带来希望。目前临床已在应用无细胞基质材料(猪小肠黏膜下层,SIS)作严重弯曲的伸直矫治,也可以inlay或onlay方式用于较长段尿道缺损修复,如需卷管替代修复长段尿道缺损,则需在支架材料上种植细胞,2011年Atala已报告成功的远期结果。应用干细胞诱导分化为尿路上皮细胞并用于修复尿道缺损是很有希望的前瞻性热点研究工作。

二十余年来尿道下裂学在前人贡献的基础上取得了很多进展,新的理念与技术不断涌现,医师们在掌握尿道下裂修复的一般原则、熟练并恰当运用多种术式、精细手术操作以及更好的围术期处理的基础上,已大大改善了这一令患儿及家庭均十分痛苦的畸形的疗效。但是重塑接近正常外观的阴茎和尿道的工作始终有一定困难。目前我们仍面临发病率日益增高,而无法预防伴发的阴茎发育不良、重建尿道组织匮乏、仍有一定比例并发症,甚至残废尿道下裂的发生,都需要在这一挑战性领域中继续做出创新努力。达到尿道下裂成功修复尚需要进一步做更多前瞻性的研究工作。

(1) 病因学研究:环境因素、内分泌因素及遗传因素等对尿道下裂发生的确切作用尚待进一步研究。一些专家提出在将来的研究领域中,引起内分泌障碍的因素(内分泌破坏因素)、间质上皮相互作用及阴茎生长发育控制等可能是解决尿道下裂病因的关键。在动物模型研究中,有报告表明当妊娠大鼠暴露于某些化学物质(如农药)时,仔鼠有较高的尿道下裂发生率。动物模型的建立为研究尿道下裂的发生机制提供了良好的平台,但诱发疾病模型与自然发病间的关联与差异需谨慎评价。人群出生缺陷监测研究和危险因素分析的流行病学报告近年较多见,而在分子生物学层面对病例遗传物质改变的筛检工作也在多中心开展,但仍缺乏一致的结果,而难以解释其病因与发病机制。

(2) 再生医学:尿道下裂尤其是重型病例和复杂再手术病例,治疗的主要困难在于修复材料的短缺。近年来快速发展的组织工程技术为解决这一难题带来较大希望。在尿路组织工程重建中,用于重建尿道所需材料相对较少、血供更易于建立以及对蠕动和收缩功能要求不高,因而以组织工程技术重建修复尿道缺损的可行性相对较高。各种支架材料替代修复尿道的研究报告较多,综合性能较好的是同种或异种膀胱黏膜下去细胞基质和猪小肠黏膜下层(SIS)等生物衍生材料,这类材料在动物实验和临床尿道替代中均表现出较好的修复效果。有研究提示:如果只需onlay方式修复尿道,单纯支架材料可接近正常地替代组织再生,而若需卷管替代修复长段尿道缺损,则种植细胞是必需的。工程化尿道的构建可以在支架材料两侧分别种植上皮细胞与平滑肌细胞,也可以只在材料的黏膜面种植上皮细胞。上皮种子细胞较多采用膀胱黏膜上皮细胞,由于外阴皮肤如包皮和阴囊皮肤等在组织相似性、表皮干细胞含量和取材便利性等方面具有优势,近年来受到关注。随着颊黏膜越来越多应用于尿道修复,以颊黏膜上皮作为种子细胞用于工程化尿道的构建也成为研究方向之一。更新的热点集中在干细胞研究上,而对干细胞的定向分化诱导无疑是阻碍干细胞技术惠及尿道重建的主要问题之一。

9. 关于手术的争论和改进　尽管尿道下裂的传统手术修复已经历多年,新的术式与术式改良仍然是尿道下裂学界长盛不衰的研究与讨论热点。Snodgrass 手术近年以惊人的速度在全球普及流行,相应的指征讨论开始升温,焦点主要集中在尿道板保留与否和保留尿道板时阴茎弯曲矫正策略等方面。越来越多的专科学者将术式改进建立在相应基础研究的支持之上,进而拓展出更宽而深入的研究领域。远期随访观察对手术目的和技术的指导作用也日益受到重视。尽管困难重重,治疗的专科化趋势仍然促使学者们参与到这一任务中来。虽然手术方式变化很大,循证医学的介入可能也是不可避免的。新的缝合材料与包扎材料以及尿道成形技术等方面的进展对于尿道下裂手术技术的改进也将起到推动作用。

(陈绍基)

第 4 节　尿道下裂手术方法的选择

尿道下裂(hypospadias)是因前尿道发育不全,所致尿道口达不到正常位置的阴茎畸形,即开口可出现在正常尿道口近侧至会阴部途径上,部分病例伴发阴茎下弯。尿道下裂术后合并症多,尤其尿道瘘发生率高。已发表的手术方法多达 300 余种,至今尚无一种满意的、被所有医师接受的术式。20 世纪 90 年代后,手术方式已集中在几种经受了临床实践检验的术式,尿道下裂修复效果有了质的飞跃。无论何种手术方法均应达到目前公认的治愈标准:①阴茎下弯完全矫正;②尿道口位于阴茎头正位;③阴茎外观满意,与正常人一样站立排尿,成年后能进行正常性生活。尿道下裂的治疗分为阴茎下弯矫正及尿道成形两个步骤。早年主要应用分期手术,当前国内外基本应用一期手术。以下按有无合并阴茎下弯介绍手术方法。

一、有阴茎下弯的尿道下裂手术

按国外文献报道无阴茎下弯的前型尿道下裂占多数,而北京儿童医院收治的患儿中,合并阴茎下弯的尿道下裂占绝大多数,国内文献也有类似情况。由于有阴茎下弯的尿道下裂在切断尿道板,矫正下弯后,均需用代替物形成新尿道,术后并发症尤其是尿道瘘的发生率较高,是一治疗难题。手术方法很多,目前主要应用的一期尿道成形术方法可分为三种:①利用带血管蒂的岛状皮瓣代尿道;②用游离移植物代尿道;③用与尿道口邻近的皮肤代尿道。以第一种方法应用最多,包括北京儿童医院近 20 多年应用的,也是国内外广泛使用的 Duckett 横裁岛状管形包皮瓣尿道成形术。

1. 矫正阴茎下弯　距冠状沟 1.0cm 环行切开包皮内板,在阴茎腹侧白膜表面尽量剥除纤维索带,一般要分离尿道口周围的纤维组织至阴茎根部后方能完全矫正下弯。采用人工勃起试验判断阴茎下弯矫正是否成功。Baskin 和 Duckett 认为对于切断阴茎腹侧纤维组织后,人工勃起试验仍有下弯存在的病例,应该用阴茎背侧白膜紧缩术矫正。

2. 横裁包皮岛状皮瓣管状尿道成形术(Duckett 法)　包皮是修复尿道下裂的良好材料,这一点早在 20 世纪初就已被很多医师所认识,并有了尝试。Duckett(1980)改进 Asopa

227

及 Hodgson 的方法,即横裁包皮内板,分离出供应其血运的血管蒂,形成岛状皮瓣转至阴茎腹侧代尿道,并将原来的切开阴茎头翼改成阴茎头下隧道。具体方法:①阴茎下弯矫正。可采用人工勃起试验检查矫正效果。②测量尿道口至阴茎头舟状窝的距离,即为尿道缺损长度。③取阴茎背侧包皮内板及内外板交界处皮肤做岛状皮瓣。皮瓣宽度 1.2~1.5cm ,长为尿道缺损长度。在皮瓣的各边共缝 6 根牵引线。用小剪刀将含有供应皮瓣的阴茎背浅动、静脉,深层皮下组织与阴茎皮肤分离开,形成血管蒂。血管蒂长度以能将皮瓣转至阴茎腹侧为准。④用合成吸收线连续缝合皮瓣成皮管。⑤做阴茎头下隧道。隧道应能通过12~15F 尿道探子。⑥将带蒂包皮管经阴茎一侧转至腹侧,其近端与原尿道口做斜面吻合,远端经阴茎头下隧道与阴茎头吻合。近端吻合口及皮管与海绵体白膜固定数针,以防扭曲。可用血管蒂、阴囊肉膜覆盖尿道。⑦纵向切开阴茎背侧包皮,向阴茎两侧包绕,裁剪缝合皮肤覆盖创面。留置尿道支架管,术后 10 天后左右拔出,观察排尿。

对尿道缺损长的重度尿道下裂,带血管蒂包皮管长度不能弥补尿道时,可利用尿道口周围皮肤做一段皮管,与带蒂包皮管吻合。比较常用的是在尿道口周围做一个 U 形切口,做局部的 Duplay 尿道成形,Duckett + Duplay 尿道成形术。

由于包皮具有取材方便、抗尿液刺激能力强、血运丰富及与尿道口邻近等优点,是做尿道成形的良好材料。Duckett 手术充分利用了阴茎皮肤的解剖生理特点,设计合理,术后阴茎外观似包皮环切术后。针对做成形尿道的包皮血管解剖分布,国外曾做过研究,我们也做了尸体解剖,证明阴茎皮肤的血管分两层:阴茎背浅动、静脉浅层,供应阴茎皮肤及包皮外板,阴茎背浅动、静脉深层,供应包皮内外板交界处及包皮内板。两层血管容易分离,包皮内外板交界处血管分支最丰富,适合做血管蒂皮瓣。这样的血管分布为本手术提供了确切的解剖学基础,既能保证包皮瓣的血运,又避免了阴茎皮肤坏死。

Duckett 手术的缺点是操作复杂、手术技巧要求高,需积累经验,才能取得满意效果。Ducdett(1981) 报告术后合并症多少不一,但普遍将该手术作为治疗有阴茎下弯的尿道下裂首选方法。北京儿童医院自 1980 年起应用 Duckett 术式。早期成功率低。随着经验积累及技术改进,成功率逐年提高。Duckett 手术的最常见并发症为尿道瘘。目前北京儿童医院的尿道瘘发生率为 10% 左右,绝大部分为直径小于 1cm 的小尿道瘘,修瘘方法简单,成功率高。如包括尿道瘘修补术,几乎所有的尿道下裂患儿经过两次手术(即经一次尿道瘘修补之后)可治愈。经术后长期随诊,我们认为,Duckett 术式的术后外观最满意。所以,对于有尿道缺损的尿道下裂,应使用 Duckett 带蒂岛状包皮瓣管形尿道成形术。

对于许多轻度甚至中度阴茎下弯的病例,由于阴茎海绵体白膜背、腹两侧不对称,所以使用阴茎背侧白膜短缩等方法矫正阴茎下弯后,保留尿道板,应用加盖岛状皮瓣法(onlay island flap)。这种方法的成功率略高于 Duckett 岛状管形包皮瓣法。

对合并阴茎下弯的尿道下裂的治疗还有很多方法,国内应用较多的是阴囊中线皮肤岛状皮瓣法及以使用膀胱黏膜为主的游离移植物代尿道法。其中膀胱黏膜代尿道手术方法简单,容易掌握。但由于游离移植物本身无血运,易挛缩,术后常因尿道狭窄需做尿道扩张。因此,国内外大多数作者认为该方法只能用于不能应用带蒂皮瓣代尿道及多次手术后局部取材困难的病例。而口腔颊黏膜由于取材方便、抗干燥、抗感染能力强以及易存活,逐渐作为游离移植物的首选材料,且手术效果好。

虽然目前的一期尿道成形术已取代了分期手术,但 Denis-Browne 皮条埋藏法的尿道成形术仍有使用价值,如用于阴茎下弯已矫正的尿道下裂或长段尿瘘。

二、无阴茎下弯的尿道下裂手术

尿道口位于阴茎体前端的前型尿道下裂占多数,且少有合并阴茎下弯。本类手术特点是可用异位尿道口远端尿道板作为修复尿道的部分材料,手术相对简单,成功率要高于合并阴茎下弯的病例。现按异位尿道口位置介绍手术方法。

1. **尿道口前移、阴茎头成形术**(meatal advancement and glanuloplasty incorporated procedure, MAGPI)　本术式操作简单,只要病例选择适当,术后效果好。它适用于阴茎头型及冠状沟型病例。阴茎头舟状窝发育好、尿道口呈圆形的病例术后外观更加满意。如术中未损伤尿道,术后一般不会发生尿道瘘。

2. **加盖岛状皮瓣法**(onlay island flap 法)　本术式是 Elder 和 Duckett 等(1987 年)根据横裁包皮岛状皮瓣法改进的。其特点是保留尿道板,用带蒂岛状皮瓣与之吻合形成新尿道:①在尿道板上做从尿道口至舟状窝宽约 0.5cm 的平行切口,成为新尿道的背壁。②距冠状沟 1.0cm 处环形切开包皮,将阴茎皮肤呈脱套状退至阴茎根部。③根据尿道缺损长度,于阴茎背侧包皮内板或内、外板交界处做相应长度、宽 0.5~1.0cm 的带蒂皮瓣。④分离出两侧阴茎头翼。将岛状包皮瓣转移至腹侧,与尿道板做 U 形吻合。用血管蒂和肉膜覆盖尿道。⑤缝合阴茎头翼,裁剪缝合阴茎皮肤。

对于尿道板发育好,尿道口位于阴茎体及阴茎根部的病例可用本术式。由于应用了有血运的岛状包皮瓣,避免了近端尿道口的环形吻合,术后尿道瘘及尿道狭窄等合并症均很少。因尿道的一半是固定于阴茎体的尿道板,成形尿道不易扭曲,术后尿道憩室样扩张发生率很低。有报道成功率也达到 95%。虽然操作方法较复杂,还是被越来越多的医师接受并取得了满意的效果。特别是术后阴茎外观好。我们 2000~2002 年共做加盖岛状皮瓣术 223 例,成功 213 例(95.5%),10 例术后发生尿道瘘。

3. **尿道板纵切卷管法**(Snodgrass 法)　1994 年 Snodgrass 首次报道尿道板纵切卷管尿道成形术,即将尿道板正中纵行切开,向两侧游离、扩展,加宽尿道板后,缝合成形尿道。本术式适于前型尿道下裂,可以明显缩短手术时间,尿道口呈裂隙状,使阴茎头和尿道口更美观。

手术方法:①在尿道板上做从尿道口至舟状窝宽约 0.6~0.8cm 的平行切口。②距冠状沟 1.0cm 处环形切开包皮,将阴茎皮肤呈脱套状退至阴茎根部。如有轻度阴茎下弯,结合阴茎背侧白膜紧缩术矫正阴茎下弯。③分离两侧阴茎头翼瓣,于尿道板中央做纵切口达阴茎海绵体白膜层,向两侧分离,使其可以围绕 F8-10 导尿管缝合成尿道。④取阴茎皮下浅筋膜覆盖成形尿道。⑤关闭阴茎头翼瓣成形尿道口,裁剪缝合阴茎皮肤。Snodgrass 法也可用于失败的尿道下裂修复及长段尿道瘘修补。但由于有瘢痕的阴茎皮肤的血液供应比原始尿道板要差,所以手术成功率低于首诊病例。Borer 采用 Snodgrass 法治疗近端型和阴茎阴囊型尿道下裂以及尿道下裂手术失败的病例,手术成功率分别达 95% 和 83%。Snodgrass 法适用于尿道板发育好的前型病例,而且应该取阴茎皮下组织或肉膜保护尿道,这样可提高手术成功率。反之,易合并尿道狭窄及尿道瘘。

很多轻度或中度阴茎下弯是因阴茎海绵体不对称,阴茎腹侧的各层皮下组织缺乏引起,在使用阴茎背侧白膜紧缩、短缩,阴茎皮肤脱套,切开尿道板两侧、分离阴茎头翼瓣时切至白膜层,向上、下松解等方法可矫正下弯,保留了尿道板,也可使用以上几种方法修复尿道下裂,从而提高了成功率。

根据以上介绍的几种手术方法,对不同类型的尿道下裂选择术式如下:①阴茎头、冠状沟型无阴茎下弯或不需切断尿道板可矫正下弯的尿道下裂可考虑采用 MAGPI;②冠状沟、冠状沟下型、阴茎体及阴茎根型尿道下裂可采用加盖岛状皮瓣法(onlay island flap 法)以及尿道板纵切卷管法(Snodgrass 法);③有阴茎下弯的尿道下裂宜采用横裁包皮瓣,管形尿道成形法(Duckett 术式);④ Denis-Browne 法适用于阴茎下弯已矫正或长段尿道瘘病例;⑤游离移植物代尿道适用于多次手术后,阴茎局部无足够的组织可供修复用的病例。

由于尿道下裂各型差异大,修复要求高,医师需结合患儿特点及自己对各种手术的理解和经验,来选择手术方法。

(张潍平)

第 5 节　尿道下裂术后尿瘘的防治

尿道下裂是泌尿外科常见先天性畸形,发病率约为 1:300。自从 1836 年 Dieffenback 首次手术治疗成功,到目前应用过的手术方法达 300 余种。由于手术效果总不令人满意,新的方法不断出现,尤其是近二十年来层出不穷。新的手术方法虽较多,但很少属于完全创新性的,多是在某种方法的基础上予以改进。尽管如此,术后并发症仍高达 10%~30%,如尿瘘、尿道狭窄及假性尿道憩室等,其中尿瘘的发生率最高。

一、尿道下裂的治疗现状

尿道下裂的治疗分为阴茎下曲矫正和尿道成形两个基本步骤,早年主要应用分期手术治疗,目前国内外学者基本上都采取一期手术。也有人认为是否分期手术并不重要,其关键是最终效果。关于手术时机的选择,为尽量减少对患儿的心理影响及家长的顾虑,一般主张学龄前完成手术治疗。由于医疗器械的发展及术者操作技术的不断提高,有人主张 1~3 岁的小儿阴茎发育达 0.8cm 即可手术,亦有人认为生后 6 个月即患儿还在襁褓中就可手术治疗。

根据尿道成形取材来源不同其手术方法亦不同,目前常用的方法有如下几种:

1. 皮条埋藏法 (Denis-Browne 法)　该法是在一期阴茎下曲矫正后施行。方法简便,但并发症的发生率高,且不易将尿道口移至阴茎头顶端。

2. 尿道剥离延长法(Beck 法)及尿道口前移、阴茎头成形术 (MAGP I)　适应于轻度尿道下裂及无阴茎下曲者。操作简单易行,并发症少。

3. 带血管蒂皮瓣法　因此种方法为带血管蒂皮瓣尿道成形,成功率较高,已广泛应用于临床。具体方法有:

(1) 尿道口基底血管皮瓣法 (Flip-n 印法):适用于尿道开口位于阴茎体前 1/3 或冠状沟型尿道下裂,该法成功率高,术后外观满意,包皮岛状皮瓣有横裁 (Duckett 法) 及直裁 (Hodgson 法) 两种方法。包皮岛状皮瓣法具有取材方便、血供丰富及对尿液刺激适应性强等优点,是尿道成形的良好材料。但因手术操作复杂,技术性较强,如操作不当术后并发症发生率较高。

(2) 阴囊中线皮肤岛状皮瓣法:此法皮瓣设计容易,成形尿道血运良好,易愈合,成功率高。其缺点是阴囊皮肤易生毛发,远期可能并发结石。

(3) 保留尿道板加盖岛状皮瓣法(onlay island flap 法):该法适用于尿道板发育良好、阴茎下曲较轻的患儿,由于保留了尿道板的连续性,术后并发症明显减少。

(4) 联合带蒂皮瓣法:对重度尿道下裂因尿道缺损长,可采用联合皮瓣尿道成形。手术操作复杂,吻合口多,术后并发症发生率亦高。

(5) 游离组织移植替代法:用于游离组织替代尿道的种类很多,目前常用的替代物有包皮、膀胱黏膜及口腔颊部黏膜等。因游离组织无血供、伸缩性大、取材不易掌握及易挛缩等缺点,术后发生并发症较为常见。

总之,尿道下裂的治疗,无论采用何种方法,其目的均应达到公认的治愈标准:①阴茎下曲完全矫正;②尿道口位于阴茎头顶端;③阴茎外观接近正常,能站立排尿,成年后能进行正常性生活。

二、尿瘘发生的原因及预防

小儿阴茎皮肤稚嫩,筋膜层较薄,是尿道成形术后发生尿瘘的潜在因素。成形尿道取材血液供应不良,局部组织缺血、坏死及感染是术后尿瘘发生的主要原因。也有因尿道狭窄,尿液引流不畅增加切口张力,使其裂开形成尿瘘的。尿瘘多发生于冠状沟近侧端,其次为近端吻合口部位。

1. **感染** 感染是尿瘘发生的重要原因。尿道内留置的支架管或导尿管、缝合线等异物反应及尿道内分泌物引流不畅均可引起感染。为此,应选用异物反应轻的硅胶管作为支架管或特制的硅塑导尿管。如行膀胱造瘘使尿路改道,支架管可剪多个侧孔,便于分泌物的引流或用配有抗生素的溶液进行冲洗。亦可自尿道近端轻轻向远端挤压,有利于分泌物排出,尽量减少尿道内分泌物的存留。为减轻缝合线的异物反应,目前多采用无创伤可吸收合成线缝合尿道,获得较好效果。术后常规应用有效抗生素是预防感染必不可少的手段。

另外,为避免尿道内异物反应及分泌物存留,有人主张术后4~7天拔除支架管或导尿管,令患儿自行排尿起到冲洗作用,可减少感染机会。但其弊端是成形尿道组织尚未达到临床愈合要求,如过早排尿发生吻合口裂开的机会更多。

2. **局部组织缺血** 成形尿道因血供不良,导致组织缺血、坏死也是尿瘘发生的重要原因;又因组织缺血坏死继而可造成感染,加重病情。如 Denis-Browne 手术,阴茎背侧皮肤减张切开过少,使腹侧缝合时张力过大;采用带血管蒂皮瓣尿道成形时,常因游离过广使皮瓣组织远端血供不良或在翻转后张力过高、操作不当使血管蒂过度扭转等。上述列举因素均可导致局部血运障碍而形成尿瘘,发生原因与手术者的技术熟练程度密切相关。因此,手术者应选择自己熟练的术式进行操作。

3. **手术区局部积血** 在阴茎下曲矫正的过程中,为彻底切除挛缩的纤维索带,易在冠状沟阴茎头两侧角处或近端尿道周围损伤阴茎海绵体而导致出血。如止血不彻底,术后积血可引起感染形成尿瘘。术中切除纤维索带时,应尽量紧贴阴茎海绵体白膜外进行分离。

如损伤轻者,可用正肾素液压迫止血或使用针形电凝止血,重者应采用可吸收线缝合结扎。术毕用大网眼纱布适当加压包扎阴茎,以减少渗血和水肿,避免因积血发生感染。术后阴茎勃起亦是引起手术区渗血的原因之一,为避免阴茎勃起,短期内可应用己烯雌酚治疗。

4. **其他相关因素** 应根据患儿年龄及阴茎发育情况选择合适的手术方法,各种术式术后尿瘘的发生率确有差异,至今没有统一标准。若患儿包皮过少而采用 Duckett 术式,尿道缺损过长而只选择用单一带血管蒂皮瓣法替代尿道,显然有困难。因此,手术方法选择不当,势必影响治疗效果。关于手术年龄,虽然国外有生后 6 个月即行手术治疗的报道,但国内的报道多在 1 岁后方施行手术。这可能是由于小婴儿手术有一定难度,且术后护理亦困难,容易造成创面污染,增加感染机会。

三、尿瘘的处理

发现尿瘘后不要急于处理,如瘘口小且远端尿道通畅,常可自行愈合。对不能自愈的尿瘘,修补术一般应在尿道成形术后半年进行。此时,局部组织炎症水肿已消退、瘢痕软化、血液供应重建,有利于尿瘘修补成功。

1. **术前检查** 尿瘘修补术前应观察患儿排尿情况,用尿道扩张器探查是否存在尿道狭窄以及瘘口大小、部位、个数等。如瘘口细小难以发现时,可压迫尿道球部,自尿道口注入生理盐水以确定瘘口部位。

2. **手术处理** 尿瘘修补可根据瘘口的直径大小选择不同的方法。直径 <3mm 时,可采用结扎包埋法,即沿瘘口边缘 1~2mm 处作环形切口,深达白膜,向瘘口外周皮下层游离。将游离成短管状的瘘口,在基底部用可吸收线缝合结扎使其闭合。缝合两侧白膜浅层组织,包埋瘘口残端,最后缝合皮肤。此法简单,效果亦满意。

对尿瘘直径在 3~10mm 者,常采用:①切开缝合法:沿瘘口周围作环行切口,分离皮肤、皮下组织,切除周围瘢痕组织,分别缝合尿道、皮下组织及皮肤;亦可用简单转移皮瓣覆盖瘘口残端。② Y-V 皮瓣覆盖法:在瘘口周围作环行切开,以瘘口为中心作 Y 形切口,分离皮肤、皮下组织,形成 3 个皮瓣,缝合瘘口后再缝合皮下组织。转移皮瓣中最宽裕、血运最好的一侧皮瓣覆盖瘘口。缝合后切口呈 V 形。③转移皮瓣法:如过多的皮肤距瘘口较远,修补瘘口及皮下组织后,可用旋转皮瓣法将远处皮肤转移至瘘口处予以覆盖。瘘口直径 >10mm 者,修补方法应按瘘口的位置、大小及局部皮肤的条件而定。如瘘口周围皮肤宽裕、血运良好时,最好采用各种皮瓣方法进行修补。目前多采用 Thierseh 法,该方法是沿瘘口上、下及一侧的皮缘切开 3/4,保留另一侧 1/4 皮肤的连续性,而后作成半圆形带血管蒂皮瓣,其大小与瘘口面积基本相同,分离皮下组织,向对侧翻转,将皮瓣表皮层面向尿道。用可吸收线缝合修补瘘口,在对应侧作一基底宽广的推进皮瓣,充分游离皮下组织至将其达到对侧皮肤切缘缝合无张力为止。经修剪后缝合皮肤。该法由于里外两层伤口交错,减少了术后尿瘘复发。若尿瘘过大修补困难时,可采用 Denis-Browne、Duplay 或游离组织移植等方法再次行尿道成形术治疗。

3. **尿瘘处理中注意事项** 如何提高尿瘘修补术的成功率,其操作要点虽与尿道下裂尿道成形术基本相同,但应注意:①缝合瘘口时要将尿道腔面皮层内翻,使组织创面紧密相贴,增加愈合的可能性;②缝线宜少,打结不宜过紧,保证瘘口组织有良好的血供;③交错缝合是修补术的原则,覆盖组织层次愈多、愈厚,愈易成功;④如有相连的多个瘘口,最好是切除瘢痕,将多个瘘口变成一个再修补。对于复杂性尿瘘或伴有尿道狭窄者,应采用再次尿道成形术治疗。

尿道下裂虽为小儿泌尿外科常见病,但因术后并发症的发生率高,因此如何提高手术成功率,一直是国内、外学者关注的课题。手术方法选择得当,术者娴熟的操作技巧,先进的医疗用品及使用有效的抗生素预防感染,无疑是提高成功率的关键。尿瘘的治疗虽有其自身的特点,但基本原则与尿道成形术是一致的。因此,只要严格遵循治疗原则,定会提高尿道成形术和尿瘘修补术的成功率。

(郭宗远)

第 6 节　先天性肾盂输尿管连接部梗阻

肾盂输尿管连接部梗阻(pelviureteric junction obstruction,PUJO)是小儿肾积水的常见原因,可经产前 B 超检出。胎儿肾集合系统扩张中,PUJO 约占 48%,远多于多房性肾囊性变(multicystic dysplastic kidney)。先天性 PUJO 的发生率为 1/800~1/600(Nguyen1998 年)。可见于胎儿至出生后各年龄组,除经产前 B 超检出者外,约 25% 见于 1 岁以内,少数在青少年或成人期明确诊断。本症多见于男性及左侧,有报告在新生儿中男:女为 2:1,约 2/3 的病变在左侧,而双侧病变发生率为 10%~40%。Cohen 等报道一些家族中一代以上的成员患单侧和(或)双侧 PUJO,可能有显性遗传,但未被证实,故对患 PUJO 的子代应强调胎儿超声检查。

一、病因

虽然很多学者从胚胎学、解剖学及输尿管功能等方面对肾盂输尿管连接部(PUJ)进行研究,但 PUJO 的确切病因仍不明确。

1. **PUJ 狭窄及高位输尿管口**　绝大部分患儿可见 PUJ 狭窄,少数患儿有多处输尿管狭窄,甚至全长输尿管狭窄。病理检查见 PUJ 及输尿管上端肌层增厚和纤维组织增生。光镜下见局部平滑肌细胞增生、排列紊乱,肌细胞间有少量炎性细胞浸润。狭窄段长约 2cm,常伴高位输尿管开口,狭窄段断面直径仅 1~2mm。

2. **PUJ 及输尿管上段缺乏蠕动**　Foote(1970 年)及 Hanna(1976 年)等认为梗阻原因是由于 PUJ 及输尿管上段缺乏蠕动。病理检查显示 PUJ 及输尿管上段螺旋状排列的肌肉被纵形排列的肌束和纤维组织替代。大量胶原纤维沉积于狭窄段,导致自肾盂至输尿管的正常蠕动波消失。偶见外科手术时,输尿管外观正常,可以通过粗的导尿管,但尿液却不易下流,它奠定了切除 PUJ 的必要性。而高位输尿管口可能继发于扩张、下坠的肾盂。

3. **PUJ 瓣膜**　4 月龄以上胎儿输尿管上段常见先天性皱襞,先天皱襞发育停滞,造成输尿管最近端的黏膜、肌肉折叠形成瓣膜。Maizels 及 Stephens(1980 年)称胎儿皱襞持续存在,且可含肌肉,又恰位于 PUJ,可造成梗阻。

4. **输尿管外部的索带和粘连**　有些病例的输尿管外膜有桥联现象,这可以解释输尿管外部的索带和粘连导致梗阻。但多数病例输尿管外部粘连是伴随输尿管内部狭窄存在的,所以应做离断性肾盂成形术。

5. PUJ 息肉　息肉多呈海葵样,位于输尿管上端造成梗阻。息肉表面为移行上皮,上皮下为增生的纤维层。

6. 迷走血管或副血管压迫 PUJ　来自肾动脉主干或直接来自腹主动脉供应肾下极的迷走血管或副血管跨越输尿管,使之受压。

迷走血管造成 PUJO 的病因尚存在争论。Hanna(1978 年) 认为迷走血管是在内因存在情况下加重梗阻。当输尿管近端和肾盂呈球囊形扩张时越过肾下极血管使输尿管扭曲,加重梗阻,这就可以解释单纯解除血管压迫并不能解除梗阻。

7. 其他观点　Allen(1973 年) 提出输尿管受胎儿血管压迫,引起局部发育停滞。Ruano-Gil 等 (1975 年) 认为胚胎的输尿管起初为一实心管,以后逐渐管化(recanalization),如管化不完全,则出现梗阻。Murnaghan(1958 年)研究显示该狭窄部位的环形肌肉发育中断。

二、病理

小儿肾盂容量随年龄而异。1 岁婴儿肾盂容量为 1~1.5ml。5 岁以内小儿每增加 1 岁肾盂容量增加约为 1ml,5 岁以上为 5~7ml。肾积水时,容量可达数百甚至数千毫升,积水容量超过患儿 24 小时尿量时称巨大肾积水,此时肾实质菲薄呈一囊袋样。在梗阻的基础上可继发感染与结石,加重了肾脏的破坏。肾集合系统扩张时,可造成髓质血管伸长和肾实质受压缺血,肾组织逐渐萎缩与硬化以致不可完全逆转。髓质血管的过度伸长可引起断裂,是肾积水发生血尿的原因之一,当然更多见的是并发结石引起的血尿。肾外型肾盂的被动扩张,能代偿一部分腔内压力的增高,因此肾实质的损害较轻,发展亦较慢。

三、合并畸形

PUJO 常合并其他泌尿系畸形,有报告可达 50%,尤其多见于对侧肾脏,最多见的是对侧也有 PUJO,其次是肾发育不良和多房性肾囊性变。另外,5% 的病例可有对侧肾未发育或 PUJO 并发于重肾双输尿管及铁蹄形肾。也可有同侧输尿管远端狭窄,则符合实心管,以后逐渐管化学说。也可并发于 VATER 综合征 (Vertebral defects,imperforate anus, tracheoesophageal fistula, radial and renal dysplasia)。因此在处理 PUJO 的过程中不能只满足于肾积水的诊断,还要注意其他并存畸形,若被忽视就会影响治疗效果。继发性 PUJO 继发于严重膀胱输尿管反流所致 PUJ 迂曲、扭转所造成的梗阻。虽由反流造成,也需矫治。

四、临床表现

近年来广泛应用孕妇产前 B 超检查,能于产前检出肾积水。2008 年因"奶粉事件"对小儿泌尿系行 B 超筛查,检出最多的先天性尿路畸形是"肾积水",使无症状的病例显著增加。临床上常见的症状有:

1. 肿块　在新生儿及婴儿约半数以上因腹部肿块就诊,更有表现为腹大膨隆者。

2. 腰腹部间歇性疼痛　除婴幼儿外,绝大多数患儿均有上腹胃脘部或脐周部痛。年龄较大的患儿可明确指出疼痛来自患侧腰部。由于疼痛发作时可伴恶心、呕吐,故常被诊断为肠痉挛,或其他胃肠道疾病。

3. 血尿　血尿发生率为 10%~30%,可发生于腹部轻微外伤后,或因肾盂内压力增高,肾髓质血管断裂所致,也可因尿路感染或并发结石引起。

4. **尿路感染** 发生率低于5%,一旦出现,常伴全身中毒症状,如高热、寒战和败血症。

5. **高血压** 无论小儿或成人均可有高血压,可能因扩张的肾集合系统压迫肾内血管,引起肾供血减少,产生肾素。

6. **肾破裂** 肾积水患儿受到直接暴力或跌倒时与硬物相撞,易于破裂。

7. **尿毒症** 双侧肾积水或单肾并发肾积水的晚期可有肾功能不全的表现。患儿生长、发育迟滞,或出现喂养困难、畏食等消化道紊乱症状。

五、诊断

B超是无创检查,可测得肾脏体积、肾实质厚度、结构及集合系统扩张程度,但不能显示肾脏功能,适宜作初步筛查及日后随访。

如产前超声检出>30周胎儿肾盂前后径>15~20mm,应于小儿出生后1~3周复查。因胎儿及新生儿的肾发育不成熟,肾脏的锥体及髓质在超声检查上是透明的,可误认为肾积水图像,如仍怀疑有肾积水,可用静脉尿路造影和(或)肾核素扫描进一步证实,后者可了解分肾功能。

静脉尿路造影既往是常用的影像检查,PUJO患儿可见肾盂、肾盏扩张,造影剂突然终止于PUJ,输尿管不显影。如注射造影剂后除7分钟、15分钟及30分钟拍X线片外,应延缓至60分钟、120分钟,甚至180分钟,如检出有输尿管扩张,则说明病变部位不在PUJ。

如超声有输尿管扩张则提示输尿管远端病变(反流或狭窄或两者兼有)。反流可作排尿性膀胱尿道造影证实,并可了解下尿路的解剖形态,如无反流再作经皮肾穿刺造影或(和)逆行肾盂造影以确定输尿管上、下端并存的梗阻。对肾积水的影像检查,同时应用静脉尿路造影、排尿性膀胱尿道造影及肾核素扫描检查,将使多数PUJO患儿,接受更多X线照射。目前超声、肾核素扫描及磁共振水成像(MRI)将替代其他有创及繁琐检查。

偶有PUJ间歇性梗阻的患儿,在无症状时静脉尿路造影正常。若在做静脉尿路造影或肾核素扫描时给呋塞米(1mg/kg静脉滴注),可以了解肾盂排空效果,呋塞米的利尿作用可诱发腹痛。此外尚有肾盂侧压试验(Whitaker 1973年,Krueger 1980年),即通过经皮肾穿刺或肾造瘘管注入造影剂,在荧光屏下记录灌注造影剂时肾盂内压力变化,此法较复杂且带创伤性,近年已很少应用。此外尚可用生物化学指标作为参考,如有上尿路梗阻时,患儿尿内TGF-B1(transforming growth factor-B1,转化生长因子-B1)增高,可4倍于正常人。

六、治疗与预后

1. **新生儿肾积水的治疗** 对新生儿PUJO行外科矫治的时机尚有争议。更多学者认为:新生儿单侧肾积水首先要确定是否有梗阻。因此,利用B超和利尿性肾图随访非常重要,能够及时准确评价肾功能。Stephen(1998年)认为按照积水肾脏的分肾功能决定复查间隔时间:如果分肾功能大于40%或者逐渐改善,超声证实肾积水没有进行性加重,对侧肾脏没有迅速出现代偿性肥大,说明没有梗阻迹象,可以继续观察,每3个月复查肾核素扫描。反之,如分肾功能降低则缩短检查的间隔时间,必要时行肾盂成形术。

新生儿双侧肾积水也可能自行改善,多数患儿只需保守观察。MINU BAJPAI等(2002年)

对 16 例（32 侧）产前诊断的双侧中、重度肾积水的新生儿进行随访（平均 36 个月），结论是先天性 PUJO 导致双侧中、重度肾积水的新生儿进行保守观察是安全的。78% 的患儿肾积水改善，10% 的患儿肾积水无变化，仅有 12% 的肾积水加重或出现症状需要手术治疗。

2. **双侧 PUJO** 一期完成双侧离断性肾盂成形术可缩短病程，减少患儿两次手术之苦。双侧肾积水常是一轻一重，可能一侧在检查时未有明显的影像显示，若被考虑不周的医生随便切除一侧积水肾，是无法补救的遗憾。曾有 4 例因积水较重的一侧肾被切除，术后发生无尿，不得不急诊做对侧肾造瘘术。肾积水应考虑保留肾的手术，做肾核素扫描，当患肾功能在 10% 以下或有明显发育不良时（肾实质呈分散片状，并可见有很多小囊泡），才进行肾切除术。双侧肾积水或单肾并发肾积水，梗阻解除后多有显著的尿量增多、排钠、利尿现象，须及时补充液体。

3. **PUJO 合并同侧输尿管远端病变** 即上述严重膀胱输尿管反流或（和）输尿管远端狭窄，则先做离断性肾盂成形术，保留肾或肾盂造瘘管 10~14 天后再做防反流的输尿管膀胱再吻合术，不要一期完成输尿管上、下端手术，以免损伤输尿管血供。经皮肾造瘘术只用于单肾或双肾积水并发氮质血症；或并发严重尿路感染难于用药物控制者。

肾盂成形术后，PUJO 的临床症状如腹痛、肿块及尿路感染等消失，即为治愈。至于影像学检查，很难见到扩张的肾盂、肾盏完全恢复正常，实际上能恢复正常者不到 10%。

4. **手术方法** 虽然肾盂成形术式很多，如 Y-V 成形术，但离断性肾盂成形术（Anderson-Hynes 术式）自 1949 年被首次报告以来，因为切除了具有肌细胞发育异常的部位，效果最好。手术要求吻合口宽广，低位，呈漏斗形，缝合密闭而无张力。

离断性肾盂成形术

（1）麻醉：硬脊膜外加基础麻醉。

（2）体位：仰卧，患侧季肋部垫高，手术台向健侧倾斜 15° 以利暴露。

（3）手术步骤

1）上腹横切口，内侧起自腹直肌外缘，外侧达腋前线。切开皮肤及腹外斜肌腱膜，撕开腹内斜肌及腹横肌。向内推开腹膜，从腹膜外剪开肾周筋膜。若双侧手术一期进行，则在一侧手术完成后，改变体位，在对侧作同样切口进行另一侧手术。

2）暴露肾下极（如有大量肾积水，可先用 16 号针头接吸引器，抽出积液，以利于手术操作），循肾下极可以找到肾盂及输尿管，如远端输尿管无扩张则证实为 PUJO。

3）于狭窄的输尿管远端缝一牵引线再切断输尿管。纵形剪开输尿管外侧缘直达管径正常部位。向输尿管内插入 5F 或 6F 硅胶管，并注入生理盐水 10ml，将硅胶管插进膀胱，证实远端有无梗阻。

4）切除过多的肾盂，残留肾盂缘距肾实质 2~3cm。在拟切除的肾盂缘上也缝牵引线。

5）用 6-0 Dexon 线自剪开的输尿管尖端与肾盂下缘吻合，连续或间断吻合均可。最下端的数针针距要相隔 2mm，进针也不要离边缘太远，以免吻合缘翻入太多造成梗阻。先进行前壁吻合，然后行后壁吻合。

6）吻合完前壁，经吻合口放入内支架（5F 或 6F 硅胶管）至输尿管，做肾或肾盂造瘘管（12F 硅胶管）共同引至腹外。继续完成吻合及缝闭肾盂。成人一般放内支架（双 J 管）4~6 周，日后易于在门诊取出。小儿是否常规放内支架管及外引流，意见尚不统一，理由是外引流可导致感染及延长住院日期。实际上5F或6F硅胶管作为支架管，引流至腹外，由此而导致感染者罕见。患儿多于术后10~14天痊愈出院。

7）肾窝置橡皮片引流。

8）完成腹壁各层缝合。

（4）术后处理：①用抗生素防治感染。②术后2~3天如肾窝引流无渗出，可拔除肾窝引流片。③术后7~10天拔除经吻合口至输尿管的支架管。④术后8~11天向肾或肾盂造瘘管内注入亚甲蓝2ml，夹管观察排尿是否蓝染。如排尿呈深染蓝色，则连续夹管48~72小时，若小儿无发热也无腹痛，肾或肾盂造瘘管可以拔除。⑤术后3~6个月做静脉尿路造影复查肾脏恢复情况，如有条件可做术前、术后肾核素扫描检查，更可了解分肾功能的改进。

5. 异位血管压迫PUJ矫治术　可切断输尿管上端，切除PUJ及狭窄的上段输尿管，移位至血管之前，再行吻合。

6. 肾下盏与输尿管吻合术　如遇小的肾内型肾盂或肾盂外部都是瘢痕组织，不能做肾盂输尿管吻合时，可作肾下盏与输尿管吻合术，必须放置肾造瘘管及经吻合口的内支架管。

7. 腹腔镜肾盂成形术　可采用后腹膜入路和腹腔入路，做离断性肾盂成形术。1993年Schuessler首先报道5例患儿，平均住院日期3天，术后随访12个月，梗阻症状完全消失。Bauer(1999年)将69例PUJO患儿随机分组，34例行腹腔镜肾盂成形术，35例行开放式肾盂成形术，对两种手术入路成功率进行统计学处理，没有显著性差异，说明腹腔镜肾盂成形术可以达到开放手术疗效。后腹膜入路，建立腹膜后间隙及放置操作器械的方法同肾切除术，手术方法同开放手术的Anderson-Hynes式式。

8. 肾盂成形术后梗阻的治疗　肾盂成形术后PUJ持续梗阻的原因为吻合口狭窄或闭锁。尿外渗是造成瘢痕组织形成的主要原因。大量的外渗尿液，易诱发术后局部组织感染，进一步加重炎性反应程度，促进炎性肉芽肿及瘢痕组织形成。因此，手术时应注意吻合严密而无张力，输尿管应与肾盂下极做斜吻合，保证尿液引流通畅。吻合线用可吸收的合成线，如Dexon线(聚乙二醇酸线)，即使在感染的情况下也具有很强的耐受性。手术方法：再次行离断性肾盂成形术，应尽可能选择原手术切口，由腹膜外入路暴露肾脏。在分离PUJ时先找到吻合口下端正常的输尿管，然后再向上逐渐分离出吻合口部位；或于术前患侧输尿管内先逆行插入输尿管导管做标记；也可以术中经原肾(或肾盂)造瘘口插入探针将吻合口部位挑起作分离；或可以经过腹腔，打开后腹膜，暴露患肾及输尿管，利于操作。对于梗阻不严重的病例可放置双J管3~6个月，若梗阻解除，部分患儿可免除再次手术之苦。

近年来，采用经皮肾盂镜或用输尿管镜逆行做肾盂内切开治疗肾盂成形术后PUJ持续梗阻的患儿。Capolicchio(1997年)用肾盂内切开术治疗29例年龄小于14岁的肾盂成形术失败的患儿，成功率达89.7%。内切开术对于因异位血管压迫造成的PUJ梗阻、重度肾积水、肾盂较大和狭窄段较长的病例效果不好。

肾盂成形术后失败的病例再次手术时若发现肾盂为肾内型肾盂，可以用肾下盏与输尿管吻合。对于输尿管过短，无法与肾盂重新吻合时，可以根据情况行肾盂瓣缝成管状代输尿管、带蒂的膀胱前壁肌肉黏膜瓣缝成管状代输尿管或回肠代输尿管。

（黄澄如）

第7节　儿童尿失禁的相关因素评价

尿失禁是指由各种原因引起的间断或持续性不自主漏尿现象。从临床角度定义,尿失禁并非是一个独立的疾病,而是排尿障碍性疾患的常见症状。尿失禁往往在心理上给患儿造成巨大压力,有时导致心理变态,常表现为孤独、自卑以及易发怒等。尿失禁虽然是小儿外科领域临床处理中的难题之一,但近几十年来,由于对下尿路的解剖、生理、病理和药物等方面进行了深入研究并取得了一定成绩,特别是尿流动力学的发展和许多先进仪器的应用,使尿失禁的诊断和治疗获得了令人鼓舞的进展。引起小儿尿失禁的原因复杂,在诊断的同时应进一步鉴别,为其治疗方法提供依据。现将发病原因、诊断方法与鉴别作一简要介绍。

一、尿失禁的病因

下尿路的正常储尿功能主要依赖于神经系统的支配及其膀胱尿道的协调活动来实现,如膀胱和尿道括约肌的组织结构异常则易导致尿失禁。但在小儿尿失禁中还应重视发育因素的影响。

(一)膀胱因素

1. 逼尿肌反射亢进及不稳定性膀胱　由于逼尿肌的过度活动,可使膀胱发生突然的不可抑制性收缩,膀胱内压急剧升高,引起急迫性尿失禁。此时,膀胱常为低顺应性,其实际有效容量明显减少,故尿意频繁,出现尿频、尿急等症状。造成逼尿肌反射亢进的原因常为神经系统损害,导致逼尿肌非自主性收缩;不稳定性膀胱的原因可以是神经性的,也可以是如膀胱炎及膀胱出口梗阻等非神经性的因素所致。

2. 逼尿肌无反射或反射低下　造成膀胱顺应性增高的原因可以是神经性的,如骶髓或周围神经系统的损害,也可以是膀胱颈部或尿道内严重梗阻等非神经性的如后尿道瓣膜及尿道狭窄等。在这种情况下,因膀胱的顺应性明显增高,膀胱的实际容量明显超过其正常最大容量,导致逼尿肌的肌纤维、弹力纤维等组织极度拉长。当膀胱最终压力超过尿道内压时,尿液自动溢出,即出现充盈性尿失禁,是严重慢性尿潴留的结果。

(二)尿道因素

1. 尿道括约肌功能障碍　神经系统损害是造成尿道括约肌功能障碍的主要原因。可表现为尿道内、外括约肌痉挛或松弛,前者常导致功能性梗阻,引起充盈性尿失禁,后者则导致尿道阻力降低,发生压力性尿失禁。括约肌功能障碍的另一种表现是不能与逼尿肌协调一致,即逼尿肌与内、外括约肌协同失调,导致尿道内功能性梗阻,引起充盈性尿失禁或急迫性尿失禁。

2. 尿道内机械性梗阻　如后尿道瓣膜及各种原因导致的尿道狭窄,常引起充盈性尿失禁。

(三)先天性因素

某些下尿路先天性病变可造成尿失禁,如女患儿的输尿管开口异位,常因开口于阴道、尿道括约肌远端,可产生持续漏尿症状。尿道上裂常与膀胱外翻同时存在,由于括约肌功能缺失,完全丧失控尿功能而发生持续性漏尿现象。尿道或膀胱若与阴道有瘘管相通,亦可产生持续性漏尿症状。

（四）影响排尿控制的发育因素

新生儿并无自主排尿意识,而是膀胱充盈到一定程度后逼尿肌自发性收缩将尿液排空,称为自主膀胱或反射性排尿。在生后1年内,支配膀胱的感觉神经开始发育完善,当膀胱充盈时,即有明显不适的感觉,而尿液排空后即有舒适感。在此过程中,膀胱容量亦逐渐增加,排尿次数由每天20余次减至10次左右。这种排尿状况持续到2岁左右。2~4岁时,真正的膀胱控制功能才开始发育,表现为既能控制也能适应憋尿时间的延长。排尿控制不但需要神经系统的发育成熟,也需要一定的理解能力以配合家长对其排尿能力的训练。小儿在具备了能感受到膀胱充满或空虚以及适应了延长的憋尿时间时,即达到良好的控尿能力。随年龄增长,大脑皮质的发育与各排尿中枢之间,逐渐建立神经反射通路,使其排尿功能日臻完善,达到在合适的时间、地点下能够随意控制排尿周期的整个生理活动过程。小儿一般在3~5岁才能完全有意识地控制排尿。由于控制排尿涉及小儿发育的成熟及判断能力,所以任何发育的迟缓都影响到尿控能力的发育。另外,对婴幼儿排尿训练不当,在年长儿中因学习压力过大及家长不适当的惩罚等,可造成严重心理障碍,是临床尿失禁常见的原因。

二、诊断

1. 病史 在现代诊断中,详细准确地采集病史仍是诊断工作中的基础,是任何先进设备与技术无法替代的重要步骤。询问病史时,应了解尿失禁的自身特点与规律,包括诱发因素、病程、严重程度、是间断性还是持续性以及与腹压增高、体位活动的关系等。对小儿来说偶尔一次尿失禁并无临床意义,如出现日间或长期夜间遗尿,则应认真对待。在女孩中,如两次排尿之间仍有持续漏尿现象,应考虑有输尿管开口异位。应询问尿失禁患儿是否存在尿频、尿急和急迫性排尿感,部分年长儿为预防发生尿失禁或使急迫性排尿感消失,常采用两腿交叉或下蹲等特殊动作和姿势。问明患儿排尿时尿线的粗细,是否有排尿间断或需要加大腹压辅助排尿,也须了解有无便秘、大便失禁及下肢功能障碍等症状。此外,对患儿疑有心理障碍者,应询问家长孩子的学习情况及是否受到惩罚。总之,正确地采集病史,不仅可对患儿是否存在尿失禁及产生尿失禁的病因作出初步评估,而且还为进一步检查提供依据。

2. 体格检查 对小儿尿失禁体格检查时,重点不应仅放在下腹部膀胱区、外生殖器及会阴部,而是要全面了解患儿的发育情况。下腹部检查应注意有无因尿潴留导致的膀胱充盈性包块或因排便功能障碍出现腹部肿块。外生殖器及会阴部的皮肤是否有湿疹糜烂及感觉异常,有无膀胱外翻及尿道上裂。男孩有无尿道口狭窄及包茎。女孩有无小阴唇粘连、尿道口与阴道口是否异常,若有异位输尿管开口存在,常能见到尿道口或阴道口有尿液不断漏出,如按压膀胱区,此现象更加明显。腰骶部检查对了解有无脊柱裂非常重要,如有无肿物凸出、皮肤凹陷、色素沉着、毛发及窦道等异常体征。直肠指检可了解肛门括约肌的张力。有脊柱裂者常伴有下肢感觉运动异常。

3. 实验室检查

（1）血、尿常规:尿失禁患儿常伴贫血,与肾功能损害有关;尿常规提示有泌尿系感染时,应行尿液细菌培养。

（2）血生化：通过检测血清肌酐及尿素氮可了解肾功能状况。

4. 影像学检查

（1）B超：是一种无创伤性检查方法，主要用于尿路异常的初步筛选。

（2）静脉肾盂造影（IVP）：对反复发生泌尿系统感染或超声检查上尿路有可疑异常者，应行此项检查。

（3）排尿性膀胱尿道造影：可了解膀胱输尿管有无反流、膀胱的形态及尿道是否有梗阻。

（4）磁共振（MRI）：对疑有脊柱脊髓肿瘤、脊髓栓系等神经元性损伤造成的尿失禁，具有诊断价值。

（5）螺旋CT三维尿路成像（CTU）：可显示尿路形态，较为准确地提供病变部位。

（6）放射性核素肾动态显像（ECT）：用于判断两侧肾分肾功能及其损害程度。

5. 尿流动力学检查　尿流动力学检查能准确判断膀胱尿道功能，了解膀胱顺应性、充盈期膀胱感觉、膀胱稳定性、逼尿肌反射强度、有无膀胱出口梗阻、尿道括约肌功能及有无逼尿肌括约肌协同失调等。对鉴别有无神经性损害具有重要意义。

6. 膀胱尿道镜检查　该检查不仅具有诊断意义，而且也有治疗意义，如膀胱颈口梗阻、尿道瓣膜及尿道狭窄等在确诊后即可行电切治疗。

三、鉴别诊断

引起小儿尿失禁的原因复杂，范围较广；目前尚无统一的归类标准。为便于叙述，本文将其归纳为三类，即：遗尿症、神经源性尿失禁及解剖性尿失禁。

1. 遗尿症　遗尿症是指任何形式不自主排尿的表现。是小儿泌尿外科最常见的疾患，男孩发病率高于女孩，其比例为3：2。遗尿症的年龄限定，多数学者认为5岁以后每月至少出现2次尿床者，即可诊断为遗尿症。导致遗尿症发生的原因很多，如发育延迟、睡眠过深、心理变态、内分泌失调及器质性病变等。临床观察中，随年龄增长，大多数遗尿症患儿可以自愈，提示膀胱控尿功能与自身及神经系统的发育延迟有密切关系，是诸多因素中最常见的原因。另外，遗尿症患儿的症状缓解的过程也与正常小儿膀胱控尿成熟过程相同，即日间排尿先得到控制，而夜间尿控为后。遗尿症发生于白天者称为日间遗尿，而夜间入睡后遗尿则为夜间遗尿，亦称尿床。85%的遗尿症状发生在夜间，15%发生在白天或白天与晚间同时出现。

（1）夜间遗尿：夜间遗尿可分为原发性和继发性两种，前者指经常将尿液排在床上；后者为患儿膀胱昼夜控尿发育成熟后至少6个月，再次出现遗尿者。继发性夜间遗尿常与小儿在发育过程中受到精神刺激有关。仅有夜间遗尿者，进行体格检查和尿液分析即可。如伴有反复泌尿系感染，有可能发生膀胱输尿管反流，应做影像学或尿流动力学进一步检查。

（2）日间和夜间遗尿同存：Hinman综合征。典型的Hinman综合征多为男孩，同时存在日间和夜间遗尿，反复泌尿系感染、便秘或大便失禁，体检一般正常，无明显神经系统体征。该征有典型类似神经源性膀胱的表现，却无神经系统疾病。尿动力学检查，膀胱在储尿期内压明显升高，排尿期逼尿肌反射功能明显受损，常不能排尽尿液，因膀胱为低顺应性，可引发膀胱输尿管反流而损害肾功能。尿道括约肌肌电图基本正常，但有类似于逼尿肌括约肌协同失调的表现。有人认为可能是男孩有意收缩尿道括约肌试图憋尿而造成排尿行为障碍,久之出现类似逼尿肌括约肌协同失调现象。

(3) 不稳定膀胱:日间遗尿症是主要的症状之一,为逼尿肌不稳定所致的急迫性尿失禁。其原因除功能性膀胱容量减少外,可能与神经系统发育延迟有关,致使逼尿肌出现无抑制性收缩,小儿不能控制排尿反射。多数患儿在尚未出现严重合并症时已达到良好控尿能力,只有少数患儿不仅有严重的尿频、尿急和急迫性尿失禁,还可出现反复泌尿系感染和膀胱输尿管反流。在排除明显的神经源性因素外,这类小儿在 5 岁前多无需治疗。若 5 岁后仍有日间和夜间遗尿,则应仔细了解病史、体检,进行尿液分析。如体检有神经系统异常征象时,应行脊髓影像学和尿流动力学检查。

(4) 排尿次数异常:排尿次数过少是不良排尿习惯所致,久之造成膀胱容量逐渐增大,在膀胱容量充盈至极限时,常因不能及时排出尿液而出现急迫性尿失禁,严重者常伴有明显泌尿系感染和便秘。与此相反,有的患儿在无明显泌尿系异常的情况下出现严重的日间尿频,极少数也有夜间尿频,但与日间尿频程度上有很大差别。患儿一般无尿痛和尿失禁症状,具有自限性,常持续数月后自愈,或症状反复发作。有人将此症归属于精神性尿频,此类患儿体格检查一般正常,亦无神经系统异常。

2. 神经源性尿失禁 因神经源性因素导致的尿失禁,通常称为神经源性膀胱,是小儿脊髓疾病常见的症状。引起脊髓疾病有先天性和后天性两大类,前者包括脊柱裂、骶椎发育不全,后者有横贯性脊髓炎、脊髓肿瘤和损伤。小儿神经源性膀胱一般是指先天性因素所致。

(1) 脊柱裂:脊柱裂是因中胚层发育障碍,致椎管未完全闭合,多累及腰骶节段。由外胚层发育形成神经管,其尾端发育成脊髓。脊柱裂的存在,常并发脊神经、脊髓发育异常或其他畸形。根据椎管缺损的程度不同可分为显性和隐性脊柱裂。

显性脊柱裂亦称囊性脊柱裂,脊膜、神经和脊髓可从椎板缺如处膨出而形成。单纯脊膜膨出,其内无神经组织,患儿无明显神经损害症状;脊髓脊膜膨出是最常见的脊髓先天性发育畸形,约占后者 50% 以上。因其内有脊神经或脊髓组织,常伴有不同程度的神经损害,亦多合并脑积水;显性脊柱裂中最严重的类型是脊髓外翻,表现为椎管和脊膜均裂开,神经板直接外露并无组织覆盖,此型虽最严重但临床上很少见。

隐性脊柱裂常发生于腰 5 至骶 2 平面,局部椎管有不正常裂隙,脊柱呈现骨化障碍,骨质有缺损,但无脊膜或神经组织膨出。虽然病变区域有完整的皮肤覆盖,但仔细检查多数患儿皮肤有异常征象,如色素沉着、毛细血管扩张、皮肤凹陷、浅表样窦道及长有毛发等。绝大多数患有隐性脊柱裂的小儿并无临床意义,只有少数患儿出现神经系统损害体征时才发现该病的存在。造成神经系统障碍的原因主要是外胚层发育中分离异常,导致脊髓及其神经根粘连固定,使其丧失活动度,不能随年龄增长而上升到正常的解剖位置。由此造成下肢功能及大、小便失禁等神经源性障碍,称为脊髓栓系综合征。另外,有些病变常与隐性脊柱裂并存,如脊髓纵裂及脂肪瘤等,也是导致神经功能障碍的原因。

(2) 骶椎发育不全:骶椎发育不全主要是指部分椎体缺如或半椎体畸形。因畸形的存在容易累及骶 2 至骶 4 神经节段,导致神经源性膀胱及肛肠功能障碍。脊柱裂和骶椎发育不全合并脊髓发育不良导致神经源性膀胱的诊断,应遵循尿失禁的诊断原则进行。询问病史及体格检查重点包括腰骶部是否有异常、下肢骨科功能及会阴部神经异常等方面。X 线平片可显示脊柱异常部位、范围及椎板裂隙的宽距等骨性形态学异常。磁共振检查的优点在于不仅能显示骨性畸形,而且可对脊髓及神经的形态作出较准确的判断。实验室检查及泌尿系统造影有助于了解尿路形态和肾功能损害情况。尿流动力学检查是神经源性尿失禁最重要的检查方法,通过检查能了解患儿的膀胱容量大小、膀胱顺应性高低及逼尿肌。反射强度是亢进还是低下。若同步括约肌肌电图检查可了解有无逼尿肌-括约肌协同失调。另外,腹部漏尿点压力测定不但能了解患儿括约肌控尿功能,也可以协助判断逼尿肌反射低下与患上尿路损害的可能性。

3. **解剖性尿失禁**　小儿解剖性尿失禁是指因解剖发育障碍或损害所致的尿失禁。根据解剖特征,解剖性尿失禁分为神经源性和非神经源性两类。神经源性尿失禁上文已经简述,而非神经源性尿失禁,严格讲不属于尿失禁的范畴,但小儿的临床表现为失禁,故有的学者也将其列为尿失禁的范畴。

(1) 输尿管开口异位:在胚胎发育期,来源于中肾管的输尿管芽发育异常则发生输尿管开口异位。该症常与重复肾和重复输尿管同时存在,多数情况下,开口异位的输尿管来自重复肾的上肾段,少见于单输尿管。女孩发病率高于男孩。男孩输尿管可开口于后尿道、输精管及精囊等处,因仍受到括约肌的控制,故无尿失禁症状,常表现为反复泌尿系感染。女孩异位开口于前尿道、前庭部、阴道及子宫等处,常在括约肌控制之外,故有尿失禁症状,其典型症状是既有正常排尿,又有持续性漏尿。对该症的诊断主要依赖影像学检查及 CTU 等,可作出准确诊断。

(2) 膀胱外翻和尿道上裂:膀胱外翻和尿道上裂是泌尿系统发育异常中很特殊的现象。可能与胚胎发育期泄殖腔膜向前移位有关,由此造成该处由下腹壁中胚层所形成的器官和结构未能正常发育。临床可见下腹中部缺损,被膀胱后壁所占据,尿液从输尿管开口间断喷出,耻骨联合分离,骨盆扁平,常伴有完全性尿道上裂及其他外生殖器畸形。对有尿道上裂而无膀胱外翻的患儿,常伴有尿道括约肌发育不良,轻者出现压力性尿失禁,严重者表现为完全性尿失禁。通过望诊即可确定诊断,静脉尿路造影可了解肾功能及上尿路有无畸形。

(3) 泄殖腔和尿生殖窦畸形:在胚胎发育早期,泌尿道、生殖窦及消化道为一共同开口的腔隙,称为泄殖腔。随着中胚层的发育并向尾侧生长,形成的尿囊直肠隔将泄殖腔分为腹侧和背侧两部分,腹侧为尿生殖窦,最终形成膀胱、尿道与阴道。背侧则发育成直肠。如尿囊直肠隔发育停顿,即可形成泄殖腔畸形,又称一穴肛,表现为尿道、阴道和直肠经一个共同通道开口于会阴。尿生殖窦在分化过程中,如窦结节发育停止,则形成尿道与阴道开口于同一腔隙终止于会阴部,而直肠肛门发育正常,称为尿生殖窦畸形。此类畸形多为女性,常伴有尿失禁,但其诊断并不困难。

(4) 后尿道瓣膜:后尿道瓣膜是指前列腺部尿道有先天性黏膜皱襞存在,引起尿路梗阻,继而损害肾脏,是男性儿童先天性下尿路梗阻中最常见的疾病。患儿生后即表现为排尿费力、尿线细、尿频及尿淋漓,继而出现充盈性尿失禁。严重者可出现泌尿系感染及尿毒症等。如患儿生后有排尿困难症状,耻骨上可扪及胀大的膀胱,应考虑为后尿道瓣膜症。排尿性膀胱尿道造影或尿道镜检查可以确诊。尿流动力学检查可显示逼尿肌反射亢进和膀胱顺应性明显减低。

　　引起小儿尿失禁的原因复杂,对每位尿失禁患儿首先应详细询问病史和全面体格检查,作出初步评估,然后进行实验室及相关的特殊检查,尽量为诊断提供更多而准确的依据。当然,有些尿失禁的原因通过视诊和查体即可作出诊断,如膀胱外翻、尿道上裂及泄殖腔畸形等;部分遗尿症尤其是夜间遗尿者,通过观察随年龄增长或通过排尿行为训练,尿床症状消失,无须进一步检查;脊柱裂的患儿出现神经系统损害时,磁共振检查可显示病变神经的部位、形态及与周围组织的关系;尿流动力学检查可评价膀胱逼尿肌和尿道括约肌的功能状况。因此,对尿失禁患儿的诊断应根据上述具体情况而作出鉴别,为治疗提供依据。

(郭宗远)

第8节　儿童神经源性膀胱诊疗再认识

　　膀胱和尿道作为功能单位需要具备两个基本功能,即一定容量适当压力储尿和尿液正常排空。在中枢神经和周围神经的参与下,膀胱逼尿肌、尿道括约肌及盆底肌协调工作方能实现。任何原因引起的中枢或周围神经损害导致的下尿路某些功能丧失或协同失调,使正常的储尿和排尿功能受到破坏,即为神经源性膀胱,也称神经源性下尿路障碍。该病可导致膀胱出口梗阻、膀胱输尿管反流、反复泌尿系感染甚至肾衰竭。

一、病因

　　小儿神经源性膀胱发病率较高,泌尿外科严重问题25%是神经病变影响下尿路功能所致,下尿路功能障碍25%是神经病变引起。与成人不同,小儿神经源性膀胱病因以先天性为主。出生时最常见的病因是神经管闭合不全导致的脊髓发育不良,其发病率约为0.1%。脊膜膨出、脊髓脊膜膨出、椎管内脂肪瘤、脊髓脊膜膨出合并脂肪瘤、腰骶椎发育不全、脊髓纵裂及隐性脊柱裂等均可产生脊髓或神经损害。

　　外伤和肿瘤造成的脊髓损害在儿童少见。其他如脑瘫、先天性肛门直肠畸形、尾端发育畸形和医源性损伤也可引起神经源性膀胱。

　　膀胱具有储尿与排空双重功能,受自主和非自主神经支配。储尿功能取决于膀胱逼尿肌的整体状态和膀胱出口流出道的情况。正常膀胱在储尿期具有舒张能力,以较低压力存储尿液,达到一定容量并随年龄增加;而排尿期有良好的收缩功能。尿道括约肌在储尿期具有良好的控尿能力,而在排尿期与膀胱逼尿肌良好协调。任何与排尿有关的中枢或周围神经损害均可破坏上述平衡与协调,造成储尿及排空障碍。而且这种神经损害是一个先天发生,后天进行性发展、加重的动态病理生理学过程。脊髓发育不良的小儿15%影像检查有尿路异常,3%有肾积水。大部分神经源性膀胱储尿和排尿问题并存,如果得不到及时治疗,将导致患儿出现充盈性尿失禁和上尿路损害。

二、临床表现和诊断

　　神经源性膀胱患儿临床症状主要表现为各种排尿异常,包括尿失禁、尿频、排尿困难(小婴儿多表现为充盈性尿失禁)及尿流无力等。多伴有神经性肛肠功能障碍,表现为便秘和排便困难。还可以存在腰骶痛或下肢感觉及运动障碍。脊柱畸形、异常步态、异常腱反射、不对称性足萎缩及高足弓均提示神经病变。脊髓发育不良患儿常见的局部体征有腰骶部包块、多毛、皮肤凹陷、色素沉着、皮毛窦、双臀不对称和臀裂倾斜，也可发生下肢肌萎缩伴运动障碍。排空障碍者在腹部检查时可发现耻骨上包块。骶髓反射异常、肛门指诊异常及会阴部皮肤感觉异常均是神经源性膀胱患儿常见的体征。

随着各种实验室检查、影像学检查以及尿动力学检查技术的进步，小儿神经源性膀胱的诊断多不困难。诊断需要包括以下三个方面：①导致膀胱尿道功能障碍的神经系统病变；②膀胱尿道功能障碍和泌尿系解剖与功能损害程度；③其他相关器官功能障碍，如便秘或失禁等。

三、尿动力学检查

所有脊髓病变引起的排尿异常需尿动力学检查指导诊治。尿动力学检查可客观反映神经源性膀胱功能障碍的类型和严重程度，是制定正确治疗方案的基础，并能预测上尿路损害；同时也是评估术后疗效和长期随访的主要依据。需要了解尿动力学检查是侵入性有损伤的检查，不能在自然状态下完成，检查结果的准确性受到多种因素的影响。尿动力学检查方法及内容包括尿流率测定、膀胱容量、膀胱测压、尿道压力描记、尿道外括约肌肌电图以及膀胱尿道造影。无线传输自体尿液自然灌注的尿动力学检查略接近自然，可与传统尿动力学检查互补。

尿流率是单位时间排出的尿量(ml/s)，反映膀胱的储尿和排空功能，简单而且非侵入性，易于重复，准确性受尿量的影响。从新生儿至 13 岁，膀胱容量的增长是非线性，无法用统一的公式计算。新生儿期膀胱容量为 10~15ml，婴儿期膀胱容量为 38ml+2.5×月龄，儿童膀胱容量(ml)可用(年龄 +2)×30 来估算。神经源性膀胱小儿膀胱容量增长往往仅为上述正常情况的一半。在分析尿流率结果时应注意排出尿量是否符合估算的正常膀胱容量，排出的尿量少于估算值的一半会影响结果的准确性。在小儿尿流率曲线中，曲线形状较数值更有意义，正常应为钟型，否则应进一步做其他的检查。超声或插导尿管测定残余尿量对于了解膀胱排空情况非常重要。患儿紧张、哭闹或有严重膀胱输尿管反流时会干扰残余尿量测定的准确性。

膀胱测压可以通过研究压力与容积的关系评价膀胱储尿和排空功能。储尿与排尿状态直接影响上尿路的引流。神经源性膀胱患儿及时通过适宜的干预方法达到低压储尿和良好排空至关重要。正常小儿膀胱感觉正常、顺应性好，膀胱逼尿肌压力一般在 1.47kPa (15cmH$_2$O) 以下。膀胱顺应性差时，如逼尿肌漏尿点压力高于 3.92kPa(40cmH$_2$O) 则明显增加上尿路损害的危险。逼尿肌压力受灌注速度影响，有人观察到在低速灌注(2% 膀胱容量 / 分)到中速灌注(20% 膀胱容量 / 分)之间提高灌注速度会明显增加逼尿肌压力，过快的灌注速度可导致膀胱顺应性降低。在小儿推荐低速灌注，灌注速度一般应低于 10ml/min，小婴儿低于 5ml/min。

肌电图测定对诊断外括约肌神经支配缺失的程度或逼尿肌尿道括约肌协同失调有重要意义。影像尿动力可在下尿路功能检查时，观察膀胱体、膀胱颈和尿道的形态，用于诊断膀胱出口梗阻和尿失禁，并且能够发现膀胱输尿管反流，去除反流对判断膀胱顺应性的影响，在漏尿监测仪协助下便于发现膀胱颈开放或漏尿，准确获得漏尿点压力。

四、治疗

神经源性膀胱治疗的首要目标为保护肾功能,途径是通过适当干预保持储尿期和排尿期膀胱压力处于安全范围内。次要目标是修复或重建下尿路基本功能,减少残余尿量,预防泌尿系感染,获得控尿能力,提高患儿生活质量。当首要目标和次要目标矛盾时,保护肾脏功能维护生命应该优先。必须以尿动力学检查作为神经源性膀胱分类、诊断及治疗的基础,调整治疗及随访方案时应有尿动力学检查依据。逼尿肌过度活动或膀胱顺应性降低可以导致储尿期膀胱压力超过安全范围,而逼尿肌 – 括约肌协同失调或膀胱出口梗阻可以导致排尿期膀胱压力超过安全范围。此类患儿治疗的首要目标是把膀胱储尿期和排尿期膀胱压力控制在安全的范围内,降低上尿路损害的风险,以保证患儿的长期存活率。排空不全、残余尿量增多问题由间歇导尿解决。

研究发现脊髓神经损害是一个先天产生并进行性加重的过程,脊髓发育不良患儿从出生就应进行尿动力学检查、泌尿系超声以及残余尿测定等一系列评估,在此基础上强调早期干预,主要包括原发病治疗、膀胱尿道功能障碍的治疗、康复训练治疗以及并发症的治疗。

目前国内存在的主要问题是新生儿外科、小儿普外科、神经外科与泌尿外科脱节,没有形成神经源性膀胱规范化诊治体系。新生儿或小婴儿脊膜膨出手术前没有进行尿动力学评估,术后也没有规律的影像学和尿动力学随访。相当数量的患儿因反复泌尿系感染或严重充盈性尿失禁到泌尿外科就诊时已有严重肾积水、膀胱输尿管反流,甚至已进入终末期肾病阶段,丧失了最佳干预时机。其次是主要目标与次要目标有矛盾时权重分配失当,过分强调恢复下尿路正常功能和提高尿控能力,不同程度忽略保护肾脏。应该承认治疗的目的是修复或重建下尿路基本功能,通过适当干预达到低压储尿和有效排空,现阶段尚不能使神经源性膀胱完全恢复正常。

1. 清洁间歇导尿术 神经源膀胱患儿往往有逼尿肌过度活动、膀胱顺应性低下、逼尿肌压力过高及逼尿肌括约肌不协调,引起储尿排尿障碍,残余尿需要引流,防止梗阻性肾积水和膀胱输尿管反流等神经源性膀胱并发症。1972 年 Lapides 等报告清洁间歇导尿术以来,神经源性膀胱患儿的病死率明显下降,目前已成为该病的首选治疗方法,具有划时代意义,几乎适用于每个神经源性膀胱患儿。间歇导尿是协助膀胱排空的金标准,遗憾的是在国内尚未被医生和家长广泛接受。一般认为,膀胱压力低于 2.94kPa(30cmH$_2$O)患儿处于相对安全的状态,高于 3.92kPa(40cmH$_2$O)将导致上尿路的损害。清洁间歇导尿能缓解尿潴留和充盈性尿失禁、改善上尿路引流。脊髓发育不良患儿若存在膀胱尿道功能障碍,应尽早实施清洁间歇导尿,新生儿和小婴儿均可进行,新生儿残余尿超过 5ml 即为异常。小儿尿动力国内尚未普及的情况下,脊髓发育不良患儿残余尿量测定和泌尿系影像追踪极为重要,残余尿量增多往往先于影像学检查发现肾积水,一旦发现即应开始清洁间歇导尿。导尿间隔应参照患儿安全膀胱容量及饮水量,并通过记录导尿日记逐步掌握其规律,一般建议婴儿每天 6 次,学龄儿童每天 5 次。夜间留置尿管持续引流或间断叫醒清洁间歇导尿可有效预防膀胱过度膨胀形成高压。虽然清洁间歇导尿可能会导致尿路感染的发生,但临床结果表明只要定期排空膀胱,尿路感染的发生率很低,而且与留置导尿相比,感染等并发症的发生率明显下降。清洁间歇导尿对于神经源性膀胱患儿近期和远期都是安全的。清洁间歇导尿的患儿每年至少随访一次,内容包括体检、实验室检查、影像学和尿动力学检查。适时开始清洁间歇导尿,必要时加抗胆碱药的患儿,随访中仅 10% 继发上尿路损害。

2. 药物治疗 抗胆碱能制剂是目前应用于神经源性膀胱最广泛的药物,主要针对逼尿肌反射亢进的患儿,降低或消除其膀胱逼尿肌的无抑制性收缩。症状相对轻微的患儿单纯药物治疗可使膀胱尿道功能改善。症状相对严重的患儿,药物治疗可以对其他治疗如清洁间歇导尿起到很好的辅助作用。早期开始清洁间歇导尿联合抗胆碱药物治疗,可以降低膀胱压力和上尿路损害风险。奥昔布宁(oxybutynin)及托特罗定(tolterodine)可用于神经源性膀胱患儿。有研究表明,不同制剂的奥昔布宁或者托特罗定疗效基本相同,缓释剂型可减少口干、视力模糊及便秘等副作用。对于儿童,国外大部分研究集中于奥昔布宁和托特罗定,但是缺乏对照试验。国内奥昔布宁说明书建议 5 岁及以上儿童服用,国外资料表明 1 岁以下应用是安全的。托特罗定对膀胱有更高的选择性,国外也已证实在儿童应用安全,通常每天 0.1mg/kg,分 2 次服用,国内尚无应用于儿童的数据。

A 型肉毒毒素是一种选择性乙酰胆碱阻断剂,可快速紧密地结合于神经肌肉终板,阻断神经递质的释放与传递。膀胱逼尿肌注射 A 型肉毒毒素可产生膀胱去神经支配效应。对于逼尿肌反射亢进或逼尿肌尿道括约肌失调的小儿,尤其是抗胆碱能药物效果不佳或不能耐受足够剂量时,本方法可供选择。逼尿肌注射肉毒杆菌 A 毒素在儿童中的应用尚有待进一步观察。

膀胱腔内灌注抗胆碱能药物可抑制逼尿肌反射亢进,同时还降低抗胆碱能药物的全身副作用。目前可用于腔内灌注的药物有托特罗定和奥昔布宁。膀胱内灌注透明质酸酶、辣椒辣素或辣椒辣素类似物能降低膀胱感觉传入,也可用于抗胆碱药无效的患儿。

3. 手术治疗 理论上改善神经源性膀胱储尿功能可以通过扩大膀胱容量或增加尿道控尿能力两条途径实现,治疗排尿功能障碍可以通过增加膀胱收缩力或降低排尿阻力两条途径实现。由于神经源性膀胱的病因、病理生理机制、临床症状及病程演进的复杂性和多样性,治疗的首要目标是保护上尿路功能而不是提高控尿能力,因此在选择任何手术治疗方法之前应与患儿和家长充分沟通,将治疗期望值控制在合理的范围以内,即修复或重建低压储尿和有效排空两项基本功能,而非完全恢复正常。外科手术治疗主要用于保守治疗无效的患儿。其适应证为低顺应性膀胱、高逼尿肌漏尿点压、膀胱小容量及逼尿肌尿道括约肌失调等。手术目的是改善膀胱顺应性,增加膀胱容量,降低逼尿肌漏尿点压,消除上尿路扩张的危险因素,增加或降低膀胱出口的阻力,改善下尿路症状。其目标不是放弃清洁间歇导尿,而是为清洁间歇导尿创造必要的条件。

膀胱扩大术适用于逼尿肌反射亢进和膀胱低顺应性的患儿,若存在括约肌关闭能力下降,需要联合进行增加尿道阻力手术。高漏尿点压力患儿在获得低压储尿和有效排空后充盈性尿失禁症状即可消失。

在数种膀胱扩大术式中,肠膀胱扩大术仍是目前治疗小容量低顺应性膀胱的最常用术式。无论是回肠、回盲肠还是结肠膀胱扩大术均能获得大容量及相似顺应性。并发症包括尿中肠黏液、结石及感染等,是否肿瘤相关尚需长期随访。胃膀胱扩大术可使氯的重吸收、黏液生成和尿路感染减少,但常并发夜间遗尿、代谢性低氯性碱中毒、尿痛及溃疡等。自体膀胱扩大术避免了胃肠扩大膀胱术后的多种并发症,但膀胱容量和顺应性的改善程度有限。输尿管膀胱扩大术能避免上述各种并发症,仅在少数有迂曲冗长巨输尿管的患儿能够施行。用阑尾或回肠对系膜缘切开卷管,一端经黏膜下隧道与膀胱吻合,一端在腹壁造瘘形成输出道的手术可使清洁间歇导尿更便捷,提高家长和患儿依从性。神经源性膀胱经有效干预,继发的膀胱输尿管反流 30% ~50% 可以消失。防反流手术指征包括:恰当干预后仍有反复尿路感染、肾输尿管积水加重、严重反流合并输尿管口解剖异常、持续到青春期的膀胱输尿管反流及增加膀胱出口阻力治疗尿失禁手术时。近年组织工程已经进行大量膀胱修复重建的研究,目前已在临床应用,取得一定效果。膀胱组织工程将体外培养扩增的尿路移行上皮种子细胞和生物可降解合成材料种植于宿主体内继续生长,完成膀胱的修复重建。20 世纪 90 年代末至 21 世纪初,膀胱组织工程已在犬及小型猪等动物中得到良好的研究成果。而神经源性膀胱的平滑肌细胞在细胞增殖、收缩性及细胞黏附等方面都与正常细胞不同,能否应用这些细胞作为组织工程的种子细胞仍在研究中。Atala 等人已报道了膀胱组织工程临床应用,他们对 7 名 4~19 岁脊髓脊膜膨出继发膀胱功能障碍的患儿通过膀胱活检获得尿路移行上皮及平滑肌细胞,进行增殖并接种到可降解的生物三维支架上,7 周后种植回体内,然后平均随访了近 4 年。术后重建的膀胱形态结构良好,安全容量、膀胱顺应性及逼尿肌漏尿点压力均得到显著改善,患儿白天的控尿时间显著增加,并没有出现膀胱结石等并发症。膀胱组织工程不仅避免了肠膀胱扩大术导致的代谢紊乱及黏液分泌等问题,也解决了膀胱自体扩大术容量增加有限和易产生自发破裂的问题。随着该技术的成熟,进一步为干细胞技术在膀胱修复重建中提供新的思路和方法。干细胞是一类具有自我更新、高度增殖和多向分化潜能的特殊细胞,特别对于膀胱功能处于终末衰竭时,干细胞更具优越性,目前干细胞技术尚处于研究试验阶段。膀胱组织工程和干细胞技术为膀胱功能修复与重建提供了光明前景。

五、随访

小儿神经源性膀胱病程演进复杂,必须进行长期规律的随访。通过随访可以了解膀胱尿道功能状况,发现泌尿系统并发症,并根据随访结果及时对治疗方案作出相应调整。尿常规、残余尿量测定、肾功能检查、泌尿系超声和尿动力学检查是基本随访内容,需根据病情变化调整随访间隔。神经源性膀胱储尿与排空功能存在多种问题,并且经常混合出现,治疗方法也多种多样,呈现明显跨学科发展趋势。希望达到既保护肾功能,同时也提高患儿生活质量的理想目标。随着尿动力学及影像学检查的进步,小儿泌尿外科、普外科、神经外科、新生儿外科及康复科的联合诊疗,以及膀胱组织工程在临床的应用,小儿神经源性膀胱的治疗充满光明。

(孙宁 张斌)

第 9 节 儿童原发性夜间遗尿症的治疗进展

根据 1998 年国际儿童尿控协会(ICCS)的诊断标准,原发性夜间遗尿症(primary nocturnal enuresis,PNE)是指年龄大于 5 岁,连续不间断发生夜间遗尿,每周总尿床 3 次,持续时间达 6 个月以上的儿童。此症在小儿中常见,其发病率报告虽有差异,但大多数人认为,5 岁儿童发病率约为 15%,7 岁儿童约为 10%,虽每年以 15% 的比例逐渐减少,但仍有 1%~2% 的患儿症状持续至成年,给患儿带来严重的心理创伤,影响到患儿及其家庭的生活质量。由于其病因至今仍不清楚,有自愈的可能,且大多未明显影响到患儿健康,因此临床上尚未给予足够的关注,目前对诊断标准不明者有之,在治疗前未弄清其基本病因,治疗时随意使用药物者也很常见,造成了疗效差、易复发的现状,因此,临床应高度重视 PNE 的病因、发病机制以及有效治疗方法的探索。

一、加强病因及发病机制的研究

PNE 的病因及发病机制至今仍不清楚,除个人体质及遗传等因素外,大多数学者认为与夜间抗利尿激素分泌缺陷、睡眠觉醒障碍及膀胱功能紊乱等因素有关。为探讨抗利尿激素(ADH)分泌节律与 PNE 关系,有人进行了相应检测,结果发现 25%~100% 的遗尿儿童夜间 ADH 分泌失去了正常的昼夜变化节律,使夜间尿量产生过多,从而激发排尿反射,导致遗尿。但临床上使用 ADH 人工合成剂弥凝(DDAVP)对患儿进行治疗,疗效却不尽人意,因此 ADH 分泌缺陷与 PNE 发病的关系至今仍存争议。觉醒障碍常是 PNE 患儿主要的临床表现,有人进行脑电图的频谱分析和观察发现,遗尿时神经反射在 PNE 患儿与正常儿童之间确有不同,PNE 患儿脑电图表现 δ 波明显增加,认为觉醒障碍与某些中枢神经发育延迟有关。但也有人用多导联脑电图对 PNE 患儿和正常儿童进行睡眠模式分析,发现两者没有差异,且睡眠质量在发生遗尿的夜间和未发生遗尿的夜间也没有差别。因此,其深睡的机制至今还不清楚。为证实 PNE 是否存在膀胱功能紊乱,有人用尿动力学进行检测,结果发现约 50% 的患儿膀胱功能容量减少、逼尿肌兴奋性增高或膀胱顺应性降低等。但这些检测多在易受干扰的清醒状态下进行。为探讨其真正遗尿时的膀胱功能改变,作者曾在 PNE 患儿自然入睡、膀胱自然充盈状况下进行尿动力学检测,结果发现 PNE 患儿有膀胱逼尿肌不稳定性收缩者占 58%,且膀胱容量、逼尿肌协同性及排尿潜伏期时间均明显下降,进一步证实 PNE 患儿存在膀胱功能紊乱。同时还同步进行了电生理检测,发现骶神经传导速度减慢,部分 PNE 患儿阴部神经信息可传到脊髓,但不能上传至皮质中枢,且中枢传导时间明显延长,经神经上行传导速度也有减慢,因此认为 PNE 患儿觉醒障碍可能与神经发育延迟或异常有关,也可能是 PNE 的重要病理生理改变之一。关于病因及发病机制研究目前虽然已有较多进展,但其确切病因及机制还未获得公认,因此有必要加大研究力度。

二、不满足于简单的临床诊断

PNE 临床表现大同小异,因此临床医师易于根据遗尿次数作出诊断,事实上如有 5~7 天排尿日记将发现 PNE 患儿各有特点,如遗尿时间、遗尿量、进水量与遗尿量的关系及睡眠障碍等。并从中可分析出大概病因,但在作出诊断前最好能作尿动力学分析、动态脑电图检查以及了解有无膀胱功能紊乱等。通常可根据这些检测结果,将 PNE 分为:①膀胱功能紊乱型:即膀胱容量降低,膀胱不稳定收缩或膀胱逼尿肌、括约肌功能不协调;②睡眠障碍型:即膀胱功能正常,膀胱充盈时觉醒功能障碍;③夜间多尿型:即膀胱功能正常,夜间尿量大于白天尿量。也可以为以上 3 型中的 2 型混合存在。如此分类将有利于根据主要病理改变选择有针对性的有效药物。满足于简单的临床诊断而使用药物必然带有盲目性,应根据检查结果,按病理生理类型选择治疗方法。

三、有针对性地选择治疗方案

目前治疗方法主要有 2 种,即行为治疗和药物治疗。其中行为治疗可分为膀胱功能训练和闹钟定时促醒,行为治疗疗效相对稳定,但需要家长及患儿有良好的依从性;药物治疗起效快,易复发。药物治疗以人工合成抗利尿激素及抗胆碱能药物使用较多。抗利尿激素,适合于不同年龄段 PNE 患儿,特别适合症状严重而急需消除症状者,其主要作用机制是促进肾小管和远曲小管对水的重吸收,减少夜间尿液的生成,具有安全、起效快等优点,复发率高达 60% 是其最大不足。抗胆碱药物也是治疗 PNE 的常用药物,主要适用于膀胱功能紊乱、对抗利尿激素治疗无反应及夜间功能性膀胱容量降低或合并尿频、尿急、尿失禁等白天排尿功能障碍的遗尿患儿,其作用机制主要是通过与 M_2 和 M_3 受体结合而达到抗胆碱和松弛平滑肌的作用,有一定副作用,包括口渴、便秘、视力模糊、偶发肌震颤和眩晕等。

PNE 发病因素多,部分患儿并非一种致病因素,因此,有学者主张对 PNE 患儿进行联合治疗,尽管临床可选用的联合方案较多,但最根本的方法还是通过行为训练,改善夜间功能性膀胱容量和调节睡眠觉醒功能。因此,联合治疗方案的选择,应根据患儿具体情况,一方面给予快速起效药物,迅速改善症状,另一方面加强膀胱功能训练和觉醒功能训练,以稳定疗效,达到双重治疗的目的。近年来,其他治疗方法也逐渐出现,包括针刺治疗、激光治疗、生物反馈训练及电刺激治疗等。有人报道穴位激光照射有更为良好的治疗效果,可考虑作为 PNE 的第三线治疗方案。有学者通过对 PNE 的神经电生理研究,发现 PNE 患儿骶神经系统兴奋性下降,神经传导速度减慢,甚至发生传导阻滞,提出了生物反馈训练新方法,也取得了满意疗效,但尚需进一步的随机对照研究。治疗 PNE 的各种方法均有一定的局限性,临床疗效欠佳的主要原因是每个患儿虽临床表现相似,但病理生理改变不尽相同,无区别地采用相同的治疗方法,往往缺乏针对性。因此,在治疗前应先明确患儿的病理生理类型,再针对各型的病理生理特点制订治疗方案,这个观点逐渐成为 PNE 的治疗原则之一。

(李旭良)

第 10 节　狭窄与扩张技术

小儿管状器官狭窄的特点(小儿狭窄更为严重):管道梗阻与通过面积有关,以尿道插管为例。一般婴儿尿道容纳导尿管外径为 4mm,如果导尿管壁厚 1mm,则内径只有 2mm。通道内径缩减比例为 4:2,通过面积比例则为 16:4,缩小了 75%。无异于插一个塞子。因此插管后哭闹用力,尿自管外排出,甚至将导尿管排出。可以想象婴儿尿道狭窄环厚 1mm,则通道横断面积就缩小为原来的 25%。而青春期后尿道内径迅速增至 10mm,如狭窄瘢痕仍厚 1mm,缩小比例为 10:8,面积缩小后仍有 64%。所以说小儿管道狭窄较成人有更突出的危重性。小儿尿道狭窄更需扩张。因为器官随年龄增大,而瘢痕反而有收缩趋势。在瘢痕完全软化前狭窄日趋严重,常需不断扩张。总之,小儿管道扩张有三难,即:①探子细,损伤性强;②组织脆弱,易穿破;③器官管型短小,探条插入难藉管壁保证固定方向。

一、扩张器械

1. **金属探条逐号扩张** 要求不锈钢探条表面高度精磨,光滑不粘污物,型号准确均匀。不怕磕碰,永远光滑,保证探条本身不产生阻力,因为增加一分阻力就多一分危险,不可轻视。适用于肛门或尿道环形狭窄的治疗性扩张。

2. **可屈探条逐号扩张** 为韧性塑料制造(过去为 Latex 橡胶制)表面光洁度与均匀度要求很高。因有一定的可屈性,适用于复杂或长段狭窄如食管扩张或肛门直肠扩张。可屈性本身就增加了探条的阻力,也影响了扩张力与方向的控制,容易造成盲道假道,因此,扩张力度不如金属强,危险性倒比较大。

3. **韧性塑料囊注气扩张** 注气(水)囊扩张法避免了因换号多次插入的痛苦,也避免了探条阻力造成的危险。用一条细导管将囊带入需扩的位置,以注气量来控制扩张内径大小。扩张作用与可屈性探条相似,但控制增号不够精密,容易发生偏心性扩张穿孔危险。

4. **弹性橡胶囊注气扩张** 有囊性扩张的一切优点,但与韧性塑料囊的不同在于塑料囊在高张力下可保持不变形,而弹性橡胶囊则随狭窄组织的硬度而塑形,常在狭窄环处呈哑铃形,从而对狭窄的扩张力较缓和。加高压只能使狭窄环上下较正常管道扩张而狭窄环扩张较少。因此扩张效果较慢,但不易发生偏心性扩张事故。最适用于家长在家中作维持性扩张。

5. **留线逆行可屈探条或塑料囊扩张** 对复杂、扭曲、多发的管道狭窄,特别是婴儿尿道狭窄,扩张非常困难。必须事先在做耻骨上膀胱造瘘时在尿道中留置两条线,两线两端各从尿道口及耻上口引出,首尾相互结扎成环,长期保留。需扩张时,先用其中的一条线的尿道口端绑接可屈性扩张探条,拉动该线的耻上口端作为引导,将探条自尿道口插入。插过狭窄后,原路自尿道拔出,再换增号探条,如法逐号更换插入扩张。保留线最好用细尼龙钓鱼线,耻上管拔除后任其瘘口愈合,留置尼龙线仍能拉动而不漏尿,也无痛苦。

(1) 留线方法:经口、经鼻均可;可于鼻翼、口角粘贴,牙缝拴结,环结。可用丝线、鱼线,保留线(宜软)与牵拉线(宜粗、韧、滑)。

(2) 拉线扩张方法:可顺行、逆行、循环牵拉,也可用于硬探条插入时导向。

(3) 扩张目的:治疗性,维持性,探查性;通过扩大、刺激、按摩及锻炼达到治疗目的。

二、狭窄扩张进行的两种模式

1. **中心性扩张** 在瘢痕弹性范围内,逐渐撑大,通道始终保持在瘢痕环的中心。是理想的扩张,但受瘢痕限制,见效慢,有时达不到理想大小。

2. **偏心性扩张** 使瘢痕破裂,逐渐断开,保持口径扩大,等待上皮愈合,通道偏离了瘢痕环的中心。限用于瘢痕周围组织弹性好、有抗感染及局限能力时。临床上能用于肛门狭窄,不能用于直肠狭窄,用于食管狭窄则最为危险。

三、扩张方法

1. **中心性扩张法** 从毫无阻力的小号探条先探明路线,再逐号扩张(最好是 f 号,

3f=1mm),不可跳号,每号探条拔出时,用白纱布擦拭,见血则停止再增号。须休息 2~3 天后再扩张,仍从最小号开始到见血为止。如 1 周不能增号,则休息 1 周再扩张。3 周因出血不能增号则应视为失败。达到计划大小后,不再增号但仍持续按时扩张,每次仍从最小号开始,作为维持性扩张。前一阶段增号扩张称为治疗性扩张。治疗性扩张必须在医院进行。后一段不再增号,称为维持性扩张,可以在家由家长进行,但必须在医生指导下训练并监督。

2. 偏心性扩张法 了解狭窄周围组织情况后,直视下在选择的部位做表浅切开狭窄瘢痕或强行增号撑裂瘢痕的薄弱处。如出血则停止扩张,盐水纱条填塞止血。次日再扩张,每次可增加 3~6f。每次扩张后要注意发烧及局部肿痛情况。直到扩至计划大小,以后转为维持性扩张。连续 3 次无出血方可由家长继续维持扩张。

3. 中转偏的危险 中心性扩张过程中,偶然某处撕破,于是成为狭窄环的弱点,若再增号则不可能使狭窄瘢痕均匀扩张,每次增号只能使撕裂处进一步裂深,直至瘢痕全部断裂,甚至管道穿孔。肛门狭窄瘢痕在括约肌及盆底肌范围之内,有肌肉的弹性保护,一般可以收到偏心性扩张效果。如果是直肠狭窄、尿道狭窄或食管狭窄,则将破入骶前或纵隔疏松组织,致感染物外溢或尿外渗,引起严重以至致命的感染,成为扩张疗法最严重的并发症。必须提高警惕,加以避免,早期发现,及时抢救。家长在家扩张时引起穿孔,也是医生指导治疗的失误。

四、合并症

1. 穿孔 食管扩张穿孔入纵隔、胸腔、气管,直肠扩张穿入盆腔都很严重。多因扩张阻力过大,或留线牵拉损伤后偏心扩张引起。应立即停止扩张,进行抢救。肛门、前尿道扩张破裂较易发现,危险不大,暂停即可。

2. 出血 扩张见血应立即停止。渗血可待自停,大出血须填塞,必要时手术止血。

3. 假道 扩张后感染发烧应注意假道的可能。一旦发现或怀疑假道,暂时停止扩张。明确诊断后,改行留线扩张。

4. 窦道 感染不愈,多因异物停留或假性憩室形成,常需手术处理。

必须注意:扩张中任何合并症常需有关器官造瘘,以保安全,不可企图侥幸。

(张金哲)

第 11 节　三种自制小器械

男童滴尿、湿裤、尿嗅熏人,使用自制尿道夹,男童憋尿时自己排放,比尿不湿方便,且能训练定时排尿。小儿肛门手术后需家庭扩肛半年或 1 年,传统金属探子扩肛,难免疼痛和损伤;尽管在医院已经扩肛到标准口径,家长仍需每次从小号逐个更换至标准号,对家长和小儿都是负担;一次置入橡皮囊型扩张器,注水扩张,不换探子,可以减少摩擦痛肛门。另外,最好的手术器械是医生的手指。我们在临床实践中自制 3 种小器械,即尿道夹、气球扩肛器与指套刀(铁指甲),现介绍如下。

一、尿道夹

采用马口铁片(用罐头盒可折曲性铁,不能用易拉罐的弹性铁)剪成长条"背片"(图9-11-1,见文末彩插),弯曲后,两端挂上1个拧绞成绳的橡皮圈。调试至合适张力(长短),夹在阴茎上(冠状沟后)。背片在背侧,橡皮圈绳在腹侧,压力以能阻止滴尿为度(图9-11-2,见文末彩插)。铁片大小宽窄按患儿阴茎修剪。铁片力度不足时可重复两片用粘膏粘在一起。拉直背片增加橡皮圈张力阻止滴尿,捏大背片弯度使橡皮圈松弛,解除对尿道的压力,可以排尿(图9-11-3)。尿道夹使用方法:拇指在背侧,食中指在腹侧压直背片,拉紧橡皮圈,止尿;拇、示指捏弯背片,放松橡皮圈,排尿;平时将阴茎上翻置于耻骨前,用丁字带或运动员的护裆保护好,可保裤子不湿(图9-11-4)。可暂时用于根治手术前准备时期,也可用于永久性控制尿失禁,有的患儿戴夹结婚也不影响性生活。

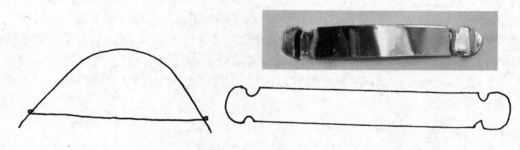

图 9-11-1 尿道夹制作法

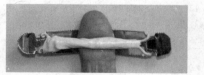
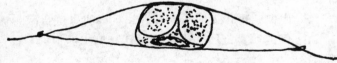

图 9-11-2 尿道夹使用法(一)

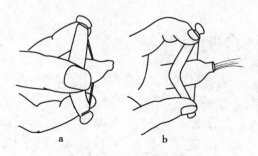

图 9-11-3 尿道夹使用法(二)

a.拇指在背侧,示、中指在腹侧压直背片,拉紧橡皮圈,止尿;b.拇、示指捏弯背片,放松橡皮圈,排尿

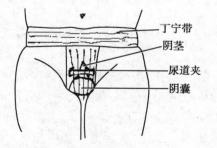

图 9-11-4 丁字带固定

丁宁带
阴茎
尿道夹
阴囊

二、气球扩肛器

制作:用尼龙布缝成 10cm 套管(或塑料膜粘成),管径为扩张后的最大直径(一般为 20mm)。一端封闭,插入筷子支撑送进一个 15cm 长棒形玩具气球(图9-11-5,见文末彩插)。10cm 在尼龙套管内,其余 5cm 露在管外。涂油后藉管内筷子(或铅笔)的支撑插入肛门,撤出筷子。注水(便于 B 超观察)使套管内部分气球胀硬,管外部分膨胀成 5cm 直径球形(图9-11-6,见文末彩插,图 9-11-7)。操作者压迫管外球形部进行肛门扩张,最大扩张直径不

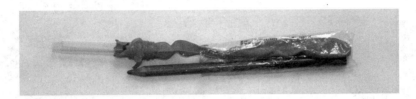

图 9-11-5　充气前用筷子或铅笔支撑置入尼龙布管

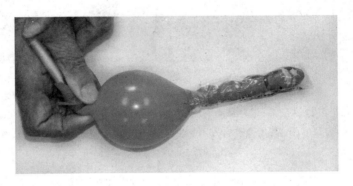

图 9-11-6　充气后尼龙管内保持高张力固定直径

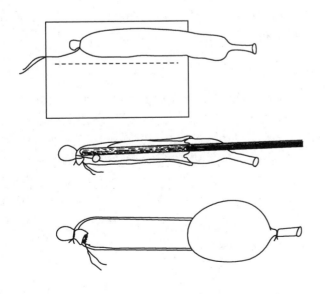

图 9-11-7　气球扩肛器制作方法图解

尼龙布缝成 2cm 直径圆筒形套管,一端封闭;用筷子引导气球置入套管中;筷子留在套管内气球外做支架,套管外涂油借筷子支撑插入直肠,拔出筷子向气球内注水;使套管外部分气球膨胀达 5cm 直径,压挤管外气球使管内气球充分扩张达 2cm 直径

会超过套管直径,安全无痛。控制压挤皮球的张力等于缓缓增号,避免换探子增号时摩擦肛门引起疼痛。如需增大扩张则另缝大直径的尼龙套管。气球橡皮强度不够,可在原气球内用筷子捅进另一个同样气球使成双层气球增加强度。

使用方法:患儿截石位,强调稳定技术(图 9-11-8a、b,见文末彩插),患儿取截石位,操

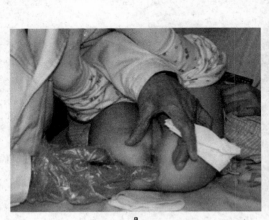 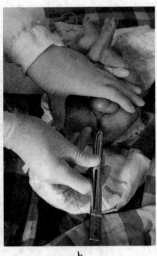

图 9-11-8　婴、幼儿扩肛稳定技术

a. 幼儿扩肛稳定技术:患儿截石位,操作者左臂及手显露肛门,右手向肛周涂油
并按摩肛门,患儿稳定后方可扩肛或插开塞露;b. 婴儿扩肛稳定技术

作者左臂及手显露肛门,右手向肛周涂油并按摩肛门,患儿稳定后再扩肛或插入开塞露。先用 10mm 直径金属探子试探,了解肛门内情况。气球充气前连同套管及支撑筷子的总直径 <10mm。涂油后捏住筷子为支撑插入肛门 10cm 深,尼龙套口留在肛门外。注水使套管外气球膨胀直径 >5cm。缓缓捏挤气球加压进行扩张(可节奏性加压起按摩作用)。

三、指套刀

手指末端腹面柔软,能剥离,能按住出血点不伤组织,背面指甲能抠开硬组织;有知觉,有力度,操作灵活,是最好的手术器械。我国泌尿外科元老谢元甫教授说"肾脏后面看不见,指尖就是眼"。外科手套能保留触摸功能,缺了指甲功能。指套刀戴在示指手套外,先端有铁指甲,可抠硬性粘连,手指肚处开窗,可以触摸。特别是视野达不到或骨衣刀剥不开之处,可以边摸边抠,分离骨膜样粘连,如同直接用指甲抠。市场上不生产,有兴趣者可以自己做(作者的原始样品为自己所做)。用马口铁片(罐头盒)剪裁(图 9-11-9,见文末彩插);剪裁方法如图 9-11-9 a 所示,弯折成如图 9-11-9 b 所示即可使用。当然使用技术也要经过训练,须指端伸出与缩回自如(图 9-11-10 a、b,见文末彩插)。

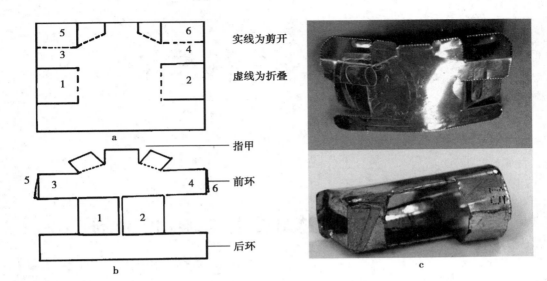

实线为剪开

虚线为折叠

指甲

前环

后环

图 9-11-9　剪裁法物

a、b.剪裁法；c.自制指套刀（·实物）

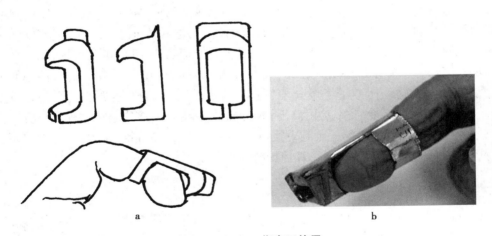

图 9-11-10　指套刀使用

a.指套刀使用；b铁指甲触摸

（张金哲）

第十章 骨科疾病

第1节 AO分类指导儿童长骨骨折的治疗

AO(Arbeitsgemeinschaft fur Osteosynthesfragen, AO)即内固定研究学会,成立于1958年,是一个跨国界、以学习研究骨折内固定理念和技术、推动骨折治疗的非营利性、非政府组织,在全球骨科及额面外科等专业领域拥有相当规模的会员,是全球最大的骨科医生学习组织。AO长骨骨折分类(Müller分类)是一个得到广泛认同和使用的骨折分类方法,对骨折的治疗具有指导性作用。但是,长期以来,AO的长骨骨折分类缺乏儿童骨折的适应性,较少为小儿骨科医师熟悉和掌握。21世纪初,AO成立了儿童骨折分类小组,邀请欧洲和北美的小儿骨科专家,在充分借鉴和秉承AO骨折分类的基础上,提出了儿童长骨骨折的AO分类。经过多国专家和多中心研究,2006年正式对外公布。2009年,第7届全国小儿骨科学术会议(江西南昌)专门邀请了该分类研究小组负责人,瑞士伯尔尼儿童医院骨科主任Theddy Slongo教授来华,推广AO儿童长骨骨折分类,引起了众多同行的关注。该分类方法有助于规范化进行病例资料的记录和对治疗效果进行有效的质量控制,是一种专门领域的国际通用语言,是值得推广的儿童长骨骨折的分类方法。

一、AO儿童长骨骨折分类的基本结构

与Müller分类一样,AO儿童长骨骨折分类也是以数字和字母串写来完成,基本结构见图10-1-1。

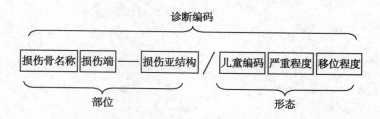

图 10-1-1　AO 儿童长骨骨折分类基本结构

完整的骨折诊断分为骨折部位和骨折形态两部分,骨折部位包括了损伤骨骼名称、损伤端和损伤骨骼亚结构共三层。其中,在损伤端与亚结构之间用短键连接符相接。形态部分由1~3位字码组成,与部位部分用"/"相隔。其中,第一位字码与骨骼亚结构

组成一个完整的表达,描述该亚结构的损伤特点,是整个骨折分类的重点所在。形态部分的后两位字码,非所有骨折描述所必须,它的使用仅代表损伤的严重程度和特殊骨折的增加分型。

二、骨折部位的标记标准

诊断的第1位数字代表受损骨的名称。规定以1代表肱骨,2代表尺桡骨,3代表股骨,4代表胫腓骨。诊断的第2位数字代表受损骨的损伤部位,规定以1代表近端,2代表中部,3代表远端。在短键连接符之后,分类规定以大写字母表达受损骨的亚结构。以E代表骨骺,M代表干骺部,D代表骨干。掌握并熟记了上述骨折分类部位的标记方法,就不难将肱骨近端干骺部骨折诊断的前半部分记录为11-M,将股骨干骨折诊断的前半部分记录为32-D。

需要说明的是,AO儿童长骨骨折分类关于干骺端的范围是以骨骺宽度为标准的正方形区域,如果骨折线通过该区域,则为干骺端骨折。不包含骨骺和其相关的生长板损伤。为此,分类制定者特别推出了一个用以测量骨骺部位范围的多正方形标尺,并用此标尺测量和判断骨折在第3位字母中的表达(图10-1-2)。

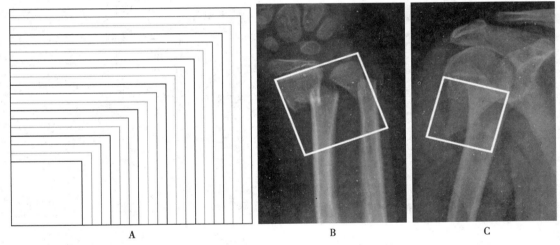

图 10-1-2 AO儿童长骨骨折分类关于干骺端的范围

A. 干骺端测量标尺样式;B、C.尺桡骨远端和肱骨近端干骺端骨折的测量标准,在尺桡骨和胫腓骨干骺端部位的判断中,正方形标尺的宽度以成对骨骼骨骺的总宽度作为标准,而不是以单一骨折骨骼的宽度来评判。另外,股骨近端的干骺端定义为股骨头骨骺下至大小粗隆连线之间的区域

为了明确指出成对骨中受损骨的所在,在第2位数字后,规定用小写的字母r(桡骨)、u(尺骨)、t(胫骨)和f(腓骨)分别给以说明。如桡骨远端骨骺骨折,前部分诊断为23r-E,胫骨近端干骺端骨折则为41t-M。如果不做标记,23-D就解释为尺桡骨骨干双骨折。

三、骨折形态的分类标准

骨折形态部分的描述在完整的AO儿童长骨骨折分类的串写表达中,占据后三位符号,分别代表儿童编码、严重程度和(或)移位程度。是整个分类系统反映儿童特点的部分。在完整诊断的部位和形态之间,表达式中以"/"符号间隔。"/"后的第 1 位数字,称为儿童编码,主要反映和描述儿童骨折的特点。由于其形态特点与"/"前的骨折部位密切相关,虽同为数字表示,但意义不同,在学习时,需要将"/"前后的表达合并进行分析,才能准确定义各类不同性质和特点的损伤。

在骨骺(E)损伤部分,儿童编码有 9 个,以 1~9 数字表示,分别代表了骨骺损伤的 9 种不同类型。其中 E/1-E/4 等同于 Salter-Hariss 骨骺损伤分型的 Ⅰ ~ Ⅳ型。E/5 为双平面的骨骺骨折(Tillaux 骨折),E/6 为胫骨下端三平面的骨骺骨折,E/7 为骨骺表面的韧带撕裂伤,E/8 为骨骺表面软骨损伤,E/9 为其他类型的骨骺损伤(图 10-1-3)。

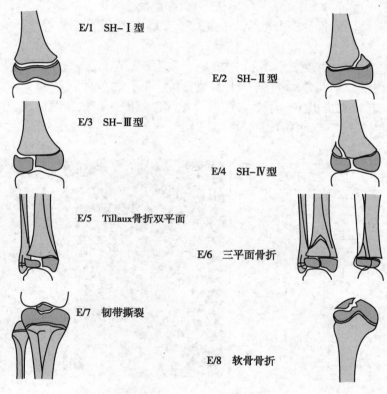

E/1 SH-Ⅰ型

E/2 SH-Ⅱ型

E/3 SH-Ⅲ型

E/4 SH-Ⅳ型

E/5 Tillaux骨折双平面

E/6 三平面骨折

E/7 韧带撕裂

E/8 软骨骨折

E/9 其他骨骺损伤

图 10-1-3 骨骺部 (E) 损伤的分类

干骺部(M)损伤部分,原先也是 9 个编码,经过比选和认证,最终确定为 4 个。M/2 表示不完全性骨折(竹节样或青枝样),M/3 表示完全骨折,M/7 表示韧带撕裂性骨折,M/9 为其他类型的干骺端损伤(图 10-1-4)。

骨干部(D)损伤,分为 8 类。分别表述为 D/1 弯曲(或变形)骨折,D/2 青枝骨折,D/4 完全骨折,骨折线斜度小于等于 30°,D/5 完全性斜型或螺旋形骨折,骨折线斜度大于 30°,D/6 孟氏骨折,D/7 盖氏骨折,D/9 其他骨干部骨折(图 10-1-5)。

骨折线斜度的测量以骨干的垂线为横行骨折的标准,骨折线与横行骨折线的夹角即为骨折线斜度值(图 11-1-6)。

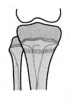
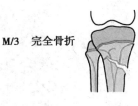

M/2 不完全骨折(竹节样或青枝骨折)

M/3 完全骨折

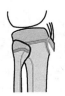

M/7 韧带撕裂

M/9 其他干骺部骨折

图 10-1-4 干骺部 (M) 损伤的分类

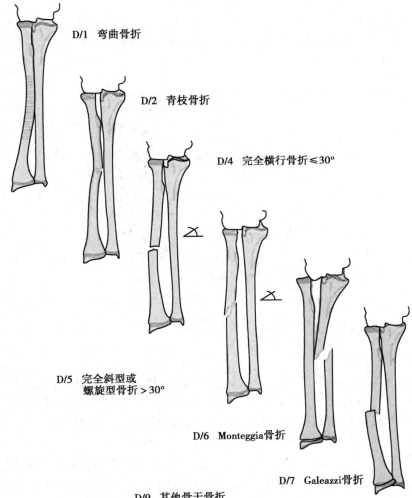

D/1 弯曲骨折

D/2 青枝骨折

D/4 完全横行骨折≤30°

D/5 完全斜型或
螺旋型骨折 > 30°

D/6 Monteggia骨折

D/7 Galeazzi骨折

D/9 其他骨干骨折

图 10-1-5 骨干部 (D) 损伤的分类

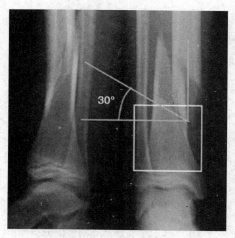

图 10-1-6　骨折线斜度测量

　　第五位数字,用于表示骨折的严重程度,仅设置了简单与复杂两类,用数字"0.1"和"0.2"表示。除了个别特定的骨折,多数骨折的完整诊断在第 5 位数字后结束。具体对应骨折的严重程度如图 10-1-7 所示。

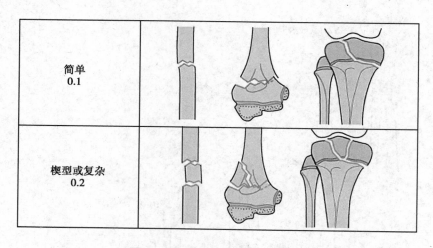

图 10-1-7　对应骨折的严重程度

四、特殊骨折编号

　　和成人长骨骨折的 AO 分类一样,有些特殊的骨折 5 位编码仍不能完全反映其骨折程度的特殊性。因此,在上述通用骨折分类及标识的基础上,也制定了一些特殊骨折的类型规则。这些特殊的骨折编码只在特定的骨折中使用。非特定骨折,完整的诊断编码到第 5 位数字结束。

　　1. **肱骨髁上骨折**　肱骨髁上骨折属于肱骨远端、干骺端、完全性骨折,按分类规则标注为 13-M/3,可以根据其骨折的严重性再加上严重程度编码"0.1"或"0.2",但却无法表示移位骨块的移位程度,对治疗和疗效分析帮助不大。为此,AO 儿童长骨骨折分类对它作了进一步分类,规则如图 10-1-8 所示。

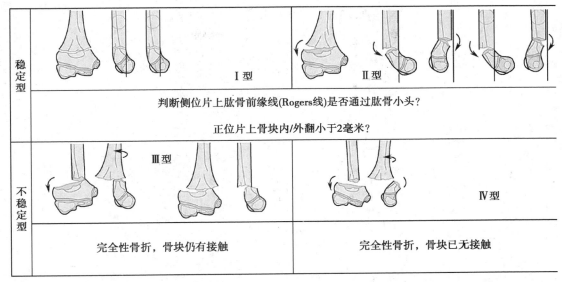

图 10-1-8　儿童肱骨髁上骨折的 AO 分类

分类规定,对于肱骨髁上骨折,首先判断骨皮质的完整性是否部分存在。如果是,那就属于稳定型,否则为不稳定型。对于稳定型的肱骨髁上骨折,检查标准的侧位片上肱骨前缘的连线是否仍然通过远端的肱骨小头骨骺中心,正位片上骨折块是否存在大于 2mm 的内 / 外翻畸形。如果肱骨前缘连线仍然通过肱骨小头骨骺,且正位片上不存在内 / 外翻畸形,定为 I 型。反之,定为 II 型。对于非稳定型的肱骨髁上骨折,判断骨折两端骨块是否还存在接触。如果存在接触,定为 III 型,不存在接触,定为 IV 型。严重的 Gartland III 型肱骨髁上骨折,远近骨块无接触,远端骨块无碎裂,表达为 13-M/3.1 IV。

2. **桡骨颈(头)骨折**　涉及桡骨颈(头)的骨折有 21r-M/2、21r-M/3、21r-E/1 和 21r-E/2,再增加三型分类,主要反映骨折块与桡骨纵轴的关系以及移位的程度。I 型,无移位及成角;II 型,成角并伴有小于桡骨直径一半的移位;III 型,成角并伴有大于桡骨直径一半的移位(图 10-1-9)。

3. **股骨颈区域骨折**　股骨头骨骺滑脱表述为 31-E/1 或 31-E/2。股骨颈骨折,则为 31-M/1、31-M/2 和 31-M/3。大小粗隆的连线为股骨近端干骺部与骨干部的分界线。

4. 肱骨和股骨的远端可以发生韧带撕裂性骨折。表达时,发生在肱骨内侧,增加字母"u";外侧,用"r"表达。股骨的外侧,用"f"表达;内侧用"t"表达。如股骨下端内侧韧带撕裂性骨折,表达为 33t-M/7.1。肱骨内上髁骨折表达为 13u-M/7.1。

五、AO 儿童长骨骨折分类的可靠性和一致性

任何一种骨折分类,要得到广泛的认同,必须具备稳定的可靠性和高度的一致性。在 AO 儿童长骨骨折分类研究和认证的过程中,AO 儿童长骨骨折分类小组的专家组织多国医生,包括小儿骨科医师、骨科医师及创伤专业医师,已经进行了一系列多中心的可靠性与一致性研究。根据这些研究的结果,尽管资深小儿骨科专家与其他医生间存在着一定的差异,但经过一定时间的系统学习,AO 儿童长骨骨折分类显示了较为稳定的可靠性和较高的一致性。

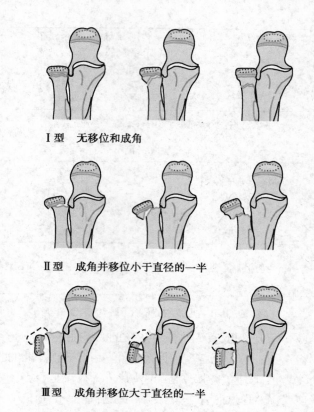

I 型　无移位和成角

II 型　成角并移位小于直径的一半

III 型　成角并移位大于直径的一半

图 10-1-9　桡骨颈（头）骨折的 AO 分类

六、骨折分类软件及其应用

关于 AO 儿童长骨骨折分类的学习，关键在于对骨骺（E）、干骺（M）和骨干（D）部各种骨折形态学描述的了解和把握。一旦度过了学习期，掌握该分类并不难。

为了帮助对 AO 儿童长骨骨折分类的学习、帮助建立各自的资料库以增加临床资料的规范化积累，AO 已经通过其官方网站（http:// www.aofoundation.org/aocoiac）免费发布了一款集成人和儿童的长骨骨折分类 / 记录软件（COIAC version2.0-Comprehensive Injury Automatic Calssifier）。通过该软件学习页面的操作和练习，可以更快地掌握该分类的方法，同时可以建立自己的骨折资料库，方便进行病例的回顾和总结。

（陈博昌）

第 2 节　正确治疗儿童骨折，杜绝医源性并发症

儿童骨折后愈合能力、生长再塑型潜力非常强。年龄小，骨折靠近干骺端，残余的成角畸形与关节运动轴方向一致，塑型能力强。同成人相比，小儿骨折需要切开复位内固定者只占很小的比例，多见于累及关节面和骺板的损伤。儿童骨折后延迟愈合、不愈合者大多与切开复位手术指征的把握及内固定选择不当有关，为医源性并发症。

近 10 年来，随着手术与麻醉技术的提高，C 型臂电视 X 线机的使用，特别是骨科治疗

理念的更新,小儿骨折的治疗更加注重选择微创并且能够进行早期活动和康复锻炼的治疗方法,逐步放弃了既往需要长时间住院、牵引制动及石膏固定的保守治疗方法。成人骨折治疗中的 AO(Arbeitsgemeinschaft fur Osteosynthesfragen,AO) 技术向 BO(biological osteosynthesis) 理念的转变,对儿童骨折的治疗也具有积极的借鉴意义。传统的 AO 技术强调骨折端加压坚强内固定,使成人骨折的治疗获得很好的临床效果。但是,在实现骨折一期愈合的同时,也出现了应力遮挡和局部血供破坏等问题。于是,从原来强调生物力学固定的观点,逐渐演变为以生物学为主的观点,即 BO 理念与原则。BO 更重视局部软组织及骨的血液供应,固定坚强但无加压,在远离骨折部位进行复位,不以牺牲骨折部位的血运去强求解剖复位。应用低弹性模量、生物相容性好及接触面少的固定材料。理念上的更新,极大促进了微创治疗骨折技术的发展,表现为微型切口、创伤小、出血少、围术期疼痛少、住院时间短、术后恢复快的方法及内固定材料的应用。儿童骨折的微创治疗,具代表性的是经皮穿针治疗肱骨髁上骨折以及弹性髓内钉治疗长管状骨折。

一、经皮穿针治疗肱骨髁上骨折

肱骨髁上骨折是最常见的儿童肘部骨折,约占全部肘关节损伤的 50% ~70%。早期处理不当可致前臂骨筋膜室综合征,导致 Volkmann 挛缩从而造成终身残疾。骨折畸形愈合形成肘内翻,影响患儿的肘关节外观,需截骨术矫正。因此,肱骨髁上骨折是儿童肘部的严重损伤。

对于不稳定的 Gartland Ⅱ型以及完全移位的Ⅲ型髁上骨折,既往首选的治疗是闭合复位后石膏托或夹板外固定 3~4 周,通常可获得良好的肘关节功能,很少有切开复位的指征。但保守治疗常见的问题是:①单纯石膏托或夹板固定需高度屈肘 (≥ 120°) 才稳定,但这会加重复位后患肘的肿胀,筋膜室综合征的危险性增加;②石膏固定数天之后,随患肢肿胀消退,外固定松动,骨折远端在石膏托内易出现再移位,造成骨折畸形愈合,形成肘内翻畸形,文献报告发生率可高达 68%。肘内翻是由于骨折畸形愈合所致,与复位时尺偏移位矫正不完全以及整复后的再移位有关。在闭合整复骨折满意后,近年来采用的经皮穿针固定,术后只需轻度屈肘石膏托固定即可,能有效地避免复位后由于过度屈肘导致的前臂血循环障碍,防止前臂骨筋膜室综合征的发生;还可以防止复位后骨折远端的再移位,进而避免肘内翻的形成。经皮穿针不需要切开复位,创伤小,固定牢靠,同时保持了良好的肘关节功能,已经成为治疗不稳定的 Gartland Ⅱ型以及完全移位的 Gartland Ⅲ型肱骨髁上骨折的首选方法。

传统的经皮穿针方法是指用 2 枚克氏针分别经由肱骨外髁与内上髁处穿入,交叉固定骨折端。交叉点在骨折线上方或鹰嘴窝上方,并穿透骨折近端对侧的皮质,认为这样固定最牢靠。穿针后骨折再移位,多因克氏针在骨折线平面交叉或克氏针未穿透骨折近端对侧的皮质所致。但是,内侧穿针有致医源性尺神经损伤的可能,故有学者使用经由外髁穿入 2 枚克氏针固定。经临床实践和生物力学试验证实,外侧穿针与交叉穿针固定具有同样的稳定效果。无论是交叉或外侧穿针,关键是 2 枚克氏针在骨折线平面相距越远,固定越牢靠。克氏针在骨折线处的间距不少于该处骨干直径的 1/3,特别要避免 2 枚克氏针在骨折线平面处交叉。

二、弹性髓内钉治疗四肢长骨骨折

传统的儿童四肢长骨骨折以保守治疗为主,常用的是闭合复位后石膏外固定、骨(皮)牵引。以后逐渐开展了切开复位钢板内固定、外固定架固定,取得了一定的效果。然而,石膏固定或牵引难以维持理想的整复后的对位对线,患儿家长往往对此有明显的疑虑。此外,骨(皮)牵引住院治疗时间长,功能恢复慢,患儿返校复课时间长,护理困难。切开复位钢板内固定创伤大,局部血运破坏明显,延迟愈合甚至不愈合的医源性并发症并不少见。外固定架固定存在骨痂生长慢、固定效果丢失及针道感染等缺点。

弹性髓内钉凭借其良好的弹性及独特的头部设计,有利于其在髓腔内推进,并很好地适应长骨的髓腔。每根钉在髓腔内形成3个支撑点,2枚弹性钉在髓腔内呈双弓形分布,弓形的顶点位于骨折端,形成三点固定,为内支架系统。生物力学试验证实,弹性髓内钉的抗弯曲稳定性、轴向稳定性、横向稳定性及抗旋转稳定性均较满意,固定后能有效防止骨折再移位、成角和旋转。手术操作时,弹性髓内钉不需要切开显露骨折端。不扩大髓腔,不需剥离骨膜,能保护骨折处的血运,周围软组织损伤小,恢复较快,可以早期进行功能锻炼。弹性髓内钉对骨折端的稳定不是绝对坚强的固定,肢体主动活动或部分负重时骨折端有微动,有利于骨痂形成,能够促进骨折的早期愈合。

经皮穿针和弹性钉技术,延续了儿童骨折保守治疗损伤小、愈合快、功能好的传统优势,同时还可以使患儿较快恢复正常活动,恢复时间更短,心理适应更好。但是,若要发挥这些微创技术的优势,其基本前提应是在对儿童骨折的特点、骨折病理变化充分认识的基础上,采用正确有效的闭合整复骨折技术,而这仍是小儿骨科医生的基本功。如此,才可缩短手术操作时间,减轻在治疗过程中对患儿的再损伤,减少术者在电视X线机下的暴露时间。

(杨建平)

第3节 儿童股骨头缺血性坏死应根据病因病理分型选择治疗

儿童股骨头缺血坏死又称股骨头无菌性坏死、股骨头骨软骨病,1910年Legg(美国)、Calve(法国)和Perthes(德国)三人分别报道,因此又称Legg-Cavle-Perthes病(简称Perthes病),是发生在儿童股骨头局部的自愈性(自限性)疾病。所谓自愈性或自限性是指股骨头的坏死最终可经自然修复而愈;但其后遗的股骨头畸形,可导致髋关节负重和活动功能的损害,甚至致残致畸;少数病例成年后发生严重骨关节炎而被迫接受全关节置换术,因而对其治疗不容忽视。其发病率为1‰~20‰,随地理位置、种族而异,其间差异甚大,好发于4~10岁男孩,单侧占90%。我国尚无大宗统计学资料可查,但临床上并不少见,是小儿骨科较常见和重要的髋关节疾病之一。

此病是一种自限性疾病,治疗的目的在于减轻临床症状、改善髋关节功能及预防病变进行性加重,使股骨头能获得良好的包容,获得生物学塑形而恢复原有形状,防止股骨头畸形继发退行性关节炎。治疗方法繁多,其中既有针对解除病因(尤其是改善缺血)而设计的治疗方案,又有针对病理演变规律,防治股骨头畸形而设计的治疗方案,使人无所适从,且由于对本病病因认识不清,某些治疗方案缺乏依据,也使骨科同道难以决断。

一、针对解除病因而设计的治疗方案

(一)血运障碍

此方案的理论依据和临床疗效正受到严峻考验,这类方案中手术治疗占有重要地位。有学者认为本病系由股骨头血液循环障碍引起,即动脉血流不通畅或静脉回流障碍,于是为增加局部血运想尽各种办法,设计了许多手术。其中有立足于改善股骨血液循环的手术,如旋股外侧动静脉移位血管植入、带血管蒂、带肌蒂骨块移植以及国内临床上应用多年的髋关节滑膜切除术等多种术式。不少学者报告疗效满意,值得注意的是:①至今尚缺乏因此真正建立了局部血循环,增加了股骨头血流量的报告;②血管植入、带血管蒂的手术多在骨骺板的股骨颈侧进行,在儿童由于骺板血运屏障的阻碍与股骨头骺血运不相通,因而不能提供建立股骨头血运的解剖路径;③实践早已证实 Perthes 病是自愈性疾病,无论股骨头坏死多么严重,经过一定时间后血管造影可以证明新生血管大量出现,血运得到重建,新骨大量形成,表现出儿童特有的股骨头重塑和强大的修复能力;对 Perthes 病的病理研究证明,在出现缺血性坏死的同时,坏死区即可见到大量的新生血管。相反,有学者进行动物试验观察切除髋关节滑膜对股骨头血运的影响,结果发现股骨头血运并未增加,而关节软骨则出现了一定程度的退行性改变。临床病例也证实髋关节滑膜切除术并不能有效促进股骨头的修复,还增加了关节的损伤,易引起关节活动受限,甚至强直,因此,此手术已被许多学者弃用。

(二)髋关节内压力增高

有学者认为本病的病因是髋关节内压力增高、骨内压增高所致,于是采用治疗成人股骨头缺血性坏死的方法,如头颈钻孔减压、钻孔减压加植骨术。这些手术用于儿童疗效亦不佳。其原因在于忽略了发生在儿童期的股骨头缺血性坏死是一种自限性疾病,且经历了股骨头缺血性坏死、血管再生、死骨吸收及新骨再生替代而愈合的病理过程。切忌采用治疗成人股骨头坏死的思路治疗 Perthes 病,而忽略儿童期特有的旺盛的生物塑型能力。

二、根据病理演变的规律和可能的结局而设计的方案

此方案近年来已经受到国内外众多学者的重视、承认和倡导。在等待自然修复的整个病理过程中,积极采取避免股骨头变形的一切措施,既是治疗的基本出发点也是治疗的目的与要求,在避免股骨头变形的一切措施中,包容(containment)疗法是治疗的关键。包容的概念早在半个多世纪前已经提出,近年来由 Salter 等进一步阐明和应用。Perthes 病病理过程中最初形成的新骨是交织骨,具有可塑性,以后交织骨被板状骨替代形成固定的外形,这一过程被 Salter 称为"生物性塑形"(biologicalplasticity)。如果股骨头的生物性塑形在良好的髋臼包容下进行,则有利于头臼的模造作用,抑制因股骨头再血管化而过度生长,防止股骨头的变形与增大,使股骨头修复成最佳外形,这就是包容疗法的理论依据。包容治疗要求股骨头深置髋臼内,使股骨头在同心圆状态下重新形成。包容治疗有非手术包容和手术包容两种,它目前已取代过去的长期限制负重治疗方法。

(一)非手术包容治疗

非手术疗法方法简单、安全、疗效满意,是重要的治疗方法之一。正常情况下股骨头

是球形的 75％，髋臼是球形的 50％，中立位时髋臼不能完全包容股骨头，当髋关节外展 40°~50°、内旋 10°~15°时，股骨头可得到最佳覆盖，因而无论是采用双下肢外展管型石膏，还是种种支具的穿戴，均力求以这种外展、内旋的角度作为最合理的固定姿势，并允许在这种姿势下负重，要注意的是有学者报告处于病变进展期的病例外展位的负重不能完全防止股骨头变形和骨骺板早闭，因而对具体病例是否负重、负重程度及时间，应通过连续动态的 X 线检查决定个体化的治疗方案似乎更合理。值得一提的是，长期卧床休息，长期石膏固定完全不负重的治疗方法，可导致肢体失用性萎缩、骨质疏松等不良副作用，也不符合包容疗法的要求，现已逐渐被抛弃。

（二）手术包容疗法

最常用的是股骨头上端内外翻切骨术、Salter 髋骨截骨术、Chiar Ⅱ骨盆内移植截骨及各种髋臼成形术等。这些手术从不同角度改进股骨头、颈和髋臼的不相容关系，即纠正髋内翻、外翻畸形，髋关节半脱位等方法，达到改变负重力线，增加负重面积，减少单位面积压力，使股骨头受压均衡，以期在恢复生物力学要求的同时也达到立即增加头臼包容的共同目的；由于手术原理不同，其适应证也各有不同，因此各手术之间不宜互相比较。

股骨上端内翻截骨术的优点是能够将受累的股骨头的前外侧置于髋臼内，使术后行走时关节内压重新分布，减轻了髋臼外缘对股骨头的压迫。该手术最适于 7 岁以下的患儿。缺点是过度内翻截骨不易在发育过程中矫正，并可导致下肢短缩，外展肌力减弱而致跛行，出现截骨处不愈合及需再次手术取出内固定等。

Salter 截骨术的优点是能改变髋臼方向，改善股骨头前外侧的覆盖，还可通过本手术截骨而产生的长腿效应，有效解决因股骨头扁平而产生的肢体不等长的矛盾。避免为拆除钢板而必须进行的第 2 次手术。缺点是该手术不能增大髋臼容积，股骨头不能完全被包容入髋臼，尤其是年龄大的儿童，关节腔压力增加，可能引起股骨头进一步坏死，也可导致髋关节相对的内收。

Chiar Ⅱ骨盆截骨术可用来治疗大龄伴扁平髋的 Perthes 患儿，是股骨头半脱位和疼痛时的一种挽救性手术。

总之，每种术式各有其优越性和局限性，只有根据病变部位头臼不称的程度和原因，有针对地选择术式，才能最大限度避免因手术方法选择不当造成的治疗失败。在手术适应证恰当的前提下，选择手术操作者本人熟悉的术式是允许的，但无原则地按个人兴趣、习惯选择术式是手术失败的常见原因。

（三）根据年龄、病程及分型选择的治疗方案

一般认为，对 Perthes 病的治疗，应根据发病年龄、病程长短、病情发展的不同阶段及 X 线分型作出不同的选择，而不是盲目地采用同一种方法来治疗不同阶段的 Perthes 病。①不需治疗：对 Catteral Ⅰ、Ⅱ型，Herring A 型、Salter A 型、发病年龄小于 6 岁、无临床和 X 线危险征象及股骨头受累程度轻的患儿不需治疗，且预后良好；②密切观察，保守治疗：对 Catteral Ⅱ、Ⅲ型、Herring B 型、发病年龄在 6~8 岁的患儿应密切观察，定期随访；如病情加重，则需保守治疗，非手术包容；③手术治疗：对 CatteralH Ⅰ、Ⅳ型、Herring C 型、Saher B 型、发病年龄在 8 岁以上，且有临床危象的患儿，应给予手术包容治疗。

需要特别指出的是，股骨头危象是提示病变已有所恶化，它本身并不是选择手术的依据，危象提示我们应密切观察病情变化。目前公认的是，患儿年龄越小，就越有充足的时间进行生物塑型,采用现有的任何方法,效果均好。股骨头缺血坏死累及的范围越小,疗效亦越佳。有学者采用髋关节外展支具治疗 Perthes 病,通过 22.4 年随访,获得了 84% 的优良率。此结果提示我们,在目前该病病因不明的情况下,还是应谨慎采用复杂而创伤大的手术和可能引起骨骺损伤的手术,而应用积极的包容治疗为好。

(刘利君　彭明惺)

第 4 节　儿童骨骺损伤的诊断治疗方法与评价

骨骺是儿童骨骼最具特点的结构,位于长骨两端,承担骨骼纵向生长的功能。由于其结构、血运以及骨化的特殊性,骨骺也是容易受伤的部位,受伤后漏诊、误诊和不恰当治疗,都可以导致儿童骨骼生长障碍。

一、儿童骨骺骨折及分类

由于儿童期关节周围韧带的强度大于骨骼的强度,加上骨骺结构上的特殊性,骨骺成为儿童较易受损的部位。而骨骺损伤中又多数伴有骨骺板的损伤,成为儿童期四肢骨折处理的特殊点。骨骺损伤时,一般认为其骨折线主要通过肥大细胞层的临时钙化带,但也可根据不同的外在负荷,贯穿各个不同的细胞层。如:压缩性负荷,损伤主要集中在肥大细胞为主的临时钙化带;剪应力可以导致肥大细胞层的破裂;而张应力损伤往往造成增殖细胞层的损害。

骨骺骨折的分类很多,广为接受和最为常用的是 Salter-Harris 分类,SH 分类将骨骺骨折分为五型。分别为:

SH-Ⅰ型:骨骺滑脱。其特点是骨折线从肥大细胞层通过,并将骨骺和干骺端分离。由于骨骺滑脱时没有涉及骨质,如果没有移位,在 X 线摄片中很难发现,仅能发现轻、中度的软组织肿胀。但在骨折愈合后,有时可以在 X 线摄片中看到骨骺板的增宽或在沿骨骺边缘有新骨形成的迹象。

SH-Ⅱ型:骨骺板-干骺端骨折。骨折线部分通过骨骺板并涉及不同大小的干骺端三角形骨块,是骨骺骨折中最常见的类型,约占 3/4。由于带有三角形骨块的一侧骨膜是完整的,常可被利用以维持骨折复位后的稳定。

SH-Ⅲ型:骨骺骨折。这型骨折部分损伤骨骺板并且向骨骺延伸进入关节,同时包含了骨骺板的损伤和关节面的断裂,具有破坏关节面平整的危险。

SH-Ⅳ型:骨骺-干骺端骨折。这型骨折起自干骺端,骨折线呈纵向直接通过骨骺板和骨骺,进入关节。此型骨折的预后与损伤时的能量大小有直接关系。

SH-Ⅴ型:骨骺挤压伤。这是一型很难在损伤当时做出明确诊断类型的骨折,主要由骨骺板受到挤压或塌陷而引起,在原始的 X 线摄片上可能不被发现,但它可能伴有骨干骨折。损伤后,出现骨骼生长障碍的几率很高,必须引起重视,及时向家属说明情况。

近期,有关 SH-Ⅵ型骨骺骨折开始较多地见诸文献,这是一类在 SH 原始分型中未被涵盖的损伤,主要指骨骺板外围 Ranvier 区或软骨膜环受损。常见于踝部和股骨髁部的韧带损伤,由于其损伤了软骨膜和进入骨骺的血管,常可造成损伤后的肢体成角畸形。

Salter-Harris 骨骺骨折分型Ⅰ~Ⅴ型如图 10-4-1 所示。

267

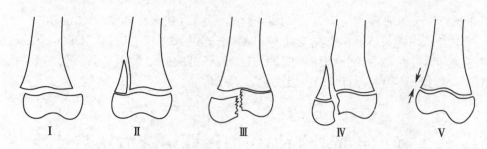

图 10-4-1 Salter-Harris 骨骺骨折分型 I~V 型

1994 年,Peterson 提出了基于流行病学调查的 7 型骨骺骨折分类方法。与 Salter-Harris 分类不同,Peterson 不认为 SH-V 型骨骺骨折的存在,却提出了干骺端骨折可能损伤骨骺的特殊类型,Peterson I 型骨骺骨折。指干骺端发生骨折时可因应力传导影响到骨骺产生骨骺损伤。这一现象在临床实践中时有出现,已经越来越引起关注(图 10-4-2)。

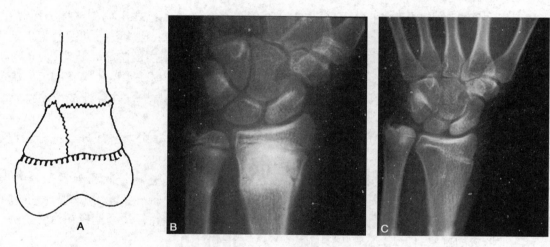

图 10-4-2 Peterson I 型骨骺骨折示意图
A. Peterson I 型;B. 骨折后 1 个月;C. 骨折后 19 个月部分骨骺关闭

二、骨骺损伤的特点及临床表现

文献报道,儿童长骨骨折约有 30% 涉及骨骺和骨骺板。而其中,桡骨远端骨折的发病率最高,达 44%;其次是肱骨远端,约 13%;再往后就是腓骨远端、胫骨远端、尺骨远端、肱骨近端、胫骨近端和腓骨近端。

骨骺损伤好发于青春期男性,与这个年龄段男性好动有密切关系。

临床上,骨骺骨折的病例多数伴有外伤史,主诉关节部位肿胀、疼痛和关节活动障碍。受损侧关节的韧带松弛试验阳性,这是因为儿童的骨骺板强度远不如韧带和关节囊,当暴力尚不能使韧带和关节囊出现损伤时,骨骺板可能已经在暴力下超出了耐受限度,产生了骨折。损伤轻微的病例,可能仅表现为不能负重,局部肿胀和疼痛不明显。关节松弛试验可疑或阳性的儿童,应特别引起警惕,除了极少数真正的韧带断裂,多数可能是骨骺损伤,特别是骨骺分离的表现。如果伤情很重,肢体也可出现明显的肿胀和畸形。由于骨骺板和软骨性骨骺在 X 线摄片时不显影,临床检查往往是诊断骨骺骨折的重要依据之一。

急性骨骺板损伤由于软骨的特性和骨骺板的不规则形态,很难通过 X 线摄片得到清晰的显示。X 线摄片可仅有骨骺板增宽表现,为辨别可能的隐匿性骨折,有时需要拍摄健侧来做对比。对于肘关节或膝关节的病例,有时需要在张力位或压力位下拍摄 X 线片,来观察是否存在骨骺和干骺端的分离。

CT 检查对诊断骨骺是否损伤作用较大,也被用来确定骨骺和干骺端之间的骨折以及骨折块的方向和粉碎程度。

磁共振(MRI)是最准确地评价急性骨骺骨折的手段,特别是轻症病例的最早 10 天。还可以早于 X 线摄片显示骨骺阻滞线和贯穿骨骺的骨桥畸形。

三、治疗

骨骺骨折通常可以采用非手术治疗。损伤的严重性、解剖位置、骨折分类、病患的年龄和骨骺板的生长潜力都是影响治疗决定的重要因素。一般而言,多数 SH-Ⅰ型和Ⅱ型骨折可以通过闭合复位和石膏固定进行治疗,并在复位后 5~7 天复查以评估复位骨折的维持情况。

为避免骨骺损伤加重,尤其是干骺端骨块对骨骺板的刺伤,出现医源性的骨骺损伤,采用牵引或手法整复治疗骨骺骨折时需要特别小心。为追求复位满意而反复整复可能会损伤骨骺板中的增殖细胞,导致治疗后出现生长障碍,整复时应将治疗重点放在牵引而非对骨块进行过度的推挤。

年龄是帮助估计损伤预后的重要因素。年龄越小,预期的临床结果可能越好。部分骨骺骨折后,由于复位延迟或骨骺的部分的阻滞,出现成角畸形在所难免。其中与关节运动面一致的伸屈畸形,视病患年龄和畸形程度,有些可能得到部分自我矫正。

严重的骨骺骨折、复位后无法稳定的骨骺骨折、骨折端有软组织嵌入又无法回纳的骨骺骨折,以及进入关节、影响关节面平整的骨骺骨折(SH-Ⅲ型和Ⅳ型),通常需要手术治疗和内固定。手术治疗时应注意保护骨骺的血管,尽可能做到解剖复位。内固定可以采用空心螺钉或光滑的克氏针。空心螺钉应尽可能采取平行骨骺板的方向进行固定,禁忌对骨骺板的直接穿透。如果确实需要贯穿骨骺以获得稳定,一般建议使用直径不大于 2mm 的光滑克氏针,采用斜向穿引的方法进行骨折固定(图 10-4-3)。

操作上,除了采用光滑克氏针(直径不大于 2mm)之外,还应特别注重对于复位骨块的临时固定,减少因骨块固定不稳导致钢针穿引失败。力争以最少的穿引取得复位骨块稳定的效果,避免钢针反复穿透骨骺造成的损害。同时,所有的内固定器械必须充分考虑去除时的方便,避免在去除时损伤骨骺。

四、并发症及治疗原则

骨骺作为长骨纵向生长的发源地,其损伤后的并发症主要有生长加速和生长阻滞。

1. 生长加速　不常见,主要发生在损伤后的最初 6~18 个月中。骨骺骨折的恢复过程可以促使血管增生,内植入物和固定器械也可能刺激纵向的生长。生长加速很少出现明显的临床表现,但需要在随访过程中引起注意,青少年出现生长加速可以采用骨骺阻滞术进行治疗,但如果长度差距大于 6cm,就需要考虑进行肢体延长或短缩手术以平

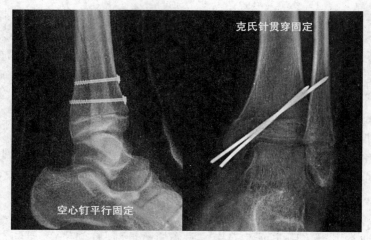

图 10-4-3　斜向穿引的方法进行骨折固定

衡肢体的长度。

2. 生长阻滞　完全或部分性的生长阻滞可能引发进行性的肢体长度失称。完全性的生长阻滞非常少见，畸形取决于骨骺损伤时骨骼残余的生长潜能。年龄越小，生长畸形就越严重。

部分生长阻滞最为常见，主要表现为损伤的骨骺形成骨桥。骨桥又可以根据其发生在骨骺的部位，分为周围型（type A）、中央型（type B）和线型（type C）三种（图 10-4-4）。其中中央型主要引起肢体短缩，周围型主要产生成角畸形，而线型则可同时出现肢体的短缩和成角畸形。骨桥分类的意义不仅有助于手术暴露的选择，也有助于对畸形类型的判断。

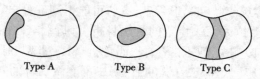

图 10-4-4　骨桥的分类

部分生长阻滞是因为骨桥的形成而产生。骨桥可以穿越骨骺板直接连接干骺端和骨骺，形成该部分的生长停滞。骨桥具有抑制骨生长的作用，而骨桥的大小和部位决定了其临床的畸形程度。如：股骨远端内侧骨骺形成骨桥，其正常的外侧骨骺将继续生长，导致内翻畸形的发生。同样，中央型骨桥可以产生典型的"帐篷样"畸形。

骨桥切除术是针对部分生长阻滞的主要治疗方法，自 20 世纪 50 年代 Kay 和 Font 开创了骨桥切除术后，经过 20 世纪 60、70 年代的普及，已经成为该类畸形的标准疗法。初始时，多数学者觉得只要切除了骨桥，生长阻滞就可以得到恢复。但后来的研究却发现骨桥切除治疗后的结果并不都像预料的那样令人满意。

骨桥切除术是专门针对骨骺损伤后出现生长阻滞而设计的一种治疗方法，是否有助于克服生长阻滞则主要取决于骨桥的面积和患儿的年龄。经验表明，如果骨桥面积大于骨骺平面面积的 50%，尽管采取了骨桥切除，恢复生长的结果仍然很差；骨桥越小，治疗的效果就越好。年龄是决定骨桥切除术疗效的另一个重要因素，采用这种疗法，需要患儿尚存 2 年及以上的生长潜力，否则效果不佳。另外，治疗最好在骨桥形成初期施行，超过 2 年以上的骨桥治疗效果较差。创伤引起的骨桥,切除后的效果优于感染和放射线引起的骨骺损伤。因此,适用于骨桥切除术治疗的理想病例为:年龄小、范围小、创伤引起、病变早期并呈中央型或线型分布的骨桥。

早期诊断骨骺板阻滞非常重要。因为骨桥切除术宜在骨桥形成的早期施行,一旦出现明显的硬化骨桥和生长阻滞的继发病变,很难获得完全恢复。通常,在 X 线摄片中,早期的阻滞可以表现出骨骺板变窄、局部骨密度增高和 Harris 线消失。CT 检查对于中央型的病变帮助较大,采用非常薄的断层切面,可以发现穿越骨骺板的骨桥范围。随着设备的进步,矢状位、冠状位的 CT 扫描和三维成像,提供了更多骨桥部位和面积的信息。MRI 检查在发现早期骨骺板变化上最为敏感,可以在受损骨骺出现骨化前发生影像学上的改变,也可用于跟踪骨骺损伤后生长抑制线的发展,但尚未形成统一的诊断标准。

中央型或线型骨桥,经切除后可能恢复损伤两侧骨骺板的平衡生长,但周围型的骨桥,即便成功地进行了切除,由于切除后该区域缺乏活跃的骨骺细胞,生长的不对称情况将依然存在,其治疗效果差于其他两型骨桥。骨桥切除后仍有可能复发。理论上,只要患儿仍有 2 年以上的生长潜力和骨桥小于 50%,可以再次或重复施行骨桥切除手术。

除了骨桥切除,骨骺板牵开术对于大龄患儿也是一种可供选择的治疗方法,它采用外固定支架对骨骺进行直接的牵开,在一次治疗中同时解决肢体的成角和短缩畸形。

骨骺损伤后还可能出现关节功能障碍,尤其是导致关节面连续性中断的骨骺骨折(如 SH-Ⅲ型和 SH-Ⅳ型)。这些损伤如果没有得到合适的治疗和解剖对位,可以导致关节的早期退化性病变。中央型生长阻滞可以促使骨骺板出现隆起现象,并最终引发关节面的畸形。

(陈博昌)

第 5 节　儿童骨与关节结核诊疗中的思考

在 20 世纪 80 年代之前,儿童骨关节结核曾是医师非常熟悉的疾病,当今却成为临床一线医师所面临的新课题。究其原因无外乎有两种可能,一是儿童结核在很长一段时间内因发病率低而变为少见疾病,只是近 10 年来结核病在世界范围内出现了死灰复燃现象。根据世界卫生组织公布的资料,2006 年全球结核病例新增 800 万,儿童约为 130 万,其中 10%~20% 为肺外结核。二是儿童普遍接种了卡介苗,导致儿童骨关节结核的临床和影像学表现都不很典型。因此,无论在临床诊断还是治疗都出现了一些以前或许不是问题的问题,例如缺乏细菌学或病理学证据,能否做出推测性诊断。由于缺乏确定性诊断所衍生的另一问题,即是否允许试验性药物治疗;试验性治疗是否与社会伦理学、民法相悖以及如何规范儿童骨关节结核的药物治疗。

1. 依照循证医学原则进行可靠的诊断。儿童骨关节结核的诊断仍面临挑战,通常易与亚急性骨髓炎、少见的沙门菌属感染以及某些肿瘤样病变相混淆。以往通常依赖临床与影像学资料作出推测性临床诊断,并依此开始结核的药物或手术治疗。

从 20 世纪 90 年代 Cochrane 等创用和倡导循证医学之后,多数学者对儿童骨关节结核的诊断也强调寻找客观证据。一般认为,临床体征和影像学资料提示或支持骨关节结核的诊断时,还应该进行结核菌素(PPD)皮肤试验、结核抗体测定以及细菌学涂片或结核分枝杆菌培养,寻找结核分枝杆菌感染的直接或间接证据。当其中一项或一项以上检查结果阳性时,才能作出感染结核分枝杆菌的诊断。

然而,在临床实际工作中时常遇到令医师尴尬的问题,即临床体征、影像学资料高度疑似骨关节结核病变,并有血沉增快、CRP 增高,但 PPD 试验、结核抗体和穿刺液涂片均为阴性结果。当医师面对此情况时,是否允许根据以往常用的排除诊断方法,作出临床诊断并开始抗结核药物治疗呢?基于国内外丰富的文献资料,许多学者都主张实施包括针吸和切开活组织检查,经病理学作出确定性诊断后,再开始抗结核药物治疗和外科治疗。

抗结核药物治疗是一个漫长的过程,一旦在误诊的条件下实施药物治疗,不仅增加药物毒副作用的危险,骨关节破坏性病变也势必加重,甚至产生不可修复的损害。因此,我们建议临床医师应尽最大努力,即使采取侵袭性方法也要作出确定诊断。

2. 坚持规范化用药原则,统一用药方案。治愈儿童骨关节结核主要依赖药物治疗,是毋庸置疑的客观事实,早期、联合、适量和全程的用药原则也被临床医师所熟知。然而,在临床中有关药物的选择、联合用药数量和疗程长短,因国内尚无标准方案,各家医院临床用药非但没有统一,还存在随意用药的现象。

所谓规范性用药是指选择一线抗结核药物、3 种或 3 种以上药物联合、足够的药物剂量以及持续用药 12 个月或更长的时间。联合、足量用药的目的是尽早杀灭病变内快速生长菌群,遏制对骨关节结构的破坏,防止产生耐药菌株,而持续用药旨在杀灭间歇和缓慢生长菌群,防止病变复发或彻底治愈结核分枝杆菌感染。有少数学者进行短程化疗的研究,采取联合用药 9 个月,也获得了比较满意的结果。

异烟肼、利福平、链霉素及吡嗪酰胺等杀菌药为一线抗结核药物,乙胺丁醇虽为抑菌药物,因增加剂量也具有杀菌作用也被列入一线药物。对氨基水杨酸、卡那霉素、丙硫异烟胺、卷曲霉素以及第 3 代喹诺酮如环丙沙星、氧氟沙星等,因只有抑菌作用,抑或毒副作用较多而被列入二线抗结核药物。有研究表明使用一线药物不仅减少药物的毒副作用,还有助于防止产生耐药菌株。因此,对初诊病例必须选择一线抗结核药物,而二线药物主要用于复发病例,或者用于治疗确诊为耐药菌株感染的病例。

建立统一的用药方案无疑有利于观察大组病例的疗效、交流临床经验及监测药物不良反应,为改进和调整用药方案提供可靠的资料。但是,如何建立统一的用药方案,换言之,由谁组织制定儿童骨关节结核用药方案,呼吁相关学术组织尽早组织有关专家讨论、交流,并制定用药方案。有作者报告了一个成功治疗 44 例脊柱结核(包括儿童)的四联用药方案。该方案包括利福平 15mg/kg、异烟肼 5mg/kg、吡嗪酰胺 25mg/kg 和乙胺丁醇 15~25mg/kg,4 种药物持续使用 2 个月后停用吡嗪酰胺,从第 3 个月开始使用其余 3 种药物,再持续用药 13 个月,整个疗程为 15 个月。

3. 选择外科治疗的指征与手术方式。儿童骨关节结核是否需要手术治疗、手术指征和手术治疗目标等问题,尚存在不同甚至完全相左的意见。例如以往认为脊柱结核出现较大的椎旁脓肿、侵入椎管压迫脊髓是手术治疗的绝对适应证,目的旨在解除脊髓压迫,更有效地控制或治疗局部病变,主要考虑抗结核药物难以进入脓肿而不能有效地杀灭结核分枝杆菌。然而,Rajasekaran 等非手术治疗 61 例儿童脊柱结核,应用 2 种药物治疗 9 个月,平均随访 15 年,所有病例均达到治愈的标准;而 Kotil 等设计一项前瞻性临床研究,对 44 例(年龄介于 10~70 岁)胸腰椎结核单纯使用药物治疗,44 例均有椎旁脓肿,20 例有脊髓压迫体征,经过平均随访 40 个月,42 例(95.4%)达到治愈标准,而且没有神经损害和大于 30º 后凸畸形的后遗症。由此可见,脊柱结核伴有椎旁脓肿需要手术治疗的理论受到质疑。

回顾近期发表的文献,我们发现儿童骨关节结核的外科治疗还是获得了很大的进展,特别是外科治疗指征和目标发生了戏剧性的改变,已不再把骨关节结核出现软组织脓肿作为外科手术指征,而是将防止并发症和后遗症变成为外科治疗的目标,抑或将面临发生并发症或后遗症的病例作为手术治疗的指征。

脊柱仍然是儿童骨关节结核的最多受累的部位,约占儿童骨关节结核的 2/3。Rajasekaran 等报告了 61 例儿童脊柱结核,其中 26 例(41%)即使在静止期脊柱后凸也继续加重,最终产生 90º 左右的严重后凸畸形。研究发现年龄小于 7~10 岁、受累椎体大于或等于 3 节的儿童,是发生严重的脊柱后凸畸形的危险因素。为了防止晚期出现后凸畸形,已有一些学者在确定诊断之后,在使用药物治疗的同时,采取前路或后路途径进行病变切除、撑开植骨融合和矫正后凸畸形,或者后方椎板融合和使用内固定器械。这些临床研究几乎都实现了防止后凸畸形的目标,而且没有出现结核扩散、融合失败和病变复发等并发症。

四肢骨关节结核的手术指征,目前也限于面临破坏骺板、侵袭关节以及脓肿即将破溃,或者关节早期受累者。外科治疗的目标也是为了防止肢体生长障碍和关节软骨破坏,并非着眼于脓肿引流、控制结核病变或促进病变的愈合。

(赫荣国)

第 6 节 儿童股骨头骨软骨病的 疗效评定标准刍议

由于儿童股骨头骨软骨炎(Perthes 病)的发病原因和机制至今尚未完全清楚,所以各家对本病的治疗方法也不一致。国内自 1981 年邸建德报告应用髋关节滑膜切除术治疗本病得到满意效果以来,旨在降低髋关节内压、骨内压,建立或改善股骨头骺血运,增加股骨头骺覆盖率的各种手术方法应运而生。各家所报告的术后优良率普遍在 90% 以上,而且优良率一个高过一个,大有使人莫衷一是、无所适从之感。造成上述现象的原因,主要是至今尚无一个统一的疗效评定标准以及现有的许多疗效评定标准偏低之故。譬如国内大多采用邸氏法,该法将临床表现分成疼痛、关节活动和跛行三项,X 线表现为一项,实际上突出了临床表现(占 75%)。四项满分为 8,总分 ≥ 4 者属优良,标准明显偏低。因为即使术后随诊的 X 线评分为 0,患儿仍有可能评为良甚至优。而 Mose 法以股骨头的圆度(弧径距差大小),Green 法以髋臼对股骨头的覆盖程度,Stulberg 法以股骨头的圆度以及头与臼的互相关系作为评价指标。上述标准虽然在本病的评价中各有其重要意义,但并不能反映本病的全貌。所以制定一个为各家共同采用,且能较全面客观地反映本病预后的疗效评定标准至关必要。鉴于本病的恢复过程缓慢,自出现症状至骨病变的修复定型,一般需要 2~3 年;治疗本病的主要目的在于恢复股骨头骺的高度、圆度和包容度等,从而使头臼相称,以期防止发生扁平髋、短髋畸形、大转子高位和髋关节脱位等,进而避免将来发生退变性髋关节炎等并发症。所以在评定各种方法治疗本病的效果时,除对患儿的随诊时间至少要 3 年以上外,标准应能较客观地评价和比较患儿治疗前、后的临床症状及前述各项 X 线指征外,得分比例以临床症状与体征得分占 25%，X 线片得分占 75% 为宜。现从下述 10 个方面以 20 分制来评定儿童股骨头骨软骨炎的治疗效果。

具体标准如下：

1. **临床症状** 疼痛消失，步态正常 2 分；疼痛减轻，步态改善，走长路仍有轻微酸痛 1 分；疼痛无减轻，步态无改善 0 分。

2. **髋关节活动** 活动正常 2 分；活动改善，但仍有轻微受限（外展，内旋受限小于 20°）1 分；活动无改善 0 分。

3. **患肢短缩** 无短缩 2 分；短缩 <1cm 1 分；短缩 >1cm 0 分

4. **头骺高度** 完全恢复或基本恢复 2 分；明显增高，但仍低于健侧 3~4cm 1 分；无增加甚至降低者 0 分。

5. **头骺形状** 用 Mose 法 2mm 分度同心圆圈有机玻璃板测定，股骨头骺边缘与 Mose 圆圈一致或不超过一个圆圈者 2 分；介于 2~3 个圆圈之间或与术前比较骨骺形状改善不大者 1 分；超过 3 个圆圈或与术前比较头骺形状无改善甚至变差者 0 分。

6. **头骺覆盖率** 按 Green 法测定 EL 值。即从髋臼外缘向下做垂直线，将股骨近端骺板分为内、外两部分，其外侧部分／骺板宽度 ×100 即为 EL 值。小于 10% 者 2 分；在 10%~20% 者 1 分；大于 20% 者 0 分。

7. **Shenton 线** 指股骨头颈内缘和闭孔上缘形成的一条连续弧线。正常 2 分；连续较差，两者高度相差小于 5mm 者 1 分；连续破坏，两者高度相差 >5mm 者 0 分。

8. **关节转子间距值 (ATD)** 指从股骨头上方关节面到股骨大转子之间的距离。增大 5mm 以上，或与健侧比较相差 <5mm 者 2 分；增大 2~4mm，或与健侧比较相差在 6~10mm 者 1 分；无变化或与健侧比较相差大于 10mm 者 0 分。

9. **头颈指数 (HNI)** 按自股骨颈中央由转子间嵴至股骨头的距离／股骨颈横径 ×100 计算。增加 20 以上，或与健侧比较相差小于 0 者 2 分；增加 10~20，或与健侧比较相差 11~20 者 1 分；无增加或与健侧比较相差 >20 者 0 分。

10. **股骨头骺密度** 骨小梁结构恢复正常 2 分；密度改善，囊性变和节裂程度与范围减小者 1 分；无变化或加重者 0 分。

得分之和达 18 以上者评为优，15~17 为良，12~14 为可，小于 11 为差。

（任德胜）

第 7 节　发育性髋臼发育不良的诊断与治疗策略

发育性髋关节发育不良（developmental dysplasia of the hip, DDH）旧称先天性髋关节脱位（congenital dislocation of the hip, CDH），1992 年北美小儿矫形外科学会将其改名为发育性髋关节脱位或发育性髋关节发育不良，是一种常见的先天性畸形，分为髋关节发育不良、髋关节半脱位及髋关节脱位。我国发病率报告为 0.9‰~3‰，男女比例为 1：(5~7)，甚而更高。早期诊断并未普及，儿童骨科医师甚至成人骨科医师都在治疗，但治疗方法各异，并发症较多，一直是儿童骨科医生讨论研究的热点。

1. **早期诊断** 我国大龄儿童髋关节脱位仍然常见，尤其是农村与边远的山区更加常见。近年来 DDH 的早期诊断在我国得到了较大的重视,网络的发展及医学基础知识的普及极大地提高了育龄期女性的认知。尤其是天津、北京及上海等一些发达的城市已经开展了新生儿及婴幼儿期的 DDH 普查。这将惠及很多儿童获得早期有效的治疗,使成千上万的儿童免于跛行或残疾。

早期诊断的传统方法包括观察大腿和臀部的皮纹是否对称,双下肢长度是否等长。婴幼儿取仰卧位,屈髋 90°并屈膝,外展髋关节时脱位的股骨头滑进髋臼,由此产生一个弹响,称为 Ortolani 试验阳性,是诊断髋关节脱位的诊断标准,之后双侧髋关节可以对称地接触到检查床。如果外展受限于 70°之内,称为外展试验阳性,需要超声或 X 线平片检查,以明确诊断。前述方法仍然是临床早期诊断髋关节脱位的主要检查方法。

自从奥地利医生 Graf 于 20 世纪 80 年代早期应用 B 超诊断新生儿和婴儿发育性髋脱位以来,超声检查在发达国家已经成为 DDH 新生儿普查的主要手段,是公认的早期诊断发育性髋脱位的首选方法。在新生儿和婴幼期股骨头、骨骺为软骨,X 线检查不能全面显示髋关节影像,而超声有高度的敏感性,既可跟踪观察,重复操作,又可以免受放射线损伤。超声测量髋臼形态变化比摄 X 线片测量更为精确,能够辨别盂唇和圆韧带,可以替代髋关节造影。Graf 静态检查和分类法是目前临床最广泛采用的方法。采用高频探头置于股骨大转子处获取髋关节冠状面的图像,类似髋关节前后位片。通过判断髋臼形态和软骨性股骨头与髋臼的位置关系来诊断发育性髋脱位。标准图像的获得是测量和诊断的关键。Graf 方法要求在标准图像上必须见到平直的髂骨、圆弧形的骨性髋臼顶和软骨性髋臼顶。并测量以髂骨声影为基线同骨性髋臼顶的夹角 α 和同软骨髋臼顶的夹角 β。Graf 分类有两种,简单型分类和标准型分类,两种分型都将检查后的髋关节分为 Ⅰ、Ⅱ、Ⅲ 和 Ⅳ 四型。简单型各类髋关节的测量指标:Ⅰ 型,α>60°,β<55°;Ⅱ 型,α43°~60°,β55°~77°;Ⅲ 型,α<43°,β>77°;Ⅳ 型,α 和 β 均无法测量。

Harcke 以动态超声为准则,强调股骨头复位前后的位置和稳定性。检查时包括休息时的冠状面和受压下的纵切面。在加压情况下,正常股骨头位置稳定,而新生儿股骨头可发生轻度脱位,4 周后这种情况应该消失。因此该方法主要适用于新生儿。是对静态髋关节发育情况的一个补充。随着股骨头骨化中心的形成和增大,超声波的作用也将下降。至生后 6 个月,将会以 X 线摄片取代超声检查。

2. 早期治疗 新生儿期和出生几个月内的早期诊断可以使 DDH 的保守治疗获得成功。临床髋关节检查和超声波髋关节检查的广泛应用,为 DDH 的早期治疗创造了条件。采用 Pavlik 吊带早期治疗 DDH 已是国内外学者的广泛共识。其明显的社会效应就是晚期 DDH 的减少和重症 DDH 的病变减轻。客观地说,在不少国家和地区,DDH 已经退出了儿童骨科疾病谱的前列位置。

早期治疗是指小于 6 个月的新生儿和婴幼儿的治疗。趋向于统一的治疗方法是应用 Pavlik 吊带治疗 DDH。Pavlik 吊带方法简单,作用有效,易于接受。Pavlik 吊带主要用于治疗髋关节发育不良等轻度病变,对于治疗完全性髋关节脱位等重度病变疗效有限,需要医生的极其关注和用心,即如何复位和复位后髋关节稳定性的维持。

使用 Pavlik 吊带时要注意调整好患儿屈髋 100°~110°,外展 50°~70°,屈膝 90°的位置,同时又要保证患儿一定的髋关节活动度。定期 B 超检查,1 次/(1~2)周。若 3 周后 B 超提示获得稳定的复位,则继续维持 3 个月。然后使用外展支具,直至实现髋关节的稳定。如果 3 周后 B 超及临床检查提示未取得复位,则停用 Pavlik 吊带,改用其他治疗方法。否则后脱位的股骨头持续压迫髋臼壁不但难以复位,而且还容易导致股骨头缺血性坏死。通过 Pavlik 吊带的治疗,多数 DDH 患儿会获得治愈,成功率在 90% 左右。

3. 闭合复位,石膏固定 适应于 7~18 个月的患儿,同时也适应于 Pavlik 吊带治疗失败的患儿。但对于髋臼指数大于 40° 的病例,采取保守治疗失败率偏高,即发生残余髋臼发育不良偏高或髋臼对于股骨头的覆盖率不足,需要再次手术干预,保守治疗前应向家属告知。

采取闭合复位的患儿术前多采用悬吊皮牵引的方法牵引 2 至 3 周左右,目的是达到脱位髋关节的松弛,以利于髋关节的复位和减少复位后头臼之间的压力,最终的目的是降低股骨头缺血性坏死。但目前部分学者对于 Tonnis Ⅱ 型脱位的患儿采取非麻醉下复位,理由是 Tonnis Ⅱ 型患儿股骨头是平移出髋关节的,头臼之间压力相适宜,在复位的过程中不会造成髋关节的损伤。多数学者认为闭合复位应在麻醉下进行复位,禁忌极度外展髋关节或称蛙式位固定。应采取人字位石膏管型固定。

闭合复位前需要切开或经皮切断内收肌,必要时同时切断髂腰肌的腱性部分,以轻柔的 Ortolani 手法复位。皮下切断内收肌时应用尖刀刀刃在内收肌的下缘,点开 0.3cm 大小的刀口,然后刀背于皮下向上滑动至内收肌的上缘(以免刀口切开),将内收肌充分切断。切口仅为 0.3~0.5cm 的小切口,不必缝合,然后加压包扎,以免出现血肿。皮下切断内收肌的目的是减少内收肌的牵拉,有利于脱位关节的复位;同时由于内收肌的切断将会解除关节复位后内收肌对于旋股内动脉的压迫,有利于股骨头血液的供应,降低头坏死率。股骨头复位的方法是轻柔缓慢牵引大腿,一手拇指推移股骨大转子,逐渐外展、外旋髋关节,将股骨头从髋臼后上方推向前下方,股骨头通过盂唇时多会产生一个弹响而进入髋臼,实现复位。

股骨头复位后最为重要的是检查和了解复位后髋关节的稳定性,这要远远重要于术前 MRI 甚而髋关节造影的检查。因为无论术前检查与判断如何,都要经过复位后关节是否稳定的检验。检验的方法是:以外展髋关节 50° 以上(内收髋关节 50° 以下脱位)、屈曲髋关节 70° 以上(伸直髋关节 70° 以下脱位)不脱位为髋关节稳定的标准。如果复位后髋关节内收至 50° 或伸直髋关节 70° 位即出现髋关节脱位,这样的病例属于不稳定髋关节,石膏固定应该慎行或应该与家属沟通,使家属了解治疗后会有失败的可能,得到家属的谅解。并注意复查,如有脱位应及时改变治疗方式。

复位后采取人字位石膏固定髋关节,即屈髋 100° ~110°,外展 50°~70°。这种固定方法更加符合复位后的股骨头与髋臼之间的关系,复位的稳定性也比较好,但也有不足,即闭合复位后髋关节是固定的,使股骨头与髋臼之间失去了正常的活动,这将不利于头臼之间的动态生物力学刺激和生理性生长磨合。石膏固定 3 个月后更换石膏或改为支具治疗,再继续固定 3~6 个月,我们更提倡共计 6 个月的固定,如果未获得治愈,宜改为夜间支具固定髋关节,白天正常活动行走等。夜间外展支具固定的意义在于髋关节复位后石膏固定 6 个月,髋关节一般不会恢复正常,所以应用夜间穿戴支具,以进一步促进髋关节的发育与恢复。直至髋关节恢复正常。这样的患儿白日正常负重走路,有利于股骨头的发育,减低股骨头缺血性坏死。夜间支具固定,来源于股骨头的刺激,有利于髋臼的加深发育和关节囊的进一步回缩。闭合复位石膏固定的成功率可达 75%~80%。

4. Ferguson 单纯切开复位术 Ferguson 手术适应证为：患儿年龄在 6~18 个月，闭合复位后不稳定或曾经行闭合复位失败的患儿。Ferguson 手术的特点是：采用内侧入路，可以通过小切口去除妨碍复位的因素，包括关节囊内和囊外的因素，如紧张的内收肌、挛缩的髂腰肌和髋臼内妨碍复位的软组织、肥厚的圆韧带等，由此达到复位的可能与稳定，手术失血量少，可以双侧同时进行。

理论上该手术由于去除了妨碍复位和影响复位后稳定性的因素，术后愈合率应该会更高。但结果并非如此，与单纯手法复位、石膏固定保守治疗的患儿相比，并没有明显的优越性，而且还增加了术后股骨头缺血坏死的发生率，这也是许多学者反对采用内侧入路手术的主要原因。

5. Salter 骨盆截骨术加股骨近端短缩去旋转截骨术 1961 年 Salter 医生设计骨盆截骨术。目前，已经获得多数学者的认同。Salter 骨盆截骨术是治疗发育性髋脱位或髋臼发育不良的首选术式，适用于 1.5~6 岁、髋臼指数小于 40° 的患儿。髋臼指数大于 40° 的患儿宜采用 Pemberton 或 Dega 髋臼成形术，以增加髋臼对于股骨头的覆盖。

在发育性髋脱位中，髋臼的病理改变是髋臼方向较正常者向前、向上，髋臼对股骨头的前外缘包容不佳。Salter 骨盆截骨术是以耻骨联合为轴，通过截骨远端的向下、向外旋转恢复髋臼的方向，恢复髋臼对于股骨头的包容，而髋臼的结构和形状保持不变。该手术的要点：分离显露髂骨内外板和坐骨切迹；截骨位置宜选在髂前下棘的上缘，截骨方向或线路宜外上至内下的斜行截骨，有利于截骨远端向下向外旋转及植骨块的稳定性固定；为防止截骨后近、远端在坐骨切迹处分离，导致髋臼指数改变不足和患肢肢体延长，可以在截骨时保留 0.3~0.5cm 的坐骨切迹，以此产生青枝骨折作为铰链；截骨远端下压和旋转的程度术中应用 X 线 C 型臂检测，以获得理想的结果。前述方法对于 Salter 骨盆截骨术有较少的改动，但核心没有偏离。

在 Salter 骨盆截骨术的同时，如果髋关节脱位属于 Tonnis Ⅱ 型，前倾角又不大，则可以考虑不做股骨截骨。如果髋关节脱位属于 Tonnis Ⅲ 型或以上，需要同时做股骨近端短缩同时去旋转截骨。股骨短缩去旋转截骨要点：同一切口向远端延长，或在大腿近端外侧大粗隆下作另一纵向切口，长 6~8cm。在小粗隆下短缩截骨，其短缩长度根据股骨头上移高度而定，原则是脱位多高，短缩多少，一般为 1.0~3cm；短缩同时纠正前倾角，将截骨远端外旋，外旋的程度可以通过骨质横截面的直径加以计算，即将骨质截面 4 等分，每一等份对应的长度相当于 90°，一般 2~4 岁的患儿外旋远端每 1mm 可以矫正前倾角 10°~15°。术中可以应用骨刀加以标记。矫正后保留 10°~20° 的前倾角。防止矫正过度，矫正过度后会出现术后外旋步态，以及容易股骨头后倾，严重者容易诱发后脱位。如果颈干角过大，可以考虑近年来较为流行的股骨近端内翻截骨，采用角钢板固定。但 2~4 岁的患儿，其颈干角真正大的并非多见，所以多数可以通过单纯短缩去旋转应用直板即可以达到目的。

Salter 骨盆截骨术后植骨，可以应用自体股骨截下的骨质作为植骨材料；也可以应用自体髂嵴前部或髂前上棘切取一块三角形全厚髂骨植骨。但不提倡自体植骨，因为切取骨块后，破坏了髂嵴或髂前上棘，即破坏了完整的骨盆环，引起髂嵴发育落后、变短，甚而会影响髋关节功能；应用同种异体骨，可以免去骨盆环的破坏，并可以节省手术时间。首选股骨截取的骨质，次选同种异体骨质植骨。

6. Pemberton 髋臼成形术和 Dega 髋臼成形术 1965 年 Pemberton 首先应用髋臼周

围截骨治疗发育性髋关节脱位。Pemberton 截骨术是一种不完全性的髂骨截骨方式，以髋臼 Y 形软骨为合叶将髋臼向下、向外翻转，以增加髋臼对股骨头前方和外侧的覆盖，由此达到恢复头臼同心复位这一目的。主要适用于髋臼有生长塑形能力的、头臼非球形对称的病例。但因为年龄大于 6 岁病例的髋臼 Y 形软骨变小和弹性下降导致髋臼和股骨头的再塑形能力下降，所以认为 Pemberton 截骨术主要还是应该在 6 岁以内的病例进行。但 Pemberton 认为 1~12 岁的患儿均可适用，而多数学者认为 Pemberton 手术更适应于 3~8 岁的病例。

Pemberton 手术要点：以髋臼 Y 形软骨为中心作为旋转轴；髂骨内外板均需要剥离；髂前下棘上方距髋臼上缘近端 1.5~2cm 为截骨入刀点，方向从前向后髂骨内外板平行截骨至髋臼 Y 形软骨中心；下压截骨远端，应用自体截下的股骨或髂骨或同种异体骨植骨；不需要钢针内固定。该手术的优点是可以明显改善以髋臼前缘缺陷为主的病例，增加对于股骨头的前方覆盖，极大地改善髋臼指数。不足是容易出现髋臼前方包容过度，导致远期关节前方撞击症；另外，由于前方覆盖过度，则髋臼后方会相应出现覆盖不足，甚而导致髋臼后方脱位。

Dega 髋臼成形术：1969 年 Dega 医生报道髋臼周围截骨术治疗发育性髋臼发育不良并未引起同行的注意，至 2001 年美国 pittsburgh 儿童医院医生 Grudziak 应用 Dega 髋臼周围截骨术治疗髋关节脱位才逐渐引起学者的关注。Dega 髋臼成形术的要点：以髋臼 Y 形软骨上方髂骨内板和外板为旋转轴，由于截骨部位不在 Y 形软骨，所以 Y 形软骨闭合与否不影响该手术，因为截骨铰链不在 Y 形软骨，所以手术不损伤 Y 形软骨；不需要剥离髂骨内板；截骨入刀点在髋臼外上缘近端 1.5~2cm 处，方向：从前外向内下，髂骨内板截骨少于外侧，一般内板截骨 2/3~3/4，保留髂骨后内侧皮质和坐骨切迹，并以此作为铰链；向下向外移位截骨远端，应用自体截下的股骨或髂骨或同种异体骨植骨。不需要钢针固定。Dega 截骨术的不足：对于股骨头复位后头臼匹配即同心复位的患儿应谨慎施行该手术治疗，原因是向下、向外移位截骨远端增加对于股骨头覆盖的同时会出现髋臼的重塑，即下压髋臼时髋臼顶部会变形，甚而局部成角，从而使原本适配的髋关节因下压重塑的髋臼而出现头臼不匹配，头臼不同心，最终影响手术结果。尤其是距髋臼上缘截骨入刀点越低，就越容易出现前述的情况。可以通过髋臼上缘截骨入刀点高一些，如 2cm 或以上来降低髋臼的重塑变形。但截骨位置过高，会出现下压截骨远端困难。所以对于复位后头臼同心适配的患儿更适宜 Salter 骨盆截骨术，因为骨盆截骨术改变的只是髋臼方向，而对于髋臼重塑的作用很小。

Pemberton 髋臼成形术和 Dega 髋臼成形术的相似之处是截骨入刀点近似相同，但方向不同，Pemberton 截骨是从前向后，Dega 截骨是从外上向内下；Pemberton 截骨以髋臼 Y 形软骨为中心作为旋转轴，Dega 截骨以髋臼中心上方髂骨内缘骨质青枝骨折为中心作为旋转轴。Pemberton 截骨对于股骨头前方的覆盖多于 Dega 截骨。

7. 骨盆三联截骨术 大龄儿童和青少年的耻骨联合柔韧性降低使截骨后髋臼旋转困难，故其髋臼方向异常很难单靠髂骨截骨术矫正。因此附加坐骨和耻骨截骨以增加截骨后髋臼的倾斜和旋转效果。耻骨和坐骨的截骨位置尚存争议，但截骨越靠近髋关节，髋臼旋转和改善股骨头覆盖的效果越好。

截骨术旋转的多少依照髋臼矫形所需而定，髋臼的过度外旋会造成髋臼后倾，而容易导致早发退行性关节炎。髋臼过度屈曲和外旋会使股骨颈与髋臼外缘发生碰撞，造成活动受限和盂唇损伤。但总的来说，骨盆三联截骨术尤其适应于残余髋臼发育不良的大龄儿童和青少年患儿。适应证:年龄大于 8 岁的儿童和青年;明显的髋关节发育不良伴有症状;外展髋关节 25°~30° 可以达到股骨头和髋臼同心复位。骨盆三联截骨术常见的术式包括有:LeCoeur、Steel 及 Tonnis 截骨等。

LeCoeur 骨盆三联截骨术的核心是在靠近耻骨联合的位置完成耻骨上下支截骨。髂骨类似 Salter 截骨。然后按照预想的位置转动"松动的"髋臼,完成对股骨头的覆盖。由于坐骨和耻骨的截骨位置远离髋臼,又有骶棘韧带和骶结节韧带等软组织附力会限制髋臼位置的调整;Steel 骨盆三联截骨,首先经后方入路,在坐骨结节处截断坐骨。前方切口截断髂骨和耻骨。由于截骨位置距离髋臼较近,髋臼转动的范围要好于 LeCoeur 术式;Tonnis 三联截骨术截骨位置更加靠近髋臼。同样从后方入路行坐骨截骨,然后翻身重新消毒,经前路行耻骨和髂骨截骨。坐骨截骨在骶棘韧带和骶结节韧带的上方进行,便于旋转髋臼,但由于靠近坐骨神经,使坐骨截骨存在一定难度。

8. Ganz 伯尔尼髋臼周围截骨术　Ganz 伯尔尼髋臼周围截骨术较骨盆三联截骨术的特点是保留了髂骨、坐骨后柱 1cm 的连续性,从而保持了骨盆环的稳定。同时靠近髋臼内缘做耻骨截骨,于髋臼下沟完成坐骨不完全截骨。截骨后使髋关节游离,重新旋转髋臼,达到合适覆盖股骨头的目的。适用于:青少年和成人残留的髋关节发育不良;改善包容和关节匹配程度;矫正头臼关节面方向异常。手术由于骨盆内形状改变不大,从而不会影响产道,尤适于育龄女性。

对于髋臼发育不良的患儿,早期发现、早期治疗是其治疗的准则。能够保守治疗成功的患儿预后与正常儿童无异。保守治疗失败者行手术治疗,3~6 岁以内的患儿,手术复位后头臼适配者宜行 Salter 骨盆截骨术。复位后头臼不同心者宜行 Pemberton 或 Dega 截骨术。6~8 岁以上的患儿采用三联截骨术也是一个较好的选择。

(张立军　吉士俊　李连永)

第 8 节　发育性髋关节脱位保守治疗中关节造影的应用及残余畸形的处理

目前,对发育性髋关节脱位(developmental dysplasia of the hip, DDH)的早期诊断和早期治疗,已经成为国内外 DDH 治疗的主要趋势。常用的保守治疗方法是采用术前皮牵引 1~2 周后,在麻醉下经皮切断内收肌腱,手法复位、石膏裤或各种外展支具固定。国内外的文献报告均显示可取得满意的疗效。但是,保守治疗是否能够成功、治疗后的残余畸形,表现在髋臼发育不良伴或不伴髋关节半脱位、股骨头坏死(股骨近端生长紊乱),仍是常见的问题。

很多患儿在保守治疗后,尽管存在影像学检查的残余畸形,但无明显的髋部不适及跛行等临床症状,不易引起家长和医生的重视。随生长发育,患儿体重以及活动量增加,在青春期时,患儿可有易疲乏、髋部酸痛以及轻度跛行,长距离行走或剧烈活动后症状加重。X 线片提示髋臼有发育不良以及髋关节半脱位,并有进行性加重,成年后早期出现退行性改变,严重影响生活质量。因此,对保守治疗后的患儿,必须定期、密切随访,必要时给予适宜、及时的治疗,以预防早发退行性关节病,避免或推迟关节置换,这可能是今后小儿骨科领域内最重要的治疗任务之一。

一、关节造影在 DDH 闭合复位中的应用

1. 关节造影与闭合复位

（1）麻醉：静脉麻醉。

（2）体位：患儿取平卧位，屈髋 90°、极度外展位下大腿内侧腹股沟区消毒铺无菌手术巾。健侧做对比。

（3）造影方法：采用经内收肌入路造影。用 18# 空针，C 型臂透视下注入造影剂，动态观察关节外、内阻挡复位因素：盂唇、圆韧带和髂腰肌腱形态；股骨头取得同心圆复位的最佳体位。造影下重点观察在 Ramsey 安全区内股骨头软骨缘与髋臼后壁（坐骨体）关系，股骨头与 Perkin 线关系。造影后拍摄复位前骨盆正位、复位后人类位的 X 线片。

（4）经皮切断内收长肌腱，常规手法复位，然后人类位（双髋置于屈髋 100°~110°，外展 ≤65°位）石膏裤固定。3 个月后更换石膏裤，共维持 6 个月。多数病例继续外展支架固定，直到髋臼指数正常为止。

2. 术后普通 CT 扫描在 DDH 闭合复位中的应用

麻醉清醒后行 CT 扫描，在二维成像上如股骨近端干骺端轴线指向 Y 型软骨中心，耻骨支前缘连线通过股骨近端干骺端，提示取得同心圆复位；否则为复位失败。

3. 体会与心得

DDH 的治疗目标是获得稳定的同心圆复位，避免或降低 AVN 合并症。早期治疗的手段，目前国内外首选的是闭合手法复位，然后人类位（human position）石膏裤外固定。

影响 DDH 早期闭合复位成功的因素，关节外因素主要是挛缩变短的髂腰肌腱、股骨头脱位致髋关节的前内侧关节囊挛缩；关节内因素主要是股骨头与髋臼之间有软组织相隔，例如向内翻转的盂唇、增粗肥大的圆韧带、挛缩的髋臼横韧带以及呈哑铃状的关节囊。

复位时行关节造影可以评估关节外、内阻挡复位的软组织影响股骨头还纳入真臼的深度及稳定性。C 型臂透视下可动态观察复位过程中头臼关系及影响复位的软组织形态。髋关节的关节囊呈哑铃状（沙漏型：hourglass-shaped），为挛缩变短的髂腰肌腱压迫所致，是关节外阻挡复位的主要因素。哑铃状关节囊的前内侧部分挛缩，造成入口变窄，阻碍股骨头的还纳。向内翻转的盂唇、圆韧带以及髋臼横韧带影响复位的深度和稳定性。

我们体会，复位后头臼间的造影剂边缘狭窄，股骨头软骨缘位于髋臼后壁（坐骨体）的内侧，2/3 的股骨头位于 Perkin 线内，提示股骨头稳定地位于髋臼内，取得了同心圆复位。倘股骨头软骨缘在髋臼后壁（坐骨体）之外，头臼间的造影剂宽，提示未取得同心圆复位，复位也难以维持，放弃保守治疗。闭合复位后 CT 扫描，有助于确定是否取得同心圆复位，可作为常规应用。

二、DDH 闭合复位后的残余畸形

（一）残余畸形类型

1. 髋臼发育不良

是保守治疗后常见的残余畸形，也是发生退行性骨关节炎的主要原因之一。Stulberg 等报告 130 例成人骨关节炎患儿中，有 48% 继发于婴幼儿时期的髋臼发育不良。正常髋关节的股骨头和髋臼呈同心圆关系。儿童髋臼的正常发育主要依赖于股骨头对 Y 形软骨中心的刺激。在髋臼发育不良状态下，头臼失去同心圆关系，股骨头不

能刺激Y形软骨中心,髋臼软骨骨化迟缓、停滞,髋臼的深度逐渐变浅、坡度增加,使髋关节受力面积减小,应力增大,负重力线移向髋臼外侧缘。随患儿步行和负重的增加,髋关节可出现进行性半脱位,最终导致髋关节早发退行性关节病。

当髋臼发育不良合并半脱位时,患儿通常会在20岁左右出现髋关节疼痛,50岁左右出现明显的髋和腰背痛。此外,髋臼发育不良还可继发股骨头发育障碍和股骨上端的前倾角增加和髋外翻畸形。

有学者研究显示,儿童髋臼在1.5岁之前的发育塑形潜力最大,5岁以后则难以预料,约在8岁时基本停止。但是,髋臼这样的塑形潜力的前提是,头臼处于稳定的同心圆状况下。幼儿期DDH手法复位后的残余髋臼发育不良,表现在髋臼指数大但无明显的半脱位,可穿戴外展支具并定期随访。若患儿在5岁左右时,仍有残余的髋臼发育不良应手术矫正,以使髋臼获得最大程度的发育和塑形,使患儿在骨发育成熟时,髋关节成为正常或基本正常的关节。

2. 髋臼发育不良伴髋关节半脱位 X线表现为髋臼指数大、Shenton线中断及头臼间隙增宽,临床检查髋关节不稳定(Trendelenburg征阳性),头臼失去同心圆关系,应及时手术矫正。

3. 股骨头缺血性坏死 有三种形式:①股骨头损伤,特征为股骨头的骨化延迟、头碎裂呈不规则形及股骨颈增宽变短。②股骨近端骺板损伤,通常出现时间较晚,平均年龄9.2岁,可能与正常儿童股骨近端生长缓慢有关。特征是股骨近端骺板部分早闭,多见于外侧,导致股骨近端生长不平衡,股骨近端的外侧生长较内侧慢甚至停滞,逐步出现髋外翻和髋关节的半脱位。③头和骺板均受累,出现头骺均受累的临床表现,可见短髋畸形,明显的大转子上移。目前将闭合复位后出现的以上3种情形,通称为股骨近端生长紊乱。

(二) DDH闭合复位后的残余畸形的影像学评价

普通X线片所示髋臼指数和CE角是诊断儿童髋臼发育不良常用的参考指标。2岁以上儿童髋臼发育不良的诊断可参考以下指标:髋臼变浅呈斜坡状,泪滴增宽,髋臼指数>25°,CE角<20°,股骨头脱出髋臼外缘的部分大于头横径的20%,但Shenton线仍为连续的。髋臼发育不良合并有半脱位时,骨盆正位X线片除髋臼指数增加外,还可见股骨上端内侧缘与泪滴间距离增宽,CE角变小,Shenton线中断。

评价髋臼发育不良时,了解头臼的相容性和是否有髋关节半脱位对指导临床治疗非常重要。因此,除拍摄骨盆正位X线片外,还应拍摄髋外展内旋位X线片。如外展内旋位X线片示Shenton线连续性恢复,表明头臼的相容性好,能取得同心圆复位,可选择矫形重建术治疗。

近年来,随着螺旋CT三维重建在临床的应用,对髋臼发育不良的病理变化有了更深入的了解。在髋臼发育不良患儿,螺旋CT三维重建显示髋臼的方向、深度和形态均有改变,具体表现为髋臼的深度变浅,表面积减少,形状呈椭圆形或不规则形,方向由正常的向前、向下,变成向前、向外,同时伴有扭转畸形。Kim等认为髋臼发育不良可表现为局部(前外缘、中外缘及后外缘)或全髋臼发育不良。Roach等将髋臼发育不良分为髋臼前柱的外侧缘或后柱的外侧缘两部分发育不良。这些发现可帮助临床医生根据每个患儿的病理变化设计手术方案,选择相应的骨盆截骨术式。同时CT三维重建还可显示股骨近端的病理改变,如大转子消失、小转子突出、转子间嵴明显向前等前倾角加大的变化,还可见髋外翻畸形。但CT 扫描不能显示关节软骨的变化,对婴幼儿仍应采用关节造影或 MRI 以了解髋臼软骨对股骨头的包容情况。

(三)DDH 闭合复位后的残余畸形的矫正原则

1. 闭合复位后 1 年,经积极的保守治疗,但仍有髋臼发育不良的影像学特征如髋臼浅呈斜坡状,泪滴增宽,髋臼指数 >25°,CE 角 <20°。非常重要的是,此时患儿可能无明显的跛行,因此影像表现比临床体征更重要。

2. **髋关节不稳进行性加重** 可采用 Trendelenburg 征来观察。如初次检查时,单腿站立 30 秒后,Trendelenburg 征阳性,4~6 个月后复诊,单腿站立 15 秒后即呈阳性,表明髋关节不稳呈进行性加重。

3. 如合并有半脱位,特别是在站立位(负重)拍片提示有髋关节的半脱位。

我们的矫正策略是,闭合复位外固定后残余单纯的髋臼发育不良,应给予外展支具治疗,并密切随访;若观察 1 年后仍有髋臼发育不良,尤其是合并半脱位者应手术矫正,方法是切开复位、骨盆截骨术和股骨近端截骨术。若闭合复位后出现股骨头坏死,如有半脱位(Shenton 线中断)则应手术复位使头还纳入臼内,在正常的生物力学环境下促进头的修复;如无明显的半脱位,仅有髋臼发育不良可佩戴外展支具。股骨近端生长紊乱的处理比较复杂,一般原则是行股骨近端的内翻、旋转截骨术,如同时有髋臼发育不良和半脱位,需同时行切开复位和骨盆截骨术。

(杨建平)

第 9 节 超声诊断婴儿髋关节发育异常的优势与技巧

婴儿发育性髋关节发育不良(developmental dysplasia of the hip,DDH)是儿童骨科的常见问题,国外报道发病率为 0.2‰ ~2‰,我国各地发病率不同,为 0.07‰ ~1.75‰;南方较低,北方较高,早期诊断、早期治疗已成为共识。早期正确诊断是早期正确治疗的前提。对于小于 6 个月,尤其是 3 个月以下的病例,由于髋关节大部分为软骨成分,X 线检查提供诊断的依据很少,即使经过有经验的临床专科医生体检和(或)辅以 X 线检查,也有可能出现误诊或漏诊。20 多年前,髋关节超声波检查为早期发现和准确诊断提供了可能,是 DDH 诊断和跟踪研究的有效方法之一。但如何正确应用超声波作出判断,仍然是国内外具有挑战性和颇有争议的话题。有些文献在介绍 Graf 方法时甚至没有引用 Graf 的经典论文,造成了一些基本概念和原则的偏差与错误。Graf 方法不是一个"符号",而是有着具体甚至细节内容的检查方法。本文将在回顾历史的同时,详细地介绍 Graf 髋关节超声波检查方法的基本概念、基本技术以及在髋关节发育异常诊断和治疗监测方面的应用。

一、超声诊断 DDH 的历史与现状

(一)国外情况

1980 年奥地利 Graf 首先报道了应用 B 超仪进行婴儿髋关节检查来诊断 DDH,1984 年Graf 在对婴儿髋关节冠状面超声波图像作了深入研究后提出了沿用至今的 Graf 测量方法。

1985 年美国的 Morin 和 Harcke 建立了股骨头覆盖率法来评价 DDH 的畸形程度。1989 年挪威的 Terjesen 提出了骨缘覆盖率法（BRF）。1990 年英国的 Engesaeter 等提出动态测定法检测髋关节的稳定性。1991 年日本的 Suzuki 建立了应用长探头从前路同时探测双侧髋关节的方法。经过多年的临床探索和总结，Graf 测量方法在婴儿髋关节超声波检查中已经广泛应用，尤其是德语区的欧洲国家成为新生儿的常规检查方法。

（二）国内情况

1988 年韦福康首先对 B 超诊断 DDH 的方法和图像判断进行了尝试。罗小明于 1990 年介绍了应用 Graf 方法诊断 DDH。1991 年全学模等应用 Graf 方法对 613 例正常儿与 107 例拟诊髋关节异常的小儿进行了检查，发现 96 例为髋关节脱位、半脱位和发育不良。1994 年康斌等对 DDH 超声早期诊断价值进行了研究。1996 年杨军林等对新生儿 DDH 各种临床检查方法和超声检查方法的诊断价值进行了评估。2007 年作者也应用 Graf 方法选择性筛查了 720 例疑似 DDH 的婴儿，肯定了髋关节超声波检查的诊断作用。虽然超声诊断新生儿和婴儿 DDH 的价值已经逐步被儿童骨科医师和超声科医师所认可，但由于各项报道内容论述不一致，缺乏检查方法的规范性和对标准图像及测量方法的培训，尤其对超声波检查方法的论述不详细，造成部分临床医师不能正确理解这种方法，而且产科和新生儿科医师对 DDH 病症尚不熟悉或缺乏系统认识，也妨碍了此项工作的正确开展，超声科医师如没有上述临床医师的配合更难以单独开展工作，上述种种原因妨碍了此项技术的推广应用。

二、超声波诊断 DDH 的优势

对于 3~4 个月以下的儿童，传统的髋关节 X 线检查具有很少的诊断价值，而且，即使 X 线表现正常，也不能排除髋关节不稳定的存在。超声波图像可以显示 X 线检查难以显示的软骨和软组织结构，在早期诊断 DDH 方面具有优势，特别是对股骨头骨化中心尚未出现的 6 个月以下的婴儿。超声检查能及时有效地检测到髋关节脱位，还能证实半脱位和髋关节不稳定的存在，对于髋关节发育不良这种隐匿性或临界性病变的诊断价值尤为明显，显现了 DDH 疾病综合征从轻微发育不良到髋关节脱位的一系列病症，大大提高了诊断的敏感性和准确性。由于髋关节不稳定和Ⅲ度髋发育不良有发展成为髋关节脱位和持久性髋节发育不良的潜在可能，因此有必要筛检出这一类患儿。而且，超声还能进行动态和静态的检查，提供髋关节解剖形态和关节功能的信息，这一点是传统 X 线平片不能比拟的优势。另外，超声还具有无创、无辐射危害的特性，检查方便，费用较低，可以重复检查，因此可以用作治疗过程中的动态监测，尤其是 Pavlik 吊带治疗中完全性脱位儿童的髋关节复位能力和稳定性的监测，能及时有效地施行不同的治疗方案。

以往报道对规范化的检查描述不足，甚至将影像的简单的解剖学对应关系或者与 X 线的对应关系的建立作为超声检查的目的，由于缺乏对标准图像的定义和重视，重复性差成为争论的问题。Graf 教授于 2008 年 9 月首次来华在上海新华医院开展了髋关节超声检查的培训，来自国内甚至海外的多位专业工作者参加了培训。Graf 方法不但考虑骨性、软骨、动态和空间结构，也考虑到年龄因素在判断中的作用，如对Ⅱ型图像的分析，需要考虑成熟度随时间的变化，甚至可以认为 Graf 方法是四维相的检查方法，即包括空间结构的测量，也包括对形态结构随时间演变的判断。本文主要介绍 Graf 方法。

三、Graf 髋关节超声诊断方法与诊断分型

（一）操作要求

被检测对象应保持侧卧位，下肢自然屈曲并轻度内旋。将超声探头置于大转子上，探头长轴始终与身体矢状面保持垂直（图 10-9-1），前后平移探头寻找到髂骨下缘，然后旋转探头 5°~10°，再缓慢前后平移，直至寻找到髋臼骨顶的中央平面（mid portion）。运用探头支架（图 10-9-2）可以方便快捷地捕捉到图像。

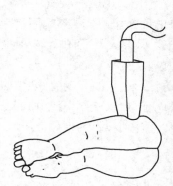

图 10-9-1　Graf 方法超声操作
体位和超声探头放置示意图

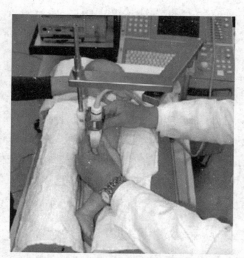

图 10-9-2　Graf 方法超声操作体位和
探头支架运用图

在进行髋关节超声图像评估前，超声图像中的回声结构必须确定是相应的解剖结构。解剖结构的确定应先于检查标准平面的标志，两者顺序不能倒过来。为便于观察和测量，对所有髋关节超声的标准图像进行适当调整，使之看起来像右侧髋关节前后位的 X 线图像（图 10-9-3）。对于图像的观察，首先应按一定的顺序来确定，即髂板、股骨头、滑膜返折、关节囊、髋臼盂唇、髋臼软骨及髋臼骨顶；如这几点都能清楚地显示，则按顺序来确定观察 3 个重要标志（标准图像）：①髂骨下缘，这是髋臼的中心；②平直髂骨侧缘；③髋臼盂唇。如其中 1 个出现错误或不清楚，这个超声图像就没有参考价值，不能用于测量。

（二）图像形态分型

髋关节超声诊断的分型与病理变化有关，与股骨头脱位的高度无关。根据髋臼骨及软骨的形态和结构，Graf 将髋关节分为Ⅰ、Ⅱ、Ⅲ、Ⅳ型（图 10-9-3）。

1. **Ⅰ型（图 10-9-3a）**　发育成熟的髋关节，骨性髋臼发育良好。适合于 3 个月以后的婴儿。骨缘呈角形或轻度圆钝，髋臼软骨顶部将股骨头牢固地限制在髋臼中。

2. **Ⅱ型（图 10-9-3b）**　股骨头仍在髋关节内，骨性髋臼发育较差，骨缘圆钝，髋臼软骨顶相应增大，仍完整地包裹着股骨头，将股骨头牢固地限制在髋臼中；Ⅲ型（图 10-9-3c）：股骨头脱出髋臼，骨性髋臼发育差，骨缘平坦，脱位的股骨头顶着髋臼软骨顶头部，使其向肢体上方移位。由于髋臼骨质发育差，股骨头发生脱位。脱位后股骨头向上方推挤着髋臼软骨顶头部的大部，仅少部分髋臼软骨顶尾部被挤向原始的髋臼。

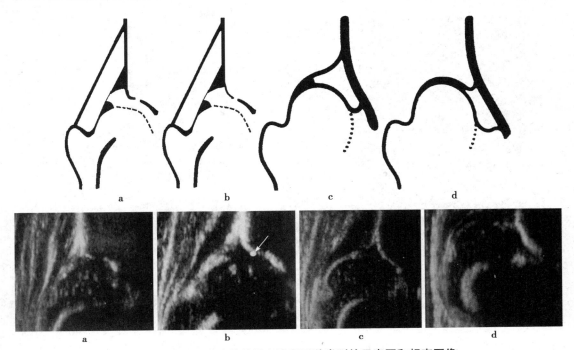

图 10-9-3　Graf 髋关节超声诊断四种类型的示意图和超声图像

a. Graf Ⅰ型髋关节；b. Graf Ⅱ型髋关节；c. Graf Ⅲ型髋关节；d. Graf Ⅳ型髋关节

3. Ⅲ型　根据髋臼软骨回声的变化，Ⅲ型又分为Ⅲa和Ⅲb型。Ⅲa型：股骨头推顶着髋臼软骨的头部，但这种剪力没有引起髋臼顶部透明软骨组织学的改变，因此这部分透明软骨依然表现为弱回声区，看起来就像一个声洞；Ⅲb型：变形的髋臼软骨顶由于受到脱位股骨头的压力及剪力的作用，透明软骨发生了病理变化，这种变化能够产生回声，脱位髋关节的髋臼顶部的透明软骨的这个回声现象，被认为是透明软骨的"变性"。

4. Ⅳ型（图 10-9-3d）　也是脱位的髋关节，髋臼软骨顶被脱位的股骨头向下挤压朝向原始的髋臼；Ⅲ型和Ⅳ型髋关节的区别是形态上的区别，无法测量。"髋关节半脱位"是临床术语，不能替代超声波检查中的Ⅲ型髋关节。

（三）依据 α 角及 β 角对髋关节进行分型

Graf 将 α 角作为衡量骨性髋臼的发育状况的参数，将 β 角则作为衡量髋臼软骨顶发育状况的参数。在测量前必须确定主要的 3 条线：①基线（AE）：自近端的软骨膜（proximal perichondrium）移行为髂骨骨膜（periosteum）的点（A）做髂骨侧面的切线；②骨顶线（BC）：自髋臼内侧缘（inferior rim）做髋臼骨顶的切线；③软骨顶线（DF）：为骨缘至髋臼盂唇中央的连线。α 角是由骨顶盖线（BC）和基线（AE）相交而成的夹角；β 角由软骨顶盖线（FD）和基线（AE）相交而成的夹角（图 10-9-4）。

根据 α 角及 β 角的变化，Graf 将整个髋臼的骨与软骨部分所对应的髋关节类型进行了细致的分型。首先根据 α 角的变化，将 α 角分为三大部分：α ≥ 60°（Ⅰ型）；60°>α ≥ 43°（Ⅱ型）；α<43°（脱位髋关节）。生后 12 周，正常的髋关节的 α 角必须至少 60°。Ⅱ型髋关节根据 α 角又可以分成Ⅱa型、Ⅱb型及Ⅱc型。Ⅱa型：59° ≥ α>50°，属生理性的不成熟的髋关节；Ⅱa型根据年龄又分为Ⅱa（+）型和Ⅱa（−）型。Ⅱa（+）型：在生后的 3 个月内，髋关节发育

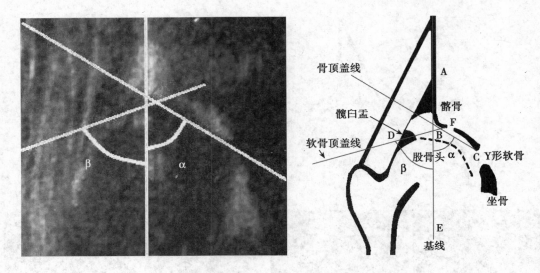

图 10-9-4 α、β 角度的实测图及示意图

基线（AE）：自近端的软骨膜移行为髂骨骨膜的点（A）做髂骨侧面的切线；骨顶线（BC）：自髋臼内侧缘做髋臼骨顶的切线；软骨顶线（DF）：为骨缘至髋臼盂唇中央的连线。α 角是由骨顶盖线（BC）和基线（AE）相交而成的夹角；β 角由软骨顶盖线（FD）和基线（AE）相交而成的夹角

是呈指数形式（exponential fashion），在新生儿期那些 3 个月后可能发展为 I 型髋关节的 α 角是 50°。髋关节的骨化在出生到生后 3 个月将是一个线性（linear fashion）的过程，而且每周达到一定的度数。达到或超过这个最小成熟度（minimum degree of maturation）的髋关节，则称为 Ⅱa（+）型；比如，6 周大的婴儿，其髋关节 α 角大于 55° 则是 Ⅱa（+）型髋关节；Ⅱa（−）型：髋关节 α 角没有达到这个最小的成熟度，这种髋关节应该接受治疗；例如，在新生儿时 α 角不小于 50°，到 6 周大时，婴儿髋关节 α 角大于 55°，就有可能在生后第 12 周转变为 I 型，则是 Ⅱa（+）型髋关节；如果在新生儿时 α 角不小于 50°，到 6 周大时，婴儿髋关节 α 角仍不到 55°，比如 50°，它就达不到成熟度，这个髋关节就是 Ⅱa（−）型；Ⅱb 型：$60° > α \geqslant 50°$，但婴儿年龄大于 3 个月，这个髋关节是发育不良的髋关节；Ⅱc 型：$49° > α \geqslant 43°$，这时髋臼明显的发育异常，接近于脱位，然而 Ⅱc 型髋关节股骨头仍位于髋臼内，这一型可见于任何年龄段。

在 Ⅱc 型髋关节中，骨盖很少，可以发生脱位。髋臼软骨顶变形（β 角增大），此时如 α 角保持 Ⅱc 型的范围内，β 角大于 77°，那么这个可被认为是脱位的髋关节，也就是 D 型。通常 α 角确定髋关节的分型，仅 Ⅱc 型例外；在 Ⅱc 型中，是根据 β 角的大小来区分 Ⅱc 型（β ≤ 77°）和 D 型（β>77°）。Graf 认为 D 型是髋关节脱位的第一阶段，不应该称其为 Ⅱd 型，因为所有的 Ⅱ 型髋关节都没有发生脱位。因此，Ⅱc 型：$49° > α \geqslant 43°$，β ≤ 77°；D 型：$49° > τ \geqslant 43°$，β>77°。

（沈品泉　赵黎）

第 10 节 髋臼发育不良的手术适应证与手术时机的判断

残余髋臼发育不良（residual acetabular dysplasia, RAD）是发育性髋关节发育不良

（developmental dysplasia of the hip, DDH）保守或切开复位后最常见的并发症。但 RAD 不等于半脱位，半脱位可同时伴有 RAD。本文所讨论的 RAD 是指达到同心圆复位后的残余髋臼发育不良，而不包括半脱位伴随的 RAD。如果 RAD 在儿童时期未得到及时矫正，在青春期或成人早期可导致骨性关节炎，需及时手术干预。因此，需要儿童骨科医生在早期（4~5 岁前）即能鉴别出有自我矫正发育潜力的患儿，而避免过度的外科干预；同时选择无自我矫正能力的 RAD 患儿进行及时的手术干预。但目前关于 RAD 的手术治疗尚存在争议，争议的核心即如何判断髋臼的发育潜力及手术干预的时机。本文针对上述争议就目前国际上 RAD 的研究进展加以论述，并结合作者的治疗经验提出一些有意义的预后因素，供临床参考。

一、儿童髋臼指数的正常发育

在讨论 RAD 的预后因素之前，有必要先探讨正常髋臼的发育规律，以便更准确地对 RAD 发育潜力进行判断。我们采用 MR 测量 241 例正常儿童髋关节（482 髋）骨性及软骨性髋臼指数的发育，结果表明出生后至 4 岁是髋臼顶的快速骨化期，骨性髋臼指数由 1 岁时的 $26.75° \pm 2.57°$ 迅速下降至 4 岁时的 $18.22° \pm 2.26°$；4~8 岁时髋臼指数维持在 18° 左右，这一时期的髋臼顶发育表现在尺寸的改变，而并非角度（髋臼指数）；在青春期前，即 8~10 岁，骨性髋臼指数又有少量下降，为 2°~3°，这与髋臼外上缘次级骨化中心的出现有关。由此可见，生后 0~4 岁是髋臼顶部骨化的关键时期，也是从年龄方面判断 RAD 能否自我矫正的关键时期（图 10-10-1）。

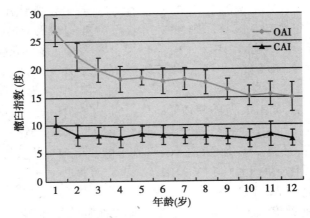

图 10-10-1　正常儿童骨性髋臼指数（OAI）及软骨性髋臼指数（CAI）的发育

正常软骨性髋臼指数的发育与骨性髋臼指数截然不同，在出生后 2 年内，软骨性髋臼指数从 $10.17° \pm 1.60°$ 下降至 $8.25° \pm 1.90°$，约有 2° 的发育。2 岁之后则不随年龄而变化，维持在 $8.04° \pm 1.65°$，直到青春期（见图 10-10-1）。这一结果表明，生后软骨性髋臼指数已基本发育良好，接近骨成熟期骨性髋臼的程度，并在儿童期维持恒定。这给临床判断髋臼软骨发育不良提供了正常的诊断标准，同时也为手术矫正髋臼指数的程度提供了参考。

二、评价 RAD 发育潜力的预后因素

1. 闭合（切开）复位时的年龄　复位时的年龄是 RAD 能否自行矫正的重要预后因素

之一。复位时年龄越小，RAD 自我矫正能力越强，如患儿 3 个月前达到头臼同心圆复位，可以恢复髋关节的正常发育而不导致 RAD。Albinana 等通过回归分析研究发现，如果在 18 个月时复位，在成年时 Severin Ⅲ / Ⅳ型关节的发生率约 35%，而在 2 岁时复位，Severin Ⅲ / Ⅳ型关节的发生率增至 45%。一般 12 个月前复位可以获得良好的效果。通过上述对正常髋臼发育规律的观察，4 岁前是髋臼顶快速骨化的关键时期，这提示复位时间越早，越能充分利用髋臼快速发育的潜力而使 RAD 自行矫正。应明确的是复位时年龄并不是判定 RAD 预后的唯一因素。

2. **复位时髋臼指数及复位后髋臼指数的变化**　复位时髋臼指数反映 RAD 的程度，髋臼指数越大则需要有更大的发育潜力才能自行矫正 RAD。而复位后髋臼指数的下降则反映 RAD 自行矫正的潜力。一般情况下，复位后 1 年髋臼指数下降最为明显，以后下降程度逐渐减小。结合复位时髋臼指数及复位后髋臼指数随时间变化的情况，也可判定 RAD 是否可能自行矫正。我们的研究显示，如果复位前髋臼指数 >39°，而复位后 3 年内仍在 30°以上，则预示 RAD 难以自行矫正，是手术干预的指征（图 10-10-2）。同样，Albinana 等认为，如果儿童期髋臼指数持续在 35°以上，则成年时 Severin Ⅲ / Ⅳ型髋关节的比例高达 80%。因此，结合复位时髋臼指数及复位后髋臼指数的动态变化，也可大致判断 RAD 的矫正潜力。

3. **中心 - 股骨头距离差及髋臼硬化缘的形态**　获得并维持同心圆复位及头臼匹配是髋臼能正常发育的必要条件，但在实践中并非所有的关节都能达到同心圆复位，复位后股骨头轻度外移较常见，这将增加患侧关节的力臂，导致关节所承受的负荷增加，结果阻碍髋臼顶的正常发育。因此，Chen 等用复位后 1 年时的身体中心 - 股骨头距离差（center-head distance discrepancy，CHDD）来预测 RAD 的发育潜力，计算方法如图 10-10-3 所示。结果表明，如果复位后 1 年 CHDD ≤ 6%，则 96% 可获得满意的结果；相反，如果 CHDD>6%，78% 的髋关节预后不良。尽管 CHDD 对 RAD 的发育潜力有一定的预测作用，但只局限应用于单侧髋脱位的患儿，而不能应用于双侧髋脱位，除此之外，CHDD 预测髋臼发育潜力的特异性并不高。

2000 年，Kim 等结合 CHDD 及髋臼顶部硬化缘的方向来评价髋臼的塑形能力。结果证明，如果患儿在 4~5 岁时 CHDD<6%，同时髋臼硬化缘呈水平方向，则髋臼可获得良好的塑形；如果 CHDD ≥ 6%，且髋臼硬化缘向上倾斜，则不能获得理想的塑形，需要手术干预；但对 CHDD<6%，髋臼硬化缘向上倾斜，或 CHDD ≥ 6%，而髋臼硬化缘呈水平的患儿不能做出准确的预测，需要进一步随访观察。

4. **髋臼软骨顶的厚度**　我们通过对正常儿童骨性及软骨性髋臼指数发育的观察，发现出生后软骨性髋臼指数已经发育良好，接近成人期的髋臼指数。因此，骨性髋臼指数的发育也即是在已形成的软骨性髋臼顶内不断骨化的过程，只有正常或接近正常的软骨性髋臼缘才能实现骨性髋臼缘的正常骨化。真正髋臼顶的边缘是软骨性髋臼缘，而并非骨性缘，髋臼顶的软骨性边缘是维持股骨头稳定及评价髋臼发育潜力的基础。在儿童时期，尤其是在 RAD 患儿，臼顶的软骨部分增厚，骨性髋臼缘（或 X 线所显示的髋臼上缘）是潜在的而并非真正的髋臼边缘，因此，并不能反映髋臼顶全部的真实结构，这也是上述以 X 线为基础的各预测指标不能完全准确预测髋臼发育潜力的关键所在。

当前，髋臼顶软骨部分的厚度或软骨性髋臼指数在评价 RAD 发育潜力方面逐渐受到重视，并已开始应用于判断 RAD 的预后。2010 年，Douira-Khomsi 等利用 MR 来评价髋臼

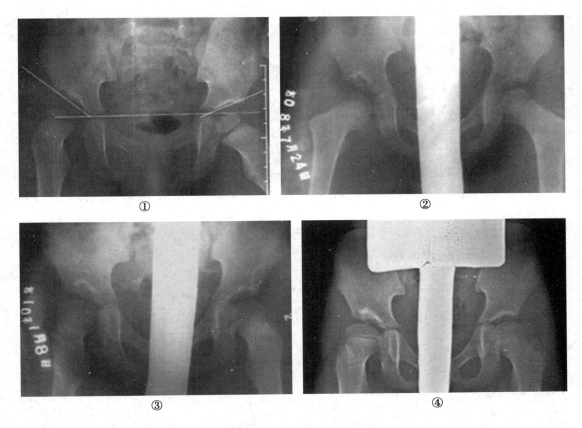

图 10-10-2 髋臼发育不良患儿，男，2 岁
注：①右髋半脱位，髋臼发育不良，髋臼指数 42°；②闭合复位治疗后 1 年，获得同心圆复位，右髋臼指数 32°；③闭合复位后 3 年，右髋臼指数 30°，较前一年无明显改善；④复位后 5 年，右髋臼指数仍为 28°，残余髋臼发育不良未自愈

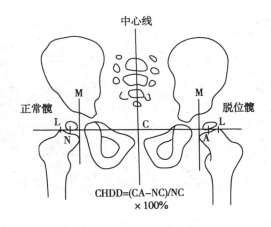

图 10-10-3 CHDD 测量及计算方法
注：N、A 为股骨头中心；CA、NC 分别为股骨头中心到骨盆中心线的垂直距离

软骨顶的形态,并以此来衡量髋臼的发育潜力。他们对 27 例(31 髋,平均年龄 5 岁)X 线诊断为 RAD,拟行骨盆截骨术治疗的患儿行 MR 检查,结果显示其中 27 髋的软骨性髋臼缘对股骨头覆盖充足,他们选择了保守观察;对其余 4 髋表现为短髋臼或软骨发育不良的髋关节进行了手术矫正。经平均 2.1 年随访,这 27 髋的骨性髋臼指数均获得了完全自我矫正,避免了不必要的手术干预。

因此,对残余髋臼发育不良这一词应重新思考,若以 X 线为基础诊断的 RAD,应进一步评价软骨性髋臼成分。如果软骨性髋臼缘覆盖充足,而仅骨性髋臼缘发育不良,则称之为骨化延迟,而并非真正的髋臼发育不良,这类所谓的 RAD 是可以自愈的(图 10-10-4);相反,如果骨性及软骨性髋臼缘均发育不良,则失去了进一步骨化的潜力,是手术干预的指征(图 10-10-5)。由此可见,髋臼软骨部分的形态对判断 RAD 的发育潜力及治疗方式的选择至关重要。

5. 手术时机的选择　对于判定无自愈潜力的 RAD,应适时进行手术干预,手术时机的选择有赖于髋臼的发育潜力。早期报道认为出生后 18 个月时髋臼的发育即完成,但也有学者认为髋臼发育可持续到 8 岁。目前,国际上较为一致的认识是如果 RAD 至 5 岁时仍不能自行矫正,应行手术干预。我们通过对正常儿童髋臼发育规律的观察也支持这一观点,因为 4 岁前是骨性髋臼缘快速骨化的关键时期,4 岁以后骨性髋臼指数基本保持恒定。但

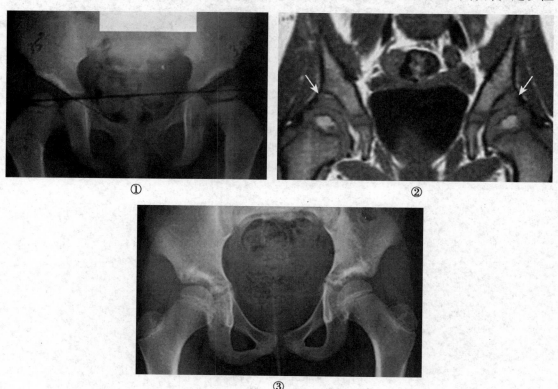

① ② ③

图 10-10-4　患儿,女,1 岁时行双髋脱位闭合复位治疗

① 2.5 岁时,双髋获得同心圆复位,但残余双髋臼发育不良;② 2.5 岁时 MR 检查提示双髋骨性髋臼指数严重发育不良,但双侧软骨性髋臼缘发育良好,覆盖充足,软骨部分明显增厚(箭头所示),诊断为骨化延迟,故继续保守观察;③ 5 岁时,双髋臼发育不良完全自我矫正

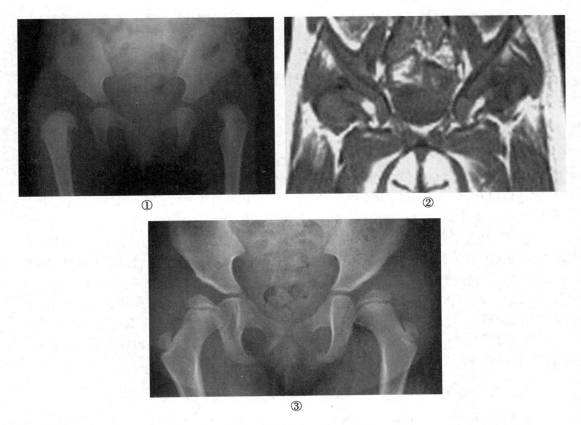

①   ②

③

图 10-10-5 患儿，女，1.5 岁

①双髋脱位、双髋臼发育不良，行闭合复位治疗；②髋关节 MR 提示双髋臼骨性及软骨性髋臼指数均严重发育不良，软骨部分极薄；③5 岁时，双髋关节同心圆复位，但双髋臼指数没有任何改善，进一步做了手术矫正

以上结论是以 X 线为评价基础的，而我们更倾向于评价髋臼软骨部分的形态，如果判定髋臼的软骨部分也明显发育不良，则手术时机应提前，尽早恢复股骨头的包容及头臼匹配，避免应力过度集中造成对髋臼及股骨头软骨的继发性损害。

总之，目前对 RAD 发育潜力的准确判断仍是一个未完全解决的课题。综合评价年龄以及以 X 线为基础的参数，如复位时髋臼指数、复位后髋臼指数的动态变化及 CHDD 等，仍是当前判定 RAD 髋臼发育潜力的重要参考指标，但对髋臼软骨成分的评价将是今后的重要发展方向。因此，对 DDH 闭合或切开复位后的 RAD，应通过 MR 准确评估软骨性髋臼缘的形态，鉴别真正的软骨性发育不良，还是暂时的骨化延迟，以期能够对无发育潜力的 RAD 进行早期手术矫正，并避免对有自我矫正潜力的 RAD 进行过度的外科治疗。

（张立军　李连永）

第 11 节　青少年特发性脊柱侧弯
的转归与筛查

脊柱侧弯是指脊柱前后位 X 线照片上有超过 10° 的侧方弯曲。由于脊柱向侧方弯曲,其弧度范围内的椎体会发生旋转,可导致三维变形。复杂的畸形在 3 个方面有异常:椎体在矢状面上有伸展,使侧弯段有脊柱前突;额状面椎体向一侧倾斜;轴面上有旋转。从而使脊柱扭曲,其最主要的变形在弧度的顶端。畸形逐渐加重,椎体和胸廓都会发生结构性改变。胸腔及腹内的器官和椎管的脊髓彼此的解剖关系逐渐失常,而器官功能受损的并不多见。

一、分类

依弧度部位、形态及原因的不同有不少专用名词,如结构性和非结构性(前者为某段脊柱有固定性弯曲);原发弧和继发弧;先天性、特发性和神经肌肉性;颈胸段、胸段、胸腰段、腰段、腰骶段和双主弧,前突侧弯和后突侧弯等等。通常脊柱侧弯畸形可分别在胚胎期、婴儿期、儿童期或青少年时期出现,而其残留畸形可持续终生。

特发性脊柱侧弯是所有脊柱侧弯中最多见的,原因不明,80%患儿为结构性侧弯。诊断要在全面体检和 X 线照片分析,除外神经肌肉原因和其他综合征(如神经纤维瘤病)以后始能确定。特发性脊柱侧弯可发生在生长期的任何阶段,但多在 3 个生长高峰出现:生后 1 岁;5~6 岁;11 岁到骨龄成熟。因此,特发性脊柱侧弯常按发病年龄而划分。婴儿型特发性脊柱侧弯,多指在 3 岁以前发病的;少年型特发性脊柱侧弯多在 3~10 岁出现。而青年型特发性脊柱侧弯指 10 岁到骨骼成熟期间发现的。3 种类型中,青年型最为常见。成年后出现的脊柱侧弯称为成年型侧弯。下面主要讲述青年型特发性脊柱侧弯。

二、流行病学

一般有两种研究流行病学的方法探讨特发性脊柱侧弯的发病情况。第一种根据肺结核普查的 X 线照片回顾性研究。此法受限之处有:很少包括腰椎;多数 X 线片不适合观察脊柱;胶片太小。第 2 种方法是学校中对学生的体检,这方面的报告多且较准确。流行病学调查结果显示,侧弯超过 10° 的有 1.5%~3%,弧度超过 20° 的有 0.3%~0.5%,弧度大于30° 的占 0.2%~0.3%。

特发性脊柱侧弯与性别有明确关系,特别是与弧度的进展有关。弧度在 0~10° 时,女男之比为 1∶1。而弧度在 11°~20° 时为 1.4∶1。超过 21° 的尚不需特殊治疗的侧弯女男之比为 5.4∶1。需要手术矫形的弧度,女男之比则为 7.2∶1。女孩的脊柱侧弯容易进展。

三、自然转归

了解本病的转归和自然发展情况对选择治疗时机至关重要。一旦进行治疗应明确疗法是否有效,但国内外对此研究甚少。在门诊遇到中等度的侧弯多采用支具控制弧度的发展。文献中很难找到有关弧度加重的标准。弧度增加 5°~10° 可说明弧度有了进展。但这类报告中多注意的是长的弧度,包括不同原因的侧弯。

1. **骨成熟前的自然转归** 多数轻度特发性脊柱侧弯患儿在日常生活中常不会因弧度而发生问题。有文献报告 20° 以内的弧度及至骨成熟多无明显进展。但有的患儿随年龄增长而影响健康,因此应注意与弧度发展的有关因素。预测弧度是否加重的因素有:患儿的性别、生长潜力、弧度的大小和弧度的类型。骨成熟前,有些因素对预测弧度是否变化没有帮助,如有无脊柱侧弯的家族史、患儿的体高与体重之比、腰骶移行部异常、胸椎后突、腰椎前突和脊柱是否平衡等。女性患儿占大多数,其弧度会加重,最终需要治疗。原因虽不完全了解,但内分泌影响不容忽视。

有生长余地的患儿弧度容易加重,对其生长潜力有 3 个方法预测:Risser 征指骨骼特征;对女孩,其月经状况为生理特征;生长高峰速度 (peak height velocity),此指标日益受到重视,用此可测定骨骼的生长潜力。

Risser 征是根据 X 线片上对髂骨骨突骨化表现的观察,将髂骨骨突分为四等份,从 0(尚未骨化)到 4(全部骨突均已出现骨化)。骨化的骨突与髂骨翼完全融合,即为 Risser 5,代表患儿骨骼已成熟。患儿处于 Risser 0 或 1 或 2 说明脊柱的生长潜力大,其弧度加重的机会也很大。

月经状况对女性患儿是一项临床恒定的方法。初潮前的女孩处于生长活跃阶段,初潮后患儿的生长进入减速阶段,说明其侧弯弧度的进展渐缓。Tanner 生长指标也是根据乳房和外生殖器发育程度作为临床另一衡量生长潜力的方法,间接预测弧度是否会发展。

生长高峰速度 (PHV) 是青年骨骼生长高峰的一种测量方法,生长高峰速度的数值是在一个时期内测患儿身高变化。文献中介绍女孩每年增长约 8cm,男孩每年 9.5cm。生长高峰速度在北美女孩平均年龄为 11.5 岁。此后,Risser 1 和初潮以前髋臼 Y 形软骨闭合,这又是 X 线片上骨成熟另一指标。生长高峰速度用于临床,要连续测量患儿的身高。一般每 6 个月测量 1 次,间隔短的常出现误差。获得生长高峰速度虽需较长时间,但能及早发现生长已减缓,弧度加重的可能已减少。

弧度的大小可以协助预测其是否恶化。将上述因素联合使用很有帮助。未成熟的小儿(初潮前,Risser0)弧度超过 20°,其脊柱畸形发展的危险很大。若弧度超过 20° ~30°,加重的机会更高,第 1 次门诊就需要配支具开始治疗。弧度类型也影响转归,双弧和胸椎侧弯最易加重,而胸腰段的弧度,腰椎侧弯的较少。

2. 骨成熟后的自然转归 通常成人的脊柱侧弯较青年的恶化慢,这在很大程度上取决于弧度大小。不论弧度类型,弧度小于 30°,对骨已成熟的患儿则不再加重,相反,弧度超过 50° 的胸椎侧弯,每年会加重 10° 腰椎侧弯即使弧度小于 50°,与下一椎体有移行变化的在成年后也有加重倾向。

对已成年无治疗的脊柱侧弯病例的观察,瑞典的几个报告显示总死亡率高于其他国家。但该研究内容包括了非特发性脊柱侧弯和有婴儿畸形的患儿。婴儿型和少年型特发性脊柱侧弯的死亡率高于其他,呼吸衰竭和心血管疾病是其原因。成人脊柱侧弯如超过 11°,与老年肺活动降低的影响相似,易并发呼吸衰竭。手术矫正后的脊柱侧弯患儿很少发生呼吸衰竭,提示手术有防止此并发症的作用。

总之,超过 50°~60° 的胸椎侧弯弧度会有进行性加重,并可能降低患儿的肺功能。腰椎弧度,特别是大于 50° 的,成年后还会有所加重,并可导致骨性关节炎。因此,即使不考虑美容外观因素,对小儿侧弯畸形也应给以积极的治疗。

四、筛查

1. 学校筛查项目 脊柱侧弯研究学会推荐对 10~14 岁的儿童进行筛查。临床方面认为:①筛查对弧度的测定准确、可信;②早期检测常可改善健康状况;③支具治疗可扭转其自然转归。这就意味着:①筛查出的小的弧度会发展加重;②脊柱侧弯可引起健康问题;

③尽早查到侧弯的好处超过筛查和治疗本身的副作用。有报告称早期筛查出的轻型病例经支具治疗而使需手术治疗的病例减少。

对学校筛查工作也有相反的意见,认为:①并不能降低脊柱侧弯的发病率及所需治疗;②从价格效益比看不合算;③造成对矫形外科医生和放射科医生不必要的转诊。1983年英国矫形外科学会即持此观点,近来美国预防机构也不赞成对毫无症状的青年进行常规筛查。临床需进一步研讨学校普查是否有效。

2. 筛查方法 一些临床体征可用来作为筛查方法,如双肩是否对称、肩胛骨隆起不等、臀部突出、一侧上肢与躯干之间的缝隙过大、头部与骨盆不在一直线上以及 Adams 前弯试验。

Adams 前弯试验系让患儿向前弯腰直到后背与地面平行,医生从后方观察有无一侧后背较高。此临床检查属脊柱侧弯的一种无创性的检查方法。结构性脊柱侧弯的一个固有表现为弧度可致有关椎体沿轴向旋转,棘突总是朝向弧度的凹侧。胸椎旋转畸形会导致胸廓肋骨的旋转,弧度凸侧隆起,凹侧低下,上述变形在前弯时更加明显。

对广大人群进行筛查时,前弯试验是一标准方法。但在检查时发现的轻微畸形不宜向专科医生转诊,为了量化此畸形,Bannel 在 1984 年介绍了一种侧弯尺。该尺的设计是基于测量倾斜度,有如木工的水平仪,用此尺可量化旋转造成的畸形,测量时作 Adams 前弯试验,患儿背部前弯至水平位,检查者从后方的水平位观测后背畸形最重的部位,从胸到胸腰再测腰部。若后背上下均有旋转畸形,则将侧弯尺置于弧度的顶部,并与躯干长轴垂直,此时可从尺的刻度直接读出倾斜程度。最初躯干旋转 5° 就作为转诊条件,如此可减少漏掉 20° 侧弯的患儿。后来,仍感转诊过多,又修改为旋转超过 7° 的为转诊标准,这样做可减少漏掉超过 30° 的侧弯。因 30° 的侧弯即应开始采用支具治疗,按上述标准转诊,约等于筛查人数的 3%。经专科医师检查后约有 95% 的受检人员需支具治疗,如此既可避免过多的转诊又可使价格效益比合理。

(潘少川)

第 12 节 青少年特发性脊柱侧弯的病因及诊治进展

虽经多方研究,特发性脊柱侧弯的真正原因尚不明了。尽管生长与侧弯有明显关联,但并不是致病因素。在过去十年中,多数的研究集中在中枢神经功能障碍,结缔组织异常和基因问题。这些研究补充了过去所提出的生化因素、营养缺乏、结构缺陷或内分泌异常等学说。

一、病因学研究

1. 神经功能障碍 近年来很多文献都支持特发性脊柱侧弯的神经功能异常的病因学因素。前庭功能、眼的功能和本体感系统功能障碍可导致平衡失常,这种异常波及脊髓近端的后柱、脑干和大脑皮层。患儿对震颤刺激的反应明显下降,并在侧弯左右两侧与对照组相比很不对称。本体征表明脊髓后柱的传导功能受损在发病原因上起作用。但有的学者认为上述意见尚不确定。失去平衡会影响足部体位、步态,特别是出现高弓足,此外,感觉通路异常及运动功能异常均有报道。有学者指出脊柱侧弯的患儿脑的全部结构失去对称性。

特发性脊柱侧弯发病的另一神经因素为褪黑激素 (melatonin) 调节脊柱生长失常。该神经激素由松果体分泌,用以调节每天生物活动节律。切除鸡的松果体显示褪黑激素缺乏从而产生脊柱侧弯的动物模型。这可能是干扰了本体感系统对称性的正常生长,从而影响了椎旁肌肉和脊柱。有报告称脊柱侧弯患儿的褪黑激素水平与对照组对比明显降低,但另外一些作者反驳这个看法。

2. 结缔组织异常　另一研究的目标集中在脊柱、椎旁肌肉的结缔组织和血小板的异常。特发性脊柱侧弯和正常人的胶原也有区别。但这些发现不具有普遍性。可能是继发于脊柱畸形造成的力学影响而不是胶原自身变化。本学说已经由基因标记物证明为 I 和 II 型胶原差别。

其他结缔组织的成分也可能有异常之处。脊柱侧弯患儿的黄韧带组织,其弹性纤维有排列失常,纤维的致密度明显降低,全部黄韧带的纤维分布很不均匀。此发现提示弹力纤维系统可能是某些特发性脊柱侧弯的致病因素。有些特发性青年脊柱侧弯患儿的骨密度低下,这一所见尚不能确定是致病原因还是继发于脊柱畸形不对称的机械力学因素所致。脊柱侧弯患儿的椎旁肌肉的肌纤维形态学、组织化学和肌电图均能显示肌梭异常。这些变化在某些弧度大的患儿非常突出,使人相信这可能是肌肉的继发适应性改变而不是病因。

也有报道脊柱侧弯患儿的肌板结构和功能异常。调钙蛋白 (calmodulin) 是肌板和横纹肌内与钙相结合的蛋白质,其功能是调节可收缩性蛋白系统 (actin 和 myosin),假如有全身性收缩异常疾患,肌板和横纹肌均可受累。肌板中的调钙蛋白测定可说明肌肉的异常,青年型脊柱侧弯其弧度进行性加重的,其肌板内的调钙蛋白水平较正常人或弧度不加重的病例明显增高,此发现虽不能认定为脊柱侧弯的病因,但可用作预测弧度是否加重的方法。

3. 基因问题　因脊柱侧弯可见于同一家族中多名成员,30 年前即有作者就基因问题作广泛研究。家族性发病在近亲中可达 6.9% ~11.1%,提示显性遗传或多因素遗传也可能是青年特发性脊柱侧弯的病因。有的病例与大龄初产妇有关。近年研究结果再度倾向青年型脊柱侧弯有基因问题,且对双胞孪生的脊柱侧弯患儿作回顾性分析后又重新确认。单卵孪生发生率高于双卵孪生儿,同时单卵孪生的患儿均发生脊柱侧弯,且都有进行性加重趋势。

目前正在研究引发脊柱侧弯及加重的特殊基因。这种前沿性研究用正染色体显性遗传脊柱侧弯家族的基因重组和 DNA 回溯其家系,预测下一代的基因图,有可能研究出异常基因的特异性标记物,从而透视特发性脊柱侧弯的病因。

二、病理生理学改变

结构变化的范围与脊柱侧弯的程度有关,变化最大的部位是弧度的顶端,而弧度两端变化渐轻。结构性侧弯椎体的旋转总是朝向侧弯的凸侧,而棘突转向侧弯的凹侧。

压力和牵张力作用在生长中的脊柱会使椎体变形,楔形变厚的一面位于凸侧,变窄的一侧在凹侧。凹侧的椎体因承受压力大而变得更加致密,相反弧度凸侧厚且较稀疏。除冠状面和轴向的改变以外,侧弯的额状面呈前突。这种三维变化最好的形容词是脊柱扭曲,其主要改变位于弧度的顶端。

侧弯的脊柱同时伴有椎管和后方附件的变形。严重的侧弯畸形,其凸侧的椎板增宽,韧带拉长,而弧度凹侧的椎板变窄,椎板间紧密靠拢。弧度凹侧的椎弓根短而粗。椎管因椎弓根和关节突的形状异常也随之而变形。因长期受压,弧度凹侧的椎间盘变窄,且有退行性改变,邻近的椎体呈现硬化,边缘有唇样变。

受脊柱侧弯影响,胸椎产生旋转,弧度凸侧的肋骨更多的朝向后方,产生剃刀背。在弧度凹侧,肋骨旋向前方,从后方看相对塌陷,而从前方看呈隆起。胸骨不对称,从中线移向凸侧,乳房也可因胸廓变形而有轻度不对称,这种不对称使患儿特别关注。

脊柱畸形也使胸廓不对称。弧度突侧的肺活量降低,凹侧有所增加,严重畸形的患儿凸侧后方肋骨明显成角使肺功能受损。重症患儿椎管变形,脊髓在凹侧受牵拉。但因此出现神经症状者并不常见。脊髓受压并发神经功能异常者均发生在极度畸形并伴有明显胸椎后突的患儿中。

三、评估

1. **主诉** 青年患脊柱侧弯常不去看医生。除背部不适以外,还有一侧肩高,一侧肩胛骨或乳房隆起,髂骨翼升高或突出以及腰部皱纹不对称。但这些畸形大多不是患儿自己发现的。

特发性脊柱侧弯患儿有背部疼痛的不如过去想象的多。青年型特发性脊柱侧弯有近 1/3 的患儿在某段时间诉背部不适或疼痛 (25% 的患儿有过背部疼痛,9% 的患儿在观察期间有腰背不适)。腰背部疼痛与年龄 (超过 15 岁)、骨龄 (成熟)、大于或等于 Risser、已有月经和外伤等有明显关系。背痛好像还与患儿性别、脊柱侧弯的家族史、双下肢不等长、弧度的大小类型和脊柱力线有关。主诉腰背疼的患儿中,仅有 10% 能指出不适的时间,背痛常见的原因有脊柱滑脱、脊柱前移或青年性驼背。较少见的原因有脊髓空洞症、椎间盘疝、脊髓栓系和肿瘤。胸段左侧弯或神经检查有异常的应考虑为脊髓病理所致。

青年型特发性脊柱侧弯主诉有背痛时宜仔细询问病史,全面的体检和摄脊柱的 X 线平片。若初步检查结果正常,可诊断为特发性脊柱侧弯并给予恰当治疗。对背痛可先用非手术治疗,如果症状持续存在,日常活动明显受限,而神经系统检查正常,锝扫描可能有用。对神经系统检查异常的患儿,脊髓的磁共振造影 (MRI) 有指征。青年的腰背痛不同,成人腰椎侧弯常因后方关节的退行性关节炎或神经根受刺激所致。

青年特发性脊柱侧弯发生呼吸道症状的不多见。研究证实,侧弯弧度超过 100°,肺功能降低 45% 或有明显胸椎前突,导致胸廓前后径狭窄的病例开始有心肺功能受损。多数手术治疗的病例尚未严重到如此程度,神经功能受损也不多见。对出现可疑症状时 (如持续颈部疼痛、经常头痛、共济失调和力弱) 应仔细做神经系统检查。一旦发现神经受损或胸椎凸侧向左,应作影像学检查。正常青年特发性脊柱侧弯其胸椎突右侧,异常的左侧凸常有深部脊髓病变。

2. **体格检查** 患儿的后背、双肩及髂嵴均需显露,应仔细观察皮肤,有无后背中线血管瘤、毛发丛生以及腰骶部的皮肤凹陷。这些所见可反映深部的脊髓异常,如栓系或脊髓纵裂。要从颈部触诊棘突直到骶椎,看是否有缺失和压痛。偶可发现棘突缺失,可能与 X 线片上的脊髓纵裂或隐性脊柱裂符合。

患儿直立,视双侧髂嵴是否处于同一平面,若不在同一平面,可能有双下肢不等长。此时宜在短缩侧足下置测量木块使双侧髂嵴等高,从而测出两侧下肢不等长的具体长度。相反,双下肢不等长可出现脊柱侧弯的外观,此点也不容忽视。背部检查还应包括观察双肩和腰部皮纹是否等高、肩胛骨隆起程度、髂嵴外形和对比双侧上肢与躯干的距离是否相同(双侧上肢应取松弛下垂姿势)。Adams前弯试验是无创检查,可明确显示侧弯的程度、方向以及伴发的椎体旋转,检查者站在患儿的后方,患儿向前弯腰直到后背与地面平行,患儿双膝应伸直,双上肢下垂,手指对齐,手掌合拢。椎体旋转可致后背一侧增高。胸部可见一侧肋骨后凸或腰椎丰满。此双侧不对称可用侧弯尺定量,并加以记录。

从患儿前方观察,常见前胸部乳房和胸廓不对称。这些变形虽与脊柱侧弯有关,但有时也可见于无脊柱畸形的病例。偶尔乳房不对称是患儿或家人最为关心的问题,但应告知家属,脊柱畸形矫正后乳房不对称畸形不会完全消失。

脊柱失衡可用两种方法检测。第一个方法是头部中线是否与骨盆中线一致,脊柱侧弯的患儿其头部中线应与臀中沟处于一条直线上,测量这种平衡是用线垂从枕骨结节或C_7棘突放下,此线不应偏离臀中沟1~2cm以上,否则应仔细检查神经系统以除外并发的神经病变。第二种检查方法是测定躯干和骨盆的关系,不像头和骨盆的正常关系,躯干和骨盆之间可能有明显的不平衡,常出现在单一胸椎弧度的病例。然后,再从患儿侧面观察脊柱矢状面轮廓,一般情况下,特发性脊柱侧弯在矢状面上生理后突减少,严重病例呈胸椎前突,使胸廓的前后径变窄。个别最严重的,弧度的顶椎可有90°的旋转。

3. 神经系统检查 特发性脊柱侧弯的诊断基本上靠除外法,故需全面检查神经系统以排除致病的神经因素。测腹壁反射可决定是否需行MRI检查以除外脊髓空洞症。刺激腹壁肚脐向检查的一侧收缩偏移,如两侧不对称则应注意神经系统异常。也应检查膑腱和跟腱反射是否对称、四肢肌力和关节活动范围、手和足部体位、姿势是否正常以及有无感觉障碍(如有无过度骨痂形成和甲床不规则)。某一异常体征可引出神经系统病理,如脊髓空洞症或脊髓栓系。

4. 患儿的成熟度 按Tanner系统检查患儿的性成熟程度,包括女孩的乳房、阴毛发育以及男孩的外生殖器和阴毛的发育程度。但Tanner系统只能作为患儿体格发育的成熟度,而临床上更为实际的是询问初潮情况、体重身高增长速度以及测定骨骼是否成熟(例如Risser征及Y形软骨是否闭合)。

四、影像学研究

1. X线平片 对脊柱第一步检查宜用120cm×47cm(36寸×14寸)胶片投照后前和侧位片,借助一张长X线片可获得一切重要的影像学表现。后前位片的表现包括整体弧度类型、侧弯的种类(先天性或特发性)、脊柱和骨盆的整体平衡、骨骼成熟度(Risser征、Y形软骨和股骨头骨骺)和有无下肢不等长(骨盆倾斜)。侧位片可了解脊柱侧序列,是否存在胸椎生理后凸减少、脊柱滑脱(spondylolysis)和脊柱前移(spondylolisthesis)。对婴幼儿用57cm×47cm(17寸×14寸)的片盒已能得到上述信息。但此种短片对青年则显得不够。对女患儿一定要询问上次月经时间,若有怀孕可能,应推迟X线检查。

研究证明,脊柱侧弯患儿多次反复拍X线片可能增加乳房和甲状腺癌的发病率,故近年来重视如何降低 X 线曝光量。尽管后前位拍照的骨骼影像较前后位稍有逊色,但投照后前位替代前后位可减少乳房和甲状腺的照射量。此外,还可采用特殊设计的加铅的丙烯过滤器 (leaded acrylic filters),高速荧光屏—胶片系统,平行校准光束 (beam collimation) 特制的片盒支架和栅格以及乳房和性腺的防护板等。然而有时为了观察骨的细节而不能使用防护板。近年来采用数码 X 线照片更可降低放射线的影响。初次拍照后常需多次拍照以观察其变化,因此也应注意减少 X 线的曝光程度,常规随访仅需用后前位一张 X 线片。对每位患儿来讲不能设定一个固定的随访间隔,这要依据患儿的成熟度,侧弯的弧度大小而定。例如,11 岁女孩,初潮前,Risser 0,患有 25°胸椎弧度应该在 4 个月后再拍 X 线片随访。相反,14 岁女孩,初潮后 2 年,Risser 4,患 30°侧弯,则 1 年内不需再拍片,对大多数患儿讲,拍 X 线片的间隔时间为 4~6 个月。拍片时患儿应直立,双膝伸直,双足靠拢。如考虑有双下肢不等长时患儿宜脱鞋赤脚站立,短缩侧下肢用已知高度的木板垫高,使骨盆摆平。若患儿不能站立,宜采取坐位,注意躯干不能扭动。为满足对弧度上端的观察,片盒上缘应达患儿外耳道水平。拍侧位片时,患儿应向前屈肘 90°,上臂置支架上以使上肢不与脊柱重叠。测定骨龄通常用髂嵴的 Risser 征,有的则采用左手腕前后位片。术前为确定脊柱的柔韧度可摄反向侧弯 X 线片,这对决定融合范围有益。

2. **弧度大小的测量**　Cobb 法是测量弧度大小的标准方法。开始选定弧度上下两端的椎体。弧度凹侧的椎间隙较窄,凸侧椎间隙较宽。用透明的角度测量尺,在上端椎体的水平线向下和与下端椎体的水平线向上各画一垂直线,此两条垂线相交的角度即 Cobb 角。如在主弧下方还有另一相反弧度,主弧下端椎体可作为下方弧度的上端椎体。同样再找出继发弧度的下端椎,各描出其垂线。虽都用 Cobb 角作为标准,但不同医师测量会有些出入。若上下端椎体未预先选定,差别平均为 7.2°;而上下端椎是预先选定,则测量的差别可减到 6.3°。另有报道称 Cobb 法测量的精确程度会有 10°左右的出入。这是因为在不同时间拍照的 X 线片,其弧度确实有些变化,因此该方法的统计学可信度为 95%。问题是采用支具治疗常用 5°~6°的变化来界定治疗的成败。为此在画线时应尽量精确,测量一定要严谨。

3. **椎体旋转的测量**　在额状面平片上最常用的测量椎体旋转的方法有两个,即 Perdriolle 和 Nash-Moe 法。Perdriolle 法是用一透明的旋转测量器放在 X 线片上,顶椎的边缘到旋转的椎弓根即为旋转程度。该法可准确测出小于 30°的旋转。但经器械矫正后,顶椎常与金属植入物重叠而难于准确对比。Nash-Moe 法是根据前后位 X 线平片上椎弓根与椎体中线的关系将旋转分为 4 度:① 0 度为双侧椎弓根对称;② Ⅰ 度为突侧椎弓根从椎体边缘内移;③ Ⅲ 度指突侧椎弓根到达椎体的中线;④ Ⅱ 度介于 Ⅰ 度和 Ⅲ 度之间;⑤ Ⅳ 度为椎弓根内移跨过中线。

4. **侧位 X 片上后凸和前凸的测量**　上下端椎为最向凹侧倾斜的椎体。胸椎范围内,上端椎多在胸 3 或胸 4,下端椎常在胸 2,画与上下端椎终板的各自垂线,两条垂线交角即代表胸椎的后突的程度。正常胸椎后突介于 20°~45°之间。胸腰交界处 (胸 11 至腰 1~2) 不会有后凸或前凸。腰椎前凸多从腰 1~2 开始,逐渐达骶椎上端。在测量腰椎前凸时,胸椎下端椎体则用作腰椎上端椎,而下端椎多在腰 5 或骶 1 水平。近年来不少学者设计测量腰椎前凸的方法,但尚未统一。文献中认为腰椎正常前凸范围为 50°~65°,青少年和成人的胸、腰段的局部生理弧度大小极为相似。

5. **表面成像 (surface imaging)**　在治疗中,为减少接受放射线,发展了观察患儿表面改变的技术。该技术可监测侧弯弧度的进展,为治疗提供必要的信息。表面成像是否实用要靠能否与 Cobb 的测量结果一致。Moire 高低形态法、raster 立体摄影术和完整外形成像系统 (integrated shape imaging system, ISIS) 三种技术均较复杂,还有数码高低形态信息电脑分析。这些方法虽可较好地记录有旋转变形的侧弯和弧度部位,但不能测出弧度的大小,故仍待进一步研究。

6. **CT 检查**　可用来测定椎体旋转,虽然费用较高,但其准确程度超过 Nash-Moe 法,例如,用 Nash-Moe 法定为 0 度的,在 CT 测量上可测出 11°旋转。术后可疑融合骨块有假关节形成,CT 是非常有用的 (特别是三维重建),能清楚显示脊柱的先天异常。另外对打入椎弓根钉的方位可能有些变化,宜预先了解脊柱旋转的程度。用金属植入物后,CT 脊髓造影较 MRI 更为适合。

7. **磁共振影像**　MRI 对脊柱侧弯的椎管内异常可提供清晰影像。最初考虑为特发性脊柱侧弯的,最终 MRI 可查到脊髓空洞、Arnold-Chiari 畸形、脑干畸形、脊髓积水、脊髓肿瘤、脊髓栓系和脊髓纵裂等。但这些畸形较为罕见,而 MRI 费用高,故当作常规检查尚不实际。

对有不典型之处的特发性脊柱侧弯病例的确定,MRI 是有帮助的。首先非典型患儿需要进一步明确诊断,虽"不典型"尚无明确界定。如一女患儿到青年时发现侧弯,无症状,无神经方面欠缺,为一右侧胸段弧度。但患儿有颈部疼痛和头痛 (用力时尤甚) 并伴有共济失调、肌力下降及进行性足部畸形;或侧弯弧度进展快,或患儿有左侧胸段侧弯或腹部反射不对称而需手术的患儿宜行 MRI。弧度超过 70°并不表示有脊髓异常。对典型的特发性脊柱侧弯而神经检查无异常的青年病例,并不适于 MRI 检查。

五、治疗方法

多数青年特发性脊柱侧弯病例因其弧度加重的可能性小而不需特殊治疗。对弧度有加重危险的或弧度已很重的患儿才需治疗。在本病自然发展转归一节中已提到加重危险因素,不管患儿骨骼成熟与否,对判断是否需要治疗都是有用的。

如何选择治疗,应重视生长发育潜能,当时的弧度大小、弧度类型和部位、外观和社会因素等均应予以考虑。治疗方案包括观察、非手术治疗和手术治疗。

(一) 观察

不论患儿的生长发育成熟程度,弧度小于 25°的一般不需治疗,但需根据患儿的成熟度和弧度大小,决定随访的间隔时间。例如,月经初潮前 Risser 0 级的病例,最初弧度测量为 24°的应每 3~4 个月复查 1 次,如弧度有所加重则应配支具;对骨骼已成熟的患儿 (Risser 3 级以上) 因其弧度发展较慢,可延长复查时间 (如 6 个月)。当然计划的观察间隔不一定适合每个患儿,复查时间还需依人而异。

第一次见到患儿,其弧度的大小也有助于决定患儿复查的时间。一般情况下,生长中的小儿,弧度轻 (<2°) 可在半年后复查;弧度为 20°~30°者应每 3~4 个月复查 X 片。假若弧度加重 5°以上需要治疗。弧度无发展的,复查的间隔逐渐延长直至骨成熟。

弧度发展的真正原因目前仍有争议。弧度加重 5°~6°的说明弧度有发展,但精确测量仍会有 7°~10°的变化,作为弧度加重的可信度只有 95%。因以弧度变化决定非手术治疗还是手术矫正,故应重视弧度测量。

弧度加重超过 30° 者并不一定都需要治疗;治疗方案取决于青年患儿骨骼是否已成熟和弧度的大小。医师必须知道每个患儿之所以需要治疗的理由。生长活跃的青年患儿(Risser<2 级),弧度在 30°~45° 之间,在第一次门诊时即应开始支具治疗,对骨骼很不成熟的患儿(Risser 0,女孩初潮以前)弧度大于 25° 的也应及时给以支具治疗。大多数在生长中的青年,弧度超过 45°~50° 的需手术治疗;骨骼虽已成熟,弧度大于 50°~55° 的病例仍有加重的危险,因此也应该手术治疗。但有例外,即已平衡的小于 60°、临床外观尚可接受的患者可以继续观察,一旦加重仍需手术治疗。

(二)非手术治疗

对有可能恶化的病例采用非手术治疗要考虑是否有效,能否控制弧度使之不加重,是否对任何类型的弧度都有益,治疗后外观能否接受。换言之,非手术治疗能否比不治疗的效果更好。多年来已积累了不少非手术治疗经验,其中有些已证明是有效的(如支具),有的尚不能证明其有效性(如电刺激、锻炼及生物反馈)。

1. **支具治疗**　历史上,Ambrose Pare 首先用有如盔甲的金属支具治疗脊柱侧弯,此后有多种类型的支具和石膏背心,如有枢纽的石膏背心(Hibb 和 Risser),1946 年 Milwaukee 支具问世,替代了术后的石膏背心。随后又用来作为非手术治疗方法。可以起被动、主动和撑开作用,防止侧弯弧度发展。支具的矫正作用主要是支具内的矫正垫对脊柱的横向载荷。1960 年热塑料引入支具制造业,成为今日的"胸腰骶支具"。

支具治疗仅用于未成熟儿童在生长期间预防弧度加重。对青年患儿,Risser 0、1 或 2 级,初诊时其弧度在 30°~45° 之间或过去的弧度介于 20°~30°,又加重 5° 以上的;患儿对侧弯的外观可以接受,并同意配戴的,可行支具治疗。当前最常用 TLSO,但限于侧弯的顶椎在胸或胸以下的患儿,多数青年特发性脊柱侧弯符合此要求。

本疗法的禁忌证如下:①多数研究赞同较大弧度(超过 45°)的青年病例用支具不能控制其发展,而应手术治疗,因弧度到此程度即使支具可起控制作用,其躯干偏斜和剃刀背的外观也难于接受。仅有的例外是发育很不成熟的青少年,尚未达到生长高速度而弧度已在 50° 左右,此时用支具可以延缓弧度加重。支具治疗对这类病例可能避免用前方融合来预防曲轴现象。②另一禁忌证是用支具后思想上不能接受的患儿,但经劝告有可能接受支具治疗。③第三个禁忌证是严重的胸椎前突患儿,因支具内所用的正常衬垫会加重肋骨变形。用于 2° 或小于 20° 弧度的脊柱前突的支具,其矫正垫应尽量放在侧方,避免向前的推力。④最后一个相对禁忌证是支具治疗对高位胸段或颈胸段弧度效果通常不明显。⑤支具对骨骼已成熟的青年患儿(Risser 4 或 5 级,女孩月经初潮已过)是无效的。

文献证实支具治疗的有效性。多数认为治疗前到完成治疗时的弧度相差不足 5°~6°。加重危险少(Risser 3~5 级,弧度在 20° 以内),年龄小于 10 岁的患儿也可用支具治疗。有些研究未列入不能合作的患儿,也对多数有加重危险因素的患儿(Risser 0~1 级,月经初潮前的女孩,弧度为 25°~45°)判断其有效性较为困难。最近的文献更集中于有加重危险因素的病例分析,经过这些研究更增强了支具可控制弧度发展的认识。

当前所用的支具有多种,多数是以发源地命名,如 Milwaukee 支具、Boston 支具、Wilmington 支具以及 Charleston 支具等。所有这些支具均报道能有效地防止弧度加重。骨科医师在决定选用前应熟悉每种支具的优缺点。

Milwaukee 支具是 1946 年由 Blount、Schmidt 和 Bidwell 介绍的，属现代设计的创始者。支具包括三部分：皮革制的骨盆带、上部铁条结构和侧方托垫。改进后当前使用的 Milwaukee 支具，其骨盆带用热塑料制成。它借助患儿骨盆阳性模具制造，上部结构包括一个前方和两个后方竖杆，一个带喉部模枕的颈环和后枕托。多数患儿只用肩上固定取代颈部支撑。用侧方托垫对侧弯的顶椎施压。

Lonstein 和 Winter 的大组病例报告中说明 Milwaukee 支具对控制特发性脊柱侧弯弧度的加重有效。Herring 发现用 Milwaukee 支具治疗 20°~39° 的侧弯，其弧度变化不超过 5°，对比不治疗的类似患儿是有效的。因配戴后外形不美观，Milwaukee 支具的使用率大为降低，而多为低轮廓的支具所替代。低轮廓的支具如 Boston 支具、Wilmington 支具和 Miami 支具均可藏在宽松的衬衣里面而不显，为青年患儿提供更多可接受的选择。Boston 支具是 1971 年由 HaU 和 Miller 推荐的。该设计是一预制的对称的胸腰和骨盆为一体的筒柱，内置腰生理前突和弧度突侧的加压衬垫。支具是以脊柱全长的 X 线照片为蓝图，按不同患儿分别制造的。支具的范围多以胸腰骶支具 (TLSO) 为主，结果证实其对控制弧度与 Milwaukee 支具同样有效。曾有报告称 Boston 支具有矫正脊柱旋转功效，但最近研究发现并非如此。

Boston 支具对顶椎在胸或胸以下的单一弧度或双弧度类型均有效。对控制顶椎高的胸椎侧弯需要在一般支具上增加上部结构，已有人据此设想作了改进。Wilmington 支具是 1980 年设计的，仍按传统方法给患儿躯干作一阳性模型，最好在作模型以前用 Risser 石膏或 Cotrel 石膏将侧弯弧度做最大程度的矫正。Wilmington 支具的使用指征与 Boston 支具相同，但也有一些限度（顶椎在胸 7~8 以上的无效）。

每天必需戴支具的时间仍欠明确。最早对骨未成熟的弧度有进展的青少年每天要穿戴 Milwaukee 支具 20~22 小时，低轮廓的 TLSO 支具同样如此，对此有的患儿不能合作。后来证实部分时间用支具的方法与 22 小时戴支具对控制弧度有同样功效。

基于部分时间也有效的概念，发展出了 Charleston 支具。该支具保持患儿最大的侧方矫正，只在夜间穿用 8~10 小时，支具的侧方矫正力无法在直立下使用，只能在患儿平卧时穿用，此支具主要用于夜间使用数小时。尽管原始报告 Charleston 支具与 Milwaukee 支具和 Boston 有同等功效，有的作者对只用数小时能否有效控制弧度仍持怀疑态度，经长期观察发现对扭转特发性脊柱侧弯的转归确实有效。然而 Katz 及其同事将 Boston 支具与 Charleston 支具进行对比，发现 3°~45° 的患儿用 Charleston 支具，83% 的患儿弧度加重了 5° 以上，而用 Boston 支具，只有 43% 患儿有同等加重。总体来看，Boston 支具较 Charleston 支具对防止弧度加重，避免手术更为有效。对后者的选择，Herring 的结论是只有对单一弧度或胸腰椎弧度小于 35° 时才用 Charleston 支具。

对支具的疗效，文献中曾探讨过部分时间和全部时间用支具对控制弧度效果是否一致。脊柱侧弯研究学会对 20 个研究中心 1900 例患儿做过分析。结论是 TLSO 和 Milwaukee 支具对控制特发性脊柱侧弯均有效。同时，全部时间戴支具 (23h/d) 较部分时间 (8~16h/d) 更为有效。最近的研究将配戴 Boston 支具的患儿分为 3 组：不能合作的 (<12h/d)，部分时间 (12~18h/d) 和全部时间 (18~23h/d)。结论是全部时间组效果最好，效果最差的是不合作组。

评定用支具的合作程度仍然非常主观，完全依患儿家长的报告。观察好的均有详细记录，这对比较穿用时间的效果有用。最新资料表明，穿用支具时间每 13 小时能达到 20 小时的效果。但部分时间穿用者,对控制青年特发性脊柱侧弯的自然转归也有用。

一旦选用支具治疗,应有个总的指导原则。配好支具后患儿应按规定时间穿用。2~4周后,患儿应到门诊复查,此时宜询问有无不能耐受的压迫点。同时,应拍摄戴支具的 X 线片与未用支具的近期 X 线片对比,以了解所得到的矫正情况。用 Boston 支具可获 40%~50% 在支具内的矫正效果。戴 Charleston 支具的 X 线片对柔韧弧度应矫正 90%,对僵硬弧度可矫正 70%。不论用哪一种支具,其戴支具的矫正度不足,则预期效果不理想。凡支具治疗效果不好的,宜停止支具治疗。

生长快的青年患儿用支具治疗,每 4 个月应复查 1 次;发育接近成熟的患儿,近期弧度无变化者,复查间隔可延长为 6 个月。复查时宜脱下支具拍胸腰段后前位 X 线片。若弧度加重宜考虑变更治疗方案。有的医师主张在戴用支具条件下拍 X 线片,目的是观察支具的功效和了解躯干是否平衡,但这样做会漏掉观察弧度是否加重的机会。

经证实支具对控制弧度有效的女性患儿,在月经初潮后 18~24 个月,Risser4 级,身高不再增长时停用支具。Herring 主张上述情况不宜再逐渐减少支具时间而是完全停用。对男性患儿,虽然有 Risser 征 4 级的成熟情况,弧度超过 25° 仍有加重趋势。因此,男孩支具要配戴到 Risser 征 5 级。

2. 电刺激治疗 在 20 世纪 80 年代初期电刺激和支具均是可选择的疗法。在弧度的凸侧用表面肌肉刺激器,每个夜晚用 8~10 小时。有加拿大学者还将刺激用的电极植入椎旁肌肉。虽初步报告称经皮刺激治疗有效,但多数报告称此种治疗不能改变自然转归。目前,不再认为电刺激是治疗特发性脊柱侧弯的有用方法。

3. 物理治疗/生物反馈 锻炼的目的是改善脊柱姿态,增加躯干肌力和保持脊柱的柔韧性。无明显证据说明理疗能控制弧度并改善侧弯畸形,同样,推拿手法和生物反馈并不能改变脊柱侧弯的转归。

(三)手术治疗

手术治疗的主要目的是减轻侧弯弧度、融合,以防止弧度加重。手术后要使患儿头、肩、躯干和骨盆恢复平衡,侧弯的弧度明显减轻。目前,矫正器械较 20 年前哈林顿植入物矫正力更强。这些器械也较过去的复杂,因而需要更多的培训。新的器械包括 Cortrel-Dubousset(C-D) 系统、德州斯考瑞特医院 (TSRH) 系统以及 Isola 系统。这些新的方法自 20 世纪 80 年代中期普及以来迄今仍在应用。每种器械均能增加矫正效果,改善矢状面的外形,术后可不用支具制动,且有 MRI 的相容性 (钛合金)。

20 世纪 90 年代,手术技术又有了新的进展,很多新器械问世,并有相似的优点,例如 AO 万能脊柱系统、Moss Miami 器械、协同脊柱系统 (synergy spine system)、CD 地平线 (CD horizon) 和 Kaneda 脊柱侧弯系统等。熟悉其中一个或几个技术,包括其优劣,对治疗不同类型的特发性脊柱侧弯是有益的。

1. 手术指征 与手术有关的很多因素中,侧弯弧度的大小是主要因素。不论是哪种类型的侧弯,只要弧度小于 30°,骨骼已成熟,一般不再有明显加重,因此不需手术治疗。弧度超过 50° 且骨骼已成熟的胸段侧弯和双主弧还很有可能加重,几乎均需手术矫正。骨已成熟的胸腰椎和腰椎侧弯虽弧度不甚严重,但顶椎有明显旋转,躯干偏斜的常会加重。对于弧度超过 40°~45° 的这类患儿,应考虑手术。

除了弧度大小以外,患儿的外观感觉因素也与是否手术有关。患儿及其家长更注意外表的畸形。患儿会有弧度失代偿,胸部偏离中线,肋骨驼峰或剃刀背畸形以及肩、髋不等高等。背部疼痛少见,不能作为脊柱侧弯的手术指征。近30％的脊柱侧弯患儿有腰疼,但不到10％的患儿能查出不适的原因,因此不能因背部疼痛而行脊柱融合术。

2. **术前计划** 术前应考虑如下问题:患儿弧度类型、脊柱是否失衡、术前弧度柔韧度、神经系统状况、肋骨畸形、骨骼成熟度和生长发育潜能以及其他与手术有关的需要(是否需输血、骨移植、脊髓监测和术后止痛措施)。医师应根据个人经验和已有的器械种类,选择前路或后路手术。

3. **弧度类型** 需要按特发性脊柱侧弯类型作好术前计划。因为这与选择器械,脊柱融合的长度以及确定前路或后路手术有关。1993年King-Moe的分类包括五种弧度类型。King对弧类型分类如下。

King Ⅰ和Ⅱ型:S形弧度,其胸部和腰部弧度均跨中线。

King Ⅰ型:腰椎弧度较胸椎弧度大3°或3°以上,在仰卧的反向弯曲X线片上胸部弧度的柔韧度超过腰椎弧度。

King Ⅱ型:胸椎弧度等于或大于腰椎弧度,反向弯曲的X线片上腰椎弧度的柔韧度好于胸椎弧度。

King Ⅲ型:单一胸椎弧度,其下端不跨中线。

King Ⅳ型:胸椎长弧,腰5居骶椎中线,而腰4包括在弧度以内。

King Ⅴ型:胸椎双弧,胸1向上方弧度的突侧倾斜(上方弧度在反向弯曲线片上显示为结构性)。虽近年来对其可靠性和可重复性也有作者提出质疑,但此分类法迄今仍在应用。

King的弧度分类中以Ⅱ型和Ⅲ型为多见,也是手术治疗患儿中的大多数。有些类型的弧度并未包括在内,如单一的胸腰段弧度,单一的腰椎弧度和S形双主弧患儿。有的胸腰椎双主弧,上下二弧度相等,均为结构性且柔韧度较差。应将此类双主弧与King Ⅱ型弧度区分。

"稳定椎体"系胸椎弧度最下端并由骶椎中线(CSL)可分为二等分的椎体。所谓骶椎中线即由骶椎中心向上划的垂直线。King发现稳定椎体可用来确定所有各类型弧度的融合平面。King建议哈林顿植入器械可止于稳定椎体水平。适度的矫正可获得脊柱的平衡。对King Ⅱ型弧度也建议行选择性胸椎融合,腰椎可不作器械矫正。该方法可使Harrington手术后恢复脊柱的平衡和保持腰椎必要的活动度。

4. **按弧度类型选定融合平面** 根据胸椎的弧度大小和柔韧度选择手术。通常胸段弧度较大,有结构变化和明显的旋转,而且弧度明显跨过中线,对此需经后方入路器械矫正才能恢复脊柱的平衡。胸椎弧度较轻(≤30°),几乎刚刚跨中线,旋转程度不大者,对腰椎弧度行前方器械矫正可达到最大限度额状面和旋转的矫正。术后虽仍会残留很轻的胸椎弧度,但通常不引起注意。

5. **术前弧度的柔韧度** 术前弧度的柔韧度可用反向弯曲的X线片测定。Herring等主张用仰卧位X线片,因可真实地反映矫正效果。有作者用站立位反向弯曲的X线片预测残留的失衡和腰椎的旋转。值得注意的是,用反向弯曲X线片判定后方矫正器械下端界限,器械向下安置不够可发生失代偿和后加现象。要牢记一个重要规则,即决定矫正器械的上下界限最好是仔细观察站立的后前位和侧位的X线片,而不是靠反向弯曲的X线片。若用前方器械矫正胸腰段或腰段弧度,反向弯曲的X线片对选定下端椎体也有参考作用,该椎体应在反向弯曲 X 线片上与骶骨上端接近平行。不然躯干仍会与骨盆失衡,术前牵引下的 X 线片也有助于了解弧度的柔韧度,对弧度超过 50°者更有用。

6. 神经状况　不仔细检查则难于发现隐匿的神经系统异常(如不对称的腹壁反射)。除了仔细体检外,还需作 MRI 检查椎管情况以除外脊髓积水、脊髓栓系或脊髓纵裂。因可能并发椎管内畸形,对左侧胸段侧弯的患儿也应行 MRI 检查。

7. 肋骨畸形　胸椎旋转过多可致肋骨隆起,严重者称"剃刀背"。幸好青年型特发性脊柱侧弯发生剃刀背的病例不多(常见于非特发性侧弯如神经纤维瘤病)。什么样的病例需行胸廓成形以减少肋骨畸形,矫正到什么程度要凭医生个人经验。有作者建议术前肋骨隆起超过 10°(前屈 90°的切线位 X 线片),术前侧弯弧度大于 60°,柔韧度小于 20％者行胸廓成形可能有益。

此外,在肋骨隆起的顶点部分切除 3~5 段肋骨,既可改善患儿的外观,又可补充髂骨取骨量的不足,使植骨融合更好。后方入路的同时还需行前方操作时,行内侧胸廓成形反而安全,后路操作同时行胸廓成形术的先决条件是患儿肺功能正常,换言之,术前患儿肺功能或心脏功能受损的是胸廓成形的禁忌证。

8. 未来生长潜力　患儿的成熟程度可从生理方面的测定(注意生长高峰和月经初潮状况),又可从骨骼方面衡量(Risser 征)。多数青年特发性脊柱侧弯在骨骼成熟后始手术(即初潮后,生长高峰以后)。从后路矫正侧弯和融合后,对脊柱的前方生长无不良影响。但对未成熟小儿单从后方融合不足以控制脊柱前方生长,脊柱侧弯会继续加重,这是所谓的曲轴现象。Dubousset 观察到以融合的骨块为轴,脊柱前方继续生长,致脊柱和躯干逐渐扭转变形,这种变形与汽车曲轴相似,故他新创一个名词——曲轴现象。这种现象常伴有弧度加大,剃刀背加重以及脊柱失衡。

为更好地了解为什么会发生曲轴现象,应熟悉脊柱的生长知识。每个椎体有三个生长部位:椎体的终板、围绕关节突的软骨和神经管软骨联合部(neurocentral synchondroses)。上下两个终板(骺部)是每个椎体的主要生长部位(构成脊柱纵向生长)。胸椎每个椎体每年增长 0.7mm;腰椎每个椎体每年增 1.0~1.2mm。后方融合只限制了后方关节突的生长而不影响前方的椎体终板和神经管软骨联合部的发育。对低龄患儿来说,即使后方有很厚的融合骨块,但脊柱前方仍继续生长,未融合的生长中心数目和潜在生长年成正比。对婴儿型和少年型特发性脊柱侧弯来说曲轴现象发生率最高,也可发生在后方融合的发育不成熟的青年患儿。

虽然对曲轴现象的量化尚有一定困难,检查的一系列临床照片仍可显示其肋骨畸形的进行性变化,包括胸廓变窄和脊柱的胸腰段失衡。经过一段时间,从 X 线片上也可看出加重的改变,如弧度大小、旋转和肋椎角差别(RAVD)、顶椎的突侧向胸壁一侧横向移动、植入物呈纵向倾斜。X 线片上常见弧度增加 10°,顶椎旋转,和肋椎角差别加大均可认为是曲轴现象加重。重要的是术后最初 6~12 个月会将 X 线片上的改变误认为是脊柱经应力而松弛,融合骨块的日益成熟和弧度改善。对尚未达到生长高峰、初潮前、Y 形软骨仍未闭的女性青年如需手术宜行前后路联合植骨融合,以预防发生曲轴现象。开胸前方植骨可由微创胸腔镜(video-assisted-thoracoscopic surgery, VATS)替代。VATS 的优点是不切断肌肉层,美观,更可了解全部胸椎。经多个肋间隙送入,可切除椎间盘,施行前方松解和送入植骨块以满足融合的需要。但操作前要经过认真的培训,对此新技术的用途还需进一步研究。

9. 输血的要求 对脊柱侧弯后方矫正术如何减少输血有不少措施,如控制性低血压麻醉;术前患儿自己献出 1~2u 血液,正常血容量血稀释,手术中和术后回收血液以及根据临床判断而不是按预测的血红蛋白值输血。上述措施使脊柱手术的输血量大为减少。

10. 植骨术 脊柱侧弯手术的主要目标之一是获得坚强的融合。为了达到这一效果要从脊柱的植骨床上清除所有软组织,切除关节突间关节,去椎板的皮质和准备足量的植骨材料。自体植骨是最理想的方法。自体骨的来源(一般取决于手术途径),包括髂骨嵴的后部、棘突和肋骨。从髂骨嵴后方作直切口取骨最多,且有减少损伤皮神经的可能。近十年来有不少关于特发性脊柱侧弯用异体骨、冰冻骨库骨替代自体骨植骨的成功经验。假关节的发生率并未增加,但随访时间还不够长。用骨库冰冻骨的好处是减少手术失血量,缩短手术时间,也可杜绝髂骨嵴取骨的并发症。为了降低艾滋病、肝炎和其他可能的病毒感染,应在手术前、后和恢复期作相关检查。对冰冻干燥的海绵骨一般均用 Gamma 射线照射以消除细菌和真菌的污染。近年来对骨形态形成蛋白(BMP)的研究表明它能对脊柱融合起很大作用。有可能不用再作骨移植术行脊柱融合。

11. 脊髓监测 用体感兴奋电位器(somatosensory-evoked po-tentials,SSEPs)行脊髓监测已是脊柱外科手术中的标准方法。自始至终可监测并记录术中患儿的脊髓感觉功能,但可能会受麻醉平面和灌注的影响。近年来又改用运动电位器来监测脊髓的运动传导功能,若与体感电位器联合应用,意外损伤发生率会大为降低。运动电位器的监测不像体感电位器,在异氟醚或脱氧烷(desflurane)麻醉下表现也很可靠。唤醒试验已不再作为术中常规监测脊髓运动功能的手段,仅在 SSEPs 监测中出现异常改变,才加用唤醒试验。为了做唤醒试验,麻醉师必须在术中先恢复患儿的运动功能和清醒状态。近年研究显示踝阵挛试验较清醒试验和 SSEP 对预测神经是否部分受损更为准确。在麻醉变浅的短段时间内应有踝阵挛,如果不出现即为异常。

12. 术后疼痛的处理 术后常规用由患儿自己控制的止痛方法(patient-controlled analgesia,PCA)和硬膜外止痛法。PCA 对小至 5 岁的患儿均能安全有效地止痛,患儿可按预先程序化的剂量按泵,将鸦片类制剂注入静脉输液管内,按疼痛的程度来滴定血内药物浓度,PCA 的内置安全系统可防止药物过量。此外,PCA 设备也可持续输入,患儿入睡后仍维持止痛作用。

脊柱侧弯术后用硬膜外止痛效果很好,目前应用日益普遍。手术医生在缝合前可直接送入硬膜外导管,从切口旁的皮肤穿出,通常保留 48~72 小时。小剂量的类鸦片制剂由有经验的医师指导,止疼效果好,停药后 24 小时内仍应密切监测患儿血氧饱和度和呼吸状况。本法对清洁呼吸道有益。

Ketorolac 为一种注射用非类固醇抗感染药(non-steroidal anti-inflammatory drug,NSAID),术后短期应用也对中重度疼痛有效。此药如与类鸦片药联合使用较各自单独使用效果更佳。但近来研究提示 NSATD 术后常规应用的止痛剂量对脊柱融合有明显抑制作用,因此,术后近期不宜使用。

(四)脊柱后路器械矫正术

1. 哈林顿器械矫正 哈氏系统(Harrington 器械)是 Harrington 20 世纪 50 年代末期研究并于 1962 年首先报道的。术中固定钩安置在脊柱后方附件,如关节小面、椎板或横突上,在弧度凹侧的上下固定钩之间借杠的齿状端施加撑开力。同时在弧度突侧的横突基底部安置较小的多个固定钩,利用丝状杠的螺母起加压作用。由于撑开起主导作用,故有时只用撑开杠而不加用加压器械。经过 25 年的应用,本方法已成为评价其他方法的标准。长期观察 30% ~40% 的弧度可以得到矫正。原因是本法只撑开弧度的凹侧而不能达到三维矫正,也不能改善肋骨的驼峰,其次由于撑开力而使脊柱腰椎生理前突消失,脊柱整体变平,此外,本法术后如不用支具保护则稳定性不足,因此术后仍需石膏或支具保护 4~6 个月,使植骨融合坚强,且长期观察大约有 40% 的撑开杠折断。因此很少用于青年特发性脊柱侧弯。因哈氏系统的应用受限,20 世纪 80 年代改创了几种新的器械。

2. **Luque 节段器械矫正术**　本法是用两根不锈钢杆预弯后以多节段的椎板下钢丝固定在脊柱上。每杠的一端折成 90° 呈 L 形,并可预弯成胸椎后突和腰椎前突,椎板下钢丝横向拧紧固定,使弯的脊柱拉向直的金属杠,从而达到矫形效果。用 Luque 法矫正侧弯术后可不用支具制动,这对麻痹性侧弯、皮肤无感觉的患儿提前起床益处很大。但由于在椎板下反复送进和抽出钢丝有损伤神经的危险,故不宜作为特发性脊柱侧弯的常规疗法。实际上这种损伤是很轻微的,多数只是有些感觉异常,2~3 周后消失,但也有可能发生部分或完全性截瘫的可能。

3. **Wisconsin 节段器械矫正术**　本技术是用带纽扣的钢丝穿过弧度内的棘突基底,先从弧度凹侧拧紧哈林顿杠,然后在突侧拧紧一根 Luque L 形杠,拧紧钢丝使脊柱拉向直的金属杠从而矫正侧弯。术前可预弯杠以避免术后出现平背变形,术后稳定性较好,可不用支具固定。与 Luque 法比较,其优点是不用椎板下钢丝,不致损伤神经;操作简易,节省手术时间且植入物的价格便宜。

4. **Cotrel-Dubousset 器械矫正**　C-D 器械是 20 世纪 80 年代初期由法国医师 Cotrel 和 Dubousset 两人设计开发的。该器械为多个固定钩系统,借助"去旋转"手法从三维角度矫正脊柱侧弯变形。组装好第一根杠后,进行去旋转,将侧弯的部分弧度转动 90°,故在矫正弧度的同时,恢复腰椎生理前突。然后安置第二根杠以加强固定作用。最后在两杠之间加用横向联合装置,从而增加了两杠的强度和抗扭曲的稳定性,术后不用支具外固定。

用 C-D 系统提高了特发性脊柱侧弯的矫正效果,同时减少了肋骨畸形。侧弯弧度的矫正率为 48%~69%,侧位的脊柱生理弧度接近正常。通常需植骨融合到腰,以防止晚期的平背变形。

5. **Texas Scottish Rite 医院器械矫正**　TSRH 于 1998 年问世,其多个固定钩系统(偶用螺钉)与 C-D 相仿。将固定钩连以光滑的预弯杠,用有眼螺栓的三点钳夹功能将杠与钩固定牢固。固定钩为开口型,杠容易纳入,钩内有一小窝,杠纳入后更加稳定。组装好整套器械以后,即可按需要进行加压、撑开和去旋转以矫正侧弯。本法的矫正效果与 CD 法近似。

6. **Isola 器械矫正**　Isola 器械于 20 世纪 80 年代末期用于临床,因器械外观有如蝴蝶状,因而得名。设计思想和原理均源于哈林顿,由 Asher 改良。原理为:①追求脊柱的平衡;②固定钩置于椎板、横突或椎弓根;③节段固定。与 CD 和 TSRH 系统的不同是,该系统用腰椎的椎弓根螺钉和椎板下钢丝加强了矫正力和稳定性。有鉴于此,CD 和 TSRH 随后也加用了腰椎弓根钉。

7. **新一代后方器械矫正的并发症**　由于植入物较多(多个固定钩、双杠和横向连接板等),有 1%~10% 的患者发生晚期伤口感染。究其原因可能是因为植入物之间的微动,产生碎屑异物并在局部出现假膜,局部渗出多为无菌液体,最终导致植入物松动。伤口内晚期感染还可能是术中植入的低毒微生物所致。另一潜在并发症为神经功能障碍和植入物失效。有报告称神经功能障碍的发生率非常低,几乎都发生在前方椎间盘切除加后方矫正的病例,因此认为是继发于切断节段血管后的供血障碍所致。植入物失效少见,偶为下方固定钩脱落。一旦发生则弧度加重而需翻修手术,否则将损失矫正效果。后方入路,采用单一杠的方法可致杠折断,故不再推荐。

(五) 脊柱前方器械矫正

1. Dwyer 技术　1965 年澳大利亚 Dwyer 首先开展矫正脊柱侧弯的前路手术。用钛合金制作的韧度很好,丝状钢缆连以椎体上的螺钉,从弧度的突侧拉紧可矫正胸腰段和腰段侧弯。虽设计思想很好,但晚期结果显示植入物不稳定。此方法因钢缆与螺钉的连接部拉紧后不能调整;缺乏放置的稳定性致植骨块发生假关节的非常多;此外,术后腰椎因植入物的缺陷而导致后突。现已放弃使用。

2. Zielke 前方去旋转脊柱融合技术　1973 年德国 Zielke 按 Dwyer 的思路,改用一条丝状杠,从弧度突侧利用一个去旋转 – 前突 (derotation–protrusion) 的撑开器矫正侧弯,借螺母在丝状杠上调整和加压;此外,切除椎间盘后植骨,预防术后逐渐产生的腰椎后突。胸腰段和腰段侧弯弧度的矫正率可达 70%~85%,旋转可消除 42%~60%。因丝状杠不够坚强,故术后仍需支具制动。Zielke 手术的缺点是假关节发生率仍高达 5%~20%。文献中介绍虽强调使用腰椎前突的措施,但术后仍有 2%~8% 的腰椎后突。

3. 胸腰段和腰段实心杠前方矫正　20 世纪 80 年代末期 TSRH 系统按 Zielke 技术的理念,改用更为坚强、光滑实心杠纵向连接椎体钉。术后大多数患儿弧度得到矫正,植骨融合也好,而且术后可不用支具制动。矫正方法用 614mm 杠,预弯生理前突 (与 CD 技术中的胸段旋转向后相反,腰椎前突转向前)。手术后的腰椎前突依靠坚强的植入物和前方植骨可保持不变。杠旋转后仍可在每个椎体间稍作加压,缓缓转动和矫正力分布均匀,效果良好。术后不用支具。另一前方 Kaneda 矫形改良之处为采用椎体钉连双杠,额状面矫正达 90%,矢状面的矫正也很满意。本法强调两根杠增加强度和稳定性。

4. 胸段畸形的前方矫正术　Dwyer 于 20 世纪 60 年代提出此方法,后发现效果不满意。近来前方矫正的思路又重新被重视,1988 年 Harms 再次推广前方矫正和去旋转法。可成功地矫正胸段 King Ⅱ 型弧度。术后不并发腰椎后突。此外,切除椎间盘可使胸椎后突矫正效果更好,早期病例用 3.2mm 丝状杠,但有 1/3 患儿失败。近年改用 4mm 丝状杠,迄今为止未见失败的报告。经验证明前方手术同时行短段融合较后方入路的效果好。此外也有关于前方弧度突侧用双杠的成功报道。

(潘少川　郑振耀)

第 13 节　我国小儿脊柱侧弯矫正 的今昔与展望

脊柱侧弯是一种临床体征,究其原因有的是由于椎体及其附件的先天发育缺陷;有的是因为脊柱病变所致,如神经纤维瘤及先天性成骨不全等;还有的是由于椎管本身或椎管内脊髓病变,如脊髓纵裂或脊髓空洞症所引起;更多的是病因尚不明了的特发性脊柱侧弯。

先天性脊柱侧弯除病因不同以外,还可并发其他先天性畸形。约 20% 的患儿有泌尿生殖系异常,约 12% 的患儿有心脏畸形以及肋骨部分缺失或畸形、奇阿瑞畸形、畸形足、髋脱位及高肩胛症等。

我国在小儿脊柱侧弯的诊治方面取得了长足的进步,病因学认识逐步全面,使诊治方法日益多样化;对不同畸形的不同自然史以及转归的深入了解,推动了检查的深入和规范。在治疗方面,Risser 石膏矫正佐以牵引是矫正脊柱侧弯最早采用的方法,但目前看来,仅适用于年龄较小而确有加重趋势的侧弯,治疗的目的是推迟矫正和融合的时间,以免影响患儿脊柱的发育。另外,采用生长棒矫正治疗可避免反复多次手术撑开,减轻患儿痛苦。但是,由于脊柱侧弯患儿多数合并肋骨畸形,容易发生石膏压疮,因此,本法在临床上早已不再使用。

20 世纪 80 年代初引进了哈林顿器械矫正术,多用于特发性脊柱侧弯。随后 Lugque 椎板下钢丝和 L 形矫形棒以及增用 Galveston 骨盆固定技术矫正侧弯伴骨盆倾斜病例。有关临床经验陆续有所报道,同时开展了利用各种支具背心,如 Milwaukee、Boston 及 TLSO 等保守治疗。虽很少有临床总结,但重视患儿皮肤护理和坚持每天穿用 16~22 小时的观点已形成共识。对于 Cobb 角小于 35°,第 6~7 胸椎以下的特发性脊柱侧弯可免于手术或可推迟手术。

手术矫正可有不同的手术入路,如后方、前方经胸、腹或前后联合入路。经胸入路用于胸椎侧弯可减少融合范围,松解效果好,但术后对患儿肺功能的影响较大。经胸腔镜辅以影像的手术方法同样可以完成松解和器械植入,创伤小,疗效好,只是需要较长的学习时间,有良好的应用前景。

随着植入器械的发展和更新,目前植入器械已能较好地满足矫正操作手法的需要。哈林顿器械主要靠撑开和加压(distraction and compression)来矫正脊柱侧弯和轻度后突。由于脊柱侧弯还可伴有旋转和前、后突畸形,Dobosset 的去旋转技术得到推广。最初所用的是整体去旋转(en bloc derotation)。条件是椎体的骨质坚强,能防止椎弓根螺钉脱出。要求矫正棒要足够硬。这点不锈钢棒比钛合金棒要好。尤为重要的是,去旋转的量要相当于脊柱侧弯导致的侧方移位的程度。在去旋转过程中,螺钉帽暂不要拧紧。此外,还可施加区域性去旋转(regional derotation)。这个操作主要施加于顶椎小范围的几个椎体。有时还可增用直接椎体去旋转(direct vertebral body derotation)的手法。为此,弧度凹侧的螺钉帽一定要松开。应注意要在有关的椎体上逐个进行。某些病例适宜在顶椎部矫正棒作不同程度的矫正和去旋转,也就是说在凸侧和凹侧棒之间的矢状面略施各自不同程度矫形同时去旋转,从而矫正顶椎凸侧前突或腰椎前突。除上述矫正手法外,尚有原位改形(in situ contouring)。此法系指冠状面和矢状面的矫形。此外还有椎体直接横向移位(direct vertebral body translation),意思是借椎板下钢丝使顶椎及其相邻椎体达到横向整复。若用钉棒系统还可先在顶椎远近端的螺钉上放置好矫正棒,然后逐个将棒纳入中间部的钉帽内而达到横移复位。对脊柱后突可先将畸形近端或远端的植入物固定牢固,然后另一端向下逐渐加压以安置妥当,完成矫形,即悬臂技术(cantilever technique)。上述操作都是非常有用的手法,主要是从脊柱后方入路完成。前方入路固然有松解间盘好及所需融合范围小的优点,但术后对患儿呼吸功能影响较大,宜慎重选择。

在安全的前提下矫正程度自然是越多越好,然而预防术中损伤脊髓和引发血液灌注过低均有赖于术中体感诱发电位的监测、唤醒试验和麻醉的平稳。对重度脊柱侧弯如能在术前应用各种不同的牵引方法,预先使侧弯得到一定程度的缓慢矫正,也是使术中矫正更加安全的措施之一。

借助植入物进行的各种矫正手法使侧弯在术中即能获得较快的纠正;而长期维持矫正的效果则靠脊柱融合。为此,术后限制活动和应用支具背心保护,防止植骨发生假关节的风险不容忽视。

临床在完成大量医疗任务的同时,应积极利用各种机会做些脊柱畸形知识的科学普及工作。重视小儿腰背疼痛、双肩不等高、下肢不等长等主诉和脊柱的常规检查,这将有利于早期发现脊柱侧弯的轻型病例。尽管目前无法降低脊柱侧弯的发病率,但可望达到通过早期保守治疗、控制病情的目的。如此,既可规避手术的风险和痛苦,又能减少家长的经济负担和节约社会资源。

(潘少川)

第14节 婴幼儿分娩性臂丛神经损伤及其治疗进展

婴幼儿童分娩性臂丛神经损伤通常称为产瘫,是导致儿童上肢残疾的主要原因之一。一直受到相关专业医师的重视。然而,由于分娩引起的臂丛神经损伤在损伤范围、部位和性质等方面有所不同,其自然病史或者自然恢复的几率存在很大的差别。据文献报告,其自然恢复率在3%~72.6%,因此,对婴幼儿童分娩性臂丛神经损伤是否需要早期外科治疗、早期外科治疗的指征及时机,不同学者之间尚有分歧。

值得高兴的是,近年来一些学者进行了许多临床研究。不仅在损伤的类型、预测自然恢复的指征方面有了突出的进展,而且在手术时机与方法上也进行了有益的尝试。从而提高了这种损伤的治愈率。本文就上述进展作一介绍,以飨对此感兴趣的读者。由于医疗体系和就诊分散的原因,国内文献缺乏大组病例资料,所以这里引用的资料多来自欧美的文献。

一、分型、自然病史与预后

自从 Erb 与 Duehenne 分别于 1872 年和 1874 年报告婴幼儿童上臂丛神经损伤,以及 Kumpke 于 1885 年发现分娩引起的下臂丛神经损伤之后,将分娩性臂丛神经损伤分为上臂丛、下臂丛和全臂丛神经损伤,并沿用了半个多世纪。毫无疑问,这种分类方法对临床诊断与治疗曾经起到一定的指导作用。但是这种分类也有明显的不足,其一是不能对所有的婴幼儿童分娩性臂丛神经损伤进行分类,而且下臂丛损伤非常罕见;其二是对判断预后没有肯定的作用。

Narakas 于 1987 年根据神经损伤范围,将其分成 4 型:①Ⅰ型为典型的 Erb 损伤,因颈5、6 神经根损伤。表现为肩外展外旋肌、肘屈曲和前臂旋后肌肉麻痹。此型损伤预后最好,80% 的病例能够自然恢复。②Ⅱ型为颈 5、6、7 神经根损伤。除了Ⅰ型的肌肉麻痹外,还有伸腕伸指肌麻痹,预后较差,通常有 70% 的病例能够恢复屈肘和伸腕伸指功能。③Ⅲ型为颈 5、6、7、8 和胸 1 神经根损伤,上肢肌肉完全麻痹,但没有 Homer 综合征。此型预后更差。

多数病例却能恢复满意的手部功能。④Ⅳ型为颈 5、6、7、8 和胸 1 神经根损伤。上肢肌肉完全麻痹,通常伴有 Bemard-Homer 综合征。表明为撕脱性损伤,因而不可能自然恢复,其预后最差。Smith 和 Rowan 在一组 28 例婴幼儿分娩性臂丛神经损伤中,证实 1 型占 46%,Ⅱ型损伤占 18%。Ⅲ型和Ⅳ型占 36%,其中 14% 伴有 Homer 综合征。

Smith 基于 700 例婴幼儿童前臂正中神经、尺神经的电生理和肌电图研究发现,神经电生理检查不仅有助于确定神经损伤的性质,对判断预后也有重要意义。因此建立了以动作电位和肌电图结果作为判断预后的分型方法(表 10-14-1)。

表 10-14-1　Smith 基于电生理反应的分型

类型	动作电位	肌电图参数	损伤性质
A	正常	无自发电活动,动作电位减少	传导阻滞
B1	正常或 > 正常侧的 50%	运动电位明显减少,多相电位增多,出现新生电位	轻度轴突损伤(轴突断裂)
B2	无或 < 正常侧的 50%	无,动作电位极少 无新生电位	中度轴突损伤 神经断裂
C	无动作电位	纤颤电位 正相电位	重度轴突损伤 神经断裂或节前损伤

疾病的自然病史研究是实施临床治疗、选择治疗方法的基础。有关婴幼儿臂丛神经损伤的自然病史的观察,其目的旨在获得神经损伤性质的间接证据,例如在损伤后 2~3 个月出现神经恢复的征象,则是神经传导阻滞和轴突断裂的有力证据,通常能够自然恢复。与此相反,在此期间没有任何神经恢复的征象,提示为不可能自然恢复的神经根断裂或撕脱性损伤。因此自然病史的观察不仅有助于判断预后,也是确定治疗时机和选择治疗方法的依据。

许多临床研究支持肱二头肌恢复收缩功能的迟早是预测臂丛神经能否完全恢复功能的可靠指征。早在 1984 年 Gilbertrn 所发表的自然病史观察结果表明,婴幼儿 3 月龄时肱二头肌还没有恢复屈肘功能,其臂丛神经损伤则不可能完全恢复,并以此作为早期显微外科修复神经的手术指征。Greenwaldtsl 等报告 38 例婴幼儿分娩性臂丛神经损伤,其中 25 例(66%)于生后 1 周龄开始有神经功能恢复,最后完全恢复了臂丛神经功能;35 例(92%)3月龄时开始神经功能恢复,也完全恢复了臂丛神经功能。Water 对 66 例婴幼儿臂丛神经损伤进行了比较研究. 至少随访 2 年、平均随访 3 年,分别观察比较其自然病史、显微外科治疗与晚期功能重建的结果。其中 22 例在 3 月龄恢复了肱二头肌屈肘功能者,完全恢复了神经功能;另 39 例在 4~6 月龄时恢复肱二头肌屈肘功能者,都没有完全恢复臂丛神经功能。作者应用 Mallet 上肢功能评定标准对此组病例进行功能评价,发现只有 50% 左右的病例恢复了满意的上肢功能,50% 的病例需要晚期进行功能重建性手术。但也有作者的观察结果与上述结果并不一致,该作者报告的 28 例中 13 例(46%)C_{5-6}、5 例(18%)C_{5-7} 和 10 例(30%)C_5~T_1 臂丛神经损伤,在 3 月龄时并没有恢复肱二头肌功能,其中 13 例(46%)C_{5-6} 臂丛神经损伤的儿童在 6 个月时出现肱二头肌收缩,最终也恢复了满意的肩关节功能。

臂丛神经损伤部位和范围也是判断预后的重要因素。如果为神经根撕脱损伤,显然是不可能自然恢复功能的。但是确定婴幼儿童是否为神经根性撕脱伤则非常困难,只能根据 Homer 征阳性和 MRI 检查,才有可能做出初步诊断。Miehelow 等经过对 66 例患儿临床观察和比较,发现 C_{5-7} 神经根损伤的病例比只有 C_{5-6} 神经根损伤的预后更差。如果在 3 月龄时还没有肱二头肌以及伸指伸拇肌的功能恢复,预示不可能自然恢复满意的上肢功能。

二、早期显微外科修复的指征与结果

早在 20 世纪初就有一些学者尝试外科治疗婴幼儿臂丛神经损伤,结果却不能令人满意。1925 年 Sever 在对 1100 例儿童臂丛神经损伤患儿进行评价时指出,外科治疗不能获得理想的结果。因而在此后很长的时期内不再采取外科治疗。直到 20 世纪七八十年代以后,显微外科技术在临床得到普遍应用,人们又开始应用新的外科技术开始了治疗婴幼儿分娩性臂丛神经损伤的尝试,并获得了初步的满意结果。

应用显微外科修复臂丛神经损伤的方法,主要包括臂丛直接缝合或神经移植,修复神经干、束及支的断裂;利用颈丛神经、肋间神经移位、副神经及膈神经移位,修复神经根撕脱性损伤;臂丛神经内神经缝合和神经移植,修复广泛性臂丛神经中对上肢功能更为重要的神经。

基于自然病史的观察和长期随访的结果,多数学者将 3 月龄时还没有恢复肱二头肌收缩功能的分娩性臂丛神经损伤或者 Homer 征阳性的病例视为早期显微外科修复的指征。至于手术时机问题,在学者之间尚有不同意见,Gilbert 等人主张在满 3 月龄后开始手术治疗。因为 3 个月时尚没有恢复肱二头肌的抗重力收缩,则神经断裂和根性撕脱的可能性增加;还由于随着儿童月龄的增长所出现的神经恢复现象,使家长产生损伤的神经能够继续恢复的错觉而放弃手术治疗。从而延误了显微外科治疗的时机。以 Water 为代表的另一些学者认为,年龄 3~6 个月是进行显微外科手术的良好时机,理由是在此期间运动终板的变性数量并无明显的增加,因此并不影响手术治疗的效果。与此同时,月龄增加却相对的减少了手术操作的困难程度,无疑将有助于提高手术治疗的优良率。

Rutowski 采取颈丛神经移位治疗 100 例神经根撕脱性损伤。其中包括 8 例婴幼儿童的分娩性臂丛神经损伤。经过 3 年以上的随访,除了伸指和屈指肌外,多数病例的其他肌肉都恢复了 3 级以上肌力。

Birch 在 1990 年 1 月至 1999 年 12 月间,对 100 例婴幼儿分娩性臂丛神经损伤采取显微外科技术进行修复性手术治疗。依照 Narakas 分型方法,100 例中含 I 型 2 例、II 型 36 例、III 型 12 例和IV型 50 例。修复方式包括:①采取前臂皮神经和腓肠神经移植修复神经根断裂;②臂丛神经完全断裂并有 $C_8 \sim T_1$ 神经根撕脱者,将 C_5、C_6 神经根的近端移位至中干和下干;副神经移位至肩胛上神经;肋间神经移位至外侧束;③如果为 1 条和 2 条神经根撕脱性损伤,将副神经或胸外侧神经移位至撕脱神经的腹侧支,锁骨上神经移位至背侧支。每例神经移植的数量为 5~13 根,其长度介于 1.8~4cm。总共修复神经根 237 条。经过平均 7 年的随访,其优良率分别为:C_5 为 33%、C_6 为 55%、C_7 为 24%、C_8 和 T_1 为 57%。其中 C_7 损伤的修复结果最差,作者认为可能与其容易发生长节段的牵拉性损伤以及撕脱性损伤发生率高有关。作者还发现神经移植与神经移位的结果,在统计学上没有显著的差别。

Water 虽然在一组 66 例婴幼儿分娩性臂丛神经损伤中,只有对 6 例 6 月龄还未恢复 $C_5 \sim C_7$ 的功能,而 $C_8 \sim T_1$ 的功能有些恢复的患儿实施了显微外科手术。但是,作者发现一个

有趣的现象,即这组治疗结果好于另 15 例在 5 月龄恢复肱二头肌功能而未进行显微外科手术治疗者,却与另 11 例在 4 月龄恢复肱二头肌功能而未进行显微外科治疗者无明显的差别。

三、晚期功能重建问题

因为早期肌力不平衡和由此引起的继发性软组织挛缩、关节发育异常和关节脱位,还有很大比例的婴幼儿童臂丛神经损伤并不能完全恢复正常的上肢功能,因此,无论是任其自然恢复还是经历了积极的显微外科治疗,都需要采取功能重建性手术,以期进一步改善上肢功能。

肩关节内收内旋挛缩是 I 型臂丛神经损伤最常见的后遗畸形。持续性内收内旋挛缩不仅严重影响上肢功能,还将引起关节盂和肱骨头的发育异常,从而导致肩关节半脱位和脱位。Troumll 曾于 1993 年报告 2 例上臂丛神经损伤,分别在 6 月龄和 9 月龄时诊断为肩关节后脱位。作者认为分娩时发生肩关节和臂丛神经复合损伤,可能是发生早期肩关节脱位的原因。Watersll 前瞻性研究了 94 例婴幼儿童臂丛神经损伤后持续性麻痹与不同年龄肌肉骨骼畸形的相互影响。作者应用 MRI 或 CT 扫描确定关节盂后倾角和肱骨头后脱位,儿童平均年龄为 5.1 岁。结果证明患侧关节盂后倾角明显减少,62% 的病例发生肩关节半脱位。Soldado 对一组 57 例臂丛神经损伤后遗畸形应用 MRI 进行 3 维和轴向双侧肩关节扫描,分别测量喙突角、喙突髂板角、关节盂髂板角和喙突与关节盂髂板间角,比较两侧几个角度的改变。这组儿童平均年龄为 3 岁 8 个月 (11 个月至 9 岁 2 个月)。结果发现患侧的喙突角和关节盂髂板角减少,而喙突髂板角和喙突与关节盂髂板间角却明显增加,统计学分析具有显著意义,因此,作者认为上臂丛神经损伤后可引起喙突和关节盂髂板发育异常,由此导致关节盂和喙突后倾畸形。Moukoko 在一组 134 例婴幼儿分娩性臂丛神经损伤中发现,肩关节后脱位的发生率为 8%,平均年龄为 6 个月,而且肩关节脱位与臂丛神经损伤类型没有相关性。

肘关节屈曲挛缩也是分娩性臂丛神经损伤的并发症,不仅可能引起桡骨头后脱位,还可能引起肘关节后脱位。Cummingst 报告 3 例婴幼儿分娩性臂丛神经损伤,因肘关节屈曲挛缩分别在 6 月龄、8 月龄和 13 月龄时发生肘关节后内侧脱位。在切开复位的手术中,作者发现肱骨远端和桡尺骨近端发育不良、内侧关节囊及侧幅韧带挛缩,外侧关节囊及侧副韧带松弛、肱二头肌和肱三头肌都有明显的挛缩。由于这 3 例婴幼儿都有肩关节内收内旋畸形,因此,作者推测患儿在试图使其手离开躯干的活动,或者实施被动矫正肩关节内收畸形的过程中,肘关节不断受到外旋应力的作用,导致外侧关节囊及侧副韧带松弛,从而引起肘关节向后内侧脱位。

上肢功能重建涉及肩、肘、腕等大关节,有时还需要矫正前臂旋后畸形和手部畸形。一般根据畸形部位和性质而选择手术时机与方法,通常包括切开复位、软组织松解、肌腱移位及截骨矫形等技术。值得指出的是,上肢功能重建手术的次序原则上是从远端开始,也允许根据患儿的具体畸形做出选择。但前提是具有良好的手功能,或者手功能有重建条件的病例。为了叙述的方便,本文将依照解剖部位,介绍手术指征和手术操作要点。

1. 肩部功能重建

(1) 内旋肌肌群松解与背阔肌大圆肌移位:主要适用于肩关节内收内旋挛缩,并有肩关节外展活动受限、年龄在 3 岁左右者。

手术操作要点：①经胸大肌三角肌间隙入路，松解延长胸大肌、肩胛下肌、喙肱肌和肱二头肌短头；②经肱骨近端后内侧缘的纵切口，经肱三头肌长头与短头间隙，显露、游离和切断背阔肌、大圆肌腱止点；③经肱三头肌长头的后方，移位并缝合至旋肩胛袖的肌腱及骨膜上；④术后用肩人字石膏固定 4~6 周，保持肩关节外展 90° 和外旋、前屈 60°，去除石膏后开始功能训练。

（2）肱骨近端外旋截骨：如果盂肱关节出现严重的畸形（Ⅳ，Ⅴ型）（表 10-14-2），从理论上讲无论任何年龄，均是肱骨外旋截骨手术的适应证，通常多为 5 岁以上的儿童。也可同时进行背阔肌大圆肌移位，多数能够获得功能明显改善。

表 10-14-2　儿童臂丛神经损伤所致肱盂关节畸形的分型

分型	临床与影像学特征
Ⅰ	患侧关节盂后倾角比对侧 < 50°
Ⅱ	患侧关节盂后倾角比对侧 > 50°，肱骨头无后脱位
Ⅲ	肱骨头后脱位，肱骨头在肩胛前线的部分 < 35%
Ⅳ	关节盂严重畸形，出现假性关节盂
Ⅴ	肱骨头扁平样改变，肱盂关节脱位
Ⅵ	婴幼儿童出现肱盂关节脱位
Ⅶ	肱骨近端骺板早闭

手术操作要点：①经喙突至腋中线、止于肱骨上中 1/3 的皮肤切口，显露肱骨近端 1/3，注意保护头静脉和旋肱前动脉。②在胸大肌腱止点远端、三角肌腱止点的近端作为截骨水平。采取骨膜下剥离显露肱骨近端，有时需要部分切断胸大肌腱；为了增加截骨处的稳定，避免发生截骨远端过度外旋，先用骨刀截断内侧 2/3 肱骨干。将使用 4 孔钢板的近端 2 孔螺丝钉固定到截骨近端。继之，截断外侧 1/3 骨骼，根据术前内旋畸形程度将上臂适当外旋，并用持骨钳暂时固定。③此时将肩关节外展 90°，测试肩关节的外旋角度，肩关节能够完全外旋最为理想；再于肩关节内收时，确定在手掌触及腹壁而没有肩胛骨升高现象后，完成远端两个螺丝钉固定。④术后用肩人字石膏固定 6 周，保持肩关节外展 90° 和完全外旋的位置。

（3）肩关节固定手术：如果肩关节周围肌肉完全麻痹产生连枷畸形，则是肩关节固定的手术指征，但斜方肌和前锯肌肌力必须在 Ⅴ 级以上，才能使肩胛骨与胸壁之间保持正常活动，从而保持肩关节稳定的同时，还能使上臂外展接近 90°。

2. 肘部及前臂的功能重建　C_7~T_1 神经损伤或全臂丛神经损伤可产生软组织挛缩。骨骼畸形和关节不稳定，有时 C_8~T_1 神经损伤后遗，而 C_5~C_6 神经损伤完全恢复，肱二头肌肌力正常，而三头肌、旋前圆肌和旋前方肌肌力减弱或麻痹，引起继发性肘关节屈曲挛缩和前臂外旋畸形，进而导致尺桡骨旋转畸形、桡骨头脱位和肘关节脱位、腕关节和手处于极度背伸的位置。因为缺乏拮抗肌，在前臂外旋位置时，重力因素则加重腕背伸畸形，儿童通常不使用手，而使用前臂尺侧和手掌辅助健手完成需要双手的动作，而常需要肘关节同时屈曲、前臂旋前的活动。例如进食、穿衣和书写等动作则受到严重的限制。儿童和家长对前臂及手的姿势引起外观异常也很在意。

(1) 肘关节切开复位：婴幼儿童分娩性臂丛损伤引起肘关节脱位非常罕见。但最近 Cummings 报告 3 例婴幼儿童并发肘关节后内侧脱位，分别于 8 月龄、15 月龄和 2 岁时采取切开复位和肱三头肌延长。2 例获得稳定的复位，从而改善了上肢功能。手术操作要点：①采取肘关节外侧切口或者经肘后入路显露肘关节。②清除关节内纤维组织，直视下试行复位。如果不能完全复位，表明内侧关节囊侧副韧带挛缩，需要从肱骨远端骨膜下分离予以松解。通常能够使复位成功。③紧缩和重叠缝合外侧关节囊侧副韧带。被动伸曲肘关节，测试肘关节是否稳定以及肘关节的伸曲活动范围。由于患儿往往有肘关节的屈曲畸形，有时需要进行肱二头肌或肱三头肌肌腱延长。④术后用上肢石膏托固定 5~6 周。

(2) 肱二头肌腱延长与远端肌腱改路手术：适用于肘关节屈曲挛缩并有前臂旋后畸形、年龄在 5 岁左右的儿童。如果存在旋后肌挛缩，还需要松解骨间膜。即使如此，只有 50% 的病例能够恢复主动内旋的功能。Mansket 主张肱二头肌腱 Z 形延长及改路后仍有前臂旋后畸形者，二期实施经皮尺桡骨折骨手术。但是 Waters 却主张一期手术。将前臂内旋 20°~30°，使用内固定稳定截骨两端。

手术操作要点：①采取肘前 S 形切口显露肱二头肌腱和桡骨颈，切断肱二头肌腱膜时注意保护正中神经和肱动脉。②尽可能长的 Z 形切断肱二头肌腱，将切断的肌腱远端从桡骨颈内后方绕到其前外方，注意保护桡动脉。然后再与该肌腱的近端相缝合，通常需要延长 1.5~2cm。此时肱二头肌由前臂旋后肌转为旋前肌。③如果前臂仍有明显的旋后畸形，允许同时进行桡尺骨上中 1/3 旋转截骨，将前臂内旋 20°~30°，并使用钢板内固定。也可以选择二期采取经皮桡尺骨折骨手术。当术后 7~10 天形成骨痂后。再将前臂内旋 20°~30°，并用石膏固定 4 周。

3. 腕部和手功能重建 腕部和手功能重建则是非常困难的问题。主要因为没有足够的肌肉可供移位。值得庆幸的是，严重腕部和手的连枷畸形并不多见。腕部和手指肌肉广泛麻痹既影响功能又有美观问题，因此，不少作者主张尽可能在早期采取显微外科技术优先修复下臂丛神经。

尺侧腕屈肌移位重建伸腕功能。主要适用于 C_7 神经根损伤后遗的腕屈曲畸形以及 5 岁左右的儿童。通常将尺侧腕屈肌与桡侧腕短伸肌缝合，保持腕关节屈曲 30°~45°。如果为 12 岁以上的儿童，伴随腕关节连枷畸形，但手指尚保留一定的伸屈功能，也可考虑腕关节固定。

Bineazt 对 10 例成人臂丛神经损伤采取肌腱移位实施晚期腕及手的功能重建。使用旋前圆肌或指浅屈肌替代桡侧腕短伸肌缝合、尺侧腕屈肌或指浅屈肌替代伸指总肌、拇长伸肌替代外展拇长肌以及掌长肌替代拇短伸肌；或者腕关节固定的同时使用指浅屈肌替代指伸总肌、拇长伸肌和掌长肌替代外展拇长肌。经过 61 个月的随访，10 例均获得优良的结果。尽管这是一组成人病例。或许对儿童分娩性臂丛神经损伤的晚期功能重建有借鉴作用。

（赫荣国）

第 15 节 小儿脊柱侧凸的生长棒矫治技术

对于发病年龄早的 (5 岁以内) 进展性小儿脊柱侧凸、发育尚不成熟的严重小儿脊柱侧凸畸形，无论是先天性还是特发性，或者其他类型，治疗均是难点。传统的脊柱融合手术由于影响脊柱的轴向生长，易造成短躯干及身材矮小，甚至影响胸廓的发育，进而影响心肺功能。近年来，脊柱非融合技术得以发展，可以在一定程度上控制脊柱侧凸的进展，减少手术对脊柱生长发育的干扰，并为胸廓和心肺功能的发育提供支持。目前，应用较广泛的脊柱非融合技术有生长棒（growing rods）、椎体阻滞钉（vertebral stapling）以及 VEPTR（vertical expandable prosthetic titanium rib）技术。其中，生长棒技术发展最早，应用广泛，技术较为成熟。

生长棒技术由 Harrington 于 1962 年最先介绍，Moe 随后对其进行了改进，用于治疗进行性加重的儿童脊柱侧弯，将其称为"皮下棒（subcutaneous rods）"，并于 1978 年在脊柱侧弯研究协会作了报告。

尽管目前关于生长棒技术的适应证尚没有统一标准，但多数学者认为需要满足以下几种情况才可以采用生长棒技术：①患儿有足够大的脊柱轴向生长发育的潜能；②脊柱侧凸进行性发展，且侧凸 Cobb 角超过 50°；③脊柱有一定的柔韧性，或通过脊柱前路松解手术后，具备了一定的柔韧性。

最初提出生长棒技术的理念是：设计一种支撑系统，置入脊柱旁边，既可以矫正脊柱侧凸，保持矫形效果，又可以根据患儿生长发育的需要，不断撑开延长。为此，该系统包括上下方的固定装置、中间的延长装置以及固定装置和延长装置之间的连接棒。上下方的固定装置可以选择椎板钩、椎弓根钩和椎弓根钉。但以椎弓根钉固定力量最强，宜作为首选。中间的延长装置大致有两种：生长阀以及平行排列的多米诺连接块。目前我们使用的生长阀以及平行排列的多米诺连接块内置入产品由强生公司提供，多米诺连接块最初用于内置入棒断裂或出现术后后加现象而行翻修手术时。用于生长棒技术是其用途的扩展，相对生长阀而言，平行排列的多米诺连接块简单易行，容易操作，且上下连接棒预留长度更随意，甚至更长。生长阀受阀本身长度的制约，预留的连接棒长度有限。在生长阀系统，预留的连接棒长度位于生长阀内，而平行排列的多米诺连接块系统，预留的生长棒长度在两侧。自 Harrington 系统诞生以来，用于生长棒技术的连接棒有 Harrington 棒、Luque 棒及 C–D（Cotrel–Dubousset）棒等。目前临床上更多使用的是各种形式的 C–D 棒。

生长棒系统置入的范围包括脊柱侧凸上下端椎的水平所包括的范围。延长装置通常置入胸腰椎交界位置。

生长棒系统有单侧生长棒和双侧生长棒两种。单侧生长棒置入脊柱侧凸的凹侧，双侧生长棒置入脊柱的两侧，生长棒的组成结构一样，置入的手术方式相同，但通常先于脊柱侧凸的凹侧置入，再于凸侧置入。且两侧均为撑开矫形，可以按照先凹侧，再凸侧，逐渐交替进行撑开矫形。矫形后，应拍摄脊柱正侧位 X 线片，检查脊柱冠状面脊柱平衡状况，以及矢状位脊柱生理弧度的情况。单侧生长棒和双侧生长棒各有优缺点，在应用指征方面也有不同。单侧生长棒操作简单，手术时间短，费用低，但脊柱凹侧的单侧支撑力量不足。双侧生长棒系统内置入器械的稳定性较好，脊柱纵向支撑力强，但手术时间较长，费用较高。对脊柱侧弯弧度较大、Cobb 角超过 50°及生长发育尚不成熟的患儿，可以采用双侧生长棒技术。

生长棒系统应置入脊柱旁的皮下层或筋膜下，故也称为"皮下生长棒系统"。对于体型消瘦的患儿，置入皮下，内置入器械可对皮肤产生摩擦和压力，发生皮肤破溃。因此，对皮下脂肪层较薄的患儿，建议将生长棒系统置入筋膜下。在手术操作过程中，应尽量减少或避免产生融合的操作,如剥离椎板和显露脊柱等。在置入上下方的固定装置时,椎板钩和椎弓根钩已较少采用,更多的是采用椎弓根钉。置入椎弓根钉的方法根据术者技术熟练程度,可以只分离椎旁肌肉后置钉,也可以剥离椎板,显露横突和上下关节突后再置钉。有条件的矫治中心可以采用导航系统置钉,更能减少剥离和融合。生长阀系统可以只切开上下方切口,两个切口之间作皮下隧道,然后将延长装置以及连接棒引入隧道,并和上下方固定装置连接。对于平行排列的多米诺连接块系统,则只能将上下切口之间切开,沿腰背筋膜外向切口侧潜行剥离,然后再置入平行排列的多米诺连接块和连接棒。在以后的定期撑开手术中,只需要在延长装置的水平做一小切口,分离显露后,逐渐撑开即可。有作者在使用生长棒技术的同时,对脊柱凸侧顶椎做局部融合,但大多数学者持反对意见,认为在采用脊柱生长棒技术时应尽量避免脊柱融合。

关于术后生长棒定期撑开的时间,国外有学者建议每隔 6 个月撑开 1 次,国内多采取每隔 9~12 个月撑开 1 次。这一方面与我国脊柱侧凸矫治中心大都位于中心城市、医疗资源有限有关,另一方面,从作者的临床实践来看,半年时间能够撑开的长度有限,观察每隔 1 年撑开 1 次的患儿,每次撑开的长度为 1.5~2cm,且尚未发现间隔 1 年时间脊柱生长受到限制的现象。因此,作者建议生长棒系统术后撑开的时间仍以间隔 9~12 个月撑开 1 次为宜。

生长棒技术的并发症包括脱钩、断棒、断钉、椎弓根切割、皮肤磨损、迟发性伤口感染以及自发性脊柱融合等。脱钩、断棒、断钉及椎弓根切割的现象在单侧生长棒系统更多见;而双侧生长棒系统由于稳定性增加,上述现象有所减少。椎弓根切割现象在手术中、手术后均有发生。手术中发生椎弓根切割与术中撑开矫形时撑开力量较大,而患儿椎弓根本身发育较差有关。术后椎弓根切割现象主要发生在早期下方固定装置只置入 1 枚椎弓根钉的患儿,经改用 2 枚椎弓根钉后该现象减少。皮下生长棒置入时间较长的患儿,反复多次撑开矫形,下方固定装置中的椎弓根多有不同程度的切割现象,有些患儿不得不更换椎体重新固定。皮肤磨损的患儿主要是由于患儿皮下组织较薄,反复摩擦和挤压造成,解决的方法主要是将生长棒系统置入筋膜下,术后脊柱保护支具不宜过紧。自发性脊柱融合现象主要发生在应用 Harrington 生长棒时期,这可能与手术操作剥离较多或者其他尚未认识的因素有关。自发性脊柱融合现象在近年来有所减少。

生长棒技术在矫正脊柱侧凸、保持矫形效果、维持脊柱和胸廓继续生长发育方面取得了良好的临床效果,在各项指标中,又以双侧生长棒技术优于单侧生长棒技术。但是,生长棒技术的治疗时间漫长、需要反复多次手术及手术费用较高是其明显不足。

目前,生长棒技术有了新的进展。日本 Takaso 医生和同事已经在犬动物模型上成功开展了体外遥控的生长棒技术,可以减少手术次数,减轻患儿痛苦,减轻家庭经济负担,但目前这项新技术尚不成熟,在应用到临床之前,还有很多亟待解决的问题。

(孙 琳)

第 16 节 先天性马蹄内翻足的治疗选择

先天性马蹄内翻足是小儿矫形外科常见畸形,依据年龄可采用保守治疗和手术治疗。国内文献报道,一般在出生 6 个月以后行广泛软组织松解手术,这已被大多数矫形外科医生所接受。在 20 世纪,为避免广泛的手术,矫形外科医生采用保守治疗,用连续石膏矫形治疗,仅 11%~58% 的病例获得成功。Ponseti 通过特有的手法、连续性石膏固定加局限手术治疗,使 89% 的病例不需要广泛手术松解。对手法和石膏矫形效果不好的患儿,采用广泛软组织松解手术,有 52%~91% 的病例能够获得良好的效果。

对马蹄内翻足患儿应进行全面查体,根据其异常特点可以判断其病因并制订合理的治疗方案。如发现明显韧带松弛,则提示 E-D 综合征的可能;发现腰骶部皮肤小凹陷或窦道,提示 TCS;上肢无力,则可能存在肌肉发育不良等。下面就治疗方面作一分述。

一、保守治疗

目前世界许多国家广泛开展 Ponseti 治疗方法,即早期手法矫正、连续性石膏固定加经皮跟腱切断、术后辅以足外展矫形支具,治疗先天性马蹄内翻足。该法对新生儿治疗效果最好,一般在出生 5 天后即开始治疗。

1. **手法矫治方法** 患儿仰卧位,安静后进行轻柔的手法操作,循序渐进。首先向外推压距骨头,使其复位。再使距舟关节复位并将前足外展,维持距舟关节的对应关系;同时推压第一跖骨纠正前足内收和高弓。反复操作数次,每次维持数分钟。

2. **石膏固定** 在以上矫正位置,在马蹄状态下,膝关节屈曲,用长腿管形石膏固定,以防止脱落,同时维持小腿适度的外旋。每周更换 1 次石膏。通过 4~10 次连续石膏矫形,距舟关节的位置将得到进一步恢复,跟骨内翻也随之纠正。

3. **跟腱切断术** 当前足内收、高弓及跟骨内翻纠正后,在麻醉下,经皮将跟腱切断,以完全纠正足下垂畸形。术后小腿外旋 70°,足背伸 15° 位,以长腿管形石膏固定 3 周。

4. **矫形支具** 为了巩固治疗效果,还必须应用前足外展矫形支具维持 2 年,开始全天候配戴,半年后改在夜间使用。待患儿至行走年龄时,指导患儿进行站立和行走训练。

在治疗过程中应进行系统的观察。最初的手法矫正、石膏固定或手术治疗的患儿,有时只能矫正一部分足畸形,尚有一部分畸形不能矫正。体格检查时,必须确定是全部性或部分性马蹄内翻足畸形,如果是部分性,是哪一部分不能矫正。评价部分矫正马蹄内翻足的简单方法是把足分为前、中、后三部分,根据这三部分的情况和其间的连接部分,进行原因分析。马蹄足畸形可能由于踝关节后方的软组织挛缩、距骨畸形或胫骨远端骨骺生长紊乱所致,也可能是由于前足下垂引起舟骨变异而导致后足马蹄畸形,还有可能是第一跖骨近端生长紊乱或足内在肌挛缩引起。足外侧缘内翻提示足内侧软组织挛缩,跟骨、骰骨或距骨畸形,外侧缘比内侧相对变长或骰骨内移。前足跖屈和内翻伴有中足背外侧突出,提示距舟关节背外侧半脱位。前足旋后应认为是前足相对于中足或后足而不是相对于胫骨干的旋后,这是由于胫骨远端内旋、距下关节内翻或距骨内翻畸形所致。如果是神经缺陷引起肌力不平衡所致畸形,可以通过软组织手术(肌力平衡)来进行调整,前提是转移肌必须有足够的肌力并且无足的固定性畸形。如果关节表面形状正常,又有足够的肌力运动关节,一般通过松解挛缩组织就能改善畸形。

二、手术治疗

为了恢复足部正常骨性结构或保持肌力平衡,进行广泛的软组织松解手术。手术方法很多,如跟腱切断和跟腱延长术、软组织松解手术、足外侧短缩术、肌腱转移术及三关节固定手术等。出生6个月以后就诊或保守治疗失败和复发性畸形者,采用手术治疗。一般4岁以内的马蹄内翻足,虽然畸形严重,但骨骼变形和关节异常尚可通过软组织松解、关节复位、骨骼形态的恢复尚存在很大潜力,因此,早期手术效果好。常用方法如下:

1. **Turco法**　基本原则是彻底松解足的后、内侧一切挛缩的软组织,包括切断三角韧带、弹簧韧带,切开关节囊、跟腱、胫后肌腱及趾长屈肌腱Z形延长,必要时拇长屈肌腱也作Z形延长,使舟骨复位,有时用克氏针穿过第一跖骨、第一楔骨、舟骨和距骨内固定。

2. **McKay法**　自足的内、后、外三相进行更加广泛的松解挛缩的软组织,包括切断韧带,切开关节囊及肌腱延长。纠正前足内收,将舟骨复位于距骨的前方,并用克氏针固定。广泛的软组织松解后,跟骨内旋得已纠正,用两枚克氏针穿过跟骨与距骨,在跟骨水平面外旋位固定。

3. **肌力平衡法**　临床表现马蹄内翻足松软,可以被动矫正畸形,不能主动矫正的所谓动力型畸形,多用肌力平衡手术治疗。根据畸形的严重程度,将胫前肌外移,种植在第三楔骨、第四跖骨基底或骨内侧,保持胫前肌足够的张力。肌力平衡手术使起内翻作用的胫前肌或胫后肌外移,不但减弱了内翻肌的力量,而且加强了足背伸和外翻的力量,使足踝部动态肌力保持平衡,有利于维持畸形矫正后的位置并可防止足部继发性病理改变,从而获得良好的足外形和功能。

4. **三关节固定术**　随年龄的增长,软组织挛缩和骨骼的改变逐渐加重,8岁以后应行骨骼手术,常用三关节固定术。手术中,准确估计3个关节切除的范围,使跟距、距舟及跟骰切除后严密融合,方可矫正足部畸形,稳定足的侧方活动,降低足部邻近关节所需的肌力。手术治疗虽然矫正了畸形,改善了足的外观,但被松解的软组织会被大量纤维瘢痕组织替代,对足以后的发育、功能和稳定性都会带来影响。Blakeslee报道足内、后侧软组织松解术,仅70%获得优良结果,但仍然遗留不同程度的畸形:后足内翻(3.2%),足下垂(3.2%),高弓足(22.2%),前足内收(41.3%),距舟关节矫正过度或不足(6.4%),舟骨缺血性坏死(14.3%),距骨缺血性坏死(4.8%),跟骨缺血性坏死(1.6%),距骨穹隆异常(52.4%),舟骨楔形变或背侧半脱位(34.9%)。McKey手术后,常发现距骨异常生长包括距骨穹隆和距骨头变平。许多文献报道诸如过度矫正、矫正不足、矫正丢失、僵硬、无力以及遗留和复发畸形等各种并发症。但这些现象的发生,与手术技巧、石膏固定方法和矫形外科医生的个人经验有很大的关系。

对于保守疗法或手术治疗失败的先天性马蹄内翻足患儿的遗留畸形或复发畸形,应当进行相应的补救措施。Atar等强调此时最好的修正手术也无法恢复为一个正常的足,如果因为足和腿的短缩(足大概短1.6cm,小腿周径小2.5cm,下肢平均短缩0.6cm)、小腿发育差以及僵硬,再进行重复性修正手术,可能会导致更加严重的畸形。Ponseti指出复发是由畸形矫正不彻底引起的想法是不正确的,他认为复发是由于导致发生马蹄内翻足畸形的病理因素所决定的,而这些因素一般无法发现和处理。随着年龄增长和手术次数的增加,需要进行骨性手术进行补救。由于塑型时间更长和生长潜力更大,年龄小的患儿更有利于畸形的改善。如果由于生长受损引起的畸形,不管年龄如何,自行塑型和生长矫正都是不可能的。因此,对这些遗留畸形和复发畸形进行修正手术,应当全面考虑,慎重实施。

(王继孟　张敏刚)

第 17 节　股骨头骨骺炎病治疗进展

股骨头骨骺炎 (Legg–Perthes 病) 又称为股骨头缺血性坏死或股骨头无菌性坏死等。1910 年,由 Legg(美国)、Calve(法国) 和 Pethes(德国) 三人同时分别报告此病,迄今已有 80 余年历史。本病为自限性疾病,如消除对股骨头的压应力,可自然恢复,通常需 2~3 年时间,其发病率为 1‰ ~3‰,男孩多于女孩。

一、流行病学及病因学

1. **流行病学**　有本病家族史的儿童发病率高,10%~20% 有阳性家族史,但无明显的遗传规律,年龄集中在 4~8 岁。其发病地区差异较大,城市发病率高,种族间亦有差异。欧洲中部国家发病率高,而中国、印度和黑人发病率低。

该病可能是全身骨骼系统发育紊乱的一种表现,大多数患儿骨骼发育落后 1~3 年,身高也低于正常儿,重庆医科大学儿童医院对 57 例患儿进行骨龄检测,有骨龄延迟者占 86%。Wyne–Davis 于 1978 年指出该病多发生于第 3 胎以后儿童,并多有胎位不正、臀位产、高龄产妇及家庭生活困难等因素。Rayner 发现患儿生长激素对胰岛素的刺激反应低下,Burwell 发现患儿体内生长介素 (so–matomedin) 含量偏低,它是生长激素的调节因子,能介导生长激素促进软骨细胞吸收硫酸盐和蛋白质骨胶原合成。Neveloes 1976 年报告本病患儿血中 IgG 浓度明显升高,重庆医科大学附属儿童医院进行免疫球蛋白检测,亦发现 IgG 明显升高,目前虽然不能定为自身免疫性疾病,但可以认为其病程中存在免疫功能紊乱。

2. **病因**　直至目前,本病病因仍不明,大多数学者认为与股骨头血运障碍有关。股骨头血运主要有三条:即关节囊外动脉网所发出的股骨颈升动脉、圆韧带动脉和干骺端动脉。股骨颈升动脉环绕股骨颈,在后、外、内侧,股骨颈升动脉发自关节囊外动脉网内侧;在前方股骨颈升动脉发自动脉网的外侧,4 条股骨颈升动脉间吻合交通,但男孩其前方血管网稀疏。另一个原因是 4~8 岁儿童干骺端血运受骺板阻挡,同时圆韧带血供暂停,股骨头更多依赖于股骨颈升动脉供血。如果前方血管网阻塞,侧支代偿不足,就易发生股骨头缺血性坏死。从生物力学角度分析股骨头前外侧直立时承受压力最大。一旦出现血运障碍,易导致软骨下骨折。

血管损伤、血栓形成、血液黏度增加及动脉缺血等均可导致股骨头血运障碍。Green(1982) 通过股骨上端骨髓测压及造影研究,发现患侧骨髓内压呈高压状态。国内刘尚礼、马承宣亦有类似的研究结果报告。如果股骨近端骨内压增高,可导致关节囊静脉淤血性梗阻,进而造成股骨头骨骺内毛细血管梗阻,从而产生股骨头缺血性坏死。

髋关节是一个活动量大的负重关节,男童好动,自我保护能力差,虽然本病不由损伤直接引发,但反复轻微损伤也可能是发病因素之一。

二、病理

病理过程包括骨坏死、骨吸收、新骨形成以及股骨头塑形等系列病理变化,它揭示了 Legg–Perthes 病是多次缺血性坏死的结果,表现在同一病灶中既有骨坏死又有骨修复。其病理改变不同于其他骨坏死疾病,并且动物实验研究迄今未能做出类似的动物模型。

　　股骨头病理改变主要有两种:细胞密集和纤维软骨样骨质增生。受累的骨骺软骨出现不同的组织化学和超微结构的改变。同时患儿髋臼代谢加速,附加性生长加快,髋臼软骨变厚,三角软骨双隔室化。髂骨高度增加,并提前闭合。

　　1. **缺血性坏死期**　一旦血运停止,显微镜下即可见到坏死的骨细胞。其细胞核缺失或回缩,并可见到空骨陷窝。软骨内骨化停止。缺血性坏死可导致关节滑膜炎和关节积液,关节滑膜充血水肿,导致关节内侧间隙增宽。

　　2. **血运再生期**　血运再生使软骨内骨化重新开始。其过程由周边向中心过渡,成骨细胞和破骨细胞覆盖在缺血性坏死骨表面,新生骨在坏死骨表面沉积导致骨密度增加。

　　3. **骨折期**　在软骨下区骨吸收快于骨再生,股骨头丧失其稳定结构。过重负荷可导致骨小梁骨折,再生毛细血管闭塞,骨小梁发生两次缺血性坏死,骨小梁塌陷,股骨头密度再次增加。

　　4. **潜行替代期**　坏死骨逐渐缓慢、不规则地吸收,并为纤维组织替代。组织化学检查发现纤维软骨出现 Acid Blue 染色强阳性,Acid Schiff 染色弱阳性和苯胺蓝染色阳性。这标志着纤维组织内蛋白多糖含量增多,而结构性糖蛋白含量减低,并有不同粗细的胶原纤维。细胞密度区内蛋白多糖、糖蛋白和胶原含量减低。骺板外侧区不规则,且胶原纤维和蛋白多糖明显减少,出现大量脂肪组织。股骨头未覆盖区可突出髋臼,股骨头向外移位,这时需要进行治疗。

　　5. **重新骨化期**　纤维组织的骨化是不规则,并逐渐融合成一个更坚固的股骨头。潜行替代期和再骨化期对于股骨头的包容极为重要,被称为"生物塑形期"。

　　6. **愈合期**　由于患儿具有生长潜力,股骨头愈合不仅仅依赖于其自身包容程度,同时也取决于骺板的生长。当纵行生长骺板损伤,可出现短髋畸形。但最终结构取决于愈合期开始的时间,如果年龄较小预后较好。

三、临床表现

　　通常表现为跛行、患肢疼痛及肢体短缩,股四头肌萎缩和髋外展受限为其特点。起病缓慢,病程较长,呈现患侧间歇性疼痛并向膝关节和大腿侧放射,随活动而加重,休息后缓解,部分患儿甚至无症状或仅有轻微症状。有时出现步态异常,走路跛行。查体表现为患髋轻度内收,微曲体位,在活动期,外展明显受限,内收肌痉挛,内旋也受限,但屈伸、内收活动良好,臀肌及大腿肌肉出现失用性萎缩。部分患儿肢体轻度短缩。活动期之后,仅有跛行、肢体短缩、肌肉萎缩而无外展受限。

四、X 线改变

　　X 线检查是诊断本病的重要依据,并可确定其病变时期与程度,也是决定治疗的重要依据。X 线片应包括骨盆正面片和髋关节蛙式位或 Loewenstein 位片,以了解股骨头病变的确切部位。X 线表现分为四期。

　　Ⅰ期:即早期改变,包括股骨头骨骺核发育小、密度低、关节间隙增宽以及滑膜炎导致软组织肿胀。髋臼与泪点间距增宽,骨盆倾斜可使两侧闭孔大小不对称。

　　Ⅱ期:可见股骨头密度增加,骨骺出现扁平,累及部分或全部骨化中心,骨纹理消失,干骺端增宽,有囊性变,骺板也增宽,股骨头骨骺软骨下方可见线样裂隙,这是病理性骨折现象,有时在股骨头骨骺中央原缺血骨化中心周围有一层新骨包围,形成"头内头"征象。

Ⅲ期:股骨头骨骺全部扁平或分裂成小块状;股骨头内密度增加和降低并存;干骺端变宽,股骨颈侧方有骨质疏松,轮廓不整齐。此期股骨头增大,并向外侧突出。

Ⅳ期:股骨头骨骺逐渐生长、增厚,骨密度近似正常;大多数出现不同程度的变形,常出现股骨头变扁、增大、蕈状畸形及向外半脱位;干骺端变宽,呈广泛囊性变,颈短增宽或形成髋内翻。大转子高位,形成巨髋症。

五、诊断

如能早期发现、早期诊断、及时治疗,则预后良好。对出现髋关节疼痛、跛行及外展运动受限者,即应考虑本病。及时拍摄 X 线片,如无改变可做 MRI 检查。

1. Catterall 分型　Catterall (1971 年) 根据病理改变,结合 X 线片,将其分成四级,这对指导临床治疗和估计预后均有指导意义。

当股骨头塌陷扁平达 1/4 为Ⅰ级,累及 1/2 为Ⅱ级,累及 3/4 为Ⅲ级,若整个股骨头完全受累为Ⅳ级。这是比较简单而粗糙的分级。

Ⅰ级:正位片显示骨骺轻度囊性变,骨骺不塌陷或轻微塌陷,无死骨,无软骨下骨折线,亦无干骺端变化,侧位片仅累及骨骺的前面部分。

Ⅱ级:正位片显示有中央致密椭圆形团块,其内外侧均有存活的骨片,以保持愈合时的骨骺高度。干骺端变化轻微,侧位片显示骨骺前方侵袭范围增大,死骨碎片与后方存活区之间有一 V 形透光区相隔。

Ⅲ级:只有骨骺后方和侧方的一小部分无死骨形成。早期可有"头内头"征象;后期有中央死骨形成并伴有内、外新生骨片,干骺端变化更广泛,股骨颈增宽。

Ⅳ级:正侧位 X 线片均显示整个骨骺受累并出现塌陷或碎裂。骺板与髋臼之间距减少,表示股骨头扁平,骨骺向前、后、侧方突出呈蕈状。

2. Salter-Thompson 分类　它依据股骨头外侧是否良好将其分为两类。如果股骨头外侧部分保存良好,股骨头可免受压力而使股骨头塌陷变形程度减轻,这类为 A 类,反之则为 B 类。

3. X 线测量指标　骨骺指数 (epiphyseal index, EI) 指股骨头骨骺高度与宽度之比,用来测量股骨头是否仍呈圆形。半径商数 (radius quotient, RQ) 指受累股骨头半径与正常侧股骨头半径比,它可显示股骨头超出外缘程度。还有颈干角、关节转子间距、Sharp 角或髋臼指数以及臼头指数 (acetabulum-head)(index, AHI) 等。

突出指数 (EX) 为股骨头外缘到髋臼外缘距离与对侧股骨头直径比。Green 认为 EX > 20% 则预后不良。

Mose 环标准 (Mose circle criteria, MCC) 用于测量愈合期股骨头圆形率及头臼比例。方法是将标记有同心圆(圆距 2mm)的模板叠印在 X 线片上,如股骨头外形与同心圆完全相符,愈合良好,若相差 <2mm 则结果中等,>2mm 结果差。

4. 磁共振 (MRI) 检查　是早期诊断的最有效的影像学检查方法,它对骨髓显示极为敏感,因此,非常适用于骨坏死检查。Pay 认为骨髓暂时性水肿可能为本病的先兆之一。MRI 能显示髋关节软骨和骨结构的形态特征,也能显示不同阶段的病理改变及其可能的结局。99mTcMDPSPECT 定量检测可对股骨头血运分布状态做出判断。它可适用于早期阶段。

5. 股骨头危象可以作为预后判断的参考指标：① Gage 征：股骨头骨骺外侧有一小 V 形骨质疏松"碎片"；②干骺端病变范围增大；③髋臼外缘、骨骺外缘及骨骺外侧有斑点状硬化或钙化；④股骨头向外侧脱位，即变形股骨头凸出于外方；⑤骺板呈水平位，形成剪刀力，造成股骨头半脱位，这些改变标志着预后不良。

六、鉴别诊断

1. 髋关节短暂性滑膜炎　是小儿常见病，发病较急，髋部疼痛，不敢持重，患肢呈假性延长，髋关节呈轻度活动受限。B 超检查可见关节积液，滑膜水肿，X 线改变仅出现骨盆倾斜，经短期治疗而愈。

2. 髋关节结核　病程长，有较明显的全身症状，持重困难，髋关节运动明显受限，Thomas 征阳性，血沉快或全身结核中毒症状，X 线片可以鉴别。

七、治疗

1. 治疗原则　本病为一自限性疾病，自然病程 2~3 年，待股骨头血运重建后病变可以自愈，这是治疗本病的基本出发点。因此，多年来提倡选用各种支具约数十种，防止股骨头持重受压、变扁或碎裂，期待自然恢复。利用患儿生物塑形的潜能，增加髋臼对股骨头的包容 (containment)，可有效限制在骨愈合期产生股骨头畸形，预防扁平髋的发生。其外展支具使之在外展 40°~45°，内旋 10°~15° 位，是获得良好包容的最佳位置。要充分理解小儿股骨头缺血性坏死不同于成人，它既有血运重建后病变的可复性，又有股骨头血运重建后较强的可塑性。充分掌握其病理演变规律，创造条件，等待恢复，防止畸形产生。因此，掌握不同的病理时期，选择不同的方法治疗，才能收到理想的效果。

2. 预后　掌握本病演变结果，主要是股骨头形态的变化，有可能出现圆形、椭圆形、马鞍形、巨髋及短髋畸形。因此 Stulberg 将愈合分为 5 类：①髋关节完全恢复正常；②股骨头呈球形，但合并巨髋、短髋或髋臼发育不良；③非球型股骨头，未达到扁平程度，合并巨髋；④扁平髋，髋臼发育不良或覆盖不良；⑤头扁平，不合并其他畸形。Harring 分析非手术病例治疗结果显示，只有维持头臼对称同心，预后良好。因此可分出两大类：一是头臼基本对称；另一类是头臼关系失调，以决定其治疗结果。

3. 保守治疗　适用于 Catteral Ⅰ、Ⅱ型者，特别是病程进展过程中，患儿绝大多数应采用保守治疗。采用各种外展位不负重支具，外展内旋位行走支具，特别是要力争实现包容体位，定期随访，以指导治疗。

4. 骨盆股骨支撑装置 (endo apparatus for hip joint restoration) 的临床应用　俄罗斯设计的骨盆股骨支撑装置治疗成人及小儿股骨头缺血坏死已多年，我们应用该法治疗本病近十年之久，对已去掉装置的 10 例病例做了观察。结果显示此法适用于Ⅰ、Ⅱ期 legg-perthes 病患儿。手术置入该装置撑开髋关节，使股骨头避免了髋臼的压迫，有利于股骨头的修复，通常经 1 年时间恢复后，可去掉装置，显著缩短病程，股骨头均可恢复到近似正常，特别对于好动、难以管理的患儿以及难以使用支具的患儿尤为适用。其缺点是需经过两次手术的痛苦。

5. 包容手术　这类手术宜在病变稳定，畸形已经稳定后进行。应根据髋臼覆盖不良、臼头指数及股骨头扁平程度来选择。年龄大者应考虑 Chiari 手术或 Pemberton 髋臼成形术。

（吉士俊）

第 18 节　大力推广学习 Ponseti 方法
治疗先天性马蹄内翻足

Ponseti 方法治疗先天性马蹄内翻足长达 40 余年,从理论与实践中总结出一套行之有效的方法,该方法简单易行而且经济,正确使用能获得无痛、功能良好的足,会大大减少由马蹄内翻足引起的残疾。目前,通过全球协助组织(Global-Help Organizations)在全世界推广,香港中文大学郑振耀教授已将"马蹄内翻足潘塞缇治疗法"第二版译成中文,由上海新华医院赵黎教授负责推广,现在全国各地已逐渐应用这个方法,并初见成效,这一方法应成为治疗先天性马蹄内翻足的首选方法。据统计,全球每年有 10 万例以上先天性马蹄内翻足婴儿出生,80% 出生在发展中国家。我国人口众多,马蹄内翻足是出生缺陷的一个重要病种,如果及时就诊,正确使用 Ponseti 方法治疗,会显著减少这类畸形残疾的发生,这已经成为小儿矫形外科医生重要的任务,也是我国防止出生缺陷与残疾的重大课题中的重要内容。

一、Ponseti 方法的理论基础

早在 20 世纪 40 年代,应用足内后侧软组织松解手术矫正马蹄内翻足,在足部留有明显的瘢痕,变形的关节十分僵硬,足部活动功能明显丧失,形成一个无力且疼痛的足,Ponseti 认为,通过手术方法矫正马蹄足是一种错误的选择,通过石膏疗法可以矫正跗骨的半脱位,因此进行了石膏疗法的尝试,并开始了研究。

在 16 周以前的胎儿期,B 超检查很难发现马蹄内翻足畸形,它是一种发育性畸形,通过胎儿组织学研究发现新生的韧带含有丰富的胶原蛋白,它们呈波浪状,细胞丰富,很容易被舒展,并在显微镜下证实了上述结构。并且异位舟骨、骰骨和跟骨在不切断韧带的情况下可逐渐复位,这些均可通过影像学得到证实。

关于马蹄内翻足病理形态学的认识,既往只提出前足内收、跟骨内翻及踝关节马蹄的粗略概念。马蹄足的畸形发生在跗骨,而正常跗骨的关节功能是互相依存的,任何一块跗骨的活动都会引起相邻骨骼的移动,其活动度取决于关节面的形态和交错韧带的结构,这一点过去就有认识。而马蹄内翻足是出生后就处于过度屈曲、内收及内翻位,距骨于严重的跖屈位,并向内、向跖屈方向偏移,头部呈楔状,舟骨向内侧移位,靠近内踝,与距骨头内侧面形成关节。跟骨在距骨下内收、内翻。因此,要矫正马蹄足畸形必须同时将舟骨、骰骨及跟骨逐渐外移,才能使它们外翻至中立位,这是石膏疗法矫正的基本依据,加上韧带的可塑性,为马蹄足的石膏矫正提供了前提,一般通过 5~6 次石膏疗法再行跟腱切断术,就可以实现马蹄足的完全矫形。

二、Ponseti 方法的基本原则

1. 治疗的最佳时期　生后 7~10 天至 9 个月的马蹄内翻足患儿,应用该方法均可取得

良好的结果。当前我国人民生活水平普遍提高,生后即可认识到足部畸形,绝大多数都能早期就诊,为早期治疗创造了条件。

2. 石膏治疗的次数　通常每周换 1 次石膏,根据患儿年龄、足部畸形轻重及是否僵硬来决定,一般经 4~6 次石膏治疗,即可达到跗骨移位的复位,进而进行跟腱切断术,这是矫正马蹄内翻足畸形重要的一步。少数可能不进行跟腱切断,但多数均应进行这一步骤,术后膝关节屈曲,矫正位固定 3 周。

3. 支持使用矫正支具　去掉石膏后应坚持使用 Dennis-Brown 外展支具,若为单侧马蹄足,患侧应外展 60°~70°,健侧应外展 30°~40°,全天穿戴 3 个月,然后改为夜间穿戴,一般需应用到 3~4 岁。这是防止复发的重要措施,如果按要求穿戴复发率仅为 6%,否则复发率可达 80%。

4. 定期随访　定期随访可及时发现畸形复发,并及时给予处理。持续穿戴支具可 2~3 周复查 1 次。改夜间穿戴时可 3~6 个月来复查 1 次,直至骨骼发育成熟。

5. 如何处理畸形复发　当足不能外展或背伸,或跗骨关节出现内收时即为复发的征象,应开始石膏疗法,经 1~3 次之后考虑行胫前肌外移术,术前所有固定畸形都应已矫正。最佳年龄为 3~5 岁,严重者尚可再次行跟腱切断术。

三、Ponseti 方法石膏操作细节

马蹄内翻足存在高弓足畸形,这与前足处于旋前位置有关,新生儿足很柔嫩,只要将前足旋后,足弓即能达到正常的弧度。手法复位:当前足旋后位,固定好距骨头将足外展,马蹄足畸形除踝关节跖屈外都会逐步获得矫正,这是基本原则。因此关键一步是确定距骨头的位置,通常一手拇指和示指放在踝上逐渐下滑,在踝关节凹陷处触及距骨头,另一手握住足趾缓慢外展。适当用力进行多次矫正。打过膝关节屈曲位石膏固定。

经过几次石膏治疗,前足从内收位逐渐变成外展位,最大能外展 60° 即达到要求。一旦前足外展,舟骨即应位于距骨前面,除马蹄畸形外其他全部畸形均可获得矫正,然后考虑行跟腱切断术。打石膏的内衬不要过厚,先打膝下部分,当膝下石膏完成后,使膝关节屈曲,再打膝上部分,以防止石膏滑脱。

与 Kite 方法的不同在于:Kite 方法是先矫正前足内收,再矫正跟骨内翻,最后矫正踝关节马蹄。在矫正前足内收时,一手拇指压在跟骰关节上,这样会影响跗骨诸骨的移位,难以充分矫正,反而可能加重足高弓畸形,此点与 Ponseti 方法的原则不同,是不适应于马蹄内翻足的病理形态学特点的。

四、Ponseti 方法治疗的远期疗效

1980 年和 1995 年,Ponseti 对用该法治疗的患儿进行了 2 次远期随访,平均随访 18.8~34 年,42%~47% 的患儿因残余畸形行胫前肌外移术,获得了良好的结果。过去我们曾经对行软组织松解术的马蹄内翻足患儿进行了平均 5 年的随访,其距骨畸变率达 66.6%,舟骨为 61.9%,这是严重影响踝关节功能的重要形态学改变,也是骨关节炎的病理基础,不仅影响足的功能,还会引起疼痛,这是手术治疗的弊端。要想提高马蹄内翻足的治疗效果,必须降低距、舟骨的畸变率,现在 Ponseti 方法给我们提供了最好的答案。Morcuende 的远期随访发现 Ponseti 方法中距、舟骨畸形很少发生。

五、关于跟腱切断术

Ponseti 方法在石膏疗法达到要求后,通常通过跟腱切断来矫正马蹄畸形,一般局麻下在跟腱着点上 1.5cm 处经皮切断。在学习推广中的最大顾虑是"跟腱切断能行吗？"于是开始切开行跟腱延长术或进行经皮跟腱延长术。但随着在实践中的体会不断加深,认识到了跟腱切断后,跟腱的连续性仍然存在。

（吉士俊）

第 19 节　足内旋与足外旋的诊疗进展

足内旋和足外旋是儿童骨科门诊常见的就诊原因之一。足在正常情况下相对行走的方向而言偏向外侧,其正常范围是从中立位到外旋 30° 左右。超过 30° 称为足外旋,足内旋是指儿童的足在冠状面上相对于行走方向的向内旋转。足内旋和足外旋都不是一种单独的疾病,而是一种临床表现。它包括股骨内扭转、股骨外扭转、胫骨内扭转、胫骨外扭转和前足内收等。有些儿童的足内旋有多方面的原因,几个部位的异常同时存在,如小婴儿前足内收和胫骨内旋常同时存在。

一、病因

1. **发育性变异**　原因不清楚,尚不知道有任何的功能性原因,这种发育性变异占旋转问题的大多数。

2. **遗传原因**　儿童肢体的发育形式似乎有遗传性,常见到女孩和其母亲均有股骨内旋、胫骨内旋,很可能是继承了下肢的外形,在某些家庭里家长与弦子的旋转畸形非常相似。

3. **宫内位置**　宫内的位置很可能是引起髋关节外旋挛缩、跖内收和胫骨内旋的原因。

二、生理与病理

1. **下肢旋转的发育**

(1) 胚胎期:大约在妊娠后 12 周以内,肢芽形成,踇趾在轴前位置,即踇趾指向外侧,经过几周的胚胎发育,肢体向内旋转带动踇趾转向中线。

(2) 胎儿期:即胚胎期以后至胎儿出生前的宫内期,在妊娠 12 周以后至出生前,此时胚胎的各部分已经形成,进入进一步的发育成熟期,下肢在子宫内处于外旋状态。造成髋关节的外旋挛缩,这种外旋挛缩一般在婴儿出生前恢复。

(3) 儿童期:主要在婴儿期和幼儿期。胫骨和股骨均伴随生长而逐渐外旋。出生时,股骨颈前倾角均为 40°,随生长前倾角自动减小,至成年时,男性平均 10°,女性 15°。

2. **不同部位旋转的病理生理特点**

(1) 婴儿的生理性外旋挛缩:大部分婴儿在第 1 次支撑下站立时足指向外侧,这种情况在生后第一年恢复。常看到婴儿单只足外旋,这常常是由于婴儿的双侧生理外旋挛缩合并一侧胫骨内旋。大多数转向外侧的足是正常的,单侧胫骨内旋在左侧更常见。

(2) 胫骨外旋:可能发展成为严重的问题。因为正常情况下随着生长,胫骨逐渐外旋,

325

使畸形更加明显。

（3）股骨外旋（lateral femoral torsion，LFT）：这是极少见的严重畸形。可能是发生股骨头骨骺滑脱的危险因素之一，在成人时还可能增加髋关节骨性关节炎的危险。

（4）跖内收：这是一种常见的前足内收，继发于宫内姿势，为一种姿势性畸形，在出生后第1个月或第一年自发改善和恢复。跖内翻是前足内收的少数形式，前足内收呈僵硬状并且更容易持续存在，在一些病例中，第一楔骨呈三角形。畸形持续存在，但很少出现残疾，仅表现在外观上，是引起拇囊炎的原因。内收内翻跖（skewfeet）又称Z形足或蛇形足，是一种少见的复杂畸形，包括前足内收、中足外展和足跟外翻。这种畸形常出现在关节松弛的儿童，有时表现有家族史，常双侧发生但严重程度不对称。目前对其发生史了解不多，对成年后潜在残疾尚不确定。

（5）扭转排列不齐综合征（torsional malalignment syndrome，TMS）：这是指两种相反的旋转异常，股骨内旋合并胫骨外旋是最常见的形式，走路或跑步时膝转向内侧。相反的情况不常见，即股骨外旋而胫骨内旋。

三、临床表现

临床主要表现为足的内八字或外八字，但对下列情况必须心中有数。

股骨内扭转（medial femoral torsion，MFT）引起临床注意时大多在儿童早期，可以肯定的是婴儿期看不到MFT，这是由于被髋关节的外旋挛缩所掩盖。当这种挛缩恢复时，股骨的异常形状就变得明显，其临床特点可能就表现出来。MFT多见于女孩并可能有家族史。母亲常常形容在孩童时有相同的问题，对其父母的检查常可看到较多的MFT。存在MFT的孩子足尖指向内侧，站立时髌骨指向内侧，儿童呈双下肢内旋坐姿，表现为M姿势。髋内旋增加，髋外旋则减少。一般情况下，轻度MFT，髋内旋70°~79°，中度80°~89°，超过90°为重度。

扭转排列不齐综合征常见于10岁以上的青少年，诉说膝部疼痛，疼痛主要是髌骨软化的症状，有时是髌骨半脱位，或者少数是脱位的症状。由于膝部旋向内侧，股四头肌容易向髌骨外侧移位，导致或加重髌骨关节的不稳定。

四、旋转畸形的临床检查和测量方法

1. **足行进角（foot progression angle，FPA）**　足转向内侧或转向外侧与行走方向所成的夹角即为足行进角。记录形式：足内旋在所测角度前加用负号（-）来表示，足外旋的所测角度用正数表示。在数值前可不加正号（+）。一般来说，轻度足内旋是0°~-9°，中度足内旋-10°~-19°，严重足内旋超过-30°。大多数儿童和成人走路时呈足外旋，范围在0°~30°。当估计FPA时，集中观察足行走一段时间，因为FPA常会伴随婴儿或年幼儿每一步的变化而有所不同，应依据平均数来做出估计。

2. **髋旋转弧度（股内旋角和股外旋角）**　儿童俯卧时测量运动弧度。屈膝至适当的度数并同时旋转两侧股部。不用力时让肢体下落到最大旋转水平，必要时，同时旋转双下肢至骨盆平面。测量其内旋和外旋的度数，测量外旋时必须把双腿交叉，测定在最大旋转时垂直线-胫骨的交角。正常值随年龄改变而不同。婴儿早期髋旋转弧度由于子宫位置引起的挛缩主要是外侧旋转，婴儿后期及年幼儿内旋和外旋值相似。学龄前儿童及青少年，因股骨向外侧旋转,伴股骨颈前倾角减小,其外旋值超过内旋值。在整个儿童期,内旋的最大范围大约是女孩 70°,男孩 60°,女孩比男孩更倾向有轻微的足内旋。平均整个弧度大约是 90°,但对于有关节松弛和关节不稳的个体,其角度会更大。髋旋转不对称常常是髋关节疾患的征兆,是用于筛选髋关节疾患的基础。有髋旋转不对称者可拍摄骨盆 X 线片。

3. **股足角 (thigh-foot axis,TFA)**　这是测定胫骨旋转的方法,置足于自然休息位,足和股轴线的角度即为股足角。如果足的轴线与股部轴线比较转向内侧,在数值前加负号 (−) 表示。随年龄增长 TFA 外侧旋转增加。一般来说,TFA 为负值的婴儿常见,在儿童期或 10 多岁负值超过正常范围称之为胫骨内旋转 (medial tibial torsion,MTR)。正常最大范围大约是 30°,超过这一水平称之为胫骨外旋。

4. **足底轴线**　俯卧位对足底的形状较易判断。正常情况下,足外侧缘呈直线。凸面的外侧缘是前足内收的表示。

五、辅助检查

对于股骨内扭转可通过特殊的影像学检查,准确测量出股骨颈前倾角的度数,但通常不需要进行此项检查,除非髋旋转不对称或准备手术纠正时才需要影像学检查。对于足部的畸形,如前足内收及跖内翻等应行 X 线检查。

六、诊断

根据患儿的临床表现和上述检查,基本上可以得出明确诊断。

1. **年龄因素**　婴儿早期,足内旋常由于跖内收造成。学步儿童足内旋最大可能是由于胫骨内旋。幼儿期的足内旋 (尤其是女孩) 最大可能是由于股骨内旋。

2. **注意问题**　在判断儿童的旋转问题时,应避免忽略潜在的疾病,第一步筛选以确定其他部位的肌肉骨骼系统是否正常。判断髋外展和对称性,以排除髋臼发育不良,应意识到儿童轻微的双瘫或偏瘫 (脑瘫) 可以表现为旋转问题。较大的孩子或青少年的足外旋可能是股骨头骨骺滑脱的一种标志。

七、治疗

大多数足内旋病例经过一段时间后会自行恢复:最有可能需要治疗的是僵硬的前足内收 (跖内翻) 和严重足内旋持续至儿童晚期或 10 岁以后的患者。

1. **矫形鞋和支具对于跖内翻有效,但对其他无效**　过去对儿童足内旋提出了各种各样的装置,如盘绕缆绳 (twister cables)。足内旋的自发改善是由于自然过程而并非治疗的结果。这些装置不仅无效也不需要,而且还可能对儿童有害并增加家庭的费用。

2. **婴儿柔软性前足内收的治疗**　首先检查髋关节排除髋臼发育不良。注意足的柔韧程度。足越柔软,恢复越快。按摩或牵伸是无效的,不予提倡。对严重畸形可通过临床描述,在纸上画出足的图样,以复印机显示出足样或照片。3~4 个月后再观察婴儿,大多会有改善。对僵硬型内收或改善不佳者适宜进行治疗。用过膝支架或石膏最有效。膝屈曲 90°,足外旋至最舒适的位置,这样稳定后足,然后前足外展以石膏或长腿支架维持,短腿支架或石膏因无法控制后足的旋转故效果较差。

3. **蛇形足对于支具和手法等非手术治疗无效**,但手术应推迟到学龄期进行,通过延长跟骨和第一楔骨纠正畸形。

4. 胫骨内扭转一般不需要治疗,可以自然恢复。胫骨外旋可能发展成为严重的问题。因为正常情况下随着生长,胫骨逐渐外旋,故使畸形更加明显。有时对严重的情况需要胫骨截骨纠正。

5. 股骨内旋转的最严重期常常在 4~6 岁,然后改善,角度逐渐减小。只有少于 1% 的病例畸形严重,持续存在至儿童晚期或青少年时期仍有足内旋,跑步时难看,影响功能和外观。对这些少见的病例,可以考虑手术纠正。过去认为 MFT 能引起成年人关节炎和严重功能障碍,研究成年人骨关节炎组和对照组与前倾的关系并无关联。还发现成年人前倾与身体功能活动没有关系。MFT 的手术纠正不应当作为预防性措施。对于髋内旋畸形严重的病例(即内旋 90°,外旋 0°),且儿童期有明显的外形和功能残疾,年龄已超过 10 岁以上时,股骨内扭转可手术纠正。作股骨旋转截骨,可在任何水平截骨,但在股骨近端平面纠正最好。截断股骨,远端向外旋转 45°,是否需要石膏应视内固定的坚强程度。手术纠正是有效和永久性的,故应针对严重畸形。

6. TMS 的治疗 首先,常规治疗髌软骨软化,即限制活动,加用非甾体消炎镇痛制剂等,避免做外侧松解。少数情况下需要以截骨术来纠正潜在的骨畸形。TMS 目前尚不能预防。无法预测哪些儿童有可能发生 TMS。非手术治疗不能改变股骨或胫骨的扭转,而预防性单平面截骨有可能造成一系列并发症。希望在未来对其发生过程的研究能预测出哪些儿童存在危险,使之能在代偿性畸形发生之前选择纠正单平面的扭转畸形。

总体而言,内旋畸形可自行恢复,但恢复常较慢,大多数甚至需要几年时间。很少情况下,跖内翻、胫骨内旋及股骨内旋可以持续存在。持续存在引起症状的出现率不足 1%。持续存在的严重畸形常有遗传方面的原因,不同于平常的发育性变异。残疾多表现为功能上和外观上的异常。

(刘 宏)

第 20 节 儿童脑瘫性外翻足的诊断与矫形手术方法及选择

脑性瘫痪所引致的外翻足畸形通常简称为脑瘫性外翻足。脑性瘫痪在本质上是大脑的非进行性缺陷或损害所引起的姿势和运动障碍,早期以肌力及肌张力不平衡为主要改变。如果这种肌力及肌张力不平衡持续存在,不仅引起儿童产生某些畸形,而且将使其进行性加重。由于社会的进步和国家经济的发展,更多的新生儿 ICU 使低胎龄、低体重的婴儿得以存活以及高龄产妇的增多使得儿童脑瘫的发病率呈现增高的趋势。但必须清醒地认识到大脑瘫痪是无法治愈的。我们的责任是通过提供支具和重建肌力平衡来改善功能和防止畸形的发展,重建肌力的方法包括软组织松解、肌腱转位或截骨手术等。大脑性瘫痪引起的畸形很多,本文仅就脑瘫性外翻足的诊断与矫形手术方法作一介绍。

一、发生机制与诊断

25% 的脑瘫患儿发生足外翻畸形,在截瘫和四肢瘫的年长儿童中尤为常见。42% 的痉挛性截瘫和 68％的四肢瘫患儿发生马蹄足外翻,通常双侧发病,表现为穿鞋不适和距骨头的胼胝体形成,作为足外翻的继发性改变,随着时间的推移,会逐渐出现鉧趾外翻,从而引发疼痛。

足外翻可能由痉挛性的腓骨肌、胫后肌力减弱、腓肠肌紧张或以上的综合因素引起。挛缩的三头肌作用于跟骨,使踝关节正常的背屈活动受限,从而使其背屈发生于中跗关节,作为背屈活动的一部分跟骨发生外翻,前足在中跗关节外展,距骨较正常位置更靠内而且垂直。

检查脑瘫性外翻足时,必须对同时存在的马蹄和跟性足畸形一并进行临床评估。通常刚开始检查时小腿三头肌并不紧张,但随着检查时间的延长,小腿三头肌张力增高,此时检查者必须保持后足在内翻的位置上,然后背屈踝关节,来衡量是否合并马蹄畸形。通常,患儿站立时表现为扁平足、后足马蹄及距骨头跖屈等。必须拍摄站立位的 X 线片,侧位片尤为重要。侧位 X 线片上根据后足的位置能判断是否有马蹄和跟性足畸形、距骨是否跖屈以及跖屈的程度。正位 X 线片上表现为舟骨外移,不能完全覆盖距骨头。另外,还应该拍摄踝关节的站立位片,足外翻同时并发踝关节外翻并非少见,表现为腓骨远端的骺板线上移,偏移了在胫骨远端骺线正常的关节平面水平。根据患儿的病史、全身其他表现,结合以上临床体征和 X 线检查,不难作出脑瘫性外翻足的诊断。

二、矫形外科治疗方法与选择

关于脑瘫性外翻足的治疗争议很大。有人认为,如果外翻足没有疼痛,就不必进行任何治疗。但一般认为,首先应该考虑保守治疗,如垫高鞋垫和配戴支具,一部分患儿可能会因此避免手术。但如果所有的保守治疗均告无效,又有临床症状,则应该考虑手术干预。手术干预包括软组织松解、肌腱移位和骨性手术。

如果足外翻继发于跟腱挛缩,那么在低龄儿童进行跟腱延长会有所帮助。临床上,这些患儿足的纵弓正常,踝关节跖屈时足内侧突出,当足背屈到中立位时足外翻更为明显。腓骨肌延长作为足外翻的治疗方法之一也有人进行过研究,但是难以获得和保持足的跖屈,不是一部分足矫正不足,就是另一部分矫正过多变成足内翻。腓骨肌的切断不仅会导致足内翻,而且由于失去了腓骨长肌对第一跖骨头的跖屈作用,第一跖趾关节会出现背侧的滑液囊肿。腓骨短肌移位至胫后肌的手术,其最终效果也因为过度矫正和出现第一跖趾关节背侧的滑液囊肿而不甚理想。

骨性手术是完全、持久的矫正足外翻的唯一方法,包括 Grice 关节外关节固定术、外侧柱延长(跟骨截骨)、跟骨截骨和足三关节固定术。

Grice 关节外关节固定术:此术式于 1952 年首次由 Grice 报告用于 4~12 岁儿童脊髓灰质炎后遗症引起的足外翻的矫正。很快本术式也广泛应用于儿童脑瘫性足外翻的治疗。手术的要点是采取腓骨或髂骨的柱状植骨块直接置于跗骨窦的外侧,来矫正支撑跖屈的距骨和距下关节的外翻,故本术式并非真正的关节固定。鉴于跗骨的关节表面是其生长中心,所以其好处是可以不干扰跗骨的正常生长。本术式常和腓骨肌或跟腱的延长联合应用以矫正各种原因引起的外翻足,Grice 报告取得了 79％的满意效果。尽管 Grice 关节外关节固定术疗效确实,但近来也有许多文献报道其最终结果仍不十分肯定。植骨块不稳定和植骨块的移位导致的畸形复发时有出现。Bleck 指出植骨块的方向必须和距下关节的运动轴成直角,在足侧位 X 线片上,应和下肢、踝和足的负重轴平行。McCall 的报告认为植骨块吸收、移位和不融合等导致足外翻矫正不足。还有人报告 1/3 的脑瘫性外翻足行 Grice 关节外关节固定术后效果不满意,其中一部分是因为跟腱挛缩未矫正、外翻矫正过多导致足内翻、踝关节外翻和植骨不融合等。鉴于采用腓骨植骨易引起骨不愈合和进行性的踝关节外翻,目前主张用髂骨代替。有些学者推荐用内固定结合髂骨植骨来帮助保持距下关节矫正后的位置,这样足外翻矫正不足和螺丝钉折断的情况大为减少,同时进行的松质骨植骨使骨融合速度大为加快,但必须强调的是,同期存在的软组织挛缩必须同步矫正。最近文献报告70%~95%患儿初步疗效满意。

改良的 Grice 关节外关节固定手术方法(Dennyson):在跗骨窦表面沿皮皱作斜行切口,前方始于踝中央,向外侧延长至腓骨肌腱。切开并折转并将包括皮下脂肪和趾短伸肌起点的组织瓣牵开,切除跗骨窦部位脂肪组织,暴露骨质。用小圆凿在跗骨窦顶端去除骨皮质以暴露距骨颈部和跟骨上表面的松质骨。不要去除跗骨窦外侧部分的骨皮质,以备螺丝固定之用。通过独立的小切口暴露位于距骨颈稍后方的小凹陷,钝性分离神经血管束和趾长伸肌腱,将跟骨置于矫正位,钻头自顶部穿过距骨、距下关节和跟骨,其方向指向后下方并稍向外侧倾斜以使其能够穿越距骨上下的皮质和跟骨的上方及外侧下方的皮质骨,用钻头测量所需固定螺丝钉的长度,旋入螺钉。取髂嵴松质骨碎片,置于跗骨窦以及距骨和跟骨去皮质骨的部位。趾短伸肌复位,关闭皮肤,用带衬垫的短腿石膏固定,足跟部塑形,固定 6~8 周。

距下关节稳定术:近来许多学者研究后采用稳定距下关节而非融合的方法来治疗脑瘫性足外翻。Crawford 考虑到 Grice 手术治疗 5 岁以下儿童外翻足的失败率高,创用了一种稳定年幼儿童距下关节的手术方法。该手术从距下关节的外侧显露,将距骨复位,最终通过门形钉来保持复位后的稳定性。采用以上的方法对 6 岁以下儿童一组脑瘫性足外翻进行了治疗,Crawford 取得了 85% 的成功率。但也有作者报告一半的病例手术效果不确实,需要再次手术固定或进行骨性手术矫正。

足外侧柱延长(跟骨):足外侧柱延长首先由 Evans 报告,后因 Mosca 的系列研究而被广泛应用。通过跟骨的截骨获得后足的外侧柱延长,使得足底筋膜紧张,最终取得距舟关节复位来纠正足外翻。术前足的僵硬和术后的结果之间没有必然的关系。本术式的并发症包括植骨变位和跟骰关节的背侧脱位。足外侧柱延长的唯一禁忌证是足出现其他骨性畸形。几乎所有患儿在行截骨的同时均需延长挛缩的跟腱和腓骨长短肌腱。到目前为止,无论是针对扁平足,还是诸如脑瘫、脊髓脊膜膨出引起的或特发性的外翻足,几乎已出版的报告均显示很好的手术矫正效果。手术方法:通过足外侧的纵向切口显露跟骨及跟骰关节,在跟骨颈处作一垂直截骨,用椎板撑开器撑开截骨间隙,将取自髂骨的三面有皮质骨的楔形骨块置于截骨断端,最后用克氏针或门形钉固定。术后小腿非行走石膏固定6~8 周。

跟骨截骨术:此术式包括两种即跟骨内侧的闭合截骨或外侧的开放截骨、跟骨的向内侧滑移截骨。在此,简要介绍跟骨的向内侧滑移截骨术的手术方法:患儿仰卧位,自跟腱附着处外侧结节附近向远端在腓肠神经之下作平行神经的切口,暴露跟骨外侧面,钝性分离暴露跟骨的外侧面,向上牵拉腓骨肌腱和腓肠神经。以足的跖面作为参照沿跟骨的外侧边放置克氏针,拍 X 线片以决定截骨的适当位置。截骨线向前不能进入距下关节或跟骰关节,横向与足底平行,自距下关节后方开始向跖侧到达跖腱膜在跟骨的附着点,截骨过程中注意保护上面的跟腱及下方的跖肌、血管及神经。不要穿透骨内侧的骨膜。截骨完成以后,将下方骨块推向内侧使跟骨与胫骨正确对线,向下内方穿带螺纹的克氏针固定2个跟骨骨块。关闭伤口,闭式引流,用短腿石膏固定。术后2周后拔克氏针更换短腿石膏继续固定4周。跟骨向内侧滑移截骨术保留了距下关节的关节活动,取得了良好的效果。Koman报告94%患儿取得了优良的疗效。严重的僵硬性足外翻、前足或中足有骨性异常者不应采取本术式,而应该进行三关节固定术。

三关节固定术:对青少年脑瘫引起的固定性、有症状的外翻足应将本术式列为首选。尽管切除距下关节、跟骰关节和距舟关节后,以上诸骨的生长受到破坏,导致足短而小,但良好的三关节固定有利于足的稳定和行走。三关节固定术的适应证包括:行走疼痛、距骨头皮肤溃疡以及影响行走不能用其他截骨术来矫正的畸形。仅有足外翻而没有症状者不应进行三关节固定。只要畸形矫正彻底,一般均能达到满意的疗效。相对于足内翻而言,足外翻行三关节固定术,其技术难道更大,因为很难使距舟关节完全融合。主要是不能完全直视距舟关节,最好的方法是在足内侧另作切口以完全切除关节。患儿一般对三关节固定术后的疗效均感满意,但也偶见距舟关节处假关节形成影响功能,可能需要再次手术。文献报告经过18年的随访,43%患儿其踝关节有退行性变,但功能受限并不常见。

对于脑瘫性外翻足,6岁之前一般考虑保守治疗和软组织的手术,但疗效不确实。在年长儿童,应采用完全、持久、有效的骨性手术来矫正足外翻,勿忘同时松解挛缩的软组织。具体术式应根据患儿的情况和术者的个人手术经验来决定。

(顾章平)

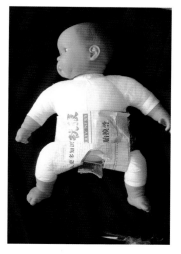

图 1-6-3　报纸临时蛙式制动

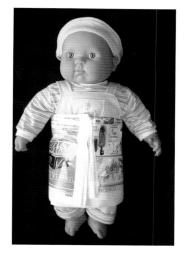

图 1-6-4　报纸胸腹卷筒制动

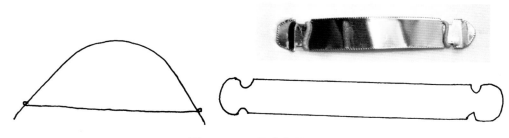

图 9-11-1　尿道夹制作法

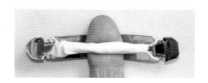

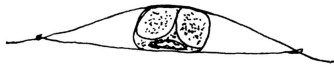

图 9-11-2　尿道夹使用法（一）

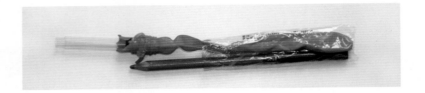

图 9-11-5　充气前用筷子或铅笔支撑置入尼龙布管

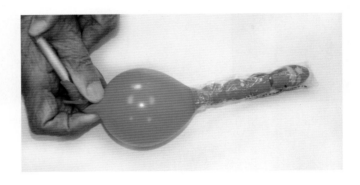

图 9-11-6　充气后尼龙管内保持高张力固定直径

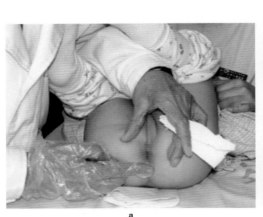
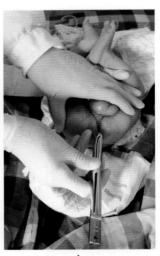

a　　　　　　　　　　　b

图 9-11-8　婴、幼儿扩肛稳定技术

a. 幼儿扩肛稳定技术：患儿截石位，操作者左臂及手显露肛门，右手向肛周涂油
并按摩肛门，患儿稳定后方可扩肛或插开塞露；b. 婴儿扩肛稳定技术

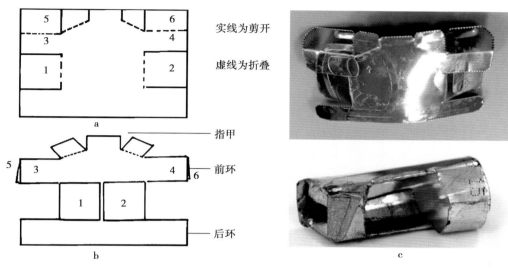

实线为剪开

虚线为折叠

指甲
前环
后环

图 9-11-9　剪裁法物
a、b. 剪裁法物；c. 自制指套刀（实物）

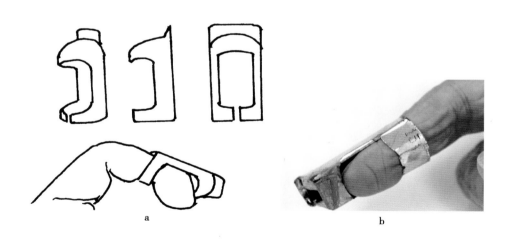

图 9-11-10　指套刀使用
a. 指套刀使用；b. 铁指甲触摸